高等医学院校护理学专业"1+X"书证融通系列教材

基础护理学

主编　王家丽　高　莉

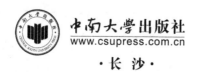

中南大学出版社
www.csupress.com.cn
·长沙·

图书在版编目(CIP)数据

基础护理学 / 王家丽, 高莉主编. —长沙: 中南大学出版社, 2021.1(2024.12重印)

高等医学院校护理学专业"1+X"书证融通系列教材

ISBN 978-7-5487-4238-8

Ⅰ. ①基… Ⅱ. ①王… ②高… Ⅲ. ①护理学—高等学校—教材 Ⅳ. ①R47

中国版本图书馆 CIP 数据核字(2020)第 205388 号

基础护理学
JICHU HULIXUE

主编 王家丽 高 莉

□出 版 人	林绵优
□责任编辑	李 娴
□责任印制	唐 曦
□出版发行	中南大学出版社
	社址: 长沙市麓山南路　　　邮编: 410083
	发行科电话: 0731-88876770　　传真: 0731-88710482
□印　　装	广东虎彩云印刷有限公司

□开　　本	787 mm×1092 mm　1/16　□印张 26.75　□字数 682 千字
□互联网+图书	二维码内容　字数 170 千字
□版　　次	2021 年 1 月第 1 版　　□印次 2024 年 12 月第 4 次印刷
□书　　号	ISBN 978-7-5487-4238-8
□定　　价	71.00 元

编委会

主　编　王家丽　高　莉
副主编　王　昀　李　昊　林　华
编　者　王家丽(黔西南民族职业技术学院)
　　　　高　莉(黔西南民族职业技术学院)
　　　　王　昀(黔西南民族职业技术学院)
　　　　李　昊(黔西南民族职业技术学院)
　　　　林　华(黔西南民族职业技术学院)
　　　　冯玉丹(黔西南民族职业技术学院)
　　　　朱英怡(黔西南民族职业技术学院)
　　　　光云志(黔西南民族职业技术学院)
　　　　王光珏(黔西南民族职业技术学院)
　　　　潘　晔(黔西南民族职业技术学院)
　　　　蒋　蕾(黔西南民族职业技术学院)
　　　　陈　洁(黔西南民族职业技术学院)
　　　　黎　俊(黔西南民族职业技术学院)
　　　　曾　萍(黔西南州人民医院)
　　　　陆宁愿(黔西南州人民医院)
　　　　曾凡婷(黔西南州人民医院)
　　　　毛　羽(黔西南州人民医院)
　　　　杨树娟(黔西南州人民医院)
　　　　邢孝敏(黔西南州中医院)
　　　　史国燚(黔西南州中医院)
　　　　杨　英(黔西南州中医院)
　　　　罗　春(兴义市人民医院)
　　　　杨安敏(兴义市人民医院)
　　　　赵光英(兴义市人民医院)

前　言

基础护理学是护理类专业最重要的一门课程，是培养护理专业学生职业能力的基石，也是护理专业学生学习护理专业知识和以后从事临床护理工作的基础。鉴于护理专业的教育现状和发展趋势，改革传统的护理教学模式，编写一本"实用、好用、够用"的护理学基础教材势在必行。本教材内容覆盖了护理学的基本知识、基本理论、基本技能、基本态度，以满足护理对象的生理、心理和治疗的需求。

本教材紧紧围绕高职高专护理类专业培养具有人道、博爱、奉献精神的良好职业道德、创新精神的高端技能型护理人才的目标，结合护理岗位群和全国护士执业资格考试要求，力求做到科学性、先进性、启发性、创新性和适用性相结合。教材在内容上体现了"必需、够用"，从临床的需要出发，运用护理程序的工作方法，把"以人为中心"的现代护理观有机地贯穿于教学内容中，注重培养职业素质。

在本教材的编写过程中，贯彻了"三基"(基本理论、基本知识、基本技能)的原则，体现了"五性"(科学性、先进性、人文性、启发性、适应性)的思想，力求使学生掌握基本理论、基本知识、基本技能，培养学生发现问题、分析问题、解决问题和独立思考问题的能力，为学生后期学习各专科护理课程、走上护理工作岗位打下坚实的基础。

全书共分15章，内容包括医院和住院环境、入院和出院护理、舒适与安全、医院感染的预防和控制、清洁护理、饮食护理、生命体征的观察与护理、医疗和护理文件记录、排泄护理、药物疗法与过敏试验法、静脉输液和输血法、冷热疗法、标本采集、病情观察和危重患者的抢救技术、临终患者的护理。

　　全书内容覆盖面广，重点突出，与同类教材比较有所创新：一是以临床案例作为切入点，引领本章节的知识点，增加了学生的兴趣和感性认识。二是每项操作均从目的、操作前准备、操作步骤及注意事项四大方面进行阐述，而在操作前准备中又对评估、解释以及患者、环境、护士、用物的准备进行了说明，操作步骤表格中列有"操作流程""操作步骤""操作要领"三部分，注重突出技能。三是每章内容前增加了学习目标，每章内容增加了思考题，以帮助学生了解教学要求及检验学习效果。

　　本教材由高职院校基础护理教研室教师合作编写而成。在编写过程中，得到了所有编者、学院领导、三甲医院护理专家以及中南大学出版社的大力支持，在此致以诚挚的感谢。

　　限于编者的学识，书中难免有疏漏之处，恳请使用本教材的广大师生和读者给予指正。

编　者

2020 年 10 月

目　录

第一章
医院和住院环境

考点

序号	知识点
1	门诊的护理工作
2	急诊的护理工作
3	病区的环境管理

习题二维码1-1

学习目标

识记：

能举例说明环境对健康和护理的重要性。

理解：

1. 掌握环境对健康的影响。

2. 掌握病区环境管理过程中应注意的要素。

3. 了解医院的概念、性质、任务种类和组织机构。

运用：

能正确运用铺床法为新患者、暂时离床患者、麻醉手术后患者或长期卧床患者准备安全、整洁、舒适的床单位。

预习案例

某医院门诊来了一名 32 岁的女性患者，自行到医院。该医院是某省医科大学的附属医院，有床位 1500 张，分科较细。该患者来到内科分诊台时，主诉咳嗽、咳痰 4 天余，发热 1 天。

思考

1. 该医院属于几级医院？

2. 门诊护士应怎样进行分诊？

3. 护士在患者候诊过程中能做哪些护理工作？

医院是以向人们提供医疗护理服务为主要目的的医疗机构的统称。医疗护理工作的服务对象不仅是患病的人，也包括健康的人。其工作的主要内容涵盖人整个生命周期及各阶段的生理、心理、精神、社会等多方面的健康服务。以促进人群健康为目标的医疗机构，应能满足人们的基本需求，对人的健康起促进作用。因此，对医院环境的设置与安排，都应以服务对象为中心，充分考虑环境的安全和舒适，以促进人们康复与维持健康。

第一节　医院

一、医院的概念

医院是指配有一定数量的病床设施、医务人员和必要的医疗设备，医务人员运用医学理论与技术对广大民众或社会特定人群进行治病防病的场所，并为其提供诊治和护理服务的医疗卫生机构。

二、医院的性质与任务

(一)医院的性质

1982年1月12日卫生部颁布实施的《全国医院工作条例》中对医院的基本性质的描述是："医院是治病防病，保障人民健康的社会主义卫生事业单位，必须贯彻国家的卫生工作方针政策，遵守政府法令，为社会主义现代化建设服务。"

(二)医院的任务

卫生部颁布的《全国医院工作条例》指出，医院的任务是：以医疗为中心，在提高医疗质量的基础上，保证教学和科研任务的完成，并不断提高教学质量和科研水平。同时做好预防宣传工作，指导基层医院和计划生育的技术工作。

医院的具体任务如下。

(1)医疗工作：医院的基本任务是医疗工作或救治伤病。医疗工作以诊疗和护理两大业务为主体，与医疗技术部门密切配合，形成一个为患者提供服务的整体。

(2)教学工作：医学教育包括学校基础教育和临床实践两个阶段。医院是实现临床实践的场所，是从实践走向应用的过程，各类医疗技术人员均需通过实践获得执业资格。医院也是卫生专业人员接受医学继续教育的场所。

(3)科学研究：医院在疾病诊治中，通过疾病的观察和大量资料的积累，可发现疾病的发生、发展、转归等一系列变化，为科学研究提供依据。

(4)预防和社区保健：医院是卫生保健的中心，除医疗服务外，不同层次的医院还需承担预防保健服务，社区、家庭卫生保健指导，为基层医院提供技术支持，如计划生育、健康教育和咨询、疾病普查等。

三、医院的种类

根据不同的划分条件，可将医院划分为不同类型。

（一）医院的分类

根据不同的分类标准，医院分为以下几种类型，见表1-1。

表1-1　医院分类标准与类型

分类标准	医院类型
按收治范围	综合医院、专科医院、康复医院、职业医院
按特定任务	军队医院、医学院校附属医院、临终关怀医院
按地区	城市医院（市、区、街道医院）、乡镇卫生院
按所有制	全民所有制医院、集体所有制医院、个体所有制医院、中外合资医院

（二）医院的分级

按不同的任务与功能，不同的设施条件、管理水平和技术水平，可将医院分为三级（一、二、三级）十等（每级设甲、乙、丙三等，三级医院增设特等）。

（1）一级医院：是指直接向有一定人口的社区提供预防、医疗、保健、康复服务的基层医疗卫生机构。如农村乡、镇卫生院，城市街道卫生院等，一级医院是我国三级医疗结构的基础。

（2）二级医院：是指向多个社区提供全面的医疗、护理、预防、保健并承担一定教学、科研任务及指导基层卫生机构开展工作的地区性医院。如一般市、县医院，省、直辖市的区级医院和一定规模的厂矿、企事业单位的职工医院。

（3）三级医院：是指国家高层次的医疗卫生机构，是全国或省市的医疗、预防、教学、科研相结合的技术中心，直接提供全面的医疗护理。提供预防保健和高水平的专科服务，同时指导一、二级医院的医疗工作和相互合作。如国家、省市直属的大医院、医学院校的附属医院。

四、医院的组织机构

目前我国医院的组织机构大致分为三大系统：行政后勤部门、诊疗部门、辅助诊疗部门。

五、医院业务科室的设置和护理工作

医院环境中一般设有三种业务科室，即门诊部、急诊科及病区，二级以上的医院还设有手术室。各个业务科室的环境要求依照其特点的不同而有差异，手术室是为患者提供手术及抢救的场所，是医院的重要技术部门。手术室独特的工作内容对手术室的环境提出了很高的要求。手术室具有有创性、周转快和突发性大等特点。因此，手术室应与手术科室相接连，与血库、麻

醉复苏室等临近，另外，还需配备齐全的设备和设置严谨的医院内感染监控管理系统。

（一）门诊部

门诊部是医院面向服务对象的直接场所，人群在门诊即可得到诊断、治疗、护理和预防保健等服务。门诊部具有患者流动大、病种多样、交叉感染可能性大、诊疗时间短等特点，所以对门诊部的设施、布局有较高要求。医院应根据其门诊部的特点创造良好的门诊环境。首先，为达到方便，门诊应合理布局，保障设施安全，设立醒目的标志；同时应保持门诊部环境的安静、整洁、美观，使患者感到舒适安心，便于取得信任。

1. 门诊部的设置与布局

门诊具有患者分布不均、环节多、流动性大，人员杂、病种多、诊疗时间短、对医生技术要求标准高，患者要求多、投诉多、医生连续性差、风险较大等特点。这就要求医院坚持"以患者为中心"，优化门诊流程，增加便民措施，做到布局合理，设施安全，标志醒目，并保持环境整洁安静。门诊部设有挂号处、收费处、化验室、药房、综合治疗室与分科诊察室等。诊察室应备有办公桌、诊察床、屏风或挂帘，洗手设施，各种检查用具及化验单、检查申请单、处方等应放置有序。综合治疗室内设有必要的急救设备，如氧气、电动吸引器、急救药品等。

2. 门诊部的护理工作

（1）预检分诊：预检分诊工作需由实践经验丰富的高年资护士担任，在简明扼要询问病史、观察病情和护理体检的基础上对患者进行评估，作出初步判断，给予合理的分诊挂号指导。对疑似传染病或传染病患者实行严格的隔离措施，防止传染病传播扩散。

（2）安排候诊与就诊：患者在护士指导下挂号后，分别到各科门诊候诊室依次等候就诊。为缩短患者候诊时间，护士应维持好诊疗秩序，做好相应护理工作。

1）做好开诊前的准备，整理候诊厅和各诊疗室环境，保持适宜的温湿度，备齐诊疗用物并保证其性能良好。

2）整理初诊和复诊病历，收集整理各种辅助检查报告单。

3）给予就诊前的指导并做好必要的准备工作，如测量并记录生命体征、血糖，指导妇科检查前排空膀胱等。

4）密切观察候诊患者的病情变化，遇有病情加重的患者应立即安排就诊或送急诊科处理，必要时配合医生进行抢救；对病情较重或年老体弱的患者可适当调整就诊顺序。

5）指导就诊患者正确留取标本，耐心解答患者及其家属提出的有关问题。认真听取患者及其家属意见，不断改进护理工作。

6）做好就诊后各诊室和候诊大厅的用物整理及终末消毒工作。

（3）健康教育：利用候诊时间对患者开展健康教育，护士应根据就诊专科性质，对该专科常见病、多发病的预防、治疗及康复等方面进行形式多样的健康教育，如采用宣传手册、挂图、广播、视频等形式介绍疾病防治常识。

（4）治疗工作：执行需在门诊进行的治疗，如各种注射、换药、导尿、灌肠、穿刺、引流等，应严格遵守查对制度和操作规程，及时准确给门诊患者实施治疗。

（5）消毒隔离：门诊是患者的集散地，病种多而复杂，人群流动性大，极易发生交叉感染，这就对消毒隔离工作提出了很高的要求。门诊护士应提高警惕，对传染病或疑似传染病者，应分诊到隔离门诊就诊，并按规定做好疫情上报工作。走廊、诊室、候诊大厅、检查室、治疗室及门诊手术室等各部门工作场所及用物要严格按照消毒隔离原则进行终末消毒处理，医疗垃圾分类后及时处理。

（6）保健工作：经过培训的护士可以直接参与健康体检、疾病普查、预防接种等保健工作。

（二）急诊科

急诊科是医院救治急、危症患者的场所，是抢救患者生命的重要场所。急诊科的主要任务是对危急生命的患者及意外事件按照急救程序施行抢救。因此，急诊科具有突发性大、周转快、不确定性大的特点。急诊科的设施、布局具有特殊性，应设有专用的宽敞通道，标志醒目，以便患者接受诊疗，最大限度地缩短就诊前等待的时间，从而赢得抢救良机。此外，急诊科内的光线应明亮，急救物品与设备放置有序，并保持最佳性能，以便医护人员能快速顺利地开展急救工作。

1. 急诊科的设置与布局

一般情况下，急诊科设有护士站、预检处、诊疗室、抢救室、监护室、观察室、清创室、治疗室、手术室等。并配有挂号室、药房、辅助检查室、收费室、急诊超声波、急诊 CT 室等，形成一个相对独立的单元。

急诊科应位于医院门诊部的一侧或前部，标志醒目，便于寻找。急诊科环境应宽敞、明亮、整洁，便于患者就诊和救治。

2. 急诊科的护理工作

（1）预检分诊。

1）患者被送到急诊科，负责出迎的人员应立即上前帮助转运患者到诊查室。预检护士通过"一问、二看、三检查、四分诊"的顺序，快速准确地做出判断，立即通知相关专科医生进行救治。

2）需要立即展开抢救的急危重症患者应立即送往抢救室进行抢救。

3）遇患有或疑似患传染病的患者来院就诊，应将其安排到隔离室就诊。

4）遇有意外灾害事故，应立即通知医院相关部门组织抢救。

5）遇有法律纠纷、刑事案件、交通事故等应迅速报案，保留有效证据，并请家属或陪送者留下，以协助相关部门了解情况。

（2）抢救工作。

1）物品准备：包括一般物品、无菌物品、抢救设备、急救药品以及通讯设备。

①一般物品主要有血压计、听诊器、开口器、压舌板、舌钳、手电筒、止血带、输液架、吸氧管、吸痰管、胃管等。

②无菌物品主要有各种穿刺包、急救包、无菌手术包、无菌敷料包、各型号的注射器、输液器、输血器、气管插管包、导尿包、无菌手套等。

③抢救设备主要有抢救车、简易呼吸器、氧疗设备、吸引设备、多功能生命体征监测仪、电除颤器、心脏起搏器、呼吸机、超声波诊断仪、洗胃机、心电图机、血气分析仪、血液净化仪、体外起搏器、输液泵、注射泵、肠内营养输注泵及各种急救用具等。

④急救药品主要有中枢神经兴奋药、强心药、利尿药、镇痛镇静药、血管扩张药、抗心律失常药、拟肾上腺素药、抗胆碱药、止血药等。此外还有解毒药，纠正水、电解质紊乱及调节酸碱平衡药等。

⑤通讯设备主要有传呼系统、电话、对讲机等。一切急救药品和物品应做到"五定"，即

定品种数量、定点放置、定人保管、定期消毒灭菌、定期检查维修，抢救物品的完好率达到100%。所有护士熟练掌握急救物品和设备的性能和使用方法。

2)抢救配合：①严格按急诊服务流程与规范实施抢救。在医生到达前，护士根据病情给予紧急处理，如保持呼吸道通畅、吸氧、洗胃、止血、体位固定、配血、建立静脉输液通道、进行基本生命支持等；医生到达后，立即汇报处理情况，正确执行医嘱，密切观察病情变化，及时判断抢救效果。②做好抢救记录。抢救记录内容包括病情变化情况、抢救时间及措施，参加抢救的医务人员姓名及专业技术职称等，并一定要注明患者、医生到达的时间，抢救措施落实的时间。抢救记录需在6小时以内完成。急诊病历书写就诊时间应当具体到分钟。一般情况下，医生不得下达口头医嘱。在抢救急危患者需要下达口头医嘱时，护士应当复诵一遍，双方确认无误后方可执行。抢救结束后，医生应当即刻据实补记医嘱。③认真执行查对制度。各种急救药品的空安瓿、空瓶需经两人核对无误后方可弃去。输液空瓶、输血空袋等应集中放置，以便进行统计和查对。

3)病情观察：急诊科设有观察室，供需在急诊科治疗和留院观察的患者使用。急诊观察时间一般为3~7天。护士应对留观的患者进行入室登记，建立病案，认真填写各项记录，书写病情观察报告。对留观的患者要主动巡视和观察，及时处理医嘱，做好心理护理以及各项治疗护理工作。

（三）病区

病区是患者接受诊疗、护理和康复休养的场所，是医护人员实施诊疗、护理、教学和科研的场所。病区的患者具有病情较稳定但身体较虚弱、病情变化具有一定隐蔽性等特点，因此，各病区应根据其病种的不同，为患者提供适合休养的环境。

1.病区的设置和布局

要求每个病区设有病室、抢救室、治疗室、换药室、医生值班室、护士站、会议室、配膳室、仓库、浴室、厕所、处置室、医护休息室、示教室等。有条件的病区还可设置患者康复室、娱乐室、会客室等。

根据医院条件，每个病区设30~40张床位，每间病室设1~3张床位，两床之间距离不少于1 m，床与床之间设隔帘，有利于护理及保护患者的隐私。

2.病区的护理工作

核心是以患者为中心，运用护理程序对患者实施整体护理，为患者提供优质服务，满足其生理、心理和社会需要，促使患者早日康复。主要的护理内容如下。

(1)迎接新患者：对于新入院的患者，护士应立即根据病情做好所有准备工作，包括准备合适的床单位，建立住院病历，必要时准备抢救设备和物品等。

(2)做好入院初期的护理工作：包括介绍主管医生、护士，病区环境、各种制度，护理体检，书写护理病历，制订护理计划，落实护理措施，评价护理效果等。

(3)做好住院期间的护理工作：包括正确执行医嘱，及时实施治疗和护理，观察病情变化；评估治疗与护理效果，及时解决患者的生理、心理及社会问题，做好住院患者的各项生活护理和治疗护理。

(4)做好出院、转出及死亡患者的护理工作。

(5)做好病区环境管理工作，避免和消除一切不利于患者康复的环境因素。

(6)开展临床护理科研，不断提高临床护理工作的质量和水平。

第二节　住院环境

随着社会经济繁荣和教育的普及，人民生活质量普遍提高，逐渐趋向追求美观舒适与高质量的生活空间。医院的物理环境和社会环境因素均会直接影响患者的身心舒适和治疗效果，患者患病后希望得到最佳的医疗护理服务，希望在安全舒适的环境中接受诊疗和休养。因此，护士要为患者创设一个适宜的住院环境，保证医院各项任务顺利完成。当自然环境与社会环境不能满足患者康复要求时，护士有必要采取适当的措施对其进行调控。

一、病区环境管理

良好舒适的病区环境是医务人员为患者提供医疗服务的场所，可分为物理环境、社会环境、生物环境。

（一）病区的物理环境

1. 温度

适宜的病室温度为18℃~22℃。产房、手术室、新生儿室、老年科病室室温应略高，以22℃~24℃为宜。在适宜的温度下，患者感到轻松、舒适和安宁，可以减少消耗。室温过高时，会影响体热的蒸发，干扰消化及呼吸功能，使人烦躁，影响体力恢复。室温过低，则会因寒冷使患者缩手缩脚，缺乏活力，容易着凉。病室应有温度计，以便随时观察和调节室温变化。寒冷的冬季，病室应采用取暖设备；酷热的夏季，可用电扇或空调。此外，根据季节和患者需要及时为患者增减衣服和被褥。

2. 湿度

空气湿度为空气中的水分含量和湿润程度。病室湿度一般指相对湿度，即在一定温度条件下，单位体积的空气中所含水蒸气的量与其达到饱和时含量的百分比。湿度会影响皮肤蒸发散热的速度，从而造成人体对环境舒适感的差异。病室相对湿度以50%~60%为宜，湿度过高或过低都会给患者带来不适感。湿度过高，蒸发作用减弱，抑制汗液排出，患者感到潮湿、气闷，尿液排出量增加，对患心脏、肾脏疾病的患者尤为不利；湿度过低，室内空气干燥，人体蒸发大量水分，出现口干舌燥、咽痛烦渴等不适，对气管切开或呼吸系统疾病的患者尤为不利。

病室内应有湿度计，以便随时评估和调节室内湿度。当室内的湿度过低时，可以使用加湿器，冬天可以在暖气或火炉上安放水槽、水壶等蒸发水汽。当湿度过高时，适当打开门窗使空气流通或使用空气调节器、除湿器等。同时注意皮肤的护理，当患者皮肤潮湿出汗较多时，应及时给予清洁并更换病员服。皮肤干燥时，可以涂抹乳液增加湿度，以让患者感到舒适为宜。

3. 通风

通风是采用机械性的空气流通方法减低室内空气污染，减少呼吸道疾病传播的有效措施。通风换气既可调节室内温湿度，又可使空气新鲜而增加患者的舒适感。污浊的空气因氧气不足，会使人出现烦躁、疲乏、头晕和食欲不振等。因此，病室应定时通风换气或安装空气调节器。有条件者可设立生物净化室（层流室）。在冬季，通风时间可根据温差和风力适当掌握，一般开窗 30 分钟即可达到置换室内空气的目的，开窗时应注意不要让对流风直吹患者，以免患者着凉。

　　4. 音响

　　音响是指声音存在的情况。适当的音响刺激使人们感到振奋，觉醒状态增强，而音响超过一定界限或出现令人不悦、烦躁的音响刺激便成为了噪音。我国环境保护部 2008 年发布的《社会生活环境噪音排放标准》中规定，医院病房白天噪声应控制在 40 dB 以下，夜间控制在 30 dB 以下。噪音可导致人体出现神经衰弱综合征、自主神经系统功能紊乱、血压升高、末梢血管痉挛、心律不齐、食欲不振、生殖能力下降、免疫力下降等。对患者来说，不利于疾病的康复。医院噪声主要来源于各种医疗仪器使用时所发出的机械摩擦声和人员管理不善产生的喧闹声音，如在病区内大声喧哗、监护仪报警声、推治疗车、穿着硬底鞋或高跟鞋、开关门窗以及车、椅、床轴处锈涩而发出响声等。医院是特别安静区，对声源要加以控制。病室应建立安静制度，工作人员要做到四轻，即"说话轻、走路轻、操作轻、关门轻"。病室的门及桌椅应加橡胶垫，推车轮轴定时滴注润滑油，医务人员穿软底鞋或铺设防噪音地面设施，向患者、家属、探视者做好宣传，从而减少噪声的发生。

　　为防止过于安静的病室环境使患者产生孤寂感，可以鼓励患者使用带耳塞的收音机或电子产品，让病情较轻及恢复期的患者随时收听新闻、音乐及各种信息，丰富住院生活，减少孤独寂寞感。

　　5. 光线

　　病室采光有自然光和人工光两种，护士根据治疗、护理需要以及不同患者对光线的不同需求予以满足。日光是维持人类健康的要素之一。当日光照射到机体，会通过视觉分析器和皮肤感受器作用于中枢神经系统，经反复的反射作用调整人体各器官组织的功能，促进身体健康。因此，适当的日光照射能使照射部位温度升高，血管扩张，血流加速，改善皮肤和组织的营养状况，使人食欲增加，舒适愉快。护士可采取打开窗帘等措施使日光照进病室，但要注意避免日光直接照射患者眼睛，以防引起目眩。

　　为保障夜间照明和诊疗护理的需要，病室必须准备人工光源。夜间采用地灯或可调节型床头灯，既方便护士夜间巡视，又不会影响患者睡眠。

　　6. 装饰

　　病室布置以简洁美观为主。医院可根据各病室的不同需求来设计和配备不同颜色，促进患者身心舒适，同时还可以产生特殊的治疗效果。如儿科病室选用暖色系及卡通图片装饰，减少儿童的陌生及恐惧感；手术室选用绿色或蓝色装饰，使患者安静，产生信任感。绿色环境让人有清凉感觉，适用于发热的患者；灰色与蓝色有安抚镇静的功能；黄色有兴奋刺激作用，对抑郁症患者常可产生疗效；蓝绿色令人注意力集中，使工作进行有条不紊。病室走廊适当摆放些绿色植物、花卉盆景等，可以美化环境。在病室的周围栽种树木、草坪和修建花坛桌凳等，可以供患者休息散步和观赏。

　　(二) 病区的社会环境

　　患病通常会伴有情绪及行为上的变化，如感到恐惧、焦虑、烦躁不安、抑郁、沮丧、孤独、依赖、缺乏自尊等。又因对医院环境、人员、规章制度等陌生，患者会加重不良情绪。护理人员应主动架起沟通的桥梁，建立融洽的护患关系，创造和谐的就医氛围，帮助患者适应住院环境，解除不良心理反应。

1. 护患关系

护患关系是护士与患者之间产生和发展的一种职业性、帮助性的人际关系。和谐的人际关系利于诊疗工作的开展和患者疾病的康复。构建和谐的人际关系，护士是主动者、实施者，护士在履行职业职责时，注意语言、行为举止、工作态度和情绪等，做到认真负责、一视同仁。一切从患者的利益出发，尽量满足患者的身心需求，尊重患者的权利与人格。完善自身道德修养，营造自身高尚品格。

2. 患者与他人的关系

除护患关系外，患者还可能接触到的其他医务人员、同室的病友、病友的亲属，他们之间需要建立和睦的人际关系。护士在建立患者群体关系的行为中，应积极引导患者，主动协调病友之间的关系，提倡病友之间互相帮助、互相照顾，形成抗病信念的群体效应。此外，家属对患者的关爱和支持，可以促进疾病康复。因此，护理人员在病友中，应积极调整患者与患者、患者与家属等之间的关系，调动一切资源，发挥各种支持系统的积极作用。

3. 医院规则

健全的规章制度可以保证医疗、护理工作的正常进行。能为患者创造良好的休息、疗养环境，有利于医院感染的预防和控制，使患者感到安全、充实，从而达到尽快康复的目的。然而医院规则的约束，难免对患者有一定影响，如患者须遵从医生和护士的指导，不能完全按自己的意愿活动，导致产生压抑感；与外界接触减少，信息闭塞，思念亲人而产生孤寂、焦虑；需他人照顾的患者，由于缺少家属的陪伴，生活不便而加重心理负担等。

护理人员应根据患者的不同情况和适应能力，主动热情地给予帮助和指导。如对新入院患者及时介绍医院规则，使其尽快熟悉环境，建立良好的人际关系；对活动不便的患者，多巡视和询问，为其解决实际困难，只有得到患者的理解和配合，才可使患者尽快地适应就医规则，维持较好的身心状态。

(三) 医院的生物环境

医院是患者集中的场所，也是各种致病菌集中的场所。各种病原体感染者、携带者、污染的医疗用品、人群的集中与流动等构成医院的生物环境。检查和治疗，人体的屏障系统遭到破坏使其免疫功能有不同程度的下降，病原体容易通过各种环境、媒介侵入机体引起感染或再次感染。因此，制定有关医院生物环境的管理制度和采取有效的预防控制措施，可以减少医院感染的发生，确保医院生物环境的安全性，是医院环境调节和控制的重要组成部分。

二、病床单位及设置

病床单位是指住院期间医疗机构提供给患者使用的家具和设备，它是患者住院期间休息睡眠、治疗与护理等活动的最基本的生活单位。病床单位的固定设备有病床、床上用品及其他设施(图1-1)。

(一) 病床

病床是患者休息及睡眠的用具，必须实用、耐用、舒适、安全。普通病床(图1-2)一般为长2 m，宽0.9 m，高0.5 m，床头、床尾可以抬高的手摇式床，能方便者更换卧位。床的升降功能有手工调节和电动调节两种，床的两侧有床档。临床也可选用多功能病床(图1-3)，根据患者的需要，可改变床的高低、变换患者的体态姿势。床脚有脚轮，便于病床移动。

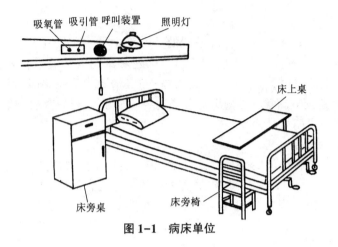

图 1-1　病床单位

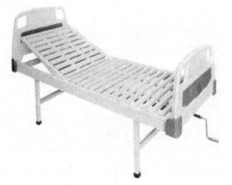

图 1-2　普通病床

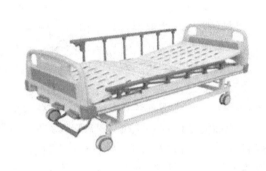

图 1-3　多功能病床

(二)床上用品

(1)床垫：长宽与床的规格相同，厚 0.1 m，垫芯可用棕丝、木棉、棉花或海绵等，包布应选择牢固防滑的布料，床垫应坚硬，以免承受重力较多的部位发生凹陷。

(2)床褥：长宽与床垫相同，褥芯用棉花制作，吸水性强，包布用棉布制作。

(3)枕芯：长 0.6 m，宽 0.4 m，内装木棉、中空棉、羽绒等，用棉布做枕面。

(4)棉胎：长 2.1 m，宽 1.6 m，可用棉花胎、中空棉胎、羽绒等。

(5)大单：长 2.5 m，宽 1.8 m，用棉布制作。

(6)被套：长 2.5 m，宽 1.7 m，用棉布制作，开口钉上布带或拉链。

(7)枕套：长 0.7 m，宽 0.45 m，用棉布制作。

(8)中单：长 1.7 m，宽 0.85 m，以棉布制作为宜，亦可使用一次性成品(一次性护理垫)。

(9)橡胶中单：长 0.85 m，宽 0.65 m，两端加白布 0.4 m。

(三)其他设施

床旁桌、床旁椅、床上小桌，床头墙壁上配有照明灯、呼叫器、供氧和负压吸引管道装置、多功能插座，天花板上有轨道、输液吊架，隔帘等。

三、铺床法

病区的床单位要保持清洁,床上用物需定期更换。铺床法的基本要求是平、整、紧,达到舒适、安全、实用的目的。常用的铺床法有备用床、暂空床和麻醉床,铺床时应运用人体力学原理,遵守节力原则。

(一)备用床(被套式)

见图1-4。

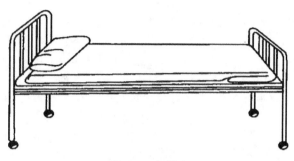

图1-4　备用床

【目的】保持病室整洁,准备接收新患者。

【操作前准备】

(1)评估。

1)病床单位设施是否齐全,功能是否完好。

2)床上用品是否齐全、清洁,规格与床单位是否符合。

3)床旁设施,如呼叫器、照明灯是否完好,供氧及负压吸引管道是否通畅,有无漏气。

(2)护士准备:着装整洁,洗手,戴口罩。

(3)用物准备:床垫、床褥、大单、被套、棉胎或毛毯、枕套、枕芯。

(4)环境准备:环境整洁、通风,不影响周围患者的治疗、进餐或休息。

【操作步骤】见表1-2。

表1-2　铺备用床(被套法)

操作流程	操作步骤	操作要领
1.备物检查	将用物按使用顺序叠好备齐,携至床边,检查床及床垫	
2.移开桌椅	(1)移开床旁桌,距床约20 cm,移椅至床尾正中,距床约15 cm。 (2)置用物于床尾椅上	便于操作 便于取用

续表1-2

操作流程	操作步骤	操作要领
3. 翻转床垫	翻转床垫	• 避免床垫局部长期受压面发生凹陷
4. 铺平床褥	将床褥齐床头平放于床垫上,下拉至床尾,铺平床褥	• 床褥中线与床中线对齐
5. 铺好大单	(1)将大单横、纵中线对齐床头中线放于床褥上,先铺近侧床头,一手托起床垫角,另一手伸过床头中线,将大单平整塞入床垫下。 (2)在距床头约30 cm处向上提起大单边缘,使其与床沿垂直,呈一等腰三角形。以床沿为界将三角形分为上下两部分,将上半部分置于床垫上,下半部分平整塞入床垫下;再将上半部分翻下平整塞入床垫下(图1-5A、B、C、D、E、F、G)。 (3)同法铺好床尾大单。 (4)双手同时拉平拉紧大单中部边缘,平整塞入床垫下。 (5)转至对侧,同法铺好对侧大单	• 护士身体靠近床边,双脚分开,保持上身直立,两膝稍弯曲,使用肘部力量,动作平稳连续,减少来回走动。 • 使床平整、不易松散
6. 套好被套		
▲"S"形套被套法(图1-6)	(1)将被套齐床头放置,分别向床尾、床两侧打开,开口向床尾,中缝与床中线对齐。 (2)将被套开口端上层打开至1/3处,将折好的"S"形棉胎放于开口处,拉棉胎上缘至被套封口处,分别套好两上角,使棉胎两侧与被套侧缘平齐,于床尾处拉平棉胎及被套,系好带子	• 便于放棉胎 • 防止头端空虚 • 避免棉被下缘滑出被套
▲卷筒式套被套法(图1-7)	(1)将被套反面向外,齐床头放置,分别向床尾、床两侧打开口向床尾,中缝与床中线对齐。 (2)将棉胎铺于被套上,上缘齐床头。 (3)将棉胎与被套一并自床头卷向床尾,再由开口端翻转至床头,于床尾处拉平棉胎及被套,系好带子	
7. 折叠被筒	将盖被左右侧边缘向内折叠与床沿齐,铺成被筒;将尾端向内折叠,与床尾平齐	• 盖被平整,中线对齐
8. 套枕放置	于床尾处套好枕套,系带,开口背门,横放于床尾,再平拖至床头	
9. 移回桌椅	将床旁桌椅移回原处	• 保持病室整洁
10. 整理用物	(1)整理用物 (2)洗手	• 避免交叉感染

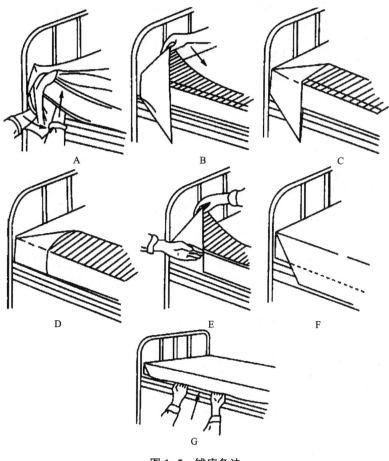

图 1-5　铺床角法

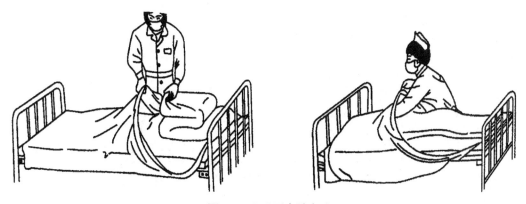

图 1-6　"S"形套被套法

【评价】

(1)护士操作时遵循节力原则。

(2)操作过程流畅,未影响患者治疗和护理等活动。

(3)病室及病床单位整洁、美观。

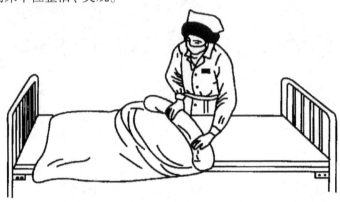

图1-7 卷筒式套被套法

【注意事项】

(1)患者进餐或接受治疗时暂停铺床。

(2)用物准备齐全按使用顺序放置,可减少护士走动次数。

(3)操作中动作轻稳,避免尘埃飞扬。

(4)操作中应用节力原则。操作前将用物按方法折叠,摆放顺序正确,放置稳妥,防止落地。操作时减少走动次数,避免无效动作;铺床时身体靠近床边,上身直立,两腿前后分开,稍屈膝,以扩大支撑面,增加稳定性。

(二)暂空床(被套式)

见图1-8。

【目的】保持病室整洁,供新入院或暂离床活动的患者使用。

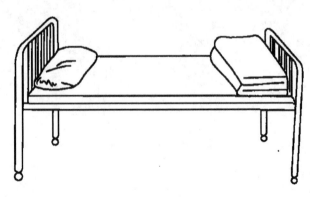

图1-8 暂空床

【操作前准备】

(1)评估。

1)住院患者病情是否允许暂时离床活动。

2)新入院患者的意识、诊断、病情,是否有伤口或引流管等情况。

(2)护士准备:着装整洁,洗手,戴口罩。

(3)用物准备:同备用床,必要时备橡胶中单和中单(或一次性中单)。

(4)环境准备:同备用床。

(5)操作步骤:见表1-3。

表1-3 铺暂空(被套式)

操作流程	操作步骤	要点说明
1.折叠盖被	将备用床的盖被上端向内折,然后扇形三折于床尾,使之与床尾平齐	• 方便患者上下床,保持病室整齐、美观
2.铺橡胶中单及中单	将橡胶中单及中单上缘距床头45~50 cm,中线与床中线对齐,两单边缘下垂部分一并塞入床垫下。转至对侧,分别将橡胶中单和中单边缘下垂部分塞入床垫下	• 保护床单、床褥免受污染
3.整理用物	(1)整理用物。 (2)洗手	• 避免交叉感染

【评价】

同备用床。

(1)同备用床评价(1)、(2)。

(2)病床实用、舒适、安全、方便。

(3)用物符合病情需要。

【注意事项】

同备用床。

(三)麻醉床(被套式)

见图1-9。

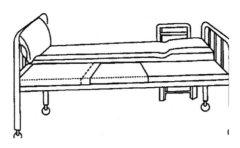

图1-9 麻醉床

【目的】

(1)便于接收和护理麻醉手术后的患者。

(2)保护床上用物不被血渍、大小便、呕吐物等污染。

(3)使患者舒适安全,预防并发症。

【操作程序】

(1)评估。

1)患者的诊断、病情、手术方式、麻醉方式。

2)手术后所需的治疗和护理等物品。

3)病床及床单位设施性能是否完好。

(2)计划。

1)护士准备:着装整洁,洗手,戴口罩。

2)用物准备。

①床上用物:同备用床(被套式),另加橡胶中单和中单(或一次性中单)各2条。

②麻醉护理盘:治疗巾内放置开口器、舌钳、压舌板、牙垫、治疗碗、镊子、吸氧管、吸痰管及纱布数块;治疗巾外放置血压计、听诊器、弯盘、棉签、胶布、手电筒,护理记录单和笔。

③其他:输液架,根据需要另备吸痰和给氧装置、胃肠减压器、负压吸引器、引流袋、延长管、输液泵、微量泵等。

3)环境准备:同备用床。

(3)操作步骤:见表1-4。

表1-4　铺麻醉床(被套法)

操作流程	操作步骤	操作要领
1~5	同备用床步骤1~5	
6.铺橡胶中单及中单	(1)同暂空床,铺好病床中部近侧橡胶中单及中单。 (2)根据手术部位将另一橡胶中单及中单对好中线,铺于床头或床尾。铺床头时,上端齐床头,下端压在床中部橡胶中单及中单上,将边缘下垂部分一并塞入床垫下;铺床尾时,下端齐床尾,上端压在床中部橡胶中单及中单上,将边缘下垂部分一并塞入床垫下;转至对侧,分层铺好对侧大单、橡胶中单和中单	• 颈、胸部手术或全麻手术后铺于床头;下肢手术时铺于床尾;非全麻时只铺手术部位即可

续表1-4

操作流程	操作步骤	操作要领
7. 套好被套	同备用床步骤6	
8. 折叠被筒	同备用床将盖被两侧边缘向内折叠与床沿齐，尾端向内折叠与床尾齐，将盖被三折于一侧床边，开口向门	• 盖被三折上下对齐，外侧齐床沿，便于将患者移到床上
9. 套上枕套	于床尾处套好枕套，系带。开口背门，横立于床头	• 防止头部受伤
10. 移回桌椅	将床旁桌移回原处，床旁椅移至盖被折叠侧	• 便于将患者移到床上
11. 置麻醉盘	麻醉护理盘放床旁桌上，其余用物放于合适位置	• 便于取用，以备急救时用
12. 整理用物	(1)整理用物 (2)洗手	• 避免交叉感染

【评价】

(1)操作熟练，无多余动作。

(2)操作过程中利用节力原则。

(3)用物准备能满足手术后患者治疗护理用。

【注意事项】

(1)同备用床注意事项(1)~(4)。

(2)铺麻醉床时应更换洁净的被单，保证术后患者舒适，避免有感染发生。

(3)中单要遮盖橡胶中单，避免橡胶中单与皮肤直接接触引起患者不适。

第二章

入院和出院护理

考点

序号	知识点
1	入院患者的护理
2	铺床节力原则
3	铺床目的
4	分级护理
5	轮椅运送法
6	平车运送法
7	平车运送过程中的注意事项
8	出院患者的护理

习题二维码2-1

学习目标

识记:

患者出、入院护理工作的主要内容。

理解:

分级护理的适用范围及护理要点。

运用:

能正确使用轮椅或平车护送不能行走、不能起床的患者,做到关爱患者、操作节力、确保患者安全和舒适。

预习案例

患者,女,48岁,车祸后急诊入院。患者左下肢骨折,伤口出血不止,神志清楚,Bp85/67 mmHg,T37.5℃,收入骨科手术治疗。

思考

1.护理人员应如何对患者进行初步的护理?

2.护理人员应给予患者什么级别的护理,措施有哪些?

入院和出院护理是体现整体护理观念、满足患者身心需要的具体体现。针对入院患者，护士运用入院护理程序为其提供规范周全的护理服务，指导患者办理入院手续，并使其尽快适应环境，有利于建立良好的护患关系，从而让患者能够积极地配合医疗护理活动，缩短病程。对于出院患者，护士按照出院护理程序协助其办理出院手续，并给予详细的出院指导，协助患者重返社会。

第一节 入院护理

入院护理是指患者经门诊或急诊医生诊查后，因病情需要住院做进一步观察、检查和治疗时，经诊查医生建议并签发住院证，患者入院后，由护理人员为患者提供一系列护理活动。

入院护理的目的：①协助患者了解和熟悉住院环境，使其尽快适应医院生活，消除紧张、焦虑等不良情绪；②观察并评估患者，拟定护理计划，满足患者的各种合理需求；③做好健康教育，满足患者对疾病知识的需求。

一、入院程序

入院程序是指门诊或急诊患者持医生签发的住院证，从办理入院手续至进入相应病区的全过程。

(1)办理入院手续：患者或家属持医生签发的住院证到住院处办理入院手续，需填写登记表格、缴纳住院保证金等，并由住院处护理人员对其相关信息进行登记。对急需手术或抢救的患者，可先进行手术或抢救，后补办入院手续。

(2)通知病区：住院处护理人员为患者办理完入院手续后，立即通知相关病区值班护理人员根据患者病情准备好床单位，做好迎接新患者的准备工作。

(3)实施卫生处置：根据病情、自理能力及医院条件，对患者进行适当的卫生处置，如沐浴、更衣(换病号服)等。对有头虱或体虱的患者，应先行灭虱，再沐浴、更衣。传染病患者或疑似传染病患者应及时送隔离室或隔离病房处置。急、危、重症患者可酌情免浴。普通患者住院期间不需要的物品，可交家属带回或整理后办理手续寄放在住院处。

(4)护送患者入病区：住院处或急诊科护理人员根据患者病情可选用步行、轮椅或平车、担架护送患者入病区。护送时应注意安全和保暖，保证治疗的连续性，并根据病情安置合适的体位，护送入病室后，与病区值班护理人员交接患者的病情、所采取或需继续的治疗和护理措施、个人卫生情况及物品等。

二、入院患者初步护理

病区值班护理人员接到住院处通知后，立即根据患者病情准备好床单位。将备用床改为暂空床，备齐患者所需物品；危、重患者应安置在危重病室，并根据情况加铺橡胶单和中单(或一次性护理垫)；急诊手术患者需改铺麻醉床。危、重患者和急诊手术患者需同时准备急救用物。

1. 一般患者的初步护理

(1)迎接新患者：护理人员以热情的态度迎接患者到指定病床，并妥善安置。向患者作自我介绍，说明护理人员将为其提供的服务及自身的职责，并为患者介绍同室病友、协助患者卧床休息等。在为患者护理时，以自己的行动、语言和态度消除患者的不安情绪，提升患者的安全感和对护理人员的信任度。

(2)入院指导：向患者及家属介绍病区环境、设备、规章制度、床单位及其周围设施的使用方法和注意事项，主管医护人员等情况。

(3)通知医生：通知管床医生诊查患者，必要时协助其进行体检。

(4)为患者佩戴腕带标识，进行入院护理评估：向患者及家属说明佩戴腕带的目的、重要性，及时为患者测量生命体征(体温、脉搏、呼吸、血压)、体重，必要时测身高。根据首次护理评估单正确收集患者健康资料，并制订相应的护理计划。

(5)填写相关表格：如入院登记本、诊断卡(一览表卡)、床头(尾)卡，在体温单相应时间栏内正确记录入院时间，首次体温、脉搏、呼吸、血压和体重值。

(6)执行医嘱：及时准确执行入院医嘱和各项诊疗护理措施，需行相关辅助检查的患者应在医务人员陪同下进行。

(7)安排膳食：根据医嘱，通知营养室准备膳食。

(8)标本采集：对需留取大小便标本的患者发放采集容器，并说明留取的目的、方法、时间和注意事项，对入院当天未能采集血标本的患者做好宣教，班班交接，准确采血。

2. 急危重症患者的初步护理

(1)通知医生：接到住院处通知后，立即告知医生做好抢救准备。

(2)备好急救药品、设备和器材：如抢救车、氧气、吸引器、输液器具等。

(3)安置患者：将患者安置在备好的危重病室或抢救室，为患者佩戴腕带标识。

(4)交接患者：与护送人员交接患者病情、治疗及物品等情况。对不能自理的患者(如意识不清、语言障碍、听力障碍、婴幼儿等)，需暂留陪送人员，以询问病史。

(5)配合救治：密切观察患者病情变化，积极配合医生进行抢救，做好相关护理记录。

◆ 三、分级护理

分级护理是指患者在住院期间，医护人员根据患者病情的轻、重、缓、急和(或)自理能力不同，按照护理程序的工作方法制定不同的护理级别。可分为特级护理、一级护理、二级护理和三级护理四个级别。各护理级别的分级依据及相应的护理要点，见表2-1。

表 2-1 各护理级别分级依据及护理要点

护理级别	分级依据	护理要点
特级护理	1.维持生命,实施抢救性治疗的重症患者。 2.病情危重,随时可能发生病情变化,需要进行监护、抢救的患者。 3.各种复杂或大手术后,严重创伤或大面积烧伤的患者。 4.使用呼吸机辅助呼吸,并需要严密观察病情的患者。 5.实施连续性肾脏替代治疗,并需要严密监测生命体征的患者。 6.其他有生命危险,需要监护的患者	1.专人24小时护理,严密观察患者病情变化,监测生命体征。准确填写特别护理记录单。 2.根据医嘱,正确实施治疗、给药措施。 3.根据医嘱,准确测量出入量。 4.根据患者病情,正确实施基础护理和专科护理,如口腔护理、压疮护理、气道护理及管道护理等,实施安全措施。 5.保持患者的舒适和功能体位。 6.实施床旁交接班
一级护理	1.病情趋向稳定的重症患者。 2.病情不稳定或随时可能发生变化的患者。 3.手术后或治疗期间需严格卧床的患者。 4.自理能力重度依赖的患者,如休克、昏迷、瘫痪、高热、大出血、肝肾衰竭患者和早产儿等	1.每1小时巡视患者一次,观察患者病情变化。根据患者病情,测量生命体征,填写特别护理记录单。 2.根据医嘱,正确实施治疗、给药措施。 3.根据患者病情,正确实施基础护理和专科护理,如口腔护理、压疮护理、气道护理及管路护理等,实施安全措施。 4.提供护理相关的健康指导
二级护理	1.病情稳定或未明确诊断前,仍需观察和(或)卧床的患者。 2.生活部分自理的患者,如大手术后病情稳定者、年老体弱者、慢性病不宜多活动者、幼儿等	1.每2小时巡视患者一次,观察患者病情变化。 2.根据患者病情,测量生命体征。 3.根据医嘱,正确实施治疗、给药措施。 4.根据患者病情,正确实施护理措施和安全措施。 5.提供护理相关的健康指导
三级护理	1.病情稳定且生活完全自理的患者。 2.处于康复期且生活完全自理的患者,如一般慢性病、疾病恢复期患者和择期手术前的患者等	1.每3小时巡视患者一次,观察患者病情变化。 2.根据患者病情,测量生命体征。 3.根据医嘱,正确实施治疗、给药措施。 4.提供护理相关的健康指导

> **知识拓展**
>
> 　　家庭病床是顺应社会发展而出现的一种新型医疗护理形式，是医疗单位对适合在家庭条件下进行检查、治疗和护理的某些患者，在其家庭就地建立的病床。家庭病床的主要任务是做好对建床患者的医疗服务；扩大预防，开展健康体检、疾病普查、防治疾病；宣传、普及防治疾病、家庭医学的保健知识；选择适当病种进行疗效观察，研究治疗、预防和康复措施。

　　家庭病床收治的对象和范围包括：病情适合在家庭中疗养的患者，如骨折固定后的患者等；经住院治疗、急诊留观或手术后恢复期，病情稳定但仍需继续治疗的患者，如卒中患者、手术后恢复期的患者等；年老、体弱、行动不便、去医院就医有困难的患者，如慢性心肺疾病、关节疼痛、痴呆、临终患者等。

　　家庭病床的建立使医务人员走出医院大门，最大限度地满足社会医疗护理需求，让患者在熟悉的环境中接受治疗和照料，既有利于促进患者的康复，又可减轻家庭经济和人力负担。

第二节　出院护理

　　患者经过住院期间的治疗和护理，病情好转稳定至痊愈，需出院或转院(科)，还有的患者不愿意接受医生的治疗建议而自动离院时，护士应遵医嘱对患者开展一系列的护理工作。出院护理的目的包括：①对患者进行出院指导，协助其尽快恢复社会功能，并能遵医嘱按时接受治疗或定期复查；②指导患者办理出院手续；③对病室及用物进行终末处理，准备迎接新患者。

◇ 一、出院前的护理

(一)通知患者及家属

　　医生根据患者康复情况，确定出院日期，开具出院医嘱。护士应根据出院医嘱，提前通知患者及家属，并协助其做好出院准备。

(二)评估患者身心需要

　　出院前，护士应对患者的身心状况进行评估，以便针对患者的康复情况给予适当的健康教育。护士应认真观察患者的生理需求和情绪变化，特别是对病情无明显好转而转院或自动离院的患者，进行安慰和鼓励，增强他们的康复信心，从而减少离开医院后所产生的不安与焦虑。自动出院的患者应在出院医嘱上注明"自动出院"，并要求患者或家属签名认可。

(三)出院指导

护士应根据患者康复的情况,进行恰当适时的健康教育,告知患者出院后的注意事项,如休息、饮食、卫生、治疗、功能锻炼和定期复查等。必要时可为患者或家属提供书面材料,协助患者建立维护和增进自我健康的意识,提高自我防护能力。

(四)征求意见

在患者离开医院时,征求患者及家属对医疗和护理等各项工作的意见建议,以便不断完善医院管理,改进工作方法,提高医疗护理质量。

二、出院当日护理

(一)执行出院医嘱

(1)停止一切医嘱,用红笔在各种执行单(服药单、注射单、治疗单、饮食单等)或有关表格单上填写"出院"字样,注明日期并签名。

(2)填写出院通知单,通知患者或家属到出院处结账,办理出院手续。

(3)用红色墨水笔在体温单40℃~42℃的相应时间栏内纵向填写出院时间。

(4)撤去诊断卡和床头(尾)卡。

(5)填写出院登记本。

(6)患者出院后需继续服药的,护士凭医嘱处方从药房领取药物,交给患者或家属带回,并交待用药方法和注意事项。

(二)填写出院护理评估单

患者出院时,护士应按照护理程序的步骤,填写患者出院护理评估单。

(三)护送患者出院

协助患者或家属办完出院手续后,护士收到住院处签写的出院通知单,应协助患者整理用物,归还患者所寄存的物品,收回住院期间借用的物品并进行消毒处理。根据患者病情选用步行、轮椅或平车护送患者出院。

三、出院后的护理

(一)整理出院病案

患者办理完出院手续后,护士应按有关要求整理病历,交病案室保存。出院病案排列顺序:住院病历首页、住院证、出院或死亡记录、入院记录、病史及体格检查、病程记录、会诊记录、各种检验和检查报告单、知情同意书、特别护理记录单、医嘱单、体温单。

(二)用物终末处理

护士等患者离开病室后,方可进行用物及病室终末处理,以免给患者造成心理上的不舒适。

(1)撤去床上的污被服,放入污衣袋,根据病种进行清洗和消毒。

(2)床垫、床褥、枕芯、棉胎用紫外线照射消毒,也可在阳光下暴晒6小时。

(3)病床、床旁桌椅与地面用消毒溶液擦拭。非一次性面盆、痰杯、便盆等用消毒液浸泡。

(三)病室终未处理

(1)病室开窗通风，进行空气消毒。

(2)传染病患者的床单位及病室，按传染病终末消毒法进行处理。

(3)铺备用床准备迎接新患者。

第三节　运送患者法

对于不能自主活动的患者，在入院接受检查或治疗、室外活动、出院时，护士应根据患者的病情及躯体活动受限程度选用不同的运送工具为其提供帮助，常用的有轮椅运送法、平车运送法和担架运送法。在运送的过程中，护士应正确运用人体力学原理，有利于减轻操作疲劳，提高工作效率。

一、轮椅运送法

【目的】

(1)运送不能行走但能坐起的患者入院、出院、检查、治疗和室外活动。

(2)帮助患者下床活动，以促进血液循环和体力恢复。

【操作前准备】

(1)评估并解释。

1)评估：年龄、病情、体重、病损部位、躯体活动能力、轮椅各部件的性能是否良好、地面是否干燥、平坦，季节及室内外的温度情况。

2)解释：向患者及家属解释轮椅运送的目的、方法、注意事项及配合要点。

(2)患者准备：患者能了解轮椅运送的目的、方法及注意事项，愿意配合。

(3)护士准备：着装整洁，洗手，戴口罩。

(4)用物准备：轮椅(各部件性能良好)、毛毯、披肩(根据季节酌情准备)、别针、软枕(根据患者需要)。

(5)环境准备：保证通道宽敞、地面防滑。

【操作步骤】见表2-2。

表 2-2　轮椅运送法

操作流程	操作步骤	操作要领
上轮椅		
1. 检查用物	仔细检查轮椅的车轮、椅背、脚踏板及刹车,将轮椅推至床旁	● 确保各部分性能正常,保证患者安全
2. 核对解释	认真核对患者姓名、床号,向患者介绍搬运的过程、方法及配合事项	● 确认患者,取得患者的理解与配合
3. 安置轮椅	(1)使椅背和床尾平齐,面向床头; (2)拉起车闸固定车轮,翻起脚踏板; (3)天冷时需用毛毯或披肩,将毛毯三折平铺在轮椅上,两边展开,使毛毯上端高过患者颈部15 cm 左右	● 缩短距离,便于患者入座 ● 防止轮椅滑动 ● 防止患者受凉
4. 协助起床	扶患者坐起,移至床沿,嘱患者用手掌撑住床面以维持坐姿,协助患者穿袜、鞋,根据温度穿外衣	● 观察和询问患者有无眩晕和不适
5. 协助坐椅	(1)护士站在轮椅背后,两手臂压住轮椅,一只脚踏住轮椅背下面的横档,固定轮椅,嘱患者扶着轮椅的扶手,将身体置于椅座中部,抬头后靠坐稳。 (2)对于不能自行下床的患者,先扶患者坐起移至床边,护士面对患者,双脚分开站稳,双手环抱患者腰部,协助患者下床;嘱患者用近轮椅侧的手扶住轮椅外侧把手,转身坐入轮椅中,或由护士环抱患者,协助坐入轮椅中。 (3)嘱患者双手扶着轮椅两侧扶手,身体尽量向后靠坐稳,不可前倾、自行站起或下轮椅。 (4)翻下脚踏板,脱鞋后嘱患者双脚置于踏板上,如有下肢水肿、溃疡或关节疼痛,应在脚踏板上垫软枕,双脚踏于软枕上	● 确保患者安全 ● 如身体不能保持平衡者,应系安全带,避免发生意外 ● 确保患者安全 ● 使足部获得支托,确保患者舒适
6. 包裹保暖	将毛毯上端边缘向外翻折约 10 cm,围在患者颈部,在胸前将两侧重叠用别针固定,两侧用毛毯围着双臂做成两个袖筒,分别用别针在腕部固定;再用毛毯将患者上身、腰部、双下肢及脚包裹,露出双手(图 2-1)	● 天气寒冷时,防止受凉
7. 整理病床	将病床整理成暂空床	● 保持病室整洁

续表2-2

操作流程	操作步骤	操作要领
8.护送患者	(1)观察患者,确定无不适后,松开车闸。 (2)嘱患者勿前倾或自行下轮椅,推患者至目的地	● 运送过程中,随时观察、询问患者,确保安全

	下轮椅	
1.固定轮椅	将轮椅推至床尾,轮椅椅背与床尾平齐,固定车闸,翻起脚踏板	
2.协助回床	打开毛毯,护士面对患者,双脚前后分开,屈膝屈髋,双手置于患者腰部,患者双手置于护士肩上,协助患者站立并慢慢坐回床沿,脱去鞋子和外衣,协助患者移至床上	● 患者能自行下轮椅时,护士可固定轮椅,协助患者坐于床边
3.安置患者	协助患者取舒适卧位,盖好盖被	
4.归位整理	整理床单位,观察病情,轮椅推回原处	● 询问患者有无其他需要
5.准确记录	需要时做记录	● 记录执行时间和患者反应

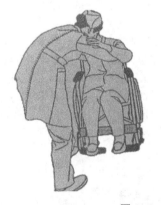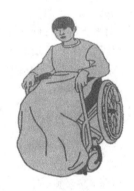

图 2-1　轮椅运送患者

【评价】

(1)患者运送过程安全,无疲劳和不舒适。

(2)护士动作协调、轻稳,运送患者顺利。

(3)护患沟通有效,患者能主动配合。

【注意事项】

(1)使用前应仔细检查轮椅的车轮、椅座、椅背、脚踏板及刹车等部件的性能,以确保安全。

（2）患者上下轮椅时，固定好车闸。

（3）患者如有下肢水肿、溃疡或关节疼痛，可在脚踏板上垫软枕，抬高双脚，以使患者感到舒适。

（4）身体不能保持平衡的患者，应系安全带。

（5）推轮椅运送患者时，速度要慢，要随时观察患者病情变化。

（6）下坡时应减速并嘱患者抓紧扶手，身体尽量向后靠，勿向前倾或自行下轮椅。过门槛时，翘起前轮，避免过大的震动，保证患者安全。

（7）寒冷季节应注意保暖。

二、平车运送法

【目的】运送不能起床的患者入院和外出检查、治疗、手术或转运患者。

【操作前准备】

（1）评估并解释

1）评估：年龄、病情、体重、病损部位、躯体活动能力、平车性能是否良好、地面是否干燥、平坦，室外的温度情况。

2）解释：向患者及家属解释平车运送的目的、方法、注意事项及配合要点。

（2）患者准备：患者能了解平车运送的目的、方法及注意事项，愿意配合。

（3）护士准备：着装整洁，洗手，戴口罩。

（4）用物准备：平车（车上置布单和橡胶单包裹好的垫子和枕头）、带套棉被或毛毯，如为骨折患者，平车上应垫木板并将骨折部位固定稳妥。如为颈椎腰椎骨折或病情危重的患者，应备帆布中单或布中单。

（5）环境准备：环境宽敞，道路通畅，便于操作。

【操作步骤】见表2-3。

表 2-3　平车运送法

操作流程	操作步骤	操作要领
1. 检查用物	仔细检查平车各部件，将平车推至患者床旁	• 确保各部分性能正常，保证患者安全
2. 核对解释	核对患者床号、姓名，向患者及家属解释操作的目的、方法和配合事项	• 确认患者，取得患者或家属的理解与配合
3. 安置导管	妥善安置好患者身上的输液管道及各种导管	• 避免导管脱落、受压、扭曲、受损或液体逆流，保持通畅
4. 搬运患者	根据患者的病情和体重，选择合适的搬运方法	

续表2-3

操作流程	操作步骤	操作要领
▲挪动法	(1)移开床旁桌椅,掀开盖被,协助患者移至床边; (2)将平车的大轮靠床头,小轮靠床尾,推至与床平行,紧靠床边,调整平车和病床高度一致; (3)将车闸制动; (4)协助患者将上半身、臀部、下肢依次向平车挪动。由平车回床时,顺序相反,先挪动下肢,再挪动臀部、上半身(图2-2)	● 适用于病情许可,且患者能在床上配合者 ● 便于患者靠近平车 ● 小轮转弯灵活,推动在前,大轮转动的次数少,减少颠簸产生的不适;便于挪动 ● 防止平车移动,确保患者安全
▲一人搬运法	(1)移床旁椅至对侧床尾; (2)将平车放至床尾,大轮靠近床尾,使平车头端与床尾呈钝角; (3)将车闸制动,搬运者站在钝角内的床边; (4)松开盖被,协助患者穿好衣服; (5)护士两脚前后分开,稍屈膝,一手臂自患者腋下伸至对侧肩部外侧,另一手臂伸至患者大腿下; (6)嘱患者双臂交叉于护士颈后,双手用力握住; (7)抱起患者,移步转身,将患者轻轻放在平车上,卧于平车中央(图2-3)	● 适用于患儿及病情允许且体重较轻的患者 ● 便于搬运 ● 运送时使患者头端卧于大轮端,促进舒适 ● 缩短搬运距离 ● 节力 ● 两脚前后分开并屈膝,可加大支撑面降低重心,增加稳定性 ● 确保患者安全
▲二人搬运法	(1)~(3)同一人搬运法; (4)护士甲、乙二人站在患者床边,患者双手交叉置于胸腹前,协助患者移至床边; (5)护士甲一手臂托住患者头、颈、肩部,另一手臂托住其腰部;护士乙一手臂托住患者臀部,另一手臂托住其腘窝处,二人同时抬起患者,使患者的身体向护士倾斜,移步转身至平车前,同时屈膝,将患者轻放于平车中央(图2-4)	● 适用于病情较轻,但自己不能活动而体重又较重的患者 ● 身高者托患者的上半身,使患者头处于高位,减轻不适
▲三人搬运法	(1)~(3)同一人搬运法; (4)护士甲、乙、丙三人站在床边,协助患者移至床边 (5)甲托住患者头颈、肩背部,乙托住其腰、臀部,丙托住腘窝、小腿部。同时抬起,使患者的身体向护士倾斜,三人同时移步至平车,将患者轻放于平车中央(图2-5)	● 适用于病情较轻,但自己不能活动而体重又较重的患者 ● 三位搬运者由床头按身高顺序排列,使患者头处于高位,以减少不适 ● 患者应尽量靠近护士,使重心落在支撑面内,减少重力线的偏移,缩短重力臂,以达到平衡、省力

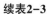

续表2-3

操作流程	操作步骤	操作要领
▲四人搬运法	(1)移开床旁桌椅,松开盖被,在患者腰臀下铺帆布中单或布中单,将患者双手交叉置于胸腹前; (2)将平车的大轮靠床头、小轮靠床尾推至与床平行,紧靠床边,调整平车与病床同一高度; (3)将车闸制动; (4)护士甲站在床头托住患者的头和颈肩部;乙站在床尾,托住患者双腿;丙和丁分别站在病床和平车两侧,抓紧帆布中单或布中单四角; (5)由一人喊口令,四人合力同时将患者抬起 (6)将患者轻轻放至平车中央(图2-6)	• 适用于颈椎、腰椎骨折,或病情较重患者 • 中单的质量一定要能承受患者的体重 • 骨折患者需垫木板,并固定好骨折部位 • 防止平车移动,确保患者安全 • 站于床头的护士应观察患者病情 • 多人搬运时,护士动作必须协调一致。颅脑损伤及昏迷的患者,应将头转向一侧 • 颈椎损伤或怀疑颈椎损伤的患者,搬运时要保持头部处于中立位,确保患者不会受到二次损伤
5. 安置患者	安置患者于舒适卧位,用盖被包裹患者,先盖脚部,后盖两侧,两侧头部盖被边角向外折叠,露出头部(图2-7)	• 确保患者保暖舒适 • 整齐美观
6. 整理病床	整理床单位铺成暂空床	• 保持病室整洁美观
7. 运送患者	松开车闸推送患者至指定地点	• 运送过程中确保患者安全舒适
8. 准确记录	洗手,记录	• 记录执行时间和患者反应

【评价】

(1)患者在搬运过程中感觉平稳、舒适、安全,未中断治疗。

(1)护士动作正确、规范、节力、协调。

(2)护患沟通有效,患者能主动配合。

【注意事项】

(1)操作中动作轻稳,协调一致,保证患者安全、舒适。

(2)搬运颈椎损伤或怀疑颈椎损伤的患者,一定要选用四人搬运法,过程中要保持头部处于中立位,并沿身体纵轴向上,略加牵引颈部或患者用双手托起头部,慢慢移至平车中央。患者取仰卧位,颈下垫小枕或衣物,保持头颈中立位,头颈两侧用衣物或沙袋固定。如搬运不当会引起高位脊髓损伤,发生高位截瘫,甚至导致死亡。

(3)冬季注意保暖,避免受凉。

(4)推车时,护士应站在患者头侧,以观察病情,注意患者面色、呼吸、脉搏的变化。

(5)上下坡时,患者头部始终保持在高处一端,以免引起不适。

(6)进出门时应先将门打开,不可用车撞门。

（7）车速适宜。

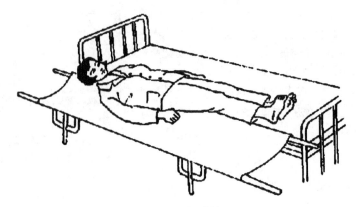

图 2-2　挪动法

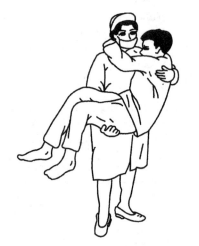

图 2-3　一人搬运法

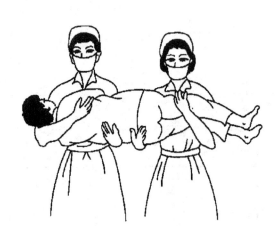

图 2-4　二人搬运法

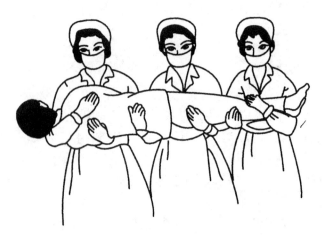

图 2-5　三人搬运

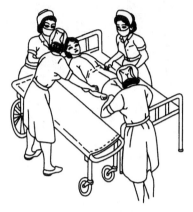

图 2-6　四人搬运

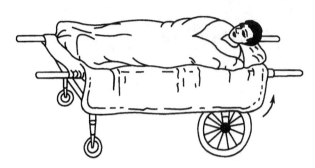

图 2-7　平车运送患者

◆ 三、担架运送法

担架是急救时运送患者最基本、最常用的工具。其特点是可以上下楼梯，而且对体位影响较小，方便上下各种交通工具，不受地形、道路等条件限制。

使用方法同平车运送法，可以采用二人或三人搬运法。由于担架位置较低，故应先由两人将担架抬起，使之与床沿并齐，从而便于搬运患者。搬运时应尽量保持平稳，不要晃动。

担架运送患者时应注意：

（1）患者应仰卧于担架中央，四肢不可靠近担架边缘，以免碰撞造成损伤。颈下垫软枕或衣物。如为帆布担架，患者应俯卧使脊柱伸直。

（2）胸、颈椎损伤的患者使用硬板担架。

（3）疑似颈椎损伤的患者注意保持头颈中立位，防止头颈左右移动。

（4）注意观察运送途中病情变化，保持患者呼吸通畅，防止舌后坠阻塞呼吸道，防止分泌物、呕吐物吸入气管引起窒息。

第三章

舒适与安全

考点

序号	主要考点
1	影响舒适的因素
2	卧位的种类：主动、被动、被迫卧位
3	常考卧位：去枕仰卧位、中凹卧位、半坐卧位、端坐卧位、膝胸卧位、截石位、头低足高位
4	变换卧位法
5	保护具的选择
6	常见的不安全因素

习题二维码3-1

学习目标

识记：

常用卧位的适用范围，疼痛患者的护理措施，医院常见安全意外的防护措施。

理解：

1. 不舒适患者的护理原则，疼痛的性质，患者安全意外的一般处置原则。

2. 舒适卧位的基本要求，疼痛的原因及影响因素，患者安全防护的基本原则。

运用：

1. 能正确实施协助患者翻身侧卧及移向床头法，熟练使用常用保护具。

2. 具有爱伤观念，做到护理操作过程中语言亲切、态度和蔼，保证患者舒适与安全。

预习案例

> 　　患者，女性，60岁，因外伤致左髋部疼痛，活动受限2 h入院，X线显示左股骨颈骨折，测T37℃，R 22次/分，P 90次/分，Bp130/80 mmHg，医嘱予左下肢骨牵引治疗。请问：
> 　　1. 护士应帮助患者采取哪种卧位？
> 　　2. 如何促进患者的舒适？
> 　　思考
> 　　1. 引起该患者不舒适的原因有哪些？
> 　　2. 护士小王应采取哪些护理措施促使该患者舒适？

　　舒适与安全属于人类的基本需要之一，随着社会的进步和医疗卫生事业的发展，如何为患者提供一个舒适安全且具有人文关怀的环境，已经越来越受到人们的重视，保障患者的舒适与安全是护理工作的基本内容。当今医疗市场竞争日趋激烈，舒适与安全已成为患者就医最直接、最重要的标准之一。

第一节　舒适

一、舒适与不舒适的概念

　　舒适：是指处在轻松、安宁的环境状态下，个体所具有的身心健康、满意、没有疼痛、没有焦虑、轻松自在的自我感觉。当个体体力充沛、精神舒畅，感觉安全和完全放松，一切生理、心理需要都得到满足时，表明处于最高水平的舒适。

　　不舒适：是指个体身心不健全或有缺陷、周围环境有不良刺激、对生活不满、身心负荷过重的一种感觉。当生理、心理需求不能得到满足时，舒适的程度逐渐下降，直到被不舒适所替代。不舒适的表现有：烦躁不安、紧张焦虑、精神不振、消极失望、疲乏失眠、疼痛、难以坚持日常工作和学习。其中疼痛是不舒适中最严重的表现形式。

　　舒适和不舒适之间没有截然的分界线，个体每时每刻都处在舒适和不舒适之间的某一点上，并不断地变化着。而判断患者舒适与不舒适的程度，不能仅凭患者有无关于不舒适的主诉，还需要护士认真仔细地观察和评估。

二、不舒适的原因

　　影响人体不舒适的因素有很多，主要包括身体因素、心理社会因素、环境因素等，这些因素往往相互关联、相互影响。

(一)身体因素

　　(1)疾病：疾病本身会引起机体不适，如疼痛、恶心、呕吐、咳嗽、头晕、腹胀、发热等，其中疼痛是最常见、最严重的一种不舒适。

(2)个人卫生：长期卧床身体虚弱、昏迷的患者，自理能力下降，若得不到良好的护理，常出现口臭、皮肤污垢、汗臭、瘙痒等。

(3)姿势或体位不当：如患者四肢缺乏适当支托，关节过度屈曲或伸展，身体某部位长期受压或疾病造成的强迫体位等，都可使肌肉和关节疲劳麻木、疼痛而引起不舒适，活动受限使用约束具、石膏绷带、夹板等限制患者活动时会造成不舒适。

(二)心理—社会因素

生活习惯改变：患者住院后饮食、起居等生活习惯发生改变，易产生压抑感，可出现不易入睡、易惊醒等适应不良现象。

恐惧与焦虑：担心疾病造成的伤害、害怕治疗和检查可能引起的痛苦及对死亡的恐惧等会给患者带来心理压力，引起紧张、焦虑、失眠等心理不适。

缺乏尊重与关心：因医护人员或家属的疏忽，对患者照顾与关心不够可引起患者心理不愉快；某些治疗护理活动中，患者身体暴露过多或缺少遮挡，可使患者感觉不被尊重，自尊心受挫引起不舒适感。

缺乏支持系统：患者住院后与家人隔离或被亲朋好友忽视，缺乏经济支持等。

角色适应不良：患者因担心家庭、孩子或工作等，出现角色适应不良，如角色行为冲突、角色行为紊乱等，往往使患者不能安心养病，影响健康。

(三)环境因素

(1)不适宜的物理环境：病室内通风不良，有异味刺激，温度过高或过低，同室病友的呻吟或仪器的噪音，被褥不整洁，床垫软硬不当等，都可使患者感到不适。

(2)不适宜的社会环境：新入院患者常因来到一个陌生的环境，缺乏安全感而产生紧张焦虑的情绪。

三、增进舒适的方法

(一)促进身体舒适

(1)减轻或消除疾病带来的不舒适：根据不舒适的原因，有针对性地采取护理措施，设法减轻或消除不适，如为发热患者降温、为疼痛患者止痛、帮助尿潴留患者解除膀胱高度膨胀引起的不适等。

(2)控制疼痛：是护理措施中最基本的措施之一。

(3)采取舒适体位：正确的体位不但能使患者感到舒适，还可以防止并发症的发生。护理人员应根据患者的具体情况，协助采取适宜的卧位。

(4)充足的休息和适当的活动：休息能使人消除疲劳，感到精力充沛、身心舒适，而睡眠是最好的休息方式。适当的活动不但可促进血液循环，防止一些并发症的发生，还可增强患者的自信心，有利于疾病的恢复。

(5)均衡的营养：均衡的营养是维持和促进人体健康的必要条件。根据患者病情，尊重患者饮食习惯，为其提供舒适的就餐环境和营养丰富、容易消化吸收的饮食，以促进患者身心愉悦。

（6）保持身体清洁：保持身体清洁是每个人的需要，清洁可以使人感到舒适。重危患者，由于疾病的影响，不能准确、及时地反映其清洁方面的不舒适和需要，护士应根据患者的情况协助或完全替代其进行生活护理，做好身体清洁工作，使患者感到舒适。

（二）促进心理舒适

（1）充分了解患者的心理状况：心理舒适是一个人高层的需要，因每个人的文化程度、社会背景、个人经历、自我意识、价值观的不同而不同。护理人员只有充分了解患者的情况，才能提供适宜的个性化护理服务，提高患者的心理舒适度。

（2）有效沟通：护理人员应与患者之间建立一个良好的相互信任关系，采取有效的沟通方法与患者或家属进行沟通，使患者内心的不良情绪如苦闷、焦虑、恐惧等能得以宣泄，使情绪得到有效的调整。对存在恐惧心理的患者，护士首先应具体分析患者恐惧的原因，然后再有针对性地进行心理护理。指导患者正确调节自己的情绪，从而建立一个舒适的心理环境。

（三）保证环境舒适

优良的环境能有效促进舒适的程度，护理人员应努力为患者提供一个安静整洁、温度和湿度适宜、空气清新、采光合理的病室环境，让患者感觉安全、舒适。

（四）维持良好的社会关系

（1）建立良好的护患关系：良好的护患关系能使患者放松，调动积极的心理因素，促进身心康复。

（2）建立良好的群体关系：患者与同病室的患者、患者的家属、医护人员等构成了一个群体，护理人员是这个群体关系的调节者，融洽和谐的人际关系既有利于患者的身心健康，又有利于提高患者的舒适度。

第二节　卧位

卧位是指患者休息治疗和检查时所采取的卧床姿势。临床上为患者安置适当的卧位不但可使患者感到舒适，还能预防长期卧床引起的并发症。如妇科检查时，采取截石位；呼吸困难时，可采取半坐卧位；灌肠时，可采取侧卧位等。护士应熟悉各种卧位的要求，根据病情需要，协助和指导患者采取正确、舒适、安全的卧位。

一、概述

（一）舒适卧位的基本要求

（1）卧位姿势：应符合人体力学的要求，尽量扩大支撑面，降低重心，将体重平均分布于身体各负重部位，关节保持在正常的功能位置，在身体空隙部位垫软枕、靠垫等，起到使患者全身放松，充分休息的作用。

（2）体位变换：经常变换体位，改变姿势，至少每2小时1次，并加强受压部位的皮肤护理。

（3）受压部位：应加强局部受压部位皮肤的护理，在改变体位时给予适当的按摩，以防止压疮的发生。

（4）身体活动：患者身体各部位每天均应活动，改变卧位时应做全范围的关节运动，禁忌者除外。

（5）保护隐私：在护理操作过程中，根据需要适当地遮盖患者身体，注意保护隐私，促进其身心舒适。

（二）卧位的分类

1.按卧位的自主性分类

按照卧位的自主性，分为主动卧位、被动卧位和被迫卧位 3 种。

（1）主动卧位：指患者自己采取的最舒适最随意的卧位。见于病情较轻的患者，通常患者身体活动自如，可以根据自己的意愿随意更换卧床姿势。

（2）被动卧位：指患者自身没有变换卧位的能力，只能采取被安置的卧位。常见于昏迷瘫痪极度衰弱的患者。

（3）被迫卧位：指患者为减轻疾病所致的痛苦或因治疗所需而被迫采取的卧位。这类患者意识清楚，也有变换卧位的能力，只是因为疾病的影响被迫采取某种卧位。如哮喘急性发作的患者由于呼吸极度困难而被迫采取端坐位。

2.按卧位的稳定性分类

根据卧位的平衡稳定性，分为稳定性卧位和不稳定性卧位。

（1）稳定性卧位：支撑面大，重心低，平衡稳定，患者感到舒适轻松的卧位（图 3-1）。

（2）不稳定性卧位：支撑面小，重心高，难以平衡，患者感到不舒适，肌肉紧张，易于疲劳的卧位。尽量避免患者采取不稳定卧位（图 3-2）。

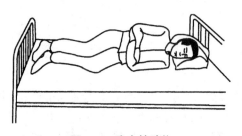

图 3-1　稳定性卧位

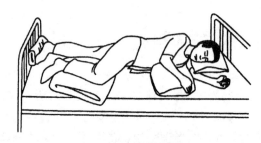

图 3-2　不稳定性卧位

二、常用卧位

（一）仰卧位

仰卧位又称平卧位，是种自然的休息姿势。患者仰卧，头下放一枕，两臂放于身体两侧，两腿自然放平。根据病情或检查等需要，仰卧位又可以发生一些变化，分为下述情况。

1.去枕仰卧位

（1）姿势：患者去枕仰卧，头偏向一侧，两臂放于身体两侧，两腿自然放平，枕头横置于床头（图 3-3）。

（2）适用范围。

1）昏迷或全身麻醉未清醒的患者，取此卧位可防止呕吐物误吸入气管而引起患者窒息或肺部并发症。

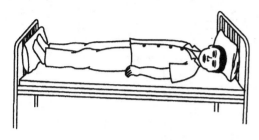

图3-3　去枕仰卧位

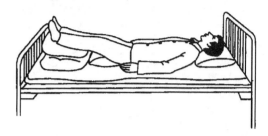

图3-4　中凹卧位

2）腰椎穿刺术或椎管内麻醉后6~8小时的患者，采取此卧位可预防颅内压降低引起的头痛。因为穿刺后，脑脊液可自刺点漏出至脊膜腔外，造成颅内压降低，牵张颅内静脉窦和脑膜等组织而引起头痛。

2.中凹卧位(休克卧位)

（1）姿势：患者仰卧时，两臂置于身体两侧，头胸部抬高10°~20°，下肢抬高20°~30°。可在膝下垫软枕(图3-4)，使患者保持稳定和舒适。

（2）适用范围：休克患者，抬高头胸部有利于保持气道通畅，改善通气功能，从而改善缺氧症状；下肢抬高可促进静脉血液回流，增加回心血流量。

3.屈膝仰卧位

（1）姿势：两膝屈起并稍向外分开(图3-5)。

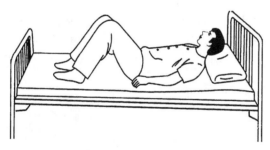

图3-5　屈膝仰卧位

（2）适用范围。

1）腹部检查：有利于腹部肌肉放松，便于检查。

2）导尿和会阴冲洗等：暴露操作部位，便于操作。使用该体位时应注意保暖和保护患者隐私。

（二）侧卧位

1.姿势

患者侧卧，两臂屈肘，一手放在胸前，一手放在枕边，下腿稍伸直，上腿弯曲，必要时可在两膝之间、胸腹部、背部放置软枕，以扩大支撑面，增加稳定性，促进患者的舒适和安全(图3-6)。

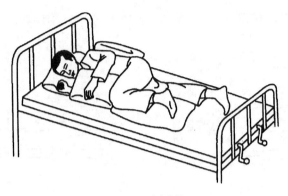

图 3-6　侧卧位

2.适用范围

(1)检查：肛门、胃镜、肠镜等检查，便于暴露操作部位，方便操作。

(2)灌肠：患者侧卧，臀部尽量靠近床缘，便于操作。

(3)臀部肌内注射：采用该体位注射时，患者应上腿伸直，下腿弯曲，以便充分放松注射侧臀部肌肉。

(4)预防压疮：与平卧位交替，避免局部组织长期受压，引起压疮。

(三)半坐卧位

1.姿势

(1)摇床法：患者仰卧，根据需要的高度摇起床头支架，抬高上半身，再摇起膝下支架，防止患者下滑。必要时床尾可放软枕，垫于患者足底，支撑患者，增加舒适感。放平时，应先摇平膝下支架，再摇平床头支架(图 3-7)。

(2)靠背架法：将患者上半身部分的床垫抬高，在垫褥下放靠背架，下肢屈起用大单包裹住枕芯垫于两膝下，大单两端系于床缘，以防患者下滑，床尾足底垫软枕。放平时先取走膝下枕芯，再取走床头靠背架，协助患者小心躺下(图 3-8)。使用靠背架时切忌将上半身抬得过高，以防止靠背架支撑不牢致患者受伤。

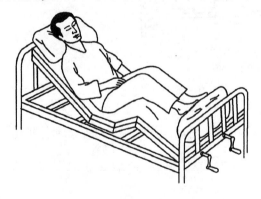

图 3-7　半坐卧位(摇床法)

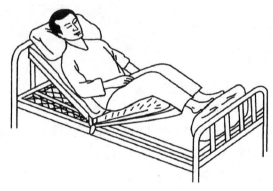

图 3-8　半坐卧位靠背架

2.适用范围

(1)颜面部及颈部手术后的患者,采取半坐卧位可减少局部出血。

(2)心肺疾病引起呼吸困难的患者,采取半坐卧位时由于重力作用,可使部分血液滞留于下肢和盆腔脏器内,减少回心血量,从而减轻肺淤血和心脏负担;同时,半坐卧位可使膈肌下降,胸腔容量扩大,减轻腹腔内脏器对心肺的压力,使肺活量增加,有利于改善呼吸困难。

3)腹腔、盆腔手术后或有炎症的患者,采取半坐卧位,可使腹腔渗出液流入盆腔,防止感染向上蔓延引起膈下脓肿,促使感染局限。这是因为盆腔腹膜抗感染能力较强,吸收较弱,因此可以防止炎症扩散和毒素吸收,减轻中毒。此外,腹部手术后的患者采取半坐卧位可减轻腹部切口缝合处的张力,缓解疼痛,促进舒适,有利于切口愈合。

(4)恢复期体质虚弱的患者,采取半坐卧位,可使患者逐渐适应体位的改变,有利于向站立姿势过渡。

(四)端坐位

1.姿势

在半坐卧位的基础上将床头抬高70°~80°,使患者向后倚靠,若患者虚弱,可在床上放一跨床小桌,桌上放一软枕,让患者伏桌休息;同时,膝下支架抬高15°~20°,必要时加床档,确保患者安全(图3-9)。

2.适用范围

左心衰竭、心包积液、支气管哮喘发作的患者,患者由于极度呼吸困难而被迫采取日夜端坐位。

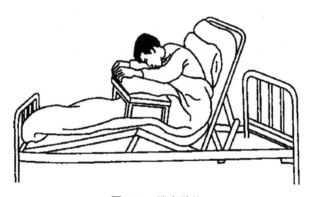

图3-9　端坐卧位

(五)俯卧位

1.姿势

患者俯卧,头偏向一侧,两臂屈曲置于头部两侧,两腿伸直,胸下、髋部及踝部各放软枕支撑(图3-10)。

2.适用范围

(1)腰背部检查或配合胰胆管造影检查时。

(2)脊椎手术或腰背臀部有伤口,不能平卧或侧卧的患者。

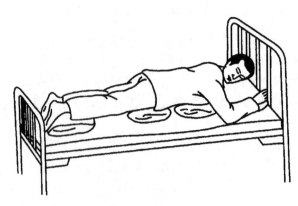

图 3-10　俯卧位

（3）胃肠胀气导致腹痛时，患者采取该体位可使腹腔容积增大，可缓解因胃肠胀气所致的腹痛。

（六）头低足高位

1. 姿势

患者仰卧，头偏向一侧，床尾的床脚用木墩或其他支托物垫高 15～30 cm，为增加安全感，可将一软枕横立于床头，以防碰伤头部（图 3-11）。由于这种体位会使患者感到不适，因此不宜长时间使用，孕妇、高血压、心肺疾患的患者慎用，颅内高压患者禁用。

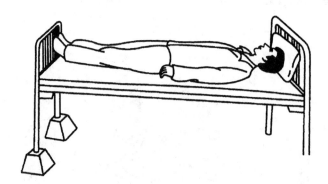

图 3-11　头低足高位

2. 适用范围

（1）体位引流：可用于肺部引流，使痰液易于咳出。

（2）跟骨牵引或胫骨结节牵引：该体位可利用人体重力作为反牵引力。

（3）十二指肠引流：需同时采取右侧卧位，利于胆汁引流。

（4）妊娠时胎膜早破：采用该体位可预防脐带脱垂。

（七）头高足低位

1. 姿势

患者仰卧，床头的床脚用木墩或其他支托物垫高 15～30 cm 或根据病情需要而定，将软枕横立于床尾，以防足部触碰床尾引起不适（图 3-12）。

2.适用范围

(1)颅脑疾病或颅脑手术后患者：预防脑水肿，缓解颅内高压症状。

(2)颅骨牵引：采取该体位可以利用人体重力作为反牵引力。

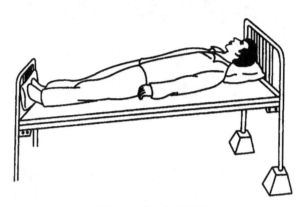

图 3-12　头高足低位

(八)膝胸卧位

1.姿势

患者跪卧，两小腿平放于床上，稍分开，大腿和床面垂直，胸部尽量贴近床面，腹部悬空，背部伸直，臀部抬起，头转向侧，两臂屈肘置于头部两侧(图 3-13)。

2.适用范围

(1)肛门、会阴部治疗或手术，膀胱镜检查。

(2)促进产后子宫复原。

(3)矫正胎位不正或子宫后倾。每次不要超过 15 min。

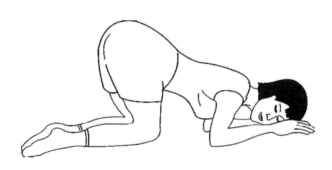

图 3-13　膝胸卧位

(九)截石位

1.姿势

患者仰卧于检查床上，两腿分开放于支腿架上(支腿架上放置软垫)，臀部向前尽量靠近床沿，两手放于身体两侧或胸前(图 3-14)。采取该体位时应注意患者的遮挡和保暖。

2.适用范围

(1)产妇分娩(自然分娩)。

（2）会阴、肛门部位的检查、治疗或手术，如膀胱镜、妇产科检查、阴道灌洗等。

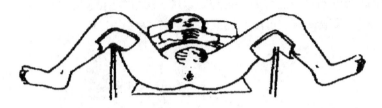

图 3-14　截石卧位

三、卧位的变换

患者因疾病或治疗限制长期卧床，局部组织持续受压，血液循环障碍，易导致压疮，呼吸道分泌物不易咳出，发生坠积性肺炎；同时出现便秘、肌肉萎缩、精神萎靡等。护士应定时为患者变换卧位，以保持舒适和安全，预防并发症发生。

（一）协助患者移向床头

【目的】协助滑向床尾而不能自行移动的患者移向床头，恢复舒适而安全的卧位。

【操作前准备】

（1）评估并解释

1）评估：患者的病情、年龄、体重、治疗情况，心理状态及合作程度，病室内的温度、光线等。

2）解释：向患者及家属解释协助患者移向床头的目的、方法、注意事项及配合要点。

（2）护士准备：衣帽整洁，洗手，视患者情况决定护理人员人数。

（3）患者准备：了解移向床头的目的、方法及配合事项。

（4）用物准备：根据病情准备好枕头等物品。

（5）环境准备：整洁、安静、温度适宜，光线充足，必要时进行遮挡。

【操作步骤】见表 3-1。

表 3-1　协助患者移向床头法

操作流程	操作步骤	操作要领
1 核对解释	核对床号，姓名，向患者及家属解释操作目的、过程、注意事项	• 建立安全感，取得配合
2 安置导管	（1）将各种导管及输液装置等安置妥当； （2）将盖被折叠于床尾或一侧； （3）根据病情放平床头支架，枕头横立于床头	• 注意保持导管通畅。翻身时，应先检查导管是否脱落、移位、扭曲，防止受压或折叠 • 避免碰伤患者
3. 协助移位	图 3-15	

续表3-1

操作流程	操作步骤	操作要领
▲一人协助	(1)患者仰卧屈膝,双手握住床头栏杆,双脚蹬床面; (2)护士手托住患者肩背部,手托住臀部助力,使其移向床头; (3)放回枕头,取合适卧位,整理床单位	● 适用于体重较轻的患者 ● 患者的头部予以支撑
▲二人协助	(1)患者仰卧屈膝; (2)护士分别站在床的两侧,交叉托住患者的肩部和臀部,或一人托住颈肩部及腰部,一人托住臀及腘窝部,两人同时抬起患者移向床头; (3)放回枕头取合适卧位	● 适用于病情较重或体重较重的患者 ● 患者的头部应予以托持
4.评价	(1)整理床单位 (2)洗手	● 避免交叉感染

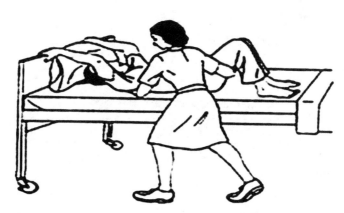

图3-15　一人协助患者移向床头法

【评价】

(1)患者能配合操作,感觉安全和舒适。

(2)护士动作轻稳,协调。

(3)护患沟通有效,彼此需要得到满足。

【注意事项】

(1)协助患者移向床头时,注意保护头部,防止头部碰撞床头栏杆而受伤。

(2)如患者身上带有各种导管时,应先将导管安置妥当,翻身后检查导管有无脱落、移位、扭曲、受压,保持通畅。

(3)两人协助移向床头时,动作应协调,用力要平稳。

(二)协助患者翻身侧卧

【目的】

(1)协助不能起床的患者更换卧位,促进患者安全、舒适。

(2)减轻局部组织受压,预防压疮的发生;减少坠积性肺炎等并发症的发生。

(3)适应检查、治疗和护理的需要,如背部皮肤护理、更换床单或整理床单位等。

【操作前准备】

(1)评估及解释

1)评估:患者的病情、年龄、体重、治疗情况,心理状态及合作程度、病室内的温度、光线等。

2)解释:向患者及家属解释协助患者翻身侧卧的目的、方法、注意事项及配合要点。

(2)患者准备:了解翻身侧卧的目的、方法及配合事项。

(3)护士准备:衣帽整洁,洗手,视患者情况决定护理人员人数。

(4)用物准备:根据病情准备好枕头、床档等物品。

(5)环境准备:整洁、安静、温度适宜,光线充足,必要时进行遮挡。

【操作步骤】见表3-2。

表 3-2　协助患者翻身侧卧法

操作流程	操作步骤	操作要领
1.核对解释	核对床号、姓名,向患者及家属解释操作目的,过程、注意事项	• 建立安全感,取得配合
2.安置导管	(1)将各种导管及输液装置等安置妥当	• 注意保持导管通畅。翻身时,应先检查导管是否脱落、移位、扭曲,防止受压或折叠
3.安置患者	患者仰卧,两肘屈曲,两手放于腹部	
4.协助翻身		
▲一人协助	(1)先将枕头移向近侧然后将患者的肩部、臀部移向近侧,再将患者的双下肢移近并屈曲; (2)一手扶肩、一手扶膝轻轻推患者转向对侧,背向护士,用软枕将患者背部、胸前和膝部垫好,使之舒适安全(图3-16)	• 适用于体重较轻的患者 • 使患者尽量靠近护士,缩短重力臂达到省力 • 不可推、拽、拖、拉,以免皮肤擦破
▲二人协助	(1)甲、乙两位护士站在患者的同一侧,先将枕头移向近侧,甲护士托住患者颈肩部和腰部,乙护士托住患者臀部和腘窝,同时将患者抬起移向近侧; (2)两位护士分别扶患者肩、腰、臀和膝部。轻推使患者转向对侧,用软枕将患者背部、胸前和膝部垫好(图3-17)	• 适用于病情较重或体重较重的患者 • 患者的头部应托持 • 扩大支撑面,确保卧位安全,舒适、稳定 • 两人的动作应协调,轻稳

续上表

操作流程	操作步骤	操作要领
5. 检查安置	检查并安置患者肢体各关节处于功能位置，各种管道保持通畅	
6. 洗手和记录	(1)洗手 (2)记录	• 避免交叉感染 • 记录翻身时间和皮肤情况

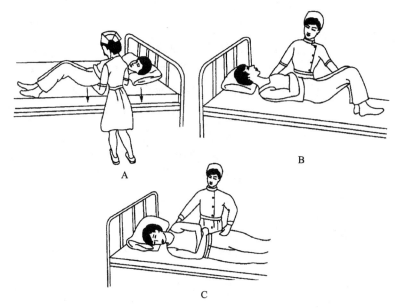

图 3-16　一人协助翻身侧卧

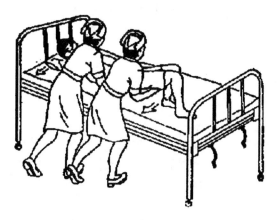

图 3-17　二人协助翻身侧卧法

【评价】

(1)患者能配合操作，保证人安全、舒适，皮肤受压状况得到改善。

(2)护士动作轻稳、协调。

【注意事项】

(1)协助患者更换体位时应注意观察,并根据患者的病情和皮肤受压情况确定翻身间隔时间。如发现患者皮肤有红肿或破损,应及时处理,酌情增加翻身次数,记录在翻身卡上,同时做好交接班工作。

(2)协助患者更换体位时,应先将患者身体抬离床面后再行进一步操作,切忌拖、推、拉、拽等动作,以免造成人为的皮肤擦伤;若为两人协助翻身时,应注意动作的协调、轻稳。

(3)协助有特殊情况的患者更换体位时应给予特殊处理:①若患者身上带有各种导管,翻身或移动前应先将管道妥善安置,变换体位后认真检查,防止导管发生扭曲、折叠、受压、移位、脱落等,保持管道通畅。②为手术后患者翻身前,需先检查伤口敷料是否干燥、有无脱落,如敷料潮湿或已脱落,应先换药再翻身,翻身后注意伤口不可受压。③颅脑手术后的患者,取健侧卧位或平卧位,翻身时注意不可剧烈翻转头部,避免引起脑疝导致患者突然死亡。④牵引的患者,翻身时不能放松牵引。⑤石膏固定或有较大伤口的患者翻身后应使用软垫支撑,防止伤口或肢体受压。

(4)协助患者更换体位时护士应注意省力原则,如翻身时应让患者尽量靠近护士,使重力线通过支撑面来保持平衡,同时缩短重力臂起到安全、省力的作用。

第三节　疼痛

每个人都体验过疼痛,疼痛是临床上最常见症状之一。如外伤、炎症性疼痛、神经性疼痛、肌肉痉挛性疼痛、癌痛等,是患者最痛苦的感受,也是不舒适中最常见、最严重的表现形式。疼痛的发生,提示个体的健康受到威胁。疼痛与疾病的发生、发展及转归有密切的联系,也是评价治疗与护理效果的重要临床表现之一。护士应掌握疼痛护理的知识,帮助患者避免疼痛,解除疼痛。

一、疼痛的概念

(一)疼痛的概念

疼痛是一种令人不愉快的感觉和情绪上的感受,伴随现有的或潜在的组织损伤,疼痛有双重含义,痛觉和痛反应。痛觉是个体的主观知觉体验,痛反应是机体对疼痛刺激所产生的一系列生理、病理和心理变化,受个体的心理、性格、经验、情绪和文化背景影响,如呼吸急促、血压升高、出汗、恶心呕吐、心理焦虑和抑郁等。

(二)疼痛的分类

1.临床分类

在临床护理中,单一性或混合性的疼痛都很常见。

(1)急性痛:突然发生,有明确的开始时间,持续时间较短,以数分钟、数小时或数天之内居多,用一般镇痛方法可控制。

(2)慢性痛：疼痛持续3个月以上，具有顽固性、持续性和反复性特点，临床上较难控制。

(3)癌痛：常为慢性疼痛。晚期癌症患者发生率为60%~80%，其中1/3的患者为重度疼痛。

2.病理分类

(1)躯体性疼痛(身体或内脏)：特点是刺激经正常路径传入，如果疼痛长期存在，可造成正常组织的损伤和潜在损伤。非阿片类和(或)阿片类药物治疗有效。可分为身体痛和内脏痛，前者可发生于骨、关节、肌肉、皮肤或结缔组织，性质常为剧痛或跳动性疼痛，常可清楚定位；后者发生于内脏器官，如胃肠道和胰腺。实质性脏器被膜病变(如肿瘤)引起的疼痛往往剧烈并定位清楚，空腔脏器病变(如梗阻)所致疼痛常定位不清，多为间歇性绞痛。

(2)神经性疼痛：特点为感觉冲动经异常的外周或中枢神经系统传入，治疗通常需辅助性的止痛药。可分为中枢神经性疼痛和周围神经性疼痛，前者可分为传入性疼痛和交感神经源性疼痛；后者可分为多元神经痛和单一神经痛，如糖尿病性神经病变、乙醇中毒所致营养性神经病变往往属于多元神经痛，三叉神经痛，属于单一神经痛。

(三)疼痛的原因

(1)温度刺激过高或过低：温度作用于体表，会引起组织损伤。受伤的组织释放组胺等化学物质，刺激神经末梢致疼痛。如高温可引起灼伤，低温会致冻伤。

(2)化学刺激：化学物质如强酸、强碱，会直接刺激神经末梢，导致疼痛。化学灼伤还会使受损组织细胞释放化学物质，再次作用于痛觉感受器，使疼痛加剧。

(3)物理损伤：如针刺伤、刀切割、碰撞、身体组织受牵拉、肌肉受压和挛缩等，都可使局部组织受损，刺激神经末梢引起疼痛。大部分物理损伤引起的缺血、淤血、炎症等都会促使组织释放化学物质，使疼痛加剧、疼痛时间延长。

(4)病理改变：疾病造成体内某些管腔堵塞，组织缺血、缺氧，空腔脏器过度扩张，平滑肌痉挛或过度收缩，局部炎性浸润等均可引起疼痛。

(5)心理因素：心理状态不佳，如低落、愤怒、悲痛、恐惧或情绪紧张等都能引起局部血管收缩、扩张而致疼痛。神经性疼痛常因心理因素引起。另外，疲劳、睡眠不足、用脑过度等可导致功能性头痛。

(四)影响疼痛的因素

(1)年龄：个体对疼痛的敏感程度随年龄不同而不同。婴幼儿对疼痛的敏感程度低于成人，随年龄增长，对疼痛的敏感性随之增强。老年人对疼痛的敏感性又逐渐下降。所以，在对不同年龄组患者进行护理时应注意其特殊性。

(2)社会文化背景：个体所生活的社会环境和多元文化的背景会影响对疼痛的认知和评价，进而影响对疼痛的反应。如生活在鼓励忍耐和推崇勇敢的文化背景中的患者，往往更耐受疼痛。

(3)个人经历：个体对疼痛的注意程度会影响其对现有疼痛的反应。个体对任何单一刺激产生的疼痛都会受到以往类似疼痛体验的影响，如经历过手术疼痛的患者对再次手术的疼痛格外敏感。儿童对疼痛的体验受父母态度的影响。父母对子女轻微外伤大惊小怪或泰然处之的态度，对子女成年后的疼痛体验有一定影响。

（4）注意力：个体对疼痛的注意程度会影响对疼痛的感受程度。当注意力高度集中于其他事物时，痛觉可以减轻甚至消失。如运动员在赛场上受伤而无明显痛觉，是由于注意力高度集中于比赛。

（5）疲乏：患者感到疲乏时，对疼痛的感觉加剧，耐受性降低，尤其是长期慢性疾病的患者特别明显。当得到充足的休息与睡眠时，疼痛感觉会减轻，反之则会加剧。

（6）情绪：情绪可影响患者对疼痛的反应，积极的情绪可减轻疼痛，消极的情绪可使疼痛加剧，如焦虑可使疼痛加剧，而疼痛又会增加焦虑的情绪。愉快的情绪则有减轻疼痛知觉的作用，在快乐或满足的情绪下，虽然承受了与忧虑时同样的伤害，但对疼痛的感觉却要轻得多。

（7）个体差异：对疼痛的耐受程度和表达方式常因个体性格的不同而不同。自控力及自尊心较强的人常能忍受疼痛；善于表达情感的患者对疼痛耐受性较差。

（8）患者的支持系统：经历疼痛时若有家属或朋友陪伴，会减少患者的孤独和恐惧感，让人减轻疼痛。因此，父母的陪伴对患儿尤为重要。

（9）治疗和护理因素：许多治疗及护理操作都会引起或加剧患者的疼痛，护士对疼痛的理论及实践掌握不够或评估方法不当，会影响对疼痛的判断与处理；护士缺少必要的药理知识，过分担心药物的不良反应或成瘾性，可使患者得不到有效的镇痛处理。

二、护理评估

护士在评估疼痛患者时，首先应相信患者并确定疼痛存在，从患者疼痛的表现及影响因素等多方面评估程度，在此基础上制定相应的疼痛护理计划。

（一）一般状况评估

（1）患者过去的疼痛经历。

（2）患者身体运动情况，有无防卫性、保护性动作。

（3）患者思维感知过程和社交行为改变情况，如发泄、幻觉行为。

（4）患者生理改变情况，是否有痛苦面容、肌张力改变，血压、呼吸脉搏的改变，有无出汗、瞳孔扩大等。

（二）疼痛程度的评估

（1）疼痛的部位。

（2）疼痛的时间

（3）疼痛的性质。

（4）疼痛时患者的反应。

（5）疼痛对患者的影响。

（6）区分生理性、心理性疼痛。

（7）疼痛的分级：通过与患者的沟通和询问表3-3中的问题，明确以下几点：

表 3-3　描述疼痛咨询表

咨询问题
1. 您觉得是哪个地方痛？
2. 什么时候开始痛的？
3. 您觉得是怎样的痛法？尖锐的痛？钝痛？抽痛？还是规律的痛？
4. 您的疼痛有多严重或有多强烈？
5. 什么可以缓解您的疼痛？体位？按压？药物？
6. 什么会让您觉得更痛？走路？奔跑？平卧？还是其他的情况？
7. 您曾试过什么方法来缓解疼痛？哪些是有用的？哪些是无效的？
8. 依照过去的经验，您若有疼痛时会怎么处理？
9. 您的痛是一直持续的吗？若不是，一天或一星期痛几次？
10. 每次疼痛会持续多长时间？

(三)疼痛的分级

目前，对疼痛的分级较困难，主要是通过患者对疼痛体验的描述，带有一定的主观性。目前主要有以下几种方法：

1. 世界卫生组织(WHO)四级疼痛分级法

(1)0级：无痛。

(2)Ⅰ级(轻度疼痛)：有疼痛但不严重，可忍受，睡眠不受影响。

(3)Ⅱ级(中度疼痛)：疼痛明显，不能忍受，睡眠受干扰，要求用镇痛药。

(4)Ⅲ级(重度疼痛)：疼痛剧烈、不能忍受，睡眠严重受干扰，需要用镇痛剂。

2. 评分法测量

(1)文字描述评分法(VDS)：把一条直线分成5等份，0=无痛，1=微痛，2=中度疼痛，3=重度疼痛，4=剧痛。让患者按自身疼痛的程度选择合适的描述(图3-18)。

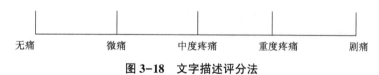

无痛　　　　　微痛　　　　中度疼痛　　　重度疼痛　　　剧痛

图3-18　文字描述评分法

(2)数字评分法：在一条直线上分段，按0~10分评估疼痛程度。0分表示无痛，10分表示剧痛，中间次序表示疼痛的程度，请患者自己评分。适用于疼痛治疗前后效果测定对比(图3-19)。

(3)视觉模拟评分法：用一条10 cm直线，不作任何划分，仅在直线的两端分别注明无痛和剧痛，请患者根据实际感觉在线上标记疼痛的程度。0表示无痛，轻度疼痛平均值2.57±1.04，中度疼痛平均值5.18±1.41，重度疼痛平均值8.41±1.35(图3-20)。这种评分法使用时灵活方便，患者有很大的选择自由，不需要选择特定的数字或文字。

(4)面部表情量表法：适用于任何年龄，无特定的文化背景及性别要求，各种急慢性疼

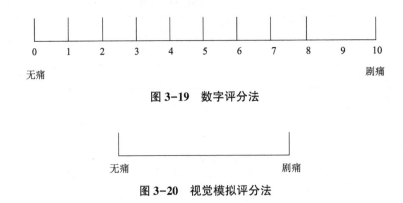

图 3-19　数字评分法

图 3-20　视觉模拟评分法

痛的患者,特别是老人、小儿及表达能力丧失者。该法最初是为评估儿童疼痛而设计的,后在使用过程中,因其实用性而逐步扩大了适用范围(图 3-21)。它由 6 个脸谱组成,从微笑(代表不痛)到最后痛苦的哭泣(代表无法忍受的疼痛)。

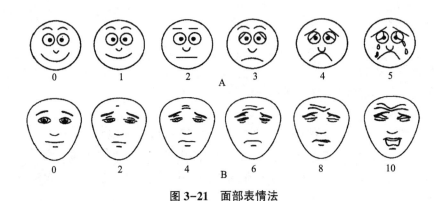

图 3-21　面部表情法

三、疼痛患者的护理措施

治疗疼痛的原则是尽早、适当地解除疼痛。早期的疼痛比较容易控制,疼痛时间越长,患者对疼痛的感受越深,最后越难以用药物解除。因此,一旦确定患者存在疼痛,应及时制订护理计划,采取措施减轻疼痛。

(一)消除或减少引起疼痛的原因,对症处理

应减少或消除引起疼痛的原因,解除引起疼痛的刺激源。如对外伤引起的疼痛,应先给予止血、包扎等处理,再行止痛措施。对胸腹部手术后的伤口疼痛,在术前应对患者进行健康教育,指导患者有效咳嗽、深呼吸以及协助患者按压伤口等来缓解患者的疼痛。

(二)合理运用解除疼痛的方法

1. 药物止痛

最基本、最常用的止痛方法之一。护士应掌握药理知识,了解患者身体状况和有关疼痛治疗的情况,正确遵医嘱使用镇痛药物。

（1）药物治疗的原则：①在诊断未明确前不应随意使用镇痛药，以免掩盖真实的体征和症状，延误疾病的治疗；②对于慢性疼痛患者，应掌握疼痛发作的规律，最好在疼痛发作前给药，这样比疼痛发生后的给药量小、给药效果好。同时，还应将护理活动安排在药物起效的时间段内，让患者容易接受；③疼痛缓解或停止时应立即停药，可减少和防止不良反应和耐药性的产生对于长期应用可致成瘾性的药物，应慎重使用。

（2）三阶梯疗法：对于癌症疼痛的药物治疗，目前临床普遍推行 WHO 推荐的三阶梯疗法。其目的是根据疼痛程度，合理使用不同级别的止痛药物，达到缓解疼痛和减少药物不良反应的目的。其原则为按药效由弱至强使用药物，使用口服药，按时、联合服药，用药剂量个体化。大多数患者接受这种疗法后能达到满意止痛。方法：①一阶梯：主要针对轻度疼痛的患者。选用非阿片类药物、解热镇痛药、抗炎类药，如阿司匹林、布洛芬、对乙酰氨基酚等，酌情加用辅助药。主要给药途径是口服。②二阶梯：主要应用于中度疼痛的患者，常用弱阿片类药物，如可卡因、氨酚待因、曲马多。除可卡因可以口服或肌内注射外，其他均为口服。③三阶梯：主要用于重度和剧烈癌痛的患者。常用强阿片类药，如吗啡、哌替啶、美沙酮等。酌情加用辅助药。主要给药途径为口服和肌内注射。常用辅助药：非甾体类抗炎药、抗焦虑药和抗抑郁药，如阿司匹林、地西泮、氯丙嗪和阿米替林等。

（3）患者自控镇痛法：患者自控镇痛技术是指当患者疼痛时，通过由计算机控制的微量泵主动向体内注射设定剂量的药物。此方法可满足不同患者、不同时刻、不同疼痛强度下的不同镇痛需求，并可使药物在体内持续保持最小镇痛药物浓度。相比传统的大量低频给药法，这种小量频繁给药的方式镇痛效果更好，也更安全。

临床上使用的 PCA 泵主要有电子泵和一次性 PCA 泵。电子泵是装有电子计算机的容量性输液泵，其优点是能最大限度地满足个体镇痛要求，并可记录患者使用情况，安全系数大。一次性 PCA 泵是利用机械弹性原理将储药囊内的药液以设定的稳定速度，恒定地输入患者体内，其优点为携带方便、轻巧，操作简单，价格低廉。

2. 针灸止痛

根据疼痛的部位，采用不同的穴位行针法或灸法，使人体经脉疏通、气血调和来达到止痛目的。针灸止痛疗效显著，尤其对神经系统引起的疼痛，疗效甚至超过药物治疗，对神经性头痛、坐骨神经痛等都能获得理想的治疗效果。外科某些手术也常用针刺麻醉来止痛。

3. 物理止痛

应用冷热疗法可在一定程度上减轻局部疼痛；推拿、按摩和理疗（电疗、光疗、超声治疗、磁疗等方法）也是常用的物理止痛措施。

（三）疼痛的心理护理和行为治疗方法

1. 松弛术

松弛是身心解除紧张或应激的一种状态。成功的松弛可带来许多生理和行为的改变，如血压下降，脉搏和呼吸减慢，氧耗减少，肌肉紧张度减轻，代谢率降低，感觉平静和安宁等。冥想、瑜伽、念禅和渐进性放松运动等都是松弛技术。这些技术可应用于非急性不适的健康或疾病任何阶段。

2. 分散注意力

通过向患者提供愉快的刺激，可以使患者的注意力转向其他事物，从而减轻对疼痛的意识，甚至增加对疼痛的耐受性。这种方法适用于持续几分钟的短促剧烈的疼痛。如护士可描述一个绿草荫荫、溪水潺潺、花香馥郁的情景，使患者对此投以更多的注意，从而减少对疼痛的关注。此外，大声地描述照片或图片、愉快地交谈、下棋和做游戏、看电视、听音乐(持续听 15 min)等都是分散注意力的方法。

3. 生物反馈

生物反馈是一种行为治疗方法，此方法对缓解肌肉紧张和偏头痛具有较好效果。但学习使用这种方法可能需要几个星期的时间。操作时，告诉患者有关生理反应的信息(如血压或紧张)和对这些反应进行自主控制的训练方法以产生深部松弛的效应。

(四)促进患者舒适

促进舒适是减轻和解除疼痛的重要措施。如帮助患者取合适体位、提供舒适整洁的床单位、保证良好的采光和通风、调节适宜的室内温度和湿度等，都是通过促进患者舒适，以减轻或解除疼痛。

(五)健康教育

根据患者的具体情况，选择相应的健康教育内容。一般包括疼痛的机制、疼痛的原因、如何面对疼痛、减轻或解除疼痛的自助技巧等。

第四节　安全

保障患者安全是临床治疗护理的核心目标，也是衡量医疗护理质量的重要标准。WHO于 2009 年将患者安全定义为：将卫生保健相关的不必要的伤害减少到可接受的最低程度的风险控制过程。同时指出，这种可接受的最低程度的风险是指在医疗保健现有的、可获得的知识、资源和情景条件下经控制所能达到的水平。

一、影响安全的因素

1. 卫生系统因素

卫生系统因素是从宏观层面影响卫生服务继而影响患者安全的因素，包括卫生政策、法规、卫生体制等相关因素，如《护士条例》规定"医疗卫生机构配备护士的数量不得低于国务院卫生主管部门规定的护士配备标准"，为促进患者安全提供了人力保障的法律依据。2006年 10 月，中国医院协会在卫生部医政司的指导下首次颁布了《2007 年患者安全目标》，为构建我国患者安全保障体系起到了积极的推动作用。

2. 医院管理因素

科学的医院管理是患者安全的有力保障，医院管理的疏忽会造成患者安全的损伤，甚至有时会造成患者安全群体性事件或不良影响。

(1)患者安全文化：患者安全文化是指医疗机构为实现患者安全而形成的员工共同的态度、信念、价值观及行为方式。患者安全文化的要素主要包括：对患者安全重要性的共同认识，对患者安全预防措施的信心，坦诚互信的广泛沟通，团队协作精神、信息通畅，学习型组织及机构，医院领导者的参与，对差错不可避免性的认识，主动查找医疗安全隐患，非惩罚性的不良事件报告分析制度。

(2)卫生产品、设备安全：医院必须实施严格的医药卫生产品相关管理制度，保障医药卫生产品的安全质量，这是保障患者安全的基本要求。如医院提供的药品、器材、设备必须达到基本的质量合格要求，确保患者安全使用。

(3)医院工作环境设置：医院工作环境设置是保障患者安全的基础。如医院供应室的合理设置有利于医疗用品循环使用的安全；医院防滑地板、走廊扶手、卫生间防滑垫等可预防患者发生跌倒等安全意外。

3. 医护人员因素

医务人员是患者诊治和护理的直接实施者，医务人员对患者安全的认知和态度会直接影响其能否为患者提供安全的医疗护理行为。例如，护士在用药前进行严格、规范的患者身份核查有利于防范用药错误的发生。此外，医护人员的身心状态也会影响患者安全，如护士工作应激、疲乏、负面情绪等均有可能对患者安全造成不良影响。因此，医务人员必须努力保持良好的身心状态，充分重视患者安全，并严格执行诊疗规范以确保患者安全。

4. 患者因素

患者个体因素也可影响患者对安全的认知、态度和行为，继而影响患者安全，如患者的个人特点、病情、既往就医经历、对环境的熟悉度等。

5. 社会和文化因素

群众的健康意识、公众对医疗服务的预期、卫生资源的可及性、医疗经济负担、医患关系、护患关系等社会和文化因素也会对患者安全产生一定的影响。良好的医（护）患关系有利于医(护)患的合作，继而起到促进患者安全的作用。

二、医院常见的不安全因素及防范

医院中可能存在多种安全隐患，护理人员需要全面掌握这些因素，采取措施，有效防范，确保患者的安全。

1. 物理性损伤及防范

物理性损伤是指由于不同的物理性因素导致患者不同的损伤，包括机械性、温度性、压力性及放射性损伤等。

(1)机械性损伤：常见有跌伤、撞伤等损伤。跌倒和坠床是医院最常见的机械性损伤原因。其防范措施如下。

1)昏迷、意识不清、躁动不安、精神失常、老年及婴幼儿患者容易发生坠床等意外，应根据患者情况使用床档或其他保护具加以防护。

2)年老体弱、行动不便的患者行动时应给予搀扶或其他协助。患者可触及床边呼叫铃，确保其能及时请求帮助；必需物品放在患者易于取到的位置，以防取放物品时失去平衡而跌倒。

3)病区地面要采用防滑地板，注意保持整洁、干燥，并用醒目的颜色标示有台阶的地面；室内物品应放置稳固，移开或关闭暂时不需要的器械、通道等；进出口处应避免堆放杂物，保持病房通道和病房走廊无障碍物；走廊转弯处应有足够照明。

4)病区走廊、浴室及卫生间应设置扶手，供患者行走不稳时扶持，并指导患者穿防滑鞋。浴室和卫生间应设置呼叫系统，以便患者在需要时寻求援助，必要时使用防滑垫。

5)应用各种导管器械进行器械操作时，应遵守操作规程，动作轻柔，防止损伤患者皮肤黏膜；妥善固定导管，注意保持引流通畅。

6)可活动的轮椅或担架也是导致患者跌倒的原因，应注意踩好刹车，予以制动。

(2)温度性损伤常见有热水袋、热水瓶所致的烫伤；冰袋、制冷袋所致的冻伤；各种电器如烤灯、高频电刀等所致的灼伤；易燃易爆品如氧气、乙醚及其他气体所致的各种烧伤等。其防范措施如下。

1)护理人员在应用冷热疗法时应严格按照操作规程进行，注意听取患者的主诉及观察局部皮肤的变化，如有不适应及时处理。

2)对于易燃易爆品应加强管理，加强防火教育，制定防火措施，护理人员应熟练掌握各种灭火器的使用方法。指导患者及家属在无烟区禁止吸烟。

3)医院内的电路及各种电气设备应定期进行检查维修。对患者自带的电器设备，如收音机、电动剃须刀等，使用前应进行安全检查，并对患者进行安全用电的知识教育。

(3)压力性损伤：常见有因长期受压所致的压疮；因高压氧舱治疗不当所致的气压伤；因石膏和夹板固定过紧形成的局部压疮等。

(4)放射性损伤主要由放射性诊断或治疗引发，常见的有放射性皮炎、皮肤溃疡坏死，严重者可致死亡。其防范措施如下。

1)保持接受放射部位的皮肤清洁干燥，且防止皮肤破损，应避免一切物理性刺激(用力擦拭、挠痒、摩擦、曝晒及紫外线照射等)和化学性刺激(外用刺激性药物、肥皂擦洗)等。

2)正确掌握放射性治疗的剂量和时间。

3)尽量减少患者不必要的身体暴露，保证照射区域标记的准确。

2.化学性损伤及防范

化学性损伤通常是由于药物使用不当(如剂量过大、次数过多)、药物配伍不当，甚至用错药物引起。因此，护理人员应妥善、安全放置病室内的药物；熟悉各种药物应用知识，严格执行药物管理制度和给药原则；给药时，严格执行"三查十对"(发药、注射、处置前查；备药时与备药后查；发药、注射、处置后查。对床号、对姓名、对性别、对年龄、对药名、对剂量、对浓度、对时间、对用法、对药品有效期)，注意药物之间的配伍禁忌，及时观察患者用药的反应等；同时还应向患者及家属讲解安全用药的有关知识。

3.生物性损伤及防范

生物性损伤包括微生物和昆虫对人体的伤害。病原微生物侵入人体后会诱发各种疾病，直接威胁患者安全。护理人员应严格执行消毒隔离制度，遵守无菌技术操作规范，加强和完善各项护理措施。昆虫叮咬不仅严重影响患者的休息和睡眠，还可导致过敏性损伤，甚至传播疾病。因此护理人员应采取措施予以消灭，加强防范。

4.心理性损伤及防范

心理性损伤是由各种原因所致的情绪不稳、精神受到打击而引起。如患者对疾病的认知和态度、患者与周围人群的情感交流；医务人员对患者的行为和态度等均可影响患者的心理状态，甚至会导致患者心理损伤的发生。其防范措施如下。

(1)护理人员应重视患者的心理护理，注意自身的行为举止，避免传递不良信息，以免造成患者对疾病治疗和康复等方面的误解而引起情绪波动，加重病情。

(2)应以高品质的护理行为取得患者信任，提高治疗信心。

(3)与患者建立良好的关系，并帮助患者与周围的人群建立和睦的人际关系。

(4)注意对患者进行疾病知识的健康教育，引导患者用积极乐观的态度对待疾病。

三、患者安全的评估与防护

(一)患者安全评估

1. 个体危险因素的评估

(1)个人特点：包括年龄、性别、教育背景、个性等。

(2)身心健康状态：疾病的病程、严重程度、症状、自理能力、情绪、情感状态等。

(3)疾病诊治：某些诊疗手段、药物治疗的不良反应及给药不当引起的毒性反应等。

(4)对环境的熟悉度：例如患者对环境不熟悉而缺乏安全感，使患者与他人的沟通交流受限，导致信息沟通不畅，增加不安全感。

(5)既往就医经历：例如经历过或目睹过不良事件的患者，往往显示出更高的对患者安全预防的参与度。

2. 环境危险因素的评估

如病床设计不合理缺乏扶手等安全辅助设施、环境照明过暗或过亮、地板湿滑、地面不平或有障碍物、患者身上导管牵绊等，会导致患者发生跌倒、坠床的危险性增加。

在评估患者的安全需要后，护士应针对情况采取预防保护措施，为患者建立和维护安全、舒适的环境。

(二)患者安全防护

1. 患者安全防护的基本原则

(1)常规开展患者安全危险性评估。

(2)采取有效措施保护患者安全。

(3)妥善保管、规范使用各种医疗设备、仪器和器械。

(4)制定常见安全问题的应急预案。

(5)加强对患者和家属的安全教育，鼓励患者参与安全防护。

(6)创建积极开放的患者安全文化。

2. 患者安全意外的一般处置原则

(1)损失抑制优先原则：是指损失发生后采取各种补救措施，以减少损失的进一步扩大，尽可能保护受损对象。患者安全意外发生后，护士优先关注患者的受损情况，积极采取补救措施，以尽可能减少对患者的损伤。

(2)沟通互动为重原则：一旦发生安全意外，患者利益受到损害或潜在损害，可能会出现紧张、害怕、焦虑等情绪反应，甚至有的会怨恨相关人员。护士应该配合医生及时和患者及家属沟通互动，及时安慰患者，让其清楚医护人员都在努力防止和减轻损害，争取患者的理解和配合。

(3)学习警示为主原则：护士详细记录患者安全意外发生的过程，运用根本原因分析法等找出可能的内在或外在原因，认真反思，详细记录，并做好交接班。另外，按医院管理规定逐级进行意外事件报告。医院或病区应视情况组织一定范围的学习，查找相关安全隐患，并修订相关管理措施与制度，以防今后类似意外再次发生。

3.医院常见安全意外的防护

(1)跌倒和坠床：①入院时向患者介绍病区环境及相关设施的正确使用；②固定好病床，必要时使用床档，躁动者按需使用保护具；③将呼叫器、患者必需物品放在方便取用处，年老体弱者下床活动时护士主动给予搀扶或其他帮助；④保持地面平整干燥，清除病房走廊、卫生间等处的障碍物；⑤保持病房、走廊、卫生间照明良好；⑥加强对意识障碍、意识丧失、躁动等患者的巡视和观察，必要时留家属陪护，加强对重点患者的交接班。

(2)用药错误：①医院和病区应规范药品管理制度；②医院应有集中配制或病区内配制输液等专用设施；③护士应熟悉各种药物的性能及应用知识，掌握药物保管制度和药疗基本原则，能为患者提供合理用药的方法、药品信息及用药不良反应的咨询服务指导；④用药时护士应严格"三查七对"，执行医嘱时应有严格的核对程序；⑤药物应新鲜配制，并注意配伍禁；⑥用药后，护士需严密观察药物反应等，病区应建立药物使用后不良反应的观察制度和程序，使全体医护人员知晓并能执行；⑦合理使用抗生素等。

(3)患者身份辨识错误：①多部门共同合作制定确认患者身份的制度和程序，健全与完善各科室患者身份识别制度；②加强沟通；③实施《手术安全核查表》核查制度；④建立使用"腕带"作为识别标示的制度；⑤职能部门落实督导检查职能。

(4)患者转运意外：①根据病情需要确定转运护送人员的组成，病情不稳定者必须由指定的医生或护士护送；②转运前做好转运设备、器材和药品的准备；③正确使用各种转运设备，转运途中及时观察、处理病情；④加强转运过程各方的沟通与交接；⑤制定转运相关的管理规范，严格遵守转运相关管理规定；⑥交接转运患者时需要注意：交接双方共同评估患者病情；清楚交接病情、药物、病历等相关资料；合理安置患者，并确保患者安全、舒适。

(5)导管意外：①加强护患沟通，使患者和家属理解导管的重要性，争取合作；②加强监护有拔管危险或倾向的患者，必要时可按需给予约束；③掌握妥善固定各种导管的相关技术，如固定导尿管时应留出足够长度，以防患者翻身时牵拉而致导管滑脱；④加强巡视，检查导管是否出现松动、滑脱、扭曲、受压等；⑤交接班时做好导管安全检查及交接。

◇ 四、保护具的运用

保护具是在特殊情况下，用来限制患者身体或机体某部位的活动，以达到维护患者安全与治疗效果的各种器具。

(一)适用范围

(1)儿科患者：由于小儿尤其是6岁以下的幼儿，认知及自我保护能力尚未发育完善，因此容易发生坠床、跌倒、撞伤、烫伤等意外或不配合治疗的行为。

(2)坠床：高危患者如全麻未清醒者躁动不安、意识不清、年老者等。

(3)某些术后患者：如失明患者、白内障摘除术后患者等。

(4)皮肤瘙痒患者：包括全身或局部瘙痒难忍的患者。

(5)精神疾病患者：如躁狂症患者、有自我伤害倾向的患者等。

(6)其他：长期卧床、极度消瘦、虚弱及其他易发生压疮者。

(二)使用原则

(1)知情同意原则：使用前应向患者及家属说明所使用保护具的原因、目的和使用方法，取得患者和(或)家属的同意后方可使用。

(2)短期使用原则：如为约束器具，只可短期使用，使用时必须保持患者肢体关节处于功能位，同时要保障患者的舒适和安全。

(3)随时评价原则：应用约束器具时，应随时评价使用效果，了解并发症的发生情况。如观察约束部位的皮肤有无破损，血液循环有无障碍，有无意外伤害的发生，患者的心理状况等，根据实际情况定时放松约束带，做好相应的记录。如患者或家属要求解除约束带，在解释劝说无效的情况下应予解除。

(4)记录原则：记录使用保护具的原因、目的和时间，每次观察结果、护理措施及解除约束的时间。

(三)常用保护具的使用方法

1.床档

床档主要用于预防患者坠床。常见的床档根据设计不同可有多种样式，如多功能床档(图3-22A)、半自动床档(图3-22B)和木杆床档(图3-22C)。其中多功能床档使用时将床档插入两边床缘，不用时插于床尾，必要时还可在进行胸外心脏按压时垫于患者身下；半自动床档一般固定于床缘两侧，可按需进行升降；木杆床档亦固定于床两侧，床档中间有一活动门，使用时将门关上即可。

2.约束带

约束带用于保护躁动患者，限制患者身体及某一部位的活动，使患者免于伤害自己或他人。

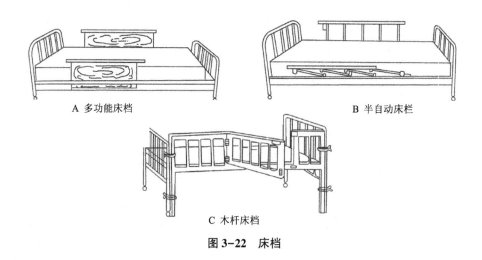

A 多功能床档　　　　　　　　　　　B 半自动床栏

C 木杆床档

图3-22　床档

(1)宽绷带：常用于固定手腕及踝部。用前先用棉垫包裹手腕及踝部，增加患者舒适并保护皮肤，再用宽绷带打成双套结(图3-23)，套在棉垫外稍拉紧，使肢体不脱出(图3-24)。松紧以不影响血液循环为宜，然后将绷带系于床缘上。

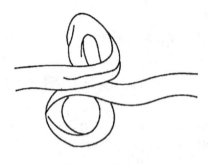

图 3-23　双套结

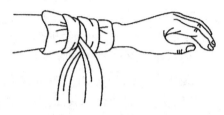

图 3-24　宽绷带约束法

　　(2)肩部约束带：常用于固定肩部，限制患者坐起。肩部约束带用宽布制成，宽8 cm，长120 cm，一端制成袖筒(图3-25)。使用时让患者两侧肩部套进袖筒，腋窝衬棉垫，两袖筒上的细带在胸前打结固定，把两条长带子系于床头(图3-26)；在没有条件的情况下，可用大单代替肩部约束带。

　　(3)膝部约束带：常用于固定膝部，限制患者下肢活动。膝部约束带用布制成，宽10 cm，长250 cm，宽带中间相距15 cm，分别钉两条两头带(图3-27)。用时两膝及膝下均衬棉垫，将约束带横放于两膝上，两头带各固定一侧膝关节，然后将宽带系于床缘(图3-28)。膝部约束带也可用大单斜折而成，将大单斜折成15～20 cm 宽的长条，横放在两膝下，拉着宽带的两端向内侧压盖在膝上，并穿过膝下的横带拉向外侧，使之压住膝部，固定大单于床缘两侧(图3-29)。

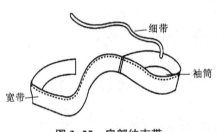

图 3-25　肩部约束带

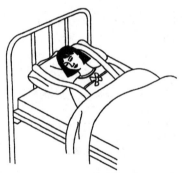

图 3-26　肩部约束带固定法

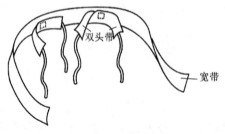

图 3-27　两头带

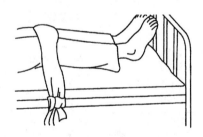

图 3-28　膝部约束带固定法

（4）尼龙搭扣约束带：用于固定手腕、上臂、膝部、踝部。使用时在被约束部位垫上棉垫，将约束带放于关节处，对合约束带上的尼龙搭扣，松紧适宜，将系带系于床缘(图3-30)。

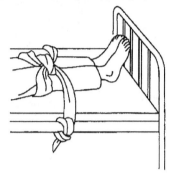

图3-29　膝部大单固定法

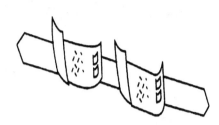

图3-30　尼龙搭扣约束带

3. 支被架

支被架主要用于肢体瘫痪或昏迷的患者，防止盖被压迫肢体造成不舒适或足下垂、压疮等，也可用于烧伤患者进行暴露疗法时的保暖。支被架为一半圆形带栅栏的架子，由铁条、木条或其他材料制成，使用时将架子罩于需防止受压的肢体，盖好盖被即可(图3-31)。

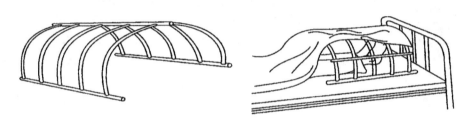

图3-31　支被架

(四)注意事项

(1)严格掌握保护具的使用指征，始终维护患者的自尊。

(2)使用保护具时应将患者肢体置于功能位，协助患者定时更换体位，保证患者的安全和舒适。

(3)使用保护具过程中应将呼叫器摆放在患者易于取放的位置，或有专门陪护人员，确保患者能随时与医务人员取得联系，保障安全。

(4)使用约束带时，带下必须放置衬垫，为不影响血液循环，松紧通常以能伸入1~2个手指为宜。约束期间，随时观察受约束部位的皮肤和血液循环，发现异常及时处理，必要时可行局部按摩，可促进血液循环；约束带需定时松解，根据情况每2 h松解1次，或结合患者意愿给予松解。

(5)患者使用保护具的原因、开始使用和解除时间、使用过程中的情况等，均应及时记录。

第四章

医院感染的预防和控制

考点

序号	主要考点
1	清洁、消毒、灭菌的区别
2	热力消毒灭菌法
3	紫外线灯管消毒法
4	燃烧法
5	化学消毒剂的使用
6	无菌技术
7	隔离技术
8	隔离区域的划分
9	隔离消毒的原则

习题二维码4-1

学习目标

识记:

掌握清洁、消毒、灭菌的概念,无菌技术操作原则、隔离消毒原则。

理解:

1.医院常用化学消毒及物理消毒的种类、适用范围、使用方法及注意事项。

2.医院感染的分类、形成的主要因素及预防措施,各种隔离的种类。

3.医院供应室的工作内容及流程。

运用:

1.能选择合适的消毒灭菌方法进行医院日常的消毒灭菌工作。

2.能完成各项无菌技术和隔离技术操作。

预习案例

> 患者，李某，男性，40岁，因腹泻、呕吐1天来院就诊，以"腹泻待诊"收入急诊观室。次日，该患者被初步诊断为急性细菌性痢疾转入隔离病室。2天后，与张某曾同住留观室的几位患者也同样出现了该疾病症状，并被初步诊断为急性细菌性痢疾。
>
> 思考
>
> 1. 观察室的其他患者所患的疾病是否属于医院感染？
>
> 2. 对这些患者应采取何种隔离方式？
>
> 3. 此类患者使用过的物品应如何处理？

医院环境中，人员密集、病原体种类繁多且耐药性强，由于患者的免疫功能存在不同程度的下降或缺陷，增加了医院感染的机会。医院感染的发生严重影响患者的安全，制约医疗护理质量的提升，所以应提高医务人员对医院感染的认识，健全医院感染管理机构和管理制度，加强对医院感染的控制和监测。世界卫生组织（WHO）提出有效控制医院感染的关键措施为：清洁、消毒、灭菌、无菌技术、隔离、合理使用抗生素等。这些措施需贯穿于医疗、护理工作全过程。护士要掌握控制医院感染的知识和技术，必须思想重视，管理严格，预防措施落实到位，以避免医院感染的发生。

第一节 医院感染

一、医院感染的概念与分类

（一）概念

医院感染又称医院获得性感染、医院内感染，狭义上常指住院患者在住院期间遭受病原体侵袭而引起的任何诊断明确的感染或疾病，包括在住院期间的感染和在医院内获得而在院外发生的感染，但不包括入院前已开始或入院时已处于潜伏期的感染。广义上医院感染的对象包括一切在医院活动的人群，如医生、护士及患者家属，但主要是住院患者。由于门急诊患者、陪护人员、探视人员及其他流动人员在医院内停留时间相对较短，常常难以确定其感染是否来自医院，所以医院感染的对象主要为住院患者。

（二）医院感染的分类

1. 按照病原体的来源分类

（1）外源性感染（交叉感染）：指病原体来自患者体外，通过直接或间接的感染途径传播给患者而引起感染。如医护人员手、血制品，医护人员与患者的直接接触，以及通过水、空气污染的医疗器械等的间接感染。

（2）内源性感染（自身感染）：指各种原因引起的患者在医院内遭受自身固有病原体侵袭

而发生的医院感染。患者体内或体表的常居菌或暂居菌，正常情况下不致病，在患者抵抗力下降或免疫功能受损时，成为条件致病菌而造成各种内源性感染。如皮肤口咽、泌尿生殖道、肠道的正常菌群或外来的定植菌。

2. 根据病原体的种类分类

根据病原体的种类分类可将医院感染分为细菌感染、真菌感染、病毒感染、支原体感染、衣原体感染及原虫感染等，其中以细菌感染最常见。每一类感染又可根据病原体的具体名称分类，如铜绿假单胞菌感染、耐甲氧西林的金黄色葡萄球菌感染、白假丝酵母菌感染、柯萨奇病毒感染、肺炎支原体感染、沙眼衣原体感染、阿米巴原虫感染等。

3. 根据感染发生的部位分类

全身各系统、各器官、各组织都可能发生医院感染，详见表4-1。

表4-1　医院感染分类(按发生的部位)

发生部位	举例
呼吸系统	上呼吸道感染、下呼吸道感染、胸腔感染
泌尿系统	肾盂肾炎、膀胱炎、尿道炎
生殖系统	急性盆腔炎、外阴切口感染、前列腺炎
血液系统	血管相关性感染、输血相关性感染
循环系统	心内膜炎、心包炎、心肌炎
神经系统	颅内感染、椎管内脓肿
腹部与消化系统	感染性腹泻、病毒性肝炎、腹腔感染
运动系统	骨髓炎、关节感染、感染性肌炎
皮肤与软组织	压疮感染、疖、坏死性筋膜炎、乳腺炎
手术部位	浅表切口感染、深部切口感染、腔隙感染
全身多个部位	多系统感染、多器官感染
其他	口腔感染，中耳炎、结膜炎

二、医院感染的形成

医院感染的发生必须具备感染源、传播途径和易感宿主三个基本条件，当三者同时存在并相互联系时就构成了感染链(图4-1)，导致感染。感染链的三个环节中缺少任何一个，医院感染都不可能发生。因此，医护人员可以通过各种感染控制措施切断感染链，达到预防感染的目的。

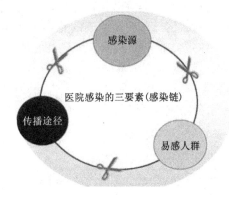

图4-1　感染链

(一) 感染源

感染源是指病原体自然生存、繁殖并排出的宿主(人或动物)或场所，又称病原微生物贮源。在医院感染中主要感染源有：

1. 内源性感染的感染源

内源性感染是患者自身，寄居在患者身体某些特定部位(皮肤、泌尿生殖道、胃肠道、呼吸道及口腔黏膜等)或来自外部环境并定植在这些部位的正常菌群，也包括身体其他部位感染的病原微生物，在一定条件下，个体的抵抗力下降或发生菌群易位时，可能引起患者自身感染或传播感染。

2. 外源性医院感染的感染源

外源性医院感染的感染源主要有以下几种。

(1)已感染的患者及病原携带者：病原微生物侵入人体所引起的局部组织和全身性炎症反应称为感染。感染后可表现为有临床症状的患者或无症状的病原携带者。

已感染的患者是最主要的感染源，一方面患者不断排出大量病原微生物，另一方面排出的病原微生物致病力强，常具有耐药性，并且容易在另一易感宿主体内定植。

(2)病原携带者(包括携带病原体的患者、医务人员、探陪人员)：是医院感染中另一重要感染源，其临床意义重大，一方面病原微生物不断生长繁殖并经常排出体外，另一方面携带者本身因无自觉症状而常常被忽视。

(3)环境感染源：医院的空气、水源、设备、器械、药品、食品以及垃圾等容易受各种病原微生物的污染而成为感染源，如铜绿假单胞菌、沙门菌等兼有腐蚀特性的革兰阴性杆菌可在潮湿的环境或液体中存活繁殖达数月以上。

(4)动物感染源：各种动物如鼠、蚊、蝇、蟑螂、蜱、螨等都可能感染或携带病原微生物而成为动物感染源，其中以鼠类的意义最大。鼠类在医院的密度高，不仅是沙门菌的重要宿主，而且是鼠疫、流行性出血热等传染病的感染源。

(二) 传播途径

传播途径是指病原体从感染源排除后侵入易感宿主的途径和方式。主要传播途径如下：

1. 接触传播

接触传播是指病原体通过感染源与易感宿主之间直接或间接接触而进行传播的方式。接触传播是外源性感染的主要传播途径。

(1)直接接触传播：感染源直接将病原微生物传播给易感宿主，如母婴间风疹病毒、巨细胞病毒、艾滋病病毒等传播感染。患者之间、医务人员与患者之间，也可能通过手的直接接触而感染病原体。

(2)间接接触传播：感染源排出的病原微生物通过媒介传递给易感宿主。最常见的传播媒介是医务人员的手，其次是各种侵入性诊治器械及病室物品和生物媒介的传播。

2. 空气传播

空气传播是指带有病原微生物的微粒子如飞沫、菌尘，通过空气流动导致的疾病传播。如含出血热病毒的啮齿类动物、家禽，通过排泄物污染尘埃后形成气溶胶颗粒，传播流行性出血热；开放性肺结核患者排出结核分枝杆菌，通过空气传播给易感人群。

3. 飞沫传播

飞沫传播是指带有病原微生物的飞沫核在空气中短距离(<1 m)移动到易感人群的口、

鼻黏膜或眼结膜等导致的传播。个体在咳嗽、打喷嚏、谈笑时从口、鼻腔喷出的小液滴，医务人员进行某些诊疗操作如吸痰时可产生液体微粒，这些液滴或液体微粒都称为飞沫。飞沫含有呼吸道黏膜的分泌物及病原体，液滴较大，在空气中悬浮时间不长，只能近距离地传播给周围的密切接触者。如猩红热、白喉、麻疹、急性传染性非典型肺炎(SARS)、流行性脑脊髓膜炎、肺鼠疫等，主要通过飞沫传播。

4.饮水、饮食

饮水、饮食是指食物中常带有各种条件致病菌，尤其是大肠埃希菌及铜绿假单胞菌可在患者肠道定植，增加感染机会。病原体通过饮水、饮食传播，常可导致感染暴发流行。

5.其他途径

其他传播途径如通过动物携带病原微生物而引起的生物媒介传播。病原体在动物中感染、繁殖并传播，通过接触、叮咬、刺蜇、注毒、食入等方式使易感宿主致病。如鼠疫杆菌主要通过鼠蚤叮咬致人感染而发生鼠疫，其次还可由于宰杀感染动物后经由破损伤口侵入或吸入含菌气溶胶导致感染。

(三)易感宿主

易感宿主指对某种疾病或传染病缺乏免疫力的人。如将易感者作为一个总体，则称为易感人群。医院是易感人群相对集中的地方，易发生感染且感染容易流行。

病原体传播到宿主后是否引起感染主要取决于两个因素：病原体的毒力和宿主的易感性。病原体的毒力取决于其种类和数量；而宿主的易感性取决于病原体的定植部位和宿主的防御功能。医院感染常见的易感人群主要有：①婴幼儿及老年人；②机体免疫功能严重受损者；③营养不良者；④接受各种免疫抑制剂治疗者；⑤不合理使用抗生素者；⑥接受各种侵入性诊疗操作者；⑦手术时间长者；⑧住院时间长者；⑨精神状态差，缺乏主观能动性者。

三、医院感染的预防和控制

控制医院感染的关键是切断感染链，如控制感染源、切断传播途径和保护易感宿主。各级各类医院都必须将医院感染管理纳入医院的管理工作，有效预防和控制医院感染。

(一)建立三级监控体系

医院感染管理机构应有独立完整的体系，住院床位总数在100张以上的医院通常设置三级管理机构，即医院感染管理委员会、医院感染管理科、各科室医院感染管理小组；住院床位总数在100张以下的医院应当指定分管医院感染管理工作的部门，其他医疗机构应当有医院感染管理专(兼)职人员。

在医院感染管理委员会的领导下，建立层次分明的三级医院感染护理管理体系：一级管理——病区护士长和兼职监控护士；二级管理——科护士长；三级管理——护理部主任，同时为医院感染管理委员会的副主任。加强医院感染管理，做到预防为主，及时发现、及时汇报、及时处理。

(二)加强预防医院感染的宣传教育

对医务人员、患者及家属、配餐员、卫生员、护工等进行预防医院感染的宣传教育，这是预防医院感染的一项重要工作。采取多种形式，提高医护人员有关医院感染的专业知识，加强职业道德教育，要求医护人员必须要有高度的责任感，严格遵守诊疗过程中的操作规程。

(三)健全医院感染各项规章制度，依法管理医院感染

依照国家卫生行政部门颁发的法律法规、规范及标准来健全医院感染各项管理制度，建立和完善医院感染监测网络，建立健全医院感染暴发流行应急处理预案，做好医院感染的预防、日常管理和处理。发现医院感染病例或疑似病例，及时进行病原学检查及药敏试验，查找感染源、感染途径、控制蔓延，积极治疗患者，隔离其他患者，并及时、准确地报告感染管理科协助调查。发现法定传染病按《传染病防治法》有关规定报告。

(四)落实医院感染管理措施，阻断感染链

严格执行消毒技术规范、隔离技术规范，切实做到控制感染源、切断传播途径、保护易感人群，加强对重点部门、重点环节、高危人群及主要感染部位的感染管理。

具体措施主要包括：二级以上医院必须建立规范合格的感染性疾病科；加强重点部门如ICU、手术室、母婴同室病房、血液透析室、腔镜中心、介入室、消毒供应室、导管室、门诊和急诊室等的消毒隔离；做好清洁、消毒、灭菌及其效果监测；加强抗菌药物临床使用和耐药菌监测管理；开展无菌技术、洗手技术、隔离技术的监督监测；加强重点环节的监测如各种内镜、牙钻、接触血及血制品的医疗器械、医院污水、污物的处理等；严格执行探视与陪护制度、对易感人群实施保护性隔离；加强主要感染部位如呼吸道、手术切口等的感染管理。

(五)加强医院感染知识的培训，督促各级人员自觉预防与控制医院感染

重视医院感染管理学科的建设，建立医院感染专业人员岗位规范化培训和考核制度，及时引入医院感染防控的新理念，提高医院感染专业人员的业务技术水平。医务人员应当掌握与本职工作相关的医院感染预防与控制方面的知识，落实医院感染管理规章制度、工作规范和要求，严格执行标准预防制度，重视职业暴露的防护。工作人员应当掌握有关预防和控制医院感染的基础卫生学和消毒隔离知识，并在工作中正确运用，培训内容如下：

(1)加强预防与控制医院感染的意识教育及其相关知识的培训。

(2)教育医务人员严格执行技术操作规程等医院感染管理的各项规章制度，正确进行各项技术操作。

(3)若发现医院感染病例，应如实填表报告，发现医院感染有流行趋势时，及时报告给医院感染管理科。

(4)教育医务人员遵守标准预防，做好双向防护。把任何患者的血液、体液、分泌物、排泄物等均视为有传染性并加以防范，根据需要戴乳胶手套、口罩、防护眼镜，穿隔离衣，既要防止疾病从患者传至医务人员，又要防止疾病从医务人员传至患者。

(5)培训锐利器具和废弃物的安全处置方法。

(六)医院环境设施布局合理

医院建筑、环境布局合理，有利于消毒隔离。凡是与患者直接接触的科室均应设置物品"处置室"，其目的是将患者接触过的物品先消毒，达到无害化后再进一步处理。处置室的设施有自来水、浸泡、熏蒸、三氧机等装置和暂时储存消毒后物品的储藏柜。

医院感染"零宽容"

　　医院感染严重影响医疗质量，时刻威胁患者生命安全。2007年6月第34届美国感染控制年会(APIC)发出呼吁，要求对医院感染"零宽容"，"零宽容"是指决不宽容，毫不宽恕。"零宽容"理念要求医院感染管理中不再认为医院感染有某一基准发病率，在日常工作中对待每一例医院感染均要认为不该发生，即使发生也要追根问底，了解原因，朝零发病率方向努力。

　　应用"零宽容"理念加强医院感染管理要求全体医务人员：①充分认识到医院感染是严重影响医疗质量、时刻威胁患者生命安全的临床难题，也是重大的医院管理难题；②树立良好的职业道德，严格遵循手卫生，加强医疗安全；③推动循证医学的理论在医院感染监测、预防与控制中的应用；④在标准预防的基础上，实施针对不同传播途径的预防；⑤加强多学科合作的医学模式；⑥逐步营造医院感染"零宽容"的理念和环境，全方位、大幅度控制医院感染的危险因素。

第二节　清洁消毒灭菌

一、概念

1. 清洁

　　清洁是指用清水、去污剂等清除物体表面的污垢、尘埃和有机物的过程，同时达到去除和减少病原微生物的目的。常用于家具餐具等的处理，或医疗器械在消毒、灭菌前的处理。用清水洗净或用肥皂水、洗洁精等，刷洗物品表面及其关节、齿牙，使其光洁，无血渍、污渍、水垢等残留物质和锈斑。常用于医院地面、墙壁、桌椅、病床等的清洁以及物品消毒灭菌前的准备。特殊污渍如碘酊污渍，可用乙醇或维生素C溶液擦拭；甲紫污渍，可用乙醇或草酸擦拭；陈旧血渍，可用过氧化氢溶液浸泡后洗净；高锰酸钾污渍，可用维生素C溶液或0.2%~0.5%过氧乙酸溶液浸泡后洗净擦拭。

2. 消毒

　　消毒是指用物理或化学的方法清除或杀灭除芽胞以外的所有病原微生物，使其数量减少到无害程度的过程。

3. 灭菌

　　灭菌是指用物理或化学的方法杀灭全部微生物，含致病的和非致病的微生物，包括细菌芽胞的过程。

二、消毒、灭菌的方法

(一) 物理消毒灭菌法

1. 热力消毒灭菌法

热力消毒灭菌法是利用热力作用使微生物的蛋白质凝固变性，酶失活，直接损伤细胞壁和细胞膜，从而导致其死亡。分干热法和湿热法两种，前者由空气导热，传导较慢；后者由空气和水蒸气导热，传导快，穿透力强。

(1) 燃烧灭菌法：是一种简单、迅速、彻底的灭菌法。该法包括焚烧和烧灼两种。

1) 方法：①焚烧法：是一种简单、迅速、彻底的灭菌方法。适应于：①不需保存的物品，如病理标本、尸体、废弃衣物、纸张以及特殊感染 (破伤风、气性坏疽、铜绿假单胞菌感染) 的敷料等的处理，可在焚烧炉内焚烧或直接点燃；②烧灼法：微生物实验室接种环、试管口的灭菌，直接在火焰上烧灼；急用某些金属器械、搪瓷类物品时，灭菌前需洗净并干燥，金属器械可在火焰上烧灼20秒；搪瓷类容器可倒入少量95%以上的乙醇，慢慢转动容器后使乙醇分布均匀，点火燃烧直至熄灭。

2) 注意事项：①远离易燃、易爆物品，如氧气、乙醇、汽油等；②在燃烧过程中，不得添加乙醇，以免引起烧伤或火灾，贵重器械及锐利刀剪禁用此法灭菌，以免锋刃变钝或器械损坏。

(2) 干烤法：用特制密闭烤箱进行消毒灭菌，其热力传播与穿透主要靠热空气对流和介质的传导，灭菌效果可靠。

1) 适用范围：用于高温下不损坏、不变质、不蒸发物品的灭菌，如玻璃器皿、油脂、粉剂和金属制品等的灭菌。干烤灭菌所需的温度与时间，应根据消毒灭菌的物品及烤箱的类型来确定，一般情况下，温度160℃烤2 h，温度低，所需时间应延长。

2) 注意事项：

①物品干热灭菌前应洗净，以免造成灭菌失败或污物碳化；②玻璃器皿灭菌前除应洗净外还应干燥；③灭菌时物品勿与烤箱箱底及四壁接触；④在灭菌的过程中不能打开烤箱或重新放入物品；⑤灭菌后要待温度降到40℃以下再开箱，以防止炸裂；⑥物品包装不宜过大、过多，装箱不超过箱高的2/3。

(3) 煮沸消毒法：是家庭和某些基层社区医疗单位常用的种消毒方法，其消毒的杀菌能力较强，经济、方便。适用于搪瓷、金属、玻璃、橡胶类等耐湿耐高温物品的消毒。

1) 方法：先将物品刷洗干净，再将其全部浸没在水中，然后加热煮沸，水沸后计时，持续5~10分钟即可杀灭繁殖体，达到消毒目的；煮沸15分钟可以杀灭多数细菌芽胞；某些热抗力极强的细菌芽胞需要煮沸更长时间，如肉毒芽胞需要煮沸3小时才能杀灭。如中途加入物品，则在第二次水沸后重新计时。如在煮沸金属器皿时，加入碳酸氢钠，配成1%~2%的浓度时，沸点可达105℃，有增强杀菌作用和去污防锈作用。

2) 注意事项：①消毒前物品刷洗干净，全部浸没水中，要求大小相同的容器不能重叠、放入总物品不超过总量的3/4，同时注意打开器械轴节或容器盖子、空腔导管腔内预先灌满水；②根据物品性质决定放入水中的时间，如玻璃器皿、金属及搪瓷类物品通常冷水放入，橡胶制品用纱布包好，水沸后放入；③水的沸点受气压影响，海拔高的地区，气压低，水的沸点低，一般海拔每增高300米，消毒时间需延长2分钟；④为增强杀菌作用、去污防锈，可将碳酸氢钠加入水中，配成1%到2%的浓度，沸点可达105℃；⑤消毒后应将物品及时取出，置于无菌容器内,及时应用,4 小时内未用需要重新煮沸消毒。

(4)压力蒸汽灭菌法:是热力消毒灭菌法中效果最好的一种方法,临床应用广泛,主要利用高压饱和蒸汽的高热所释放的潜热灭菌,常用于耐高压、耐高温、耐潮湿物品的灭菌,如各类器械、敷料、搪瓷、橡胶、玻璃制品及溶液等的灭菌;不能用于凡士林等油类和滑石粉等粉剂的灭菌。根据排放冷空气的方式和程度的不同,将压力灭菌器分为下排气式压力蒸汽灭菌器和预真空压力蒸汽灭菌器两种。

1)压力蒸汽灭菌器的分类:

①下排气式压力蒸汽灭菌器:利用重力置换的原理,使热蒸汽在灭菌器中从上而下将冷空气由下排气孔排出,排出的冷空气全部由饱和蒸汽取代,再利用蒸汽释放的潜热灭菌,可分为手提式压力蒸汽灭菌器(图 4-2)和卧式(或立式)压力蒸汽灭菌器(图 4-3)。

②预真空压力蒸汽灭菌器:利用机械抽真空的方法,使灭菌柜室内形成 2.0 ~2.7 kPa 的负压,蒸汽得以迅速穿透到物品内部进行灭菌。可分为预真空法和脉动真空法两种,后者因多次抽真空,灭菌效果更加可靠。

应根据待灭菌物品选择适宜的压力蒸汽灭菌器和灭菌程序,灭菌器的操作方法遵循使用说明,灭菌参数见表 4-2。

表 4-2　压力蒸汽灭菌器灭菌参数

类别	物品类别	压力(kPa)	温度(℃)	所需最短时间(分钟)
下排气式	敷料	102.9	121	30
	器械	102.9	121	20
预真空式	敷料、器械	205.8	132~134	4

快速压力蒸汽灭菌法适用于对裸露物品的快速灭菌,灭菌时间和温度与灭菌器种类、物品是否带孔有关。快速压力蒸汽灭菌所需最短时间见表 4-3。

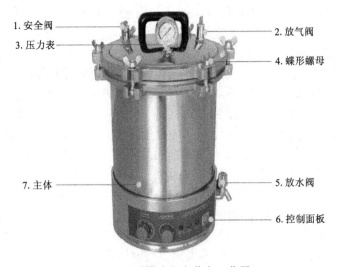

图 4-2　手提式压力蒸汽灭菌器

1.安全阀
3.压力表
2.放气阀
4.蝶形螺母
7.主体
5.放水阀
6.控制面板

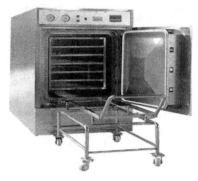

图 4-3　卧式压力蒸汽灭菌器

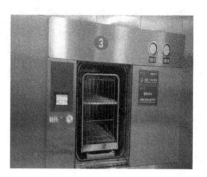

图 4-4　预真空式蒸汽灭菌器

表 4-3　快速压力蒸汽灭菌(132℃)所需最短时间

物品种类	灭菌时间(分钟)	
	下排气	预真空
不带孔物品	3	3
带孔物品	10	4
不带孔+带孔物品	10	4

2)压力蒸汽灭菌法的注意事项：①安全操作：操作人员要经过专门训练，合格后才能上岗；严格遵守操作规程；设备运行前每日进行安全检查并预热，包括压力表处于"零"的位置，预真空灭菌器每日开始灭菌运行前还应空载进行 B-D 试验；②包装合适：包装前将待灭菌器械或物品清洗干净并擦干或晾干；包装材料和包装方法符合要求，器械包重量不应超过 7kg，敷料包重量不应超过 5 kg，物品捆扎不宜过紧，外用化学指示胶带贴封，灭菌包每包内放置化学指示物；③装载恰当：使用灭菌架摆放包装类灭菌物品，物品内应留有一定的空隙；宜将同类材质的物品置于同一批次灭菌，如材质不同，将金属器械类放于上层，纺织类物品竖放于下层；手术器械包、硬式容器应平放，盘、盆、碗等开口朝向一致并斜放，底部无孔的物品倒立或侧放；下排气式压力蒸汽灭菌法的物品体积不超过 30 cm×30 cm×25 cm，装载体积不得超过柜室容量的 80%；采用预真空压力蒸汽灭菌的物品体积不超过 30 cm×30 cm×50 cm，装填量不得超过 90%，但不小于柜室容量的 10%，如使用脉动真空压力蒸汽灭菌器，装填量不得小于柜室容量的 5%；④密切观察：灭菌时随时观察压力和温度并准确计时，加热速度不宜过快，只有当柜室的温度达到要求时开始计算灭菌时间；⑤灭菌后卸载：从灭菌器卸载取出的物品冷却时间应>30 分钟，温度降至室温时才能移动；每批次应检查灭菌是否合格，若灭菌不彻底或有可疑污染如破损、湿包、有明显水渍、掉落地上等则不作无菌包使用；快速压力蒸汽灭菌后的物品 4 小时内使用，不能储存；⑥定期监测灭菌效果。

3)压力蒸汽灭菌法的效果监测：①物理监测法：每次灭菌应连续监测并记录物理参数，温度波动范围在 3℃以内，日间能满足最低灭菌时间要求。同时应记录所有临界点的时间、温度和压力值，结果应符合灭菌要求。②化学监测法：应进行包外、包内化学指示物监测，具体要求为灭菌包包外应有化学指示物，包内化学指示物放置在常用的、具有代表性的灭菌包或盒内，置于高度危险性物品包内灭菌器最难灭菌的部位；如果透过包装材料可直接观察包内化学指示物的颜色变化，则不必放置包外化学指示物。根据化学指示物颜色或形态等变化，判定是否达到灭菌合格要求。快速压力蒸汽灭菌程序灭菌时，也应进行化学检测，直接将一片包内化学指示物置于待灭菌物品旁边进行化学监测。③生物监测法：应每周监测一次。通常将含对热耐受力较强的非致病性嗜热脂肪杆菌芽孢的菌片制成标准生物测试包或生物 PCD(灭菌过程挑战装置)，或使用一次性标准生物测试包，放入标准试验包的中心部位或待灭菌容器内最难灭菌的部位，并设阳性对照和阴性对照，灭菌后取出培养，如无指示菌生长则表明达到灭菌效果。

(5)其他：湿热消毒灭菌法还可选择低温蒸汽消毒法和流通蒸汽消毒法。前者是将蒸汽输入预先抽空的压力蒸汽灭菌锅内，并控制其温度在 73℃ ~ 80℃，持续 10 ~ 15 分钟进行消毒。主要用于不耐高热的物品，如麻醉面罩和塑料制品等的消毒，能杀灭细菌繁殖体，但不能杀死芽胞。后者是在常压下用 100℃ 的水蒸汽消毒，15 ~ 20 分钟即可杀灭细菌繁殖体，常用于餐饮具便器的消毒。

2. 光照消毒法(辐射消毒)

光照消毒法主要利用紫外线或是臭氧的杀菌作用，使菌体蛋白发生光解变性，而导致细菌死亡。

(1)日光暴晒法：由于日光具有热、干燥和紫外线的作用，有一定的杀菌力，因此常用于床垫、毛毯、衣服、书籍、纸币、票据等物品的消毒。由于紫外线的穿透力弱，消毒时，应将物品放在阳光直射下暴晒 6h，定时翻动，一般每 2 h 翻动 1 次，使物品各面均能受到日光照射，以达到消毒的目的。

(2)紫外线消毒法：紫外线属于波长在 100 ~ 400 nm 的电磁波，消毒使用的是 C 波紫外线，其波长范围为 200 ~ 270 nm，杀菌作用最强的波段为 253.7 nm。紫外线可杀灭多种微生物，包括杆菌、病毒、真菌、细菌繁殖体、芽孢等。其主要杀菌机制为：①作用于微生物的 DNA 使菌体 DNA 失去转换能力而死亡；②破坏菌体蛋白质中的氨基酸，使菌体蛋白光解变性；③降低菌体内氧化酶的活性；④使空气中的氧电离产生具有极强杀菌作用的臭氧。由于紫外线辐照能量低，穿透力弱，因此主要适用于空气、物品表面和液体的消毒。

1)由于紫外线辐照能量低，穿透力弱，因此主要适用于空气、物品表面和液体的消毒。消毒方法：①用于空气消毒，首选紫外线空气消毒器，不仅消毒效果可靠，而且可在室内有人时使用，也可用室内悬吊式紫外线灯照射，紫外线消毒灯距离地面 1.8 ~ 2.2 m，数量 ≥ 1.5W/m³，照射时间不少于 30 分钟。②用于物品表面消毒，最好使用便携式紫外线表面消毒器近距离移动照射；小件物品可放入紫外线消毒箱内照射，也可采取紫外线灯悬吊照射，有效距离为 25 ~ 60 cm，物品摊开或挂起，使其充分暴露以受到直接照射，消毒时间为 20 ~ 30 分钟。③用于液体消毒，可采用水内照射法或水外照射法，紫外线光源应装有石英玻璃保护罩，水层厚度应小于 2 cm，并根据紫外线辐照强度确定水流速度。

2)紫外线灯管消毒时注意事项：①保持灯管清洁：一般每 2 周 1 次用无水乙醇纱布或棉

球轻轻擦拭以除去灰尘和污垢。②消毒环境合适：清洁干燥，电源电压为220 V，空气适宜温度为20℃~40℃、相对湿度为40%~60%。③正确计算并记录消毒时间，紫外线的消毒时间需从灯亮5~7分钟后开始计时，若使用时间超过1000小时，需更换灯管。④加强防护：紫外线对人的眼睛和皮肤有刺激作用，照射时人应离开房间，必要时戴防护镜、穿防护衣，照射完毕后应开窗通风。⑤定期监测：灭菌效果：由于紫外线灯使用过程中辐照强度逐渐降低，故应定时检测灯管照射强度。普通30W直管型新灯辐照强度应≥90 μW/cm²，使用中辐照强度应≥70 μW/cm²；30 W高强度紫外线新灯的辐照强度应≥180 μW/cm²。主要应用物理、化学、生物监测法：物理监测方法是开启紫外线灯5分钟后，将紫外线辐照计置于所测紫外线灯下正中垂直1 m处，仪表稳定后所示结果即为该灯管的辐照强度值；化学监测法是开启紫外线灯5分钟后，将紫外线灯强度辐射指示卡置于紫外线灯下正中垂直1 m处，照射1分钟后，判断辐射强度；生物监测法主要通过对空气消毒、物品表面消毒的效果监测，了解其消毒效果，一般每月一次。

3. 臭氧灭菌消毒法

臭氧在常温下为强氧化性气体，是一种广谱杀菌剂，可杀灭细菌繁殖体、病毒、芽胞、真菌，并可破坏肉毒杆菌毒素。主要用于空气、水及物品表面的消毒：空气消毒时，封闭空间内、无人状态下，臭氧浓度20 mg/m³，作用30分钟；水消毒时，根据不同场所按厂家产品使用说明书要求使用；物品表面消毒时，密闭空间内臭氧浓度60 mg/m³，作用60~120分钟。

臭氧使用时注意事项：①臭氧对人有毒，国家规定大气中臭氧浓度≤0.16 mg/m³；②臭氧具有强氧化性，可损坏多种物品，且浓度越高对物品损坏越重；③温湿度、有机物、水的浑浊度、pH等多种因素可影响臭氧的杀菌作用；④空气消毒后开窗通风≥30分钟，人员方可进入室内。

4. 微波消毒法

微波在电磁波的高频交流电场中，物品中的极性分子发生极化进行高速运动，并频繁改变方向，互相摩擦，使温度迅速上升，达到消毒作用。微波可以杀灭各种微生物，包括细菌繁殖体、病毒、真菌和细菌芽胞、真菌孢子等，常用于食物及餐具的消毒、医疗药品及耐热非金属器械的消毒。

注意事项：①微波对人体有一定伤害，应避免小剂量长期接触或大剂量照射；②盛放物品时不用金属容器；物品高度不超过柜室高度的2/3，宽度不超过转盘周边，不接触装置四壁；③微波的热效应需要有一定的水分，用湿布包裹物品或待消毒物品含水量适当会提高消毒效果；④被消毒的物品应为小件或不太厚。

5. 空气净化

由于室内光照和通风较室外差，室内人群的呼吸道和皮肤不断排出微生物，加之室内物品表面的浮游菌，使室内空气中细菌比室外多。利用通风或空气过滤器使室内空气中的细菌尘埃大大降低，达到净化的目的。

(1)自然通风：定时开窗通风换气，可降低室内空气含菌的密度，短时间内使大气中的新鲜空气替换室内的污浊空气。通风是目前最简便行之有效的空气净化方法。通风的时间可根据湿度和空气流通条件来定。夏季应经常开窗通风换气；冬季可选择清晨或晚间开窗，每日通风换气2次，每次25~30分钟。

(2)空气过滤除菌：是医院采取现代化设备进行空气净化的措施。使空气通过孔隙小于

0.2 μm 的高效过滤器，利用物理阻留、静电吸附等原理除去介质中的微生物，达到空气洁净的目的。凡在送风系统上装备高效空气过滤器的房间，称生物洁净室。主要用于手术室、器官移植病房、烧伤病房等。

6. 超声波消毒法

超声波消毒法是利用频率在 20～200 kHz 的声波作用下，使细菌细胞机械破裂和原生质迅速游离，达到消毒目的。如超声洗手器用于手的消毒，超声洗涤机用于注射器清洁和初步消毒处理。

(二)化学消毒灭菌法

化学消毒灭菌法是指使用化学药物杀灭微生物的方法。其原理是化学药物渗透入细菌的体内，使菌体蛋白凝固变性，酶蛋白失去活性，抑制细菌代谢和生长，或破坏细菌细胞膜的结构，改变其通透性，使细胞破裂、溶解，从而达到消毒灭菌的作用。凡不适合物理消毒灭菌而耐潮湿的物品如金属锐器(刀剪、缝针)和光学仪器(胃镜、膀胱镜等)及皮肤、黏膜，患者的分泌物排泄物病室空气等，均可采用此法。

理想的化学消毒灭菌剂应具备的条件：杀菌谱广，有效浓度低，作用速度快，性质稳定，无刺激性、腐蚀性，不引起过敏反应。无色、无味、无臭，且用后易于除去残留药物。易溶于水，可在低温下使用，不易受有机物、酸、碱及其他物理、化学因素的影响。毒性低，不易燃烧爆炸，使用无危险性。用法简便，价格低廉。

1. 化学消毒灭菌剂的使用原则

(1)合理使用，能不用时则不用，必须用时则尽量少用，能采用物理方法消毒灭菌的，尽量不使用化学消毒法。

(2)根据物品的性能和各种微生物的特性选择合适的消毒剂。

严格掌握消毒剂的有效浓度、消毒时间及使用方法。消毒剂应定时更换，易挥发的要加盖，并定期检测，调整浓度。

(3)待消毒的物品必须先洗净、擦干。

(4)消毒剂中不能放纱布、棉花等物，以防降低消毒效力。

(5)消毒后的物品在使用前须用无菌生理盐水冲净，以避免消毒剂刺激人体组织。

(6)熟悉消毒剂的毒副作用，做好工作人员的防护。

2. 化学消毒剂的种类

(1)灭菌剂：杀灭一切微生物(包括细菌芽胞)达到灭菌的消毒剂。

(2)高效消毒剂：杀灭一切细菌繁殖体、结核分枝杆菌、病毒真菌及其孢子和绝大多数细菌芽胞的消毒剂。

(3)中效消毒剂：杀灭除细菌芽胞以外的各种病原微生物的消毒剂。

(4)低效消毒剂：只能杀灭细菌繁殖体、部分真菌和亲脂病毒，不能杀灭结核分枝杆菌、亲水性病毒和芽胞的消毒剂。

3. 化学消毒灭菌剂的使用方法

(1)浸泡法：将需消毒的物品完全浸没在消毒液中的方法。按被消毒物品和消毒液的种类不同，确定消毒溶液浓度和浸泡时间。适用于耐湿不耐热物品的消毒，如锐利器械、精密仪器等。

(2)擦拭法：用化学消毒液擦拭被污染物体表面或进行皮肤消毒的方法。应选用易溶于水、穿透性强、无显著刺激性的消毒剂。常用于地面、家具、墙壁等的消毒。

（3）喷雾法：用喷雾器将化学消毒剂均匀喷洒在空气中和物体表面进行消毒的方法。常用于空气和物品表面(如墙壁、地面)的消毒。

（4）熏蒸法：利用消毒药品所产生的气体进行消毒灭菌的方法。常用于换药室手术室、病室的空气消毒。在消毒间或密闭的容器内，也可用熏蒸法对被污染的物品进行消毒灭菌。空气消毒常用的消毒剂及消毒方法见表4-5。

表4-5 空气消毒常用的消毒剂及消毒方法

消毒剂	消毒方法
2%过氧乙酸	8 mL/m³，加热熏蒸，密闭门窗30~120分钟
纯乳酸	0.12 m/m³，加等量水，加热熏蒸.密闭门窗30~120分钟
食醋	5~10 mL/m³，加热水1~2倍，加热熏蒸，密闭门窗30~120分钟，用于流感、流脑、H1N1感染患者病室的消毒

常用的化学消毒灭菌剂见表4-6。

表4-6 常用的化学消毒灭菌剂

消毒灭菌剂名称	效力水平	性质与作用原理	使用方法及范围	注意事项
环氧乙烷	灭菌剂	低温为液态，超过10.8℃为气态。与菌体蛋白结合，使酶代谢受阻而导致死亡；能杀灭细菌、真菌、病毒、立克次体和芽胞	(1)适用：不耐热、不耐湿的诊疗器械、器具和物品的灭菌，如电子仪器、光学仪器、纸质、化纤、塑料、陶瓷、金属等制品。(2)按照环氧乙烷灭菌器生成厂家的操作说明或指导手册，根据物品种类、包装、装载量与方式等确定灭菌参数。灭菌时使用100%纯环氧乙烷或环氧乙烷和二氧化碳混合气体；小型环氧乙烷灭菌器灭菌数：药物浓度450~1200 mg/L，温度37℃~63℃，相对湿度40%~80%，作用时间1~6小时	(1)易燃易爆且有一定毒性，必须熟悉使用方法，严格遵守安全操作程序；(2)放置阴凉通风，无火源及电源开关处，严禁放入电冰箱；(3)灭菌后的物品应清除环氧乙烷残留后方可使用；(4)储存温度不可超过40℃，以防爆炸；(5)每次消毒时，应进行效果检测及评价

续表4-6

消毒灭菌剂名称	效力水平	性质与作用原理	使用方法及范围	注意事项
戊二醛	灭菌剂	与菌体蛋白质反应,使之灭活;能杀灭细菌、真菌、病毒和芽胞	(1)2%戊二醛溶液加入0.3%碳酸氢钠,成为2%碱性戊二醛,用于浸泡器械、内镜等,消毒时间30~60分钟,灭菌时间需7~10小时。 (2)2%戊醛喷雾或熏蒸作用1小时可达消毒	(1)浸泡金属类物品时,加入0.5%亚硝酸钠防锈; (2)内镜连续使用,需间隔消毒10分钟,每天使用前后各消毒30分钟,消毒后再用冷开水洗净; (3)每周过滤1次,每周更换消毒剂1次; (4)消毒后的物品,在使用前用无菌蒸馏水冲洗; (5)戊二醛一经碱化稳定性降低,应加盖并现配现用
过氧乙酸(PAA)	灭菌剂	能产生新生态氧,将菌体蛋白质氧化,使细菌死亡;能杀灭细菌、真菌、芽胞、病毒	(1)0.2%溶液用于手消毒,浸泡1~2分钟。 (2)0.5%溶液用于餐具消毒,浸泡30~60分钟。 (3)0.2%~0.5%溶液用于物体表面的擦拭,或浸泡30~60分钟。 (4)1%~2%溶液用于空气熏蒸消毒,8 mL/m³,加热熏蒸,密闭门窗30~120分钟	(1)对金属及织物有腐蚀性; (2)易氧化分解而降低杀菌力,故需加盖及现配现用; (3)浓溶液有刺激性及腐蚀性,配制时要戴口罩和橡胶手套; (4)保存于阴凉避光处,防高温引起爆炸

续表4-6

消毒灭菌剂名称	效力水平	性质与作用原理	使用方法及范围	注意事项
甲醛溶液（35%~40%甲醛溶液）	灭菌剂	能使菌体蛋白变性，酶活性消失；能杀灭细菌、真菌、芽胞和病毒	(1)空气消毒加热法：取2~10 mL/m³，加水2~10 mL，加热熏蒸密闭门窗6小时以上。 (2)空气消毒氧化法：2~10 mL/m³，高锰酸钾15 g/m³，先将高锰酸倒入盆内，加等量水搅成糊状，再将甲醛溶液倒入，密闭门窗熏蒸6小时以上。 (3)物品消毒氧化法，备甲醛消毒柜，取甲醛溶液40~60 m/m³加入高锰酸钾20~40 g/m³。柜内熏蒸密封6~12小时	(1)蒸汽穿透力弱，衣物最好挂起消毒； (2)温、湿度对消毒效果有明显影响，要求温度在18℃以上，相对湿度在75%~90%； (3)对人有一定毒性和刺激性，使用时注意防护； (4)甲醛有致癌作用，不宜用于室内空气消毒
碘酊	高效消毒剂	使细菌蛋白氧化变性，能杀灭大部分细菌、真菌、芽胞和原虫	(1)2%浓度用于皮肤消毒和一般皮肤感染，擦后待干(20秒)，再用75%乙醇脱碘。 (2)2.5%溶液用于脐带断端的消毒，擦干后待干(20秒)，再用75%乙醇脱碘	(1)对皮肤有较强的刺激作用，不能用于黏膜消毒； (2)皮肤过敏者禁用； (3)对金属有腐蚀性，不能浸泡金属器械
含氯消毒剂，高效消毒剂常用的有漂白粉、漂白粉精、氯胺T、二氯异氰脲酸钠(优氯净)	高效消毒剂	在水溶液中放出有效氯，破坏细菌酶的活性而致死亡；能杀灭各种致病菌、病毒、芽胞	(1)0.5%漂白粉溶液、0.5%~1%的氯胺溶液用于餐具、便具等的消毒，浸泡30分钟。 (2)1%~3%漂白粉溶液、0.5%~3%的氯胺溶液喷洒或擦拭地面、墙壁及物品表面。 (3)排泄物消毒：干粪5份加漂白粉1份搅拌，放置2小时；尿液100 mL，加入漂白粉1g，放置1小时	(1)消毒剂保存在密闭容器内，置于阴凉、干燥、通风处，减少有效氯的丧失； (2)配制的溶液性质不稳定，应现配现用； (3)有腐蚀及漂白作用，不宜用于金属制品、有色衣物及油漆家具的消毒，定期更换消毒液

续表4-6

消毒灭菌剂名称	效力水平	性质与作用原理	使用方法及范围	注意事项
消毒灵	高效消毒剂	在水溶液中放出有效氯,破坏细菌酶的活性而致死亡;能杀灭各种致病菌、病毒、芽胞	(1)0.5%漂白粉溶液、0.5%~1%的氯胺溶液用于餐具、便具等的消毒,浸泡30分钟。 (2)1%溶液用于胃管、肛管、导尿管等消毒,浸泡1小时。 (3)1%溶液用于体温计消毒,第一次浸泡5分钟,第二次浸泡30分钟	物品在浸泡消毒后,使用前需用无菌生理盐水冲洗
碘附	中效消毒剂	破坏细胞膜的通透性屏障,使蛋白质漏出后与细菌酶蛋白起碘化反应使之失活;能杀灭细菌、病毒	(1)适用:手、皮肤、黏膜及伤口的消毒。 (2)常用擦拭法、冲洗法。碘附浓度:手及皮肤消毒时2~10 g/L;黏膜消毒时250~500 mg/L。 (3)外科手消毒:擦拭或刷洗,作用3~5分钟;手部皮肤:擦拭2~3遍,作用≥2分钟;注射部位皮肤:擦拭2遍,时间遵循产品说明。 (4)口腔黏膜及创面:1000~2000 mg/L擦拭,作用3~5分钟;阴道黏膜及创面:500 mg/L冲洗,作用时间遵循产品说明	(1)碘附稀释后稳定性差,宜现碘附现配; (2)置于阴凉避光处,防潮密闭保存; (3)对二价金属制品有腐蚀作用,不做相应消毒; (4)皮肤消毒后不用乙醇脱碘
安尔碘	中、高效消毒剂	对细菌、真菌、乙肝病毒等具有广谱、速效、持效杀菌作用	0.2%有效碘原液,用于注射前皮肤消毒、外科洗手消毒、手术部位皮肤黏膜清毒、外科换药消毒、口腔黏膜消毒	(1)使用后注意盖紧瓶盖; (2)手术部位皮肤消毒时,如使用高频电刀,须待消毒剂干后使用

续表4-6

消毒灭菌剂名称	效力水平	性质与作用原理	使用方法及范围	注意事项
乙醇	中效消毒剂	使菌体蛋白脱水凝固变性,干扰了细菌的新陈代谢而导致死亡,但对肝炎病毒及芽胞无效	(1)75%溶液作为消毒剂,多用于消毒皮肤,也可用于浸泡锐利金属器械及体温计 (2)95%溶液可用于燃烧灭菌	(1)易挥发,须加盖保存,定期调整,保持体积浓度不低于75%; (2)有刺激性,不宜用于黏膜及创面的消毒; (3)易燃、忌明火
苯扎溴铵(新洁尔灭)	低效清毒剂	是阳离子表面活性剂,能吸附带阴离子的细菌,破坏细胞膜,最终导致菌体自溶死亡,又可使菌体蛋白变性而沉淀;对细菌繁殖体有杀灭作用,但不能杀灭结核分枝杆菌、芽胞和亲水性病毒	(1)0.01%~0.05%溶液用于黏膜消毒。 (2)0.1%~0.2%溶液用于消毒金属器械,浸泡15~30分钟(加入0.5%亚硝酸钠以防锈)	(1)同"双氯苯双胍乙烷"; (2)对铝制品有破坏作用,故不可用铝制品盛装; (3)目前已较少使用
双氯苯双胍乙烷(洗必泰)	低效消毒剂	破坏细菌细胞膜的酶活性,使胞浆膜破裂;对细菌繁殖体有较强的杀菌作用,但不能杀灭芽胞、分枝杆菌和病毒	(1)0.02%溶液用于手的消毒,浸泡3分钟。 (2)0.05%溶液用于创面消毒。 (3)0.1%溶液用于物体表面的消毒	(1)对肥皂、碘、高锰酸钾等阴离子表面活性剂有精抗作用; (2)纱布、棉花有吸附作用,会降低药效,所以溶液内不可投入纱布、棉花等
苯扎溴铵酊(新洁尔灭毒剂酊)	中效消毒剂	破坏细菌细胞膜的酶活性,使胞浆膜破裂;对细菌繁殖体有较强的杀菌作用,但不能杀灭芽胞、分枝杆菌和病毒	0.1%(1000 g/L)溶液用于皮肤、黏膜消毒	

◆ 三、医院清洁、消毒、灭菌工作

医院清洁、消毒、灭菌工作是指根据一定的规范、原则对医院环境、各类用品、患者分泌物及排泄物等进行消毒处理的过程，其目的是尽最大可能地减少医院感染的发生。

(一)消毒、灭菌方法的分类

根据消毒因子的浓度、强度、作用时间和对微生物杀灭能力，可将消毒灭菌方法分为四个作用水平：

(1)灭菌法：可杀灭一切微生物包括细菌芽孢以达到灭菌水平的方法，包括干热灭菌、压力蒸汽灭菌、电离辐射灭菌等物理灭菌法以及用戊二醛、环氧乙烷、甲醛、过氧乙酸、过氧化氢等灭菌剂进行的化学灭菌法。

(2)高水平消毒法：可杀灭一切细菌繁殖体(包括结核分枝杆菌)、病毒、真菌及其孢子和绝大多数细菌芽孢的消毒方法。包括上述的灭菌法以及臭氧消毒法、紫外线消毒法、部分含氯消毒剂等。

(3)中水平消毒法：可杀灭和清除细菌芽孢以外的各种病原微生物的消毒方法。包括煮沸消毒法、流通蒸汽消毒法以及碘类、醇类、复方氯己定、复方季铵盐类消毒剂等进行消毒的方法。

(4)低水平消毒法：只能杀灭细菌繁殖体(结核分枝杆菌除外)和亲脂病毒的消毒方法。包括通风换气、冲洗等机械除菌法和苯扎溴铵、氯己定、金属离子消毒剂等化学消毒方法。

(二)选择消毒、灭菌方法的原则

医院清洁、消毒、灭菌工作应严格遵守消毒程序，通常遵循先清洗后消毒灭菌的程序；但是被朊毒体、气性坏疽及原因不明的突发传染性病原体污染的诊疗器械、器具和物品应先消毒，再按常规清洗消毒灭菌。

1.根据医院用品的危险性选择消毒、灭菌的方法

医院用品的危险性是指物品污染后对人体造成危害的程度，通常分为三类。

(1)高度危险性物品：是指穿过皮肤、黏膜而进入无菌的组织或器官内部的器械，或与破损的组织、皮肤黏膜密切接触的器材和用品。如手术器械、注射器、注射的药物和和血液制品、透析器、脏器移植物、导尿管、膀胱镜等。高度危险性物品必须选用灭菌法以杀灭一切微生物。

(2)中度危险性物品：是指仅和皮肤、黏膜相接触，而不进入无菌组织内的物品。如体温表、压舌板、呼吸机管道、胃肠道内镜、气管镜、喉镜、避孕环等。中度危险性物品一般情况下达到消毒即可，要求致病性微生物不得检出。通常根据不同要求选择中水平消毒法或高水平消毒法。

(3)低度危险性物品：是指不进入人体组织、不接触黏膜，仅直接或间接地和健康无损的皮肤相接触的物品。这类物品虽有微生物污染，但一般情况下无害，只有当受到一定量致病菌污染时才造成危害，包括生活卫生用品和患者、医务人员生活和工作环境中的物品。如毛巾、面盆、痰盂(杯)、地面、墙面、桌面、床面、被褥、一般诊断用品(听诊器、血压计等)等危险性物品一般可用低水平消毒法或只做一般的清洁处理即可，但如存在病原微生物污染，必须针对所污染的病原微生物种类选择有效的消毒方法。

2.根据污染微生物的特性选择消毒、灭菌的方法

依据污染微生物种类、数量及其对消毒因子的敏感性选择消毒、灭菌方法。

(1)对受到致病性芽孢、真菌孢子和抵抗力强、危险程度大的病毒污染的物品，选用灭

菌法或高水平消毒法。

(2)对受到致病性细菌、真菌、亲水病毒、螺旋体、支原体、衣原体污染的物品,选用中水平以上的消毒法。

(3)对受到一般细菌和亲脂病毒污染的物品,可选用中水平或低水平消毒法。

(4)消毒物品存在较多有机物或微生物污染特别严重时,应加大消毒剂的剂量并延长消毒时间。

3.根据消毒物品的性质选择消毒、灭菌的方法

既要保护物品不被破坏,又要使消毒方法易于发挥作用。

(1)耐热、耐湿物品和器材,应首选压力蒸汽灭菌法;耐高温的玻璃器材、油剂类和干粉类可选用干热灭菌法。

(2)怕热、忌湿和贵重物品,可选择环氧乙烷气体或低温甲醛蒸汽消毒、灭菌。

(3)金属器械的浸泡灭菌,应选择腐蚀性小的灭菌剂,同时注意防锈。

(4)物品表面消毒时,应考虑到表面性质:光滑表面可选择紫外线消毒器近距离照射,或用化学消毒剂擦拭;多孔材料表面可选择喷雾消毒法。

(三)医院日常的清洁消毒、灭菌

清洁消毒、灭菌工作贯穿于医院日常的诊疗护理活动和卫生处理工作中,主要包括医院环境的清洁消毒、患者日常用品的消毒、皮肤黏膜的消毒、器械物品的清洁消毒灭菌以及医院污物污水的处理等。

1.预防性消毒

指在未发现明确感染源的情况下,为预防感染的发生,对可能受到病原微生物污染的物品和场所进行的消毒。例如医院的医疗器械灭菌,诊疗用品的消毒,餐具的消毒和一般患者住院期间和出院后进行的消毒等。

2.疫源性消毒

指对医院内存在或曾经存在感染性疾病传染源的场所进行消毒,包括随时消毒和终末消毒。

(1)随时消毒:指对医院存在的疫源地内的传染源在住院期间进行的病室或床边消毒,随时杀灭或清除由感染源排出的病原微生物。应根据病情做到"三分开":分居室、分饮食、分生活用具;"六消毒":消毒分泌物或排泄物,消毒生活用具、消毒双手、消毒衣服和床单、消毒患者居室消毒生活用水和污物。陪护人员应加强防护。

(2)终末消毒:指传染源离开疫源地后进行的彻底的消毒。如医院内的感染症患者出院、转院或死亡后对其住过的病室及污染物品进行的消毒。应根据消毒对象及其污染情况选择适宜的消毒方法,消毒人员应做好充分的准备工作并加强自我防护。

(四)环境消毒

医院环境常被患者、隐性感染者或带菌者排出的病原微生物所污染,成为感染的媒介。因此,医院环境的清洁与消毒是控制医院感染的基础。医院环境要清洁,无低洼积水、无灰尘、无蛛网、无蚊蝇、窗明几净,环境和物品表面的消毒符合规范。

1.环境空气消毒

从空气消毒的角度可以将医院环境分为四类,采用如下的空气消毒方法。

（1）Ⅰ类环境：包括层流洁净手术室、层流洁净病房和无菌药物制剂室等，要求空气中的菌落总数≤10 cfu/m³，且未检出致病菌。采用层流通风法使空气净化。

（2）Ⅱ类环境：包括普通手术室、产房、婴儿室、早产儿室、普通保护性隔离室、烧伤病区、重症监护病区等，要求空气中的菌落总数≤200 cfu/m³，且未检出致病菌。采用低臭氧紫外线灯制备的循环风紫外线空气消毒器或静电吸附式空气消毒器进行空气消毒，循环风量（m³/h）必须达到房间体积的8倍以上。Ⅱ类环境均为有人房间，必须采用对人无毒无害，且可连续消毒的方法。

（3）Ⅲ类环境：包括儿科病区、妇产科检查室治疗室、注射室换药室急诊室、化验室、各类普通病区和诊室等，要求空气中的菌落总数≤500 cfu/m³，且未检出致病菌。除可采用Ⅱ类环境中的空气消毒方法外，还可应用臭氧、紫外线灯、化学消毒剂熏蒸或喷雾、中草药空气消毒剂喷雾等空气消毒方法，消毒时要求人离开房间。

（4）Ⅲ类环境：包括传染病科及病区，可采用Ⅱ类环境中的空气消毒方法。

2. 环境和物品表面消毒

医疗环境中的各种物体表面的消毒要符合细菌学检测要求，根据规定，要求Ⅰ类、Ⅱ类环境物品表面的细菌总数≤5cfu/cm²，不得检出金黄色铺萄球菌、大肠埃希菌及铜绿假单胞菌。另外，母婴同室、早产儿室、婴儿室、新生儿及儿科病区的物品表面不得检出沙门菌。Ⅲ、Ⅳ类环境物品表面的细菌总数分别要求≤10cfu/cm²、≤15cfu/cm²，均不得检出金黄色葡萄球菌及大肠埃希菌。消毒方法如下。

（1）地面消毒：如无明显污染，可每日1~2次湿式清扫以清除地面的污秽和部分微生物；如受病原微生物污染，选择一定浓度的含氯消毒剂或过氧乙酸进行湿拖擦洗或喷洒地面。

（2）墙面消毒：通常不需常规消毒；如受到病原微生物污染，可用一定浓度的含氯消毒剂或过氧乙酸喷洒或擦拭，墙面消毒高度一般为2~2.5 m。

（3）病室内各类用品物品表面消毒：如床头柜、桌子、凳子等一般用清洁湿抹布或蘸取清毒液的抹布每日2次擦拭；如受到病原微生物污染，可用一定浓度的含氟消毒剂或过氧乙酸喷洒或擦拭，还可用紫外线灯照射消毒。

（4）病室床单位消毒：包括病床、毯子、棉胎、枕芯、床垫、床单等，可用紫外线灯照射消毒或床单位臭氧消毒器消毒。

（5）其他物品表面清毒：如病历夹、门把手、水龙头、洗手池、面盆、门窗、便池等一般每天用洁净水擦抹刷洗处理，保持清洁；如受到病原微生物污染，可根据物品性质选择化学消毒剂喷洒或擦拭消毒。另外，Ⅰ类环境中的治疗室、注射室、换药室、化验室的各种物体表面及台面等需每日用含氯消毒剂擦拭，湿拖把拖地。

（五）被服类消毒

被服类消毒包括全院患者的衣服和被单、医务人员的工作服帽和值班被服的清洗消毒，主要在洗衣房进行。每个病区应有3个衣被收集袋，分别收放有明显污染的患者衣被、一般患者衣被及医务人员的工作服帽、值班被服。一次性使用衣被收集袋用后焚烧；非一次性使用者采用不同的清洗、消毒方法。

（1）一般患者的衣被：如床单、病员服等用洗涤液，70℃以上热水（化纤品衣被用40~50℃热水）在洗衣机中清洗25分钟，再用清水漂洗。

（2）感染患者的被服：应专机洗涤，用1%~2%洗涤剂于90℃以上洗30分钟或70℃含有效氯 500 mg/L 的消毒洗衣粉溶液洗涤 30~60 分钟，然后用清水漂净。烈性传染病患者的衣服应先用高压蒸汽灭菌后，再送洗衣房洗涤或烧毁。

（3）患者的污染衣被：应先去除有机物，然后按感染患者的被服处理；婴儿衣被应单独洗涤；工作人员的工作服及值班被服应与患者的被服分机或分批清洗消毒。

另外还应注意加强工作人员的防护以及衣被的收集袋、接送车、洗衣机、洗衣房、被服室等的消毒。

（六）器械物品的清洁、消毒、灭菌

医疗器械及其他物品是导致医院感染的重要途径之一，必须严格执行医疗器械、器具的消毒技术规范，并达到以下要求：进入人体组织、无菌器官的医疗器械、器具和物品必须达到灭菌水平；接触皮肤、黏膜的医疗器械、器具和物品必须达到消毒水平；各种用于注射、穿刺、采血等有创操作的医疗器具必须一用一灭菌。疑似或确诊朊毒体、气性坏疽及突发原因不明的传染病病原体感染者宜选用一次性诊疗器械、器具和物品，使用后进行双层密闭封装焚烧处理；可重复使用的污染器械、器具及物品应双层密闭封装后由消毒供应中心单独回收并处理，普通患者污染的可重复使用诊疗器械、器具和物品与一次性使用物品分开放置；可重复使用的应直接置于封闭容器内，由消毒供应中心回收、清洗消毒与灭菌；一次性使用的器械物品不得重复使用。灭菌后的器械物品不得检出任何微生物；消毒时要求不得检出致病性微生物，对试验微生物的杀灭率≥99.9%，对自然污染的微生物杀灭率≥90%；如使用化学消毒剂消毒灭菌，应定期检测消毒液中的有效成分，使用中的消毒液染菌量在≤100 cfu/mL，致病性微生物不得检出；消毒后的内镜，细菌总数在≤20 cfu/mL，致病性微生物不得检出。

（七）医院污水的处理

医院污水指排入医院化粪池的污水和类便，包括医疗污水、生活污水和地面雨水。医院污水经预处理和消毒后，最终排入城市下水道网络，污泥供作农田肥料，如不加强管理，可能会含有各种病原微生物和有害物质，将造成环境污染和社会公害。所以医院应建立集中污水处理系统并按污水种类分别进行排放，排放质量应符合《污水综合排放标准》。综合医院的感染病区和普通病区的污水应实行分流，分别进行消毒处理。

◆ 四、消毒供应中心（室）

消毒供应中心是医院内承担所有重复使用诊疗器械、器具、物品的清洗消毒、灭菌以及灭菌物品供应的部门，是预防和控制医院感染的重要科室。消毒供应中心工作质量的好坏，直接影响诊疗和护理质量，关系到患者和医务人员的安危。

（一）消毒供应中心的设置

医院应独立设置消毒供应中心，有条件的医院消毒供应中心应为附近基层医院提供消毒供应。

（1）建筑原则：医院消毒供应中心的新建、扩建和改建，应遵循医院感染预防与控制的原则，遵守国家法律法规对医院建筑和职业防护的相关要求。

（2）基本要求：消毒供应中心宜接近手术室、产房和临床科室或与手术室有物品直接传递专用通道，不宜建在地下室或者半地下室，周围环境应清洁、无污染源，区域相对独立；内

部通风、采光良好，气体排放和温度、湿度控制符合要求；建筑面积应符合医院建设方面的有关规定并与医院的规模、性质、任务相适应，并兼顾未来发展规划的需要。

(二)消毒供应中心的布局

1. 工作区域

工作区域包括去污区、检查包装灭菌区和无菌物品存放区，其划分应遵循"物品由污到洁，不交叉、不逆流；空气流向由洁到污；去污区保持相对负压；检查包装灭菌区保持相对正压"的原则。各区间应设实际屏障；去污区和检查包装灭菌区均应设洁、污物品通道和人员出入缓冲间(带)。工作区域的洗手设施应采用非手触式水龙头开关，无菌物品存放区不应设洗手池。

(1)去污区：为污染区域，用于对重复使用的诊疗器械、器具和物品进行回收、分类清洗消毒(包括运输器具的清洗消毒等)，此区域工作人员应采用标准防护。

(2)检查包装灭菌区：为清洁区域，用于对已去污的诊疗器械、器具和物品进行检查装配、包装及灭菌(包括敷料制作等)，要求器械和敷料分室包装。

(3)无菌物品存放区：为清洁区域，用于对已灭菌物品的保管、整理和供应；一次性用物应设置专门区域存放。

2. 辅助区域

辅助区域包括工作人员值班室办公室、休息室、更衣室、卫浴间等。

(三)消毒供应中心的工作内容

消毒供应中心(室)主要负责对医疗用品、医疗器械进行回收，分类，清洗和消毒，干燥、检查与保养，包装，装载、灭菌及卸载，储存与发放，相关监测及一次性使用医疗物品保存管理等。消毒供应中心标准工作流程分为以下七个环节。

1. 回收

消毒供应中心应对临床使用过的需重复使用的诊疗器械、器具和物品集中进行回收；被朊毒体、气性坏疽及突发原因不明的传染病病原体污染的诊疗器械、器具和物品，使用者应双层封闭包装并标明感染性疾病名称，由消毒供应中心单独回收处理。应采用封闭式回收，避免反复装卸；不应在诊疗场所对污染的诊疗器械、器具和物品进行清点，回收工具每次使用后清洗、消毒，干燥备用。回收流程如下：

(1)器械、物品使用后，科室及时清除明显的污物(流水冲洗)，避免干燥，封闭暂存。

(2)供应中心工作人员定时、按照规定的路线、使用专用封闭式回收车(或箱)回收至供应中心内。

(3)回供应中心后，与清洗人员交接物品数量，避免在科室清点、核对污染器械和物品，减少交叉感染。

(4)每次回收后，清洁消毒回收车(或箱)，干燥存放。

使用后的一次性物品和医疗废物不得回收到消毒供应中心再转运处理。

2. 分类

回收的物品要按步骤进行清点、核实和分类。

清点由2人共同完成并做回收记录，清点、核查和记录后，使用转运车将物品转运至去污区的分类台上备处理。分类要求如下，按个人防护要求着装，与回收人员交接回收的物品数量。根据器械的不同材质、性状、精密程度、污染状况进行分类。损伤性废物投入到锐器盒内，感染性废物投入黄色污物袋内。

3. 清洗和消毒

清洗和消毒是灭菌前准备的一个重要环节。

（1）清洗：包括机械清洗和手工清洗。

机械清洗适用于大部分常规器械的清洗；耐热、耐湿的器械、物品宜采用机械清洗方法；手工清洗适用于精密、复杂器械的清洗和有机物污染较重器械的初步处理；精密器械的清洗应遵循生产厂家提供的使用说明或指导手册，手工清洗基本流程为预洗（冲洗）—清洗（洗涤）—漂洗—终末漂洗。

（2）消毒：清洗后的器械、器具和物品应进行消毒处理。首选热力消毒，也可采用75%乙醇、酸性氧化电位水或其他国家许可的消毒药液进行。

4. 干燥、检查与保养

（1）干燥：首选干燥设备对物品（根据物品性质）进行干燥处理；无干燥设备及不耐热的器械、器具和物品使用消毒低纤维絮擦布进行干燥处理；管腔类器械可使用压力气枪或95%乙醇进行干燥处理。

（2）检查：使用目测或带光源放大镜对干燥后的每件器械、器具和物品进行检查，要求器械表面及关节、齿牙处光洁无锈、无血渍、无水垢，功能完好无损毁；带电源器械还应进行绝缘性能的安全检查。

（3）保养：根据不同特性分类保养，如橡胶类物品应防粘连、防老化；玻璃类物品避免碰撞、骤冷骤热；金属类器械使用润滑剂防锈，以免损坏锐利刀剪的锋刃；布类物品防霉、防火、防虫蛀等。

5. 包装

包括装配、封包、注明标识等步骤，器械与敷料应分室包装。

（1）包装前应根据器械装配技术规程，核对器械的种类、规格和数量，拆卸的器械应组装。

（2）手术器械应摆放在篮筐或有孔盘中配套包装；盆、盘、碗等单独包装；轴节类器械不应完全锁扣；有盖的器皿应开盖；摞放的物品应隔开，朝向一致；管腔类物品应盘绕放置并保持管腔通畅。纺织品包装材料应无破损无污渍，一用一清洗；开放式的储槽不应用于灭菌物品的包装；硬质容器的使用遵循操作说明；灭菌手术器械采用闭合式包装，两层包装材料分两次包装；灭菌物品通常采用密封式包装，如是单独包装的器械，可使用一层纸袋、纸塑袋等包装。

（3）灭菌包外设有灭菌化学指示胶带；高度危险性物品包内放置化学指示卡；如果透过包装材料可以直接观察包内灭菌化学指示卡的颜色变化，则不放置包外灭菌化学指示胶带；使用专用胶带或医用热封机封口，应保持闭合完好性，胶带长度与灭菌包体积、重量相适宜，松紧适度；纸塑袋、纸袋等密封包其密封宽度应≥6 mm，包内器械距包装袋封口≥2.5 cm；硬质容器应设置安全闭锁装置；无菌屏障完整性破坏时应可识别。

（4）灭菌物品包装的标识应注明物品名称、数量灭菌日期、失效日期包装者等内容。

6. 装载、灭菌及卸载

根据物品的性质选择适宜的灭菌方法，按照不同的灭菌器要求装载灭菌包，放置方法恰当，尽量将同类物品同锅灭菌，装载时标识应注明灭菌时间、灭菌器编号、灭菌批次、科室名称、灭菌包种类等，标识应具有追溯性。灭菌后按要求卸载，并且待物品冷却，检查包外化学指示胶带变色情况以及包装的完整性和干燥情况。

7. 储存与发放

(1)储存：灭菌后物品应分类、分架存放于无菌物品存放区。物品存放架或柜应距地面20~25 cm，离墙5~10 cm，距天花板50 cm。物品放置应固定位置、设置标识，定期检查、盘点记录。

(2)发放：无菌物品的发放遵循先进先出的原则，确认无菌物品的有效性；发放时有专人专窗，或者按照规定线路由专人、专车或容器加防尘罩去临床科室发放；接触无菌物品前应先洗手或进行手消毒；发放记录应具有可追溯性，发放无菌物品的运送工具应每日清洁处理，干燥存放，若有污染应消毒处理，干燥后备用。

8. 相关监测

消毒供应中心应有专人负责质量监测，根据 WS/T 367-2012《医疗机构消毒技术规范》和WS310.1—2016~WS310.13—2009(医院消毒供应中心第3部分：清洗消毒及灭菌效果监测标准)等定期对清洁剂、消毒剂、洗涤用水、润滑剂、包装材料等进行质量检查；定期进行监测材料的质量检查；对清洗消毒器、超声清洗器、灭菌器等进行日常清洁和检查；根据灭菌器的类型对灭菌效果分别进行检查。

(四)消毒供应中心的管理

消毒供应中心在主管院长或其相关职能部的直接领导下开展工作，由护理管理部门、医院感染管理部门、人事管理部门、设备及后勤普理等部协同管理，以保障消毒供应中心的工作需要，确保医疗安全。

消毒供应中心应建立建全岗位职责，建立操作规程、消毒隔离、监测、质量管理、设备管理、器械管理(包括外来医疗器械)及职业安全防护等管理制度和突发事件的应急预案；建立质量管理追溯制度；完善质量控制过程的相关记录；同时建立与相关科室的联系制度。

消毒供应中心的工作人员应该接受与岗位职责相应的岗位培训，正确掌握各类诊疗器械、器具与物品清洗消毒、灭菌的知识与技能；相关清洗消毒、灭菌设备的操作规程；医院感染与控制的知识与技能；职业安全防护原则和方法。同时根据专业进展，开展继续教育培训，更新知识。

第三节　无菌技术

一、概述

(一)概念

(1)无菌技术：指在医疗、护理操作过程中，防止一切微生物侵入人体和防止无菌物品、无菌区域被污染的操作技术和管理方法。

(2)无菌物品：指通过物理或化学方法灭菌处理后，保持无菌状态的物品。

(3)非无菌物品：指未经灭菌处理或已经灭菌处理后又被污染的物品。

(4)无菌区：指经灭菌处理且未被污染的区域。

(5)非无菌区：指未经灭菌处理或已经灭菌处理后又被污染的区域。

(二)无菌技术操作原则

非无菌物品应远离无菌区；无菌物品与非无菌物品必须分开放置，并且有明显标识，无菌物品应保持无菌状态，不可暴露于空气中，应存放于无菌包或无菌容器中；无菌包外需标明物品名称、灭菌日期，物品按有效期先后顺序摆放；无菌包的有效期一般为7天，过期或受潮应重新灭菌。

操作过程中加强无菌观念进行无菌操作时，应培养并加强无菌观念：

(1)明确无菌区、非无菌区、无菌物品、非无菌物品，非无菌物品应远离无菌区；

(2)操作者身体应与无菌区保持一定距离；

(3)取、放无菌物品时，应面向无菌区；

(4)取用无菌物品时应使用持物钳；

(5)无菌物品一经取出，即使未使用，也不可放回无菌容器内；

(6)手臂应保持在腰部或治疗台面以上，不可跨越无菌区，手不可接触无菌物品；

(7)避免面对无菌区谈笑、咳嗽、打喷嚏；

(8)如无菌物品疑有污染或已被污染，即不可使用，应予以更换；

(9)一套无菌物品供一位患者使用。

二、无菌技术基本操作法

(一)无菌持物钳使用法

【目的】取放或传递无菌物品。

【操作前准备】

(1)护士准备：着装整洁，剪指甲，洗手，戴口罩。

(2)用物准备：无菌持物钳、盛放无菌持物钳的容器。

无菌持物钳的种类：临床常用的无菌持物钳有卵圆钳，三叉钳和长、短镊子四种(图4-7)。无菌持物钳的存放：每个容器只放1把无菌持物钳，目前临床主要使用干燥保存法，即将盛有无菌持物钳的无菌干罐保存在无菌包内，使用前开包，4小时更换一次。

(3)环境准备：光线适宜，环境整洁、宽敞。

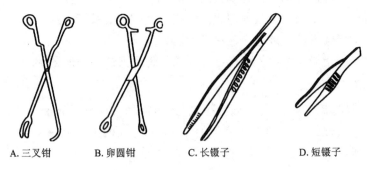

A. 三叉钳　　B. 卵圆钳　　C. 长镊子　　D. 短镊子

图 4-7　无菌持物钳的种类

【操作步骤】见表4-7。

表 4-7　无菌持物钳的使用

操作程序	操作步骤	操作要领
1. 检查标识	检查并核对名称、有效期、灭菌标识	• 确保在灭菌有效期内使用
2. 开盖取钳	打开盛放无菌持物钳的容器盖，手持无菌持物钳上 1/3 处，闭合钳端，将钳移至容器中央，垂直取出，关闭容器盖(图 4-8)	• 盖闭合时，不可从盖孔中取、放无菌持物钳 • 取、放时，不可触及容器口边缘
3. 钳端向下	使用时保持钳端向下，在腰部以上视线范围内活动，不可倒转向上	• 保持无菌持物钳的无菌状态
4. 放钳盖盖	使用后闭合钳端，打开容器盖，快速垂直放回容器中，盖好容器盖	• 防止无菌持物钳在空气中暴露过久而污染 • 第一次使用，应记录打开日期、时间并签名，4 小时内有效

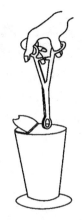

图 4-8　无菌持物钳的持取方法

【评价】

（1）取放无菌持物钳时，未触及容器口边缘。

（2）使用时钳端始终向下。

【注意事项】

（1）无菌持物钳只能用于夹取无菌物品，不能夹取油纱布，以免油粘钳端，影响消毒效果。不可使用无菌持物钳进行换药或消毒皮肤，以防无菌持物钳被污染。

（2）如需要到远处夹取无菌物品，应连同容器一起搬移，就地取出使用，防止持物钳在空气中暴露过久而污染。

（3）无菌持物钳一旦污染或可疑污染应重新灭菌。

（4）干燥法保存时应4小时更换1次。

（5）无菌持物钳如为湿式保存，除注意上述1~3外，还需注意：①无菌持物钳浸泡在盛有消毒液的大口有盖无菌容器内，消毒液面浸没持物钳轴节以上2~3 cm或镊子长度的1/2，每个容器内只能放置一把无菌持物钳；②无菌持物钳及容器应每周清洁灭菌2次，同时更换消毒液；③使用频率较高的部门应每天清洁，灭菌（如门诊换药室注射室、手术室等）；④取放无菌持物钳时不可触及液面以上部分的容器内壁；⑤放入无菌持物钳时需松开轴节，以利于钳与消毒液充分接触。

（二）无菌容器使用法

【目的】无菌容器用于盛放无菌物品并保持其在无菌状态。

【操作前准备】

（1）护士准备：着装整洁，剪指甲，洗手，戴口罩。

（2）用物准备：盛有无菌持物钳的无菌罐、盛放无菌物品的容器。常用的无菌容器有无菌盒罐、盘等。无菌容器内盛灭菌器械棉球、纱布等。

（3）环境准备：光线适宜，环境整洁、宽敞。

【操作步骤】见表4-8。

表4-8 无菌容器使用法

操作流程	操作步骤	操作要领
1.检查标识	检查并核对无菌容器名称、灭菌日期、失效期、灭菌标识	• 应同时查对无菌持物钳，以确保在有效期内
2.正确开盖	打开容器盖，平移离开容器，内面向上拿在手中或置于稳妥处（图4-9）	• 盖子不得在无菌容器上方翻转，以防灰尘落于容器内造成污染 • 拿盖时，手勿触及容器盖的边缘及内面，防止污染盖的内面

续表4-8

操作流程	操作步骤	操作要领
3.夹取物品	用无菌持物钳从无菌容器内垂直夹取无菌物品	• 无菌持物钳及物品不可触及容器边缘
4.正确盖盖	取物后立即将盖翻转,使内面向下,由近向远或从一侧向另一侧盖严	• 避免容器内无菌物品在空气中暴露过久
5.持好容器	手持无菌容器时(如无菌碗),应托住容器底部(图4-10)	• 手指不可触及容器边缘及内面 • 第一次使用,应记录开启日期时间并签名,24小时内有效

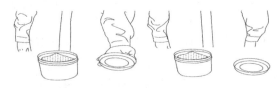

图4-9　打开无菌容器

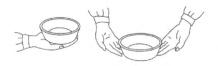

图4-10　手持治疗碗

【评价】

(1)无菌盖的内面不触及桌面或任何非无菌区域。

(2)手指未触及容器边缘及内面。

(3)及时盖严无菌容器。

【注意事项】

(1)不可污染无菌容器的边缘及内面。

(2)无菌容器应定期消毒灭菌;一经打开,使用时间不超过24小时。

(三)取用无菌溶液法

【目的】保持无菌溶液不被污染。

【操作前准备】

(1)护士准备:着装整洁,剪指甲,洗手,戴口罩。

(2)用物准备:无菌溶液、弯盘、无菌容器、无菌持物钳、消毒液、棉签、启瓶器、记录纸、笔等。

(3)环境准备:光线适宜,整洁、宽敞。

【操作步骤】见表4-9。

表4-9　取用无菌溶液法

操作程序	操作环境	操作要领
1.清洁瓶外	取盛有无菌溶液的密封瓶，擦净瓶外灰尘	
2.核对检查	核对瓶签上的药名、剂量、浓度、有效期，检查瓶盖有无松动，瓶身有无裂缝，对光检查溶液的澄清度	• 核对无误，确定溶液无变色、无混浊、无沉淀、无絮状物，质量好方可使用
3.消毒开瓶	用启瓶器撬开瓶盖，消毒瓶塞，待干后盖上无菌纱布，打开瓶塞	• 手不可触及瓶口及瓶塞的内面，防止污染
4.冲洗瓶口	手握溶液瓶的标签面，倒出少量溶液于弯盘内（图4-11A）	• 避免沾湿标签，少量溶液冲洗瓶口
5.倒出溶液	由原处倒出所需溶液于无菌容器中（图4-11B）	• 瓶口不能接触容器，液体流出处应小于冲洗处
6.盖好瓶塞	倒液后立即塞好瓶塞	• 必要时消毒后盖好，以防溶液污染
7.记录整理	(1)在瓶签上注明开瓶日期、时间并签名放回原处 (2)按要求整理用物并处理	• 已开盖无菌溶液瓶内的溶液，只能保存24小时 • 余液只做清洁操作用

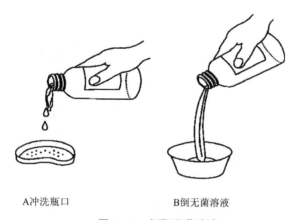

A冲洗瓶口　　　　　　B倒无菌溶液

图4-11　倒取无菌溶液

【评价】

(1)无菌溶液未被污染。

(2)瓶签未浸湿，瓶口未污染，液体未溅到桌面。

【注意事项】

(1)任何物品不可伸入无菌溶液瓶内蘸取或直接接触瓶口倒液。

(2)已倒出的溶液不可再倒回瓶内。

(3)已开启的无菌溶液瓶内的溶液,24 小时内有效,余液只做清洁操作用。

(四)无菌包使用法

【目的】使包内无菌物品在规定时间内保持无菌状态,供无菌操作用。

【操作前准备】

(1)护士准备:着装整洁,剪指甲,洗手,戴口罩。

(2)用物准备:无菌持物钳、无菌包、包布(质厚致密、未脱脂的棉布制成双层纯棉布)、治疗巾(在灭菌前的折叠方法见图 4-12)或敷料和器械、标签、化学指示胶带、记录纸、笔等。

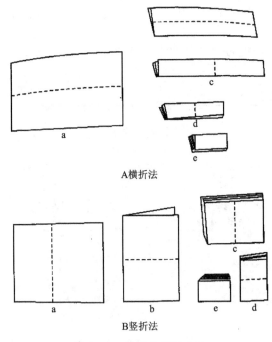

图 4-12 治疗巾折叠方法

(3)环境准备:光线适宜,环境整洁、宽敞、干燥。

【操作步骤】见表 4-10。

表4-10　无菌包使用法

操作程序	操作步骤	操作要领
包扎法(图4-13)		
1.放物包扎	(1)将物品、化学指示卡放在包布中央,玻璃物品先用棉垫包裹; (2)把包布一角盖住物品,然后折盖左右两角(角尖端向外翻折),最后一角折盖后,用化学指示胶带粘贴封包	• 以免玻璃物品碰撞损坏 • 避免开包时污染包布内面
2.贴好标签	贴上标签,注明物品名称、灭菌日期,送灭菌处理	
开包法		
1.仔细检查	检查并核对无菌包名称、灭菌日期、有效期、灭菌标识,无潮湿或破损	• 应同时查对无菌持物钳,以确保在有效期内 • 如标记模糊或已过期,包布潮湿,则须重新灭菌
2.开包取物	▲桌上开包法	
	(1)将无菌包放在清洁、干燥处,撕开粘贴 (2)用拇指和示指揭开包布外角,再揭开左右两角,最后揭开内角 (3)用无菌钳取出所需物品,放在事先备好的无菌区内	• 手不可触及包布内面,操作时不可跨越无菌区
	▲手上开包法	
	需将小包内物品全部取出使用,可将包托在手上打开,另一手将包布四角抓住,稳妥地将包内物品放入无菌区域内(图4-14)	
	▲一次性物品取用法	
	(1)先查看无菌物品的名称,灭菌有效期,封包有无破损,核对无误后方可打开。 (2)打开取用 1)一次性无菌注射器或输液器:在封包上特制标记处用手撕开(或用剪刀剪开),暴露物品后,可用手取; 2)打开一次性无菌敷料或导管:用拇指和示指揭开双面粘合封包上下两层(或消毒封包边口后,再用无菌剪刀剪开),暴露物品后,用无菌持物钳夹取	• 根据不同物品的不同要求开启
3.整理记录	如包内用物未用完,按原折痕包好,注明开包日期及时间并签名	• 已打开过的无菌包内物品只能保存24小时

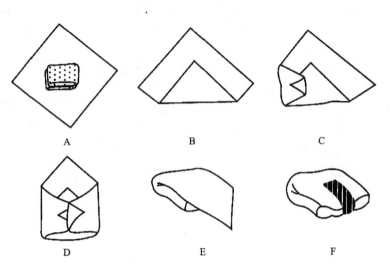

图 4-13　无菌包包扎法

A.包布菱形摆放，将用物放在包布中央；B.折叠包布一角，覆盖用物；C.将包布的左侧角向中间折叠；
D.将包布的右侧角向中间折叠；E.包上最后一个角；F.在包布外贴上 3M 指示胶带

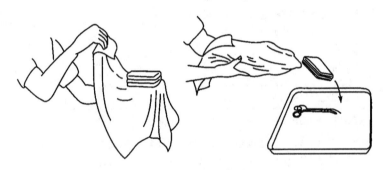

图 4-14　手上开包法

【评价】

(1)包扎无菌包方法正确，松紧适宜。

(2)打开或还原无菌包时，手未触及包布内面及无菌物品。

(3)操作时，手臂未跨越无菌区。

(4)开包日期及时间记录准确。

【注意事项】

(1)打开无菌包时，手只能接触包布四角的外面，不可触及包布内面，不可跨越无菌区。

(2)包内物品未用完，应按原折痕包好，注明开包日期及时间，限 24 小时内有效。

(3)包内物品超过有效期，被污染或无菌包被浸湿，必须重新灭菌。

(五)铺无菌盘法

【目的】将无菌治疗巾铺在清洁干燥的治疗盘内,形成一无菌区,放置无菌物品,以供检查治疗使用。

【操作前准备】

(1)护士准备:着装整洁,剪指甲,洗手,戴口罩。

(2)用物准备:无菌持物钳、无菌包(内置无菌治疗巾)、治疗盘、无菌物品及容器、标签弯盘、记录纸、笔等。

(3)环境准备:光线适宜,整洁、宽敞。

【操作步骤】见表4-11。

表4-11　铺无菌盘法

操作程序	操作步骤	要点说明
1.查对开包	(1)取无菌治疗巾包,查看其名称、灭菌标记、灭菌日期,有无潮湿、松散及破损。 (2)打开无菌包,用无菌钳取出一块无菌巾,放于清洁治疗盘内。 (3)将剩余无菌治疗巾按原折痕包好,并注明开包日期、时间并签名	• 应同时查对无菌持物钳、无菌物品,以确保在有效期内 • 治疗盘应清洁、干燥 • 包内治疗巾在24小时内有效
2.取巾铺盘		
▲单巾单层底铺盘	(1)双手捏住无菌巾一边外面两角,轻轻抖开,双折铺于治疗盘上,将上层向远端呈扇形4折于一侧,开口边向外暴露无菌区(图4-15)。 (2)放入无菌物品后,拉平扇形折叠层,盖于物品上,上下层边缘对齐。将开口处向上翻折两次,两侧边缘向下翻折一次,露出治疗盘边缘	• 治疗巾的内面为无菌区,不可触及衣袖及其他有菌物品 • 上下层无菌巾边缘对齐后翻折,以保持无菌
▲单巾双层底铺盘	(1)双手捏住无菌巾一边外面两角,轻轻抖开,从远到近,3折成双层底,上层呈扇形折叠,开口向外(图4-16)。 (2)放入无菌物品拉平扇形折叠层,盖于物品上,边缘对齐	
▲双巾铺盘	(1)双手捏住无菌巾一边外面两角,轻轻抖开,从远侧向近侧平铺于治疗盘上。 (2)放入无菌物品后,再取无菌巾一块无菌面向下盖于物品上,上下两层边缘对齐。四周超出治疗盘部分向上翻折1次	
3.记录签名	记录注明铺盘日期及时间并签名	• 保持盘内无菌,4小时内有效

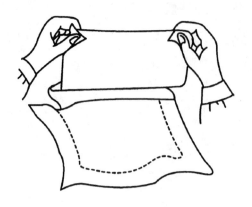
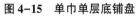

图 4-15　单巾单层底铺盘

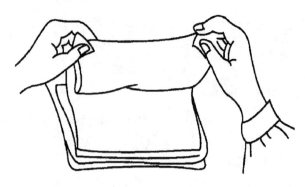

图 4-16　单巾双层底铺盘

【评价】

(1)无菌物品及无菌区域未被污染。

(2)无菌巾上物品放置有序,使用方便。

【注意事项】

(1)铺无菌盘的区域必须清洁干燥,无菌时避免潮湿。

(2)手、衣物等非无菌物品不可触及无菌面。

(3)铺好的无菌盘尽早使用,有效期不超过 4 小时。

(六)戴脱无菌手套法

【目的】执行某些无菌操作或接触无菌物品时必须戴无菌手套,以保护患者及其操作者免受感染。

【操作前准备】

(1)护士准备:着装整洁,剪指甲,洗手,戴口罩。

(2)用物准备:无菌手套、弯盘。无菌手套一般有两种类型:①天然橡胶、乳胶手套;②人工合成的非乳胶产品,如乙烯、聚乙烯手套。

(3)环境准备:光线适宜,整洁、宽敞。

【操作步骤】见表4-12。

表4-12　戴脱无菌手套法

操作程序		
1. 核对开包	操作步骤	要点说明
2. 戴好手套	(1)检查并核对无菌手套袋外的号码、灭菌日期,包装是否完整、干燥; (2)将手套袋平放于清洁、干燥的桌面上打开(图4-17)	● 选择大小合适手套
▲分次取戴 (图4-16)	(1)一手掀起手套袋开口处外层,另一手捏住手套翻折部分(即手套内面),取出手套,对准五指戴上; (2)同法掀起另一袋口,已戴无菌手套的手指插入另一手套的翻折内面(即手套外面),取出手套,同法将手套戴好	● 未戴手套的手不可触及手套的外面(无菌面) ● 已戴手套的手不可触及未戴手套的手或另一手套的内面
▲一次取戴 (图4-17)	(1)两手同时掀起手套袋开口处外层,持手套翻折部分同时取出一双手套戴上; (2)将两手套五指对准,一手捏住手套翻折部分,一手对准手套五指戴上;再以戴好的手指插入另一手套的翻折内面,同法将手套戴好; (3)双手对合交叉调整手套的位置,然后将手套翻折扣套在工作衣袖外面; (4)检查是否漏气	● 戴好手套的双手应保持在腰部以上视线范围内 ● 不可强拉手套
3. 脱下手套	用戴手套的手捏住另一手套套口外面翻转脱下,已脱下手套的手指插入另一手套口内将其翻转脱下	● 勿使手套外面(污染面)接触到皮肤 ● 不可强拉手套边缘或手指部分,以免损坏
4. 整理用物	按要求整理用物并处理	● 弃手套于黄色医疗垃圾袋内 ● 洗手,脱口罩

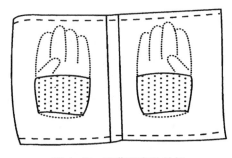

图4-17　无菌手套的放置

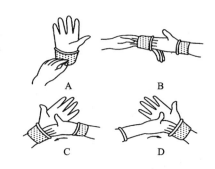

图4-18　分次取戴无菌手套法

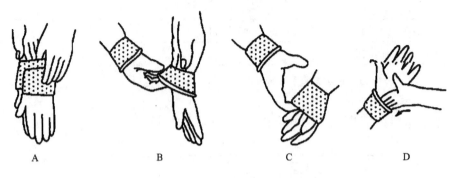

图 4-19　一次性取戴无菌手套法

【评价】

（1）无菌手套无污染。

（2）戴、脱手套时未强行拉扯手套。

【注意事项】

（1）戴手套后，双手应始终保持在腰部或操作台面以上，视线范围内的水平。如发现有手套破损或可疑污染，应立即更换。

（2）脱手套时，应翻转脱下，避免强拉，注意勿使手套外面（污染面）接触到皮肤，脱手套后应洗手。

（3）诊疗护理不同患者之间应更换手套，一次性手套应一次性使用。戴手套不能替代洗手，必要时进行手消毒。

第四节　隔离技术

一、概述

隔离是采用各种技术、方法，防止病原体从患者及携带者传播给他人的措施。通过隔离，将传染源、高度易感人群安置在指定地点，暂时避免和周围人群接触，防止病原微生物在患者、工作人员及媒介物中扩散。隔离是预防医院感染的重要措施之一，医院建筑设计应符合卫生学要求，布局合理，具备隔离预防的功能。在隔离工作中，护理人员应自觉遵守隔离制度，严格遵循隔离原则，认真执行隔离术，同时加强隔离知识教育，使出入医院的所有人员理解隔离的意义并能主动配合隔离工作。

（一）概念

隔离是采用各种方法、技术，防止病原体从患者及携带者传播给他人的措施。通过隔离将传染源、高度易感人群安置在指定地点和特殊环境中，暂时避免与周围人群接触，防止病原微生物在患者和工作人员及媒介物中扩散，以达到控制传染源，切断传播途径，同时保护易感人群免受感染的目的。

(二)隔离区域的划分

(1)清洁区:指进行呼吸道传染病诊治的病区中,不易受到患者血液,体液和病原微生物等物质污染,及传染病患者不应进入的区域。包括医务人员的值班室、卫生间、男女更衣室、浴室以及储物间、配餐间等。

(2)潜在污染区:也称半污染区,指进行呼吸道传染病诊治的病区中,位于清洁区与污染区之间,有可能被患者血液、体液和病原微生物等物质污染的区域,包括医务人员的办公室、治疗室、护士站、患者用后的物品、医疗器械等的处理室、内走廊等。

(3)污染区:指进行呼吸道传染病诊治的病区中,传染病患者和疑似传染病患者接受诊疗的区域,包括被其血液、体液、分泌物、排泄物污染物品暂存所。包括病室、处置室污物间以及患者入院出院处理室等。

(4)两通道:指进行呼吸道传染病诊治的病区中的医务人员通道和患者通道。医务人员通道出人口设在清洁区一端,患者通道出入口设在污染区一端。

(5)缓冲间:指进行呼吸道传染病诊治的病区中,清洁区与潜在污染区之间、潜在污染区与污染区之间设立的两侧均有门的小室,为医务人员的准备间。

(6)负压病区(房):通过特殊通风装置,使病区(病房)的空气按照由清洁区向污染区流动,使病区(病房)内的压力低于室外压力。负压病区(房)排出的空气需经处理,确保对环境无害。

(三)隔离管理与消毒原则

1.隔离管理原则

(1)在标准预防的基础上,医院应根据疾病的传播途径(接触传播、飞沫传播、空气传播和其他途径传播),结合各医院的实际情况,制定相应的隔离与预防措施。

(2)一种疾病可能有多种传播途径时,应在标准预防的基础上,采取相应传播途径的隔离与预防。

(3)隔离病室应有隔离标志,并限制人员的出入。蓝色为接触传播的隔离,黄色为空气传播的隔离,粉色为飞沫传播的隔离。

(4)传染病患者或可疑传染病患者应安置在单人隔离房间。

(5)受条件限制的医院,同种病原体感染的患者可安置于一室。

(6)建筑布局符合 WS/T311—2009《医院隔离技术规范》的规定。

2.隔离消毒原则

(1)一般消毒隔离

1)工作人员:①进入隔离单位必须戴口罩、帽子,穿隔离衣。②穿隔离衣前,备齐所用物品,各种护理操作应有计划并集中操作。③穿隔离衣后,只能在规定范围内活动,且操作要严格遵守隔离规程。④接触患者或污染物品后必须消毒双手,医务人员的手卫生应符合WS/T313—2009《医务人员手卫生规范》的要求。

2)隔离区域及患者接触过物品:①病室空气消毒可以用紫外线照射,每日一次,或用消毒液喷雾。②每日晨间护理后,用消毒液擦拭床和床旁桌椅。③患者接触过的医疗器械如血压计、体温计等,按规定消毒。④患者的用物、信件、票证等均须严格消毒后,才能带出病室。⑤患者的呕吐物、分泌物、排泄物及各种引流液按规定消毒处理后方可排放。⑥需要送出病室处理的物品，放入专用污物袋，污物袋外应有明显标志。

3）病区管理：①根据国家的有关法规，结合本医院的实际情况，制定隔离预防制度并实施。②在新建、改建与扩建时，建筑布局具备隔离预防的功能，区域划分应明确、标识清楚。③采取有效措施，管理感染源，切断传播途径并保护易感人群。严格执行探视和陪伴制度，做好患者及探视者的宣教及解释工作。④加强传染病患者的管理，包括隔离患者，严格执行探视制度。⑤隔离的实施遵循"标准预防"和"基于疾病传播途径的预防"原则。⑥传染性分泌物三次培养结果均为阴性或已度过隔离期经医生下达医嘱后，方可解除隔离。⑦了解患者心理状况，尽最大能力满足患者心理需要，解除患者恐惧感和因被隔离而产生的孤独悲观等不良心理反应。

（2）终末消毒处理：终末消毒处理是指对出院、转科或死亡患者及其所住病室、用物、医疗器械等进行消毒处理。实施终末处理的护理人员仍需防护。

1）患者的终末处理：患者出院或转科前应沐浴、更换清洁衣服，个人用物须消毒后方可带出。若患者死亡，须用中效以上消毒液擦拭或喷洒尸体，并用浸透消毒液的棉球填塞口、鼻、耳、阴道、肛门等孔道，对有伤的要更换敷料，尸体用一次性尸单包裹，送太平间。死者衣服及有明显脓、血、分泌物污染的衣物一并焚烧。

2）病室环境及物品终末处理：关闭病室门窗，打开床旁桌抽屉，摊开棉被，竖起床垫，用消毒液熏蒸，熏蒸后打开门窗换气。

家具用消毒液擦拭，地面用消毒液喷洒，体温计用消毒液浸泡、血压计及听诊器送熏蒸箱消毒、被服类消毒处理后再清洗；床垫、棉被、枕芯可暴晒或用紫外线消毒（表4-13）。

表4-13　传染病污染物品消毒法

类别	物品	消毒方法
病室	房间	2%过氧乙酸熏蒸
	地面、墙壁、家具	0.2%~0.5%过氧乙酸，1%~3%漂白粉澄清液喷洒或擦拭
医疗用品	玻璃类、搪瓷类、橡胶类	0.5%过氧乙酸溶液浸泡，高压蒸汽灭菌或煮沸消毒
	金属类	环氧乙烷熏蒸，0.2%碱性戊二醛溶液浸泡
	血压计、听诊器、手电筒	环氧乙烷或甲醛熏蒸，0.2%~0.5%过氧乙酸溶液擦拭
	体温计	1%过氧乙酸溶液浸泡，75%乙醇浸泡，碘附（含0.1%有效碘）
日常用品	食具、茶杯、药杯	煮沸或微波消毒，环氧乙烷熏蒸，0.5%过氧乙酸溶液浸泡
	信件、书报票证	环氧乙烷熏蒸
被服类	布类、衣物	环氧乙烷熏蒸，高压蒸汽灭菌，煮沸消毒
	枕芯、被褥、毛织品	烈日下曝晒6小时以上或紫外线灯照射60分钟，环氧乙烷熏蒸，戊二醛熏蒸

续表4-13

类别	物品	消毒方法
其他	排泄物、分泌物	漂白粉或生石灰消毒，痰盛于蜡纸盒内焚烧
	便器、痰盂	3%漂白粉澄清液或0.5%过氧乙酸溶液浸泡
	剩余食物	煮沸消毒30分钟后弃掉
	垃圾	焚烧

二、隔离种类及措施

(一)隔离的分类

隔离可以分为传染病隔离和保护性隔离两大类。

1. 传染病隔离：将处于传染期的传染病患者和可疑传染病患者及病原携带者，控制在特定区域，与一般人群暂时分离，缩小污染范围，减少传染病传播机会，同时也便于污染物的集中消毒及处理。如传染病流行时的疫区，传染病院或综合医院内的传染病区等。

2. 保护性隔离：也称反向隔离，是以保护易感人群作为制定措施的主要依据而采取的隔离，将免疫功能极度低下的患者和少数易感者，置于层流洁净病房中，使其免受感染。

(二)隔离的措施

1. 严密隔离(黄色标志)

严密隔离适用于经飞沫、分泌物、排泄物直接或间接传播的烈性传染病，如：霍乱、鼠疫等。凡传染性强、死亡率高的传染病均需采取严密隔离。非典型肺炎也须采取严密隔离。隔离的主要措施有：

(1)患者应住单间病室，通向过道的门窗须关闭。室内用具力求简单、耐消毒，室外门上挂有明显隔离标志，禁止探视、陪护及患者出病室。

(2)接触患者时必须戴帽子、口罩、穿隔离衣和隔离鞋，必要时戴手套，消毒措施必须严密。

(3)患者的分泌物、呕吐物及排泄物须严格消毒处理。

(4)污染敷料装袋标记后进行焚烧处理。

(5)病室内空气及地面用消毒液喷洒或紫外线照射消毒，每天1次。

2. 呼吸道隔离(蓝色标志)

呼吸道隔离适用于通过空气中的飞沫传播的感染性疾病，如：肺结核、百日咳、流脑等。隔离的主要措施有：

(1)同一病原菌感染者可住同一病室，有条件时尽量使隔离病室远离其他病室。

(2)通向过道的门窗须关闭，患者离开病室时需戴口罩。

(3)医务人员进入病室时需戴口罩，并保持口罩干燥，必要时穿隔离衣。

(4)为患者准备专用的痰杯，口、鼻分泌物须经消毒处理后方可丢弃。

(5)病室内空气用消毒液喷洒或紫外线照射消毒，每天1次。

3. 消化道隔离(棕色标志)

消化道隔离适用于由患者的排泄物直接或间接污染了食物或水源而引起传播的疾病,如:伤寒、甲型肝炎、细菌性痢疾等。肠道隔离可切断粪-口传播途径。隔离的主要措施有:

不同病种患者最好分室居住,如同居一室,须做好床边隔离,每张病床应加隔离标记,患者之间不可互换物品,以防交叉感染。

(1)接触不同病种患者时需分别穿隔离衣,接触污物时戴手套。

(2)病室应有防蝇设备,并做到无蟑螂、无鼠。

(3)患者食具、便器各自专用,严格消毒,剩余食物及排泄物均应消毒处理后才能排放。

(4)被粪便污染的物品要随时装袋,作好标记后送消毒或焚烧处理。

4. 接触隔离(橙色标志)

接触隔离适用于经体表或伤口直接或间接接触而感染的疾病,如:破伤风、气性坏疽等。隔离的主要措施有:

(1)患者应住单间病室,不许接触他人。

(2)接触患者时需戴帽子、口罩、手套、穿隔离衣;医务人员的手或皮肤有破损时应避免接触患者,必要时戴手套。

(3)凡患者接触过的一切物品,如:床单、被套、衣物、换药器械均应先灭菌,然后再进行清洁、消毒、灭菌。

(4)被患者污染的敷料应装袋,作好标记后送焚烧处理。

5. 血液-体液隔离(红色标志)

血液-体液隔离适用于预防直接或间接接触血液和体液传播的传染性疾病,如:艾滋病、梅毒、乙型肝炎等。

隔离的主要措施有:

(1)同种病原体感染者可同室隔离,必要时单人隔离。

(2)若血液和体液可能污染工作服时需穿隔离衣。

(3)接触血液和体液时应戴手套。

(4)注意洗手,若手被血液和体液污染或可能污染时,应立即用消毒液洗手,护理另一个患者前也应洗手。

(5)被血液和体液污染的物品,应装袋作好标记后送消毒或焚烧。

(6)严防被采血或注射针头等利器刺伤,患者用过的各种针头应放入防水、防刺破、有标记的容器内,直接送焚烧处理。

(7)被血液和体液污染的室内表面物品,立即用消毒液擦拭或喷洒。

(8)探视及陪护应采取相应的隔离措施。

6. 昆虫隔离

昆虫隔离适用于以昆虫为媒介而传播的疾病,如:疟疾、流行性乙型脑炎、流行性出血热、斑疹伤寒、回归热、肾综合征出血热、黑热病、登革热等。根据昆虫种类确定隔离的措施:

(1)疟疾、乙型脑炎主要由蚊子传播,所以病室内应有纱窗、纱门、蚊帐或其他防蚊设施。

(2)斑疹伤寒、回归热由虱子传播,患者入院时要灭虱处理,沐浴更衣,换下的衣物须灭虱处理。

（3）流行性出血热由螨传播，患者入院时要沐浴更衣，换下的衣物须煮沸或高压蒸汽灭螨处理。

7. 保护性隔离

保护性隔离也称反向隔离，适用于抵抗力低下或极易感染的患者，如：早产儿、严重烧伤、白血病、脏器移植、免疫缺陷等患者。

隔离的主要措施有：

（1）设专用隔离室，患者住单间病室隔离。

（2）凡是进入病室人员，应穿、戴灭菌后的隔离衣、帽子、口罩、手套及拖鞋。接触患者前、后或护理另一位患者前均要洗手。

（3）凡患呼吸道疾病或咽部带菌者，包括医务人员，均应避免接触患者。

（4）未经消毒处理的物品不得带入隔离区。

（5）病室内空气、地面、家具等均应严格消毒并通风换气。

（6）探视者应采取相应的隔离措施。

◇ 三、隔离技术操作法

隔离技术是指个人防护装备的专业使用，常指用于保护医务人员避免接触感染性因子的各种屏障用品。包括帽子、口罩、手套、护目镜、防护面罩、防水围裙、隔离衣、防护服等。

（一）帽子、口罩的使用法

【目的】

（1）帽子可防止工作人员的头发、头屑散落或被污染。

（2）使用口罩可保护患者和工作人员，避免互相传染，防止飞沫污染无菌物品、伤口或清洁物品。

【操作前准备】

（1）护士准备：着装整洁，洗手。

（2）用物准备：备好清洁纱布口罩（用6~8层纱布制成）、外科口罩或一次性口罩（用过氯乙烯纤维滤纸制成，长16~18 cm，宽14 cm，带长30 cm）、帽子或一次性帽子、污物袋。

（3）环境准备：整洁、宽敞。

【操作步骤】见表4-14。

表4-14　口罩的使用方法

操作程序	操作步骤	操作要领
1. 正确戴帽	戴清洁帽子，帽子应将头发全部遮住	• 帽子大小合适，能遮护全部头发
2. 戴好口罩		

续表4-14

操作程序	操作步骤	操作要领
▲纱布口罩	将口罩罩住鼻、口及下颌，口罩下方带系于颈后，上方带系于头顶中部	
▲外科口罩 （图 4-21）	(1)将口罩罩住鼻、口及下颌，口罩下方带系于颈后，上方带系于头顶中部； (2)将双手指尖放在鼻夹上，从中间位置开始，用手指向内按压，并逐步向两侧移动，根据鼻梁形状塑造鼻夹； (3)调整系带的松紧度，检查闭合性	● 如系带是耳套式，分别将系带系于左右耳后 ● 不应一只手提鼻夹 ● 确保不漏气 ● 不可用污染的手触摸口罩 ● 口罩潮湿或受到患者血液、体液污染后，应及时更换
▲医用防护口罩 （图 4-22）	(1)一手托住防护口罩，有鼻夹的一面背向外； (2)将防护口罩罩住鼻、口及下颌，鼻夹部位向上紧贴面部； (3)用另一只手将下方系带拉过头顶，放在颈后双耳下，再将上方系带拉至头顶中部； (4)将双手指尖放在金属鼻夹上，从中间位置开始，用手指向内按鼻夹，并分别向两侧移动和按压，根据鼻梁的形状塑造鼻夹	● 每次佩戴医用防护口罩进入工作区域之前，应进行密合性检查
	(1)洗手后先解开下面的系带，再解开上面的系带； (2)用手仅捏住口罩的系带，丢至医疗废物容器内	● 口罩用后，立即取下，不可挂在胸前，取下时不可接触污染面 ● 一次性口罩脱下后放入污物袋，如是纱布口罩，每日更换，清洗消毒
3.摘下口罩	洗手后取下帽子	● 一次性帽子脱下后放入污物袋，如是布制帽子，每日更换，清洗消毒
4.摘取帽子		

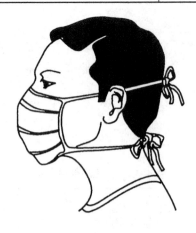

图 4-21　外科口罩佩戴法

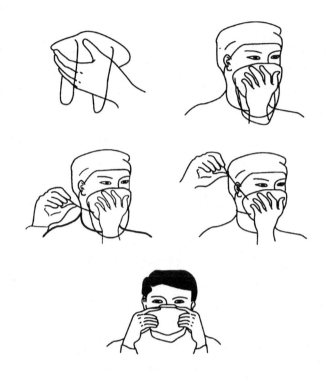

图 4-22　医用口罩佩戴方法

A. 一手托住口罩，有鼻夹的一面背向外；B. 口罩罩住鼻、口及下巴，鼻夹部位向上紧贴面部；C. 将下方系带拉过头顶，放在颈后双耳下；D. 双手指尖放在金属鼻夹上，根据鼻梁的形状塑造鼻夹

【评价】

（1）戴帽子、口罩方法正确。

（2）取下的口罩放置妥当。

（3）保持帽子和口罩的清洁、干燥。

【注意事项】

（1）应根据不同的操作要求选用不同种类的口罩。一般诊疗活动，可佩戴外科口罩或纱布口罩。手术室工作或护理免疫功能低下患者，进行体腔穿刺等操作时，应戴外科口罩。接触经空气传播或近距离接触经飞沫传播的呼吸道传染病患者时，应戴医用防护口罩。

（2）纱布口罩应保持清洁，每天更换、清洁与消毒，医用防护口罩能持续应用 6~8 小时，遇污染或潮湿应及时更换。使用一次性口罩不得超过 4 小时。

◇ 四、手卫生

（一）基本概念

（1）手卫生：是医务人员洗手、卫生手消毒和外科手消毒的总称。

（2）洗手：指医务人员用肥皂（或皂液）和流动水洗手，去除手部皮肤污垢、碎屑和部分致病菌的过程。

(3)卫生手消毒：指医务人员用速干手消毒剂揉搓双手，以减少手部暂居菌的过程。

(4)外科手消毒：指外科手术前医务人员用肥皂(或皂液)和流动水洗手，再用手消毒剂清除或者杀灭手部暂居菌和减少常居菌的过程。使用的手消毒剂可具有持续抗菌活性。

(二)手卫生的管理

《医务人员手卫生规范》是医疗机构在医疗活动中管理和规范医务人员手卫生的行动指南。

(1)制订管理制度：手卫生是控制医院感染的重要措施，长期的临床实践表明，机械的手部皮肤清洁是减少手部细菌扩散有效的重要方法。所以医院应制订相应的手卫生管理制度，并按要求严格执行。

(2)配备必要设施：医院应在财力与物力上大力支持手卫生工作，配备有效、便捷、合乎要求的手卫生设施，为医务人员执行手卫生措施提供必要条件。

(3)定期开展培训：医疗机构应定期开展广泛的手卫生培训，培训形式和内容根据培训对象不同而进行调整，使广大医务人员能充分掌握必要的手卫生知识和技能，提高其无菌观念和自我保护意识，保证手卫生的效果。

(4)加强监督指导：医疗机构应加强对临床、医技部门及其他部门人员的手卫生监督，包括对手卫生设施的管理，对医务人员的指导与监督，提高医务人员手卫生的依从性。

(5)开展效果监测：应加强手卫生效果的监测，每季度对手术室、产房、导管室、层流洁净病房、骨髓移植病房、器官移植病房、重症监护病房、新生儿室、母婴室、血液透析病房、烧伤病房、感染疾病科、口腔科(门诊及病房)等部门工作的医务人员进行手消毒效果监测，当怀疑医院感染暴发与医务人员手卫生有关时，应及时进行监测，并进行相应的致病微生物检测。卫生手消毒后，监测的细菌菌落数≤10 cfu/cm^2；外科手消毒后，监测的细菌菌落数≤5 cfu/cm^2

(三)手卫生设施

1. 洗手设施

(1)流动水洗手设施：水龙头应位于洗手池的适当位置，开关最好为非手触式。手术室、产房、导管室、层流洁净病房、骨髓移植病房、器官移植病房、重症监护病房、新生儿室、母婴室、血液透析病房、烧伤病房、感染疾病科、口腔科(门诊及病房)、消毒供应中心等重点部门必须配备非手触式水龙头；有条件的医疗机构在诊疗区域均宜配备非手触式水龙头。

(2)清洁剂：如肥皂、皂液或含杀菌成分的洗手液，另备盛放清洁剂的容器。要求固体肥皂保持清洁与干燥，皂液或洗手液有浑浊或变色时及时更换，盛放皂液的容器宜为一次性使用，重复使用的容器需每周清洁与消毒。

(3)干手物品：如擦手纸、干毛巾或干手机，另备盛放擦手纸或干毛巾的容器，如用干毛巾，需一用一消毒。

2. 手卫生消毒设施

医院配备合格的速干手消毒剂，如乙醇、异丙醇、氯己定、聚维酮碘(碘伏)等，剂型包括水剂、凝胶和泡沫型。手消毒剂应为符合国家有关规定的产品，医务人员有良好的接受性，宜使用一次性包装，并且无异味、无刺激性。

3. 外科手消毒设施

(1)洗手池：洗手池设置在手术间附近，水池大小、高矮适宜，能防止洗手水溅出，池面应光滑无死角、易于清洁，每日清洁与消毒。洗手池及水龙头的数量应根据手术间的数量设置，水龙头数量应不少于手术间的数量，水龙头开关应为非手触式。

（2）清洁用品：包括清洁剂、清洁指甲用物、手卫生的揉搓用品等。手刷的刷毛应柔软，定期检查，及时剔除不合格手刷，并且要一用一灭菌。

（3）手消毒剂：应取得卫生部卫生许可批准，在有效期内使用。以免冲洗手消毒剂为主，消毒后不需用水冲洗。手消毒剂的出液器应采用非手触式消毒剂、采用一次性包装，重复使用的消毒剂容器应每周清洁与消毒。

（4）干手物品：清洁毛巾、无菌巾。应做到一人一用，用后清洁、灭菌；盛装毛巾的容器应每次清洗、灭菌。

（5）其他：计时装置、洗手流程及说明图。

（四）洗手

【目的】除去手上的污垢及沾染的致病菌，避免污染无菌物品或清洁物品，防止感染和交叉感染。

【操作前准备】

（1）护士准备：着装整洁，剪指甲，洗手，取下手表。

（2）用物准备：流动洗手池设备（无此设备的可备消毒液，清水各一盆）、消毒刷、洗手液、干手器或纸巾、消毒小毛巾。

（3）环境准备：整洁、宽敞、干燥、安全。

【操作步骤】见表4-15、表4-16。

表4-15　手的清洗与卫生消毒法（有洗手池设备）

操作流程	操作步骤	操作要领
1. 充分准备	打开水龙头，调节合适水流和水温	● 水龙头最好是感应式或用肘、脚、膝控制的开关
2. 正确洗手		
▲卫生洗手法	（1）在流动水下，使双手充分淋湿。 （2）关上水龙头，取适量洗手液或肥皂（皂液），均匀涂抹至整个手掌、手背、手指和指缝。 （3）揉搓双手，具体揉搓步骤为（图4-23）： 1）掌心对掌心，手指并拢，相互揉搓； 2）掌心对掌背，双手交叉指缝相互揉搓，交换； 3）掌心相对，双手交叉指缝相互揉搓； 4）弯曲手指使关节在另一手掌心旋转揉搓，交换进行； 5）右手握住左手大拇指旋转揉搓，交换进行； 6）将五个手指尖并拢放在另一手掌心旋转揉搓，交换进行； 7）螺旋式擦洗手腕，交替进行	● 认真揉搓双手至少15秒，应注意揉搓双手所有皮肤，包括指背、指尖和指缝

续表4-15

操作流程	操作步骤	操作要领
▲刷手法	(1)用手刷蘸洗手液按前臂→腕部→手背→手掌→手指指缝→指甲顺序彻底刷洗后用流水冲净。 (2)按上述顺序再刷洗一次	• 手刷应每日消毒,如用肥皂液应每日更换,每只手刷30秒,两遍共刷2分钟,刷洗范围应超过被污染范围
3.冲洗擦干	打开水龙头,在流动水下彻底冲净双手,用擦手毛巾擦干,取适量护手液护肤	冲洗时手指向下,从肘部向指尖方向冲洗 • 避免溅湿工作服 • 冲水后立即关闭水龙头 • 擦手毛巾应保持清洁、干燥,每日消毒

表4-16　手的清洗与卫生消毒法(无洗手池设备)

操作流程	操作步骤	操作要领
▲浸泡消毒法		
1.浸泡双手	双手浸泡在消毒液中	• 消毒液浸没肘部及以下
2.揉搓擦洗	用小毛巾或手刷前臂→腕部→手背一手掌→手指→指缝→指甲顺序反复擦洗	• 根据消毒液的性质,浸泡消毒2~5分钟
3.洗净擦干	用清水洗净后,用洁净毛巾或擦手纸擦干双手	
▲卫生手消毒		
1.涂消毒剂	(1)按洗手步骤洗手并保持手的干燥。 (2)取速干手消毒剂于掌心,均匀涂抹至整个手掌、手背、手指和指缝,必要时增加手腕及腕上10 cm	• 符合洗手的要求与要点 • 消毒剂要求:作用速度快,不损伤皮肤,不引起过敏反应
2.揉搓待干	按照揉搓洗手的步骤揉搓双手,直至手部干燥(图4-23)	• 保证消毒剂完全覆盖手部皮肤 • 揉搓时间至少15秒 • 自然干燥

【评价】方法正确,冲洗彻底,工作服未被溅湿。符合 WS/T 313—2009《医务人员手卫生规范》。

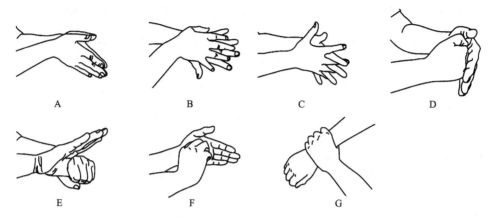

图 4-23　卫生洗手法七步洗手

A.掌心相对，手指并拢相互揉搓；B.掌心对手背沿指缝相互揉搓，交换进行；C.掌心相对，双手交叉指缝相互揉搓；D.弯曲手指使指关节在另一掌心旋转揉搓，交换进行；E.一手握另一手大拇指旋转揉搓，交换进行；F.五个手指尖并拢在另一掌心中旋转揉搓，交换进行；G.握住手腕回旋摩擦，交换进行

【注意事项】

（1）医务人员在下列情况下应该洗手，然后进行卫生手消毒。①接触患者的血液、体液和分泌物后；②接触被传染性致病微生物污染的物品后；③直接为传染病患者进行检查、治疗、护理后；④处理传染病患者污物后。

（2）洗手时要反复搓擦，使泡沫丰富。

（3）刷洗时，身体应与洗手池保持一定距离，以免隔离衣污染水池边缘或水溅到身上。

（4）流水冲洗时，腕部应低于肘部，使污水流向指尖，防止水流入衣袖，并避免溅湿工作服。

（5）术后摘除外科手套后，应用肥皂（皂液）清洁双手。

（6）洗手与消毒可使用海绵、其他揉搓用品或双手相互揉搓。

知识链接

全球洗手日

仅用水洗手是世界范围内常见的实践活动，效率远远低于加用肥皂或洗手液洗手。正确的洗手需要用肥皂或洗手液和仅少量的水。只要正确使用，所有的肥皂或洗手液均能有效地去除导致疾病的病菌，正确洗手被认为是最价廉、最简单的健康干预。

2008 年促进用肥皂洗手公私伙伴组织（PPPHW）发起"全球洗手日"活动倡议，号召世界各国从 2008 年起，每年 10 月 15 日开展"用肥皂洗手活动"。此活动旨在培养并支持全球和区域用肥皂洗手的文化，关注各个国家的洗手状况，加大对用肥皂或洗手液洗手好处的宣传。联合国儿童基金会积极推动以儿童参与为主体的洗手运动，号召人们一起用行动唤醒每个人正确洗手，用肥皂或洗手液洗手，预防疾病的健康意识；促使人们改善卫生行为，尤其是教导孩子们从小养成良好的卫生态度和习惯，倡导政府和社区改善环境卫生包括洗手设施。

五、避污纸的使用法

【目的】用避污纸垫着拿取物品或做简单操作，保持双手或物品不被污染，省略消毒手续。如用清洁的手拿取污染物品或污染的手拿取清洁物品，均可使用避污纸。

【操作前准备】

（1）护士准备：着装整洁，洗手，戴口罩。
（2）用物准备：避污纸（即清洁纸片）。
（3）环境准备：整洁、宽敞。

【操作步骤】见表4-17。

表4-17　避污纸的使用法

操作程序	操作步骤	要点说明
1. 使用时	取避污纸时应从页面抓取，不可掀页撕取（图4-24）	● 使用前应保持避污纸清洁
2. 使用后	避污纸用后丢入污物桶，定时焚烧	● 避污纸放入医用污物或污物袋内，不可随意丢弃

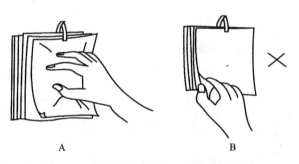

图4-24　避污纸的使用（A 正确，B 错误）

【评价】

（1）避污纸使用前未被污染。
（2）取避污纸的方法正确。

【注意事项】取避污纸时，不可掀页撕取，以保持一面为清洁面。

六、穿脱隔离衣法

【目的】保护患者和工作人员，免受病原体的侵袭；防止病原体的传播，避免交叉传染。

【操作前准备】

(1)护士准备：穿好工作服，洗手，戴隔离帽、口罩，取下手表，卷袖过肘(冬季卷过前臂中部)。

(2)用物准备：隔离衣、挂衣架刷手及洗手设备、污物袋。

(3)环境准备：整洁、宽敞、干燥、安全，用物摆放合理。

【操作步骤】见表4-18。

表4-18　穿脱隔离衣法

操作流程	操作步骤	要点说明
▲穿隔离衣法(图4-25)		
1.检查取衣	(1)检查隔离衣的完整性和清洁情况，核对长短是否适合。 (2)手持衣领取下隔离衣(图4-25A)，清洁面朝向自己，将衣领两端向外折齐，露出肩袖内口(图4-25B)	• 隔离衣的长度需全部遮盖工作服，有破损时则不可使用 • 衣领及隔离衣内面为清洁面
2.穿好衣袖	右手持衣领，左手伸入袖内，右手将衣领向上拉，使左手露出(图4-25C)。换左手持衣领，右手伸入袖内，依上法使右手露出(图4-25D)，举双手将袖上抖，露出手腕	• 衣袖勿触及面部、衣领
3.系好衣领	两手持衣领，由领子中央顺着边缘向后将领带(扣)系(扣)好(图4-25E)	• 系领子时注意污染的袖口不可触及衣领、帽子、面部和颈部
4.扣好袖口	扣袖口或是系上袖带(图4-25F)	• 此时手已被污染
5.系紧腰带	将隔离衣一边(约在腰下5 cm处)渐向前拉，见到边缘则捏住衣外面边缘(图4-25G)，同法捏住另一侧边缘(图4-25H)。双手在背后将边缘对齐(图4-25I)，向一侧折叠(图4-25J)。以手按住折叠处，另一手将腰带拉至背后，压住折叠处，将腰带在背后交叉，回到前面打一活结(图4-25K)	• 手不可触及隔离衣内面 • 隔离衣应能遮盖背面的工作服，勿使折叠处松散 • 穿上隔离衣后不得再进入清洁区
▲脱隔离衣法(图4-26)		
1.松开腰带	解开腰带的活结(图4-26A)	
2.解开袖口	解开袖口，在肘部将部分衣袖塞入工作服衣袖下(图4-26B)露出双手	• 勿使衣袖外面塞入工作服袖内

续表4-18

操作流程	操作步骤	要点说明
3.消毒双手	(1)消毒浸泡双手； (2)用刷手法刷洗双手	• 浸泡消毒双手5分钟 • 刷洗每个手臂30秒，各两遍，共计2分钟 • 刷手顺序为按前臂腕部→手背→手掌→手指→指缝指甲顺序彻底刷洗
4.冲洗擦干	打开水龙头，在流动水下彻底冲净双手，用擦手毛巾擦干	• 冲洗时手指向下，从肘部向指尖方向冲洗
5.解开衣领	解开领带(或领扣)(图4-26C)	• 保持衣领清洁
6.脱袖挂放	(1)一手伸入侧衣袖内(图4-26D)，拉下衣袖过手，用衣袖遮盖着的手握住另一衣袖的外面将袖子拉下(图4-26E)，双手轮换拉下袖子，渐从袖管中褪至衣肩(图4-26F)，再一手握住两肩缝撤出另一只手 (2)双手握住衣领，将隔离衣两边对齐，挂在衣钩上。需更换的隔离衣脱下后清洁面向外，卷好投入污衣袋中	
7.再次洗手	按卫生洗手法洗手	

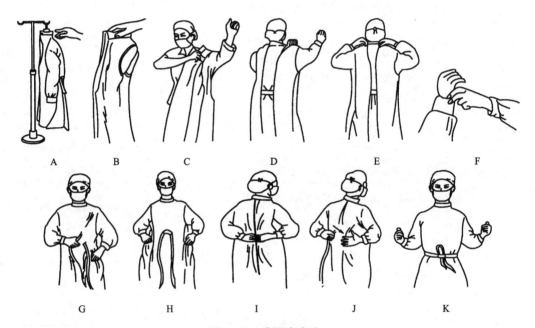

图 4-25 　穿隔离衣法

A.取隔离衣；B.清洁面朝向自己，露出肩袖内口；C.穿左侧衣袖；D.穿右侧衣袖；E.系衣领；F.系袖口；G.将左侧衣边拉到前面；H.将右侧衣边拉到前面；I.将两侧衣边在背后对齐；J.将对齐的衣边向左侧折叠；K.系腰带

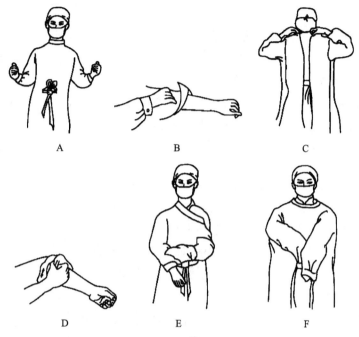

图 4-26　脱隔离衣法

A.解开腰带在前面打一活结；B.翻起袖口，将衣袖向上拉；C.解衣领；D.拉下衣袖；E.左手在袖口内拉右侧衣袖的污染面；F.双袖对齐，双肩逐渐退出隔离衣

【评价】

(1)隔离观念强，操作者环境物品无污染。

(2)手的消毒方法正确，冲洗彻底，隔离衣未被溅湿。

【注意事项】

(1)穿隔离衣前，应将进入病室操作所需用物备齐。

(2)隔离衣的长短要合适，需全部遮盖工作服，有破损时不可以使用。

(3)必须分清隔离衣的清洁面与污染面，保持清洁面不被污染。

(4)隔离衣每天更换一次，如有潮湿或被污染时，应该立即更换。

(5)穿隔离衣后，双臂保持在腰部水平以上视线范围内；不得进入清洁区，只能在规定区域内活动。

第五节　护士职业防护

护士在为患者提供检查、治疗、护理的过程中可能会遭受各种各样的职业性相关的伤害。为了预防和减少职业性损伤，护士必须加强对各种职业性有害因素的认识，掌握处理和预防职业性损伤的基本知识和技能，以维护自身健康。

一、职业防护的相关概念及意义

(一)职业防护的相关概念

(1)职业暴露：指从业人员由于职业原因而暴露在有害因素中，从而处于有可能损害健康甚至危及生命的一种状态中。护理职业襄露是指护士在从事诊疗、护理活动过程中，接触有毒、有害物质或病原微生物，以及受到心理-社会状况的影响而损害健康或危及生命的职业暴露。

(2)护理职业风险：指在护理服务过程中可能发生的一切不安全事件。

(3)职业防护：是针对可能造成机体损伤的各种职业性有害因素，采取有效措施，以避免职业性伤害的发生，或将伤害降低到最低程度。

(4)护理职业防护：是指在护理工作中针对各种职业性有害因素采取有效措施，以保护护士免受职业性有害因素的伤害，或将损伤降至最低程度。

(二)护理职业防护的意义

(1)提高护士职业生命质量：通过学习职业防护的相关知识和进行规范的职业防护技能培训，可以加强护士对于职业性伤害的防范意识，有助于护士准确识别和控制现存或潜在的职业性有害因素，避免职业性有害因素对护士的伤害的同时，还可以控制由环境和行为不当引发的不安全因素，以达到维护护士身体健康，缓解心理压力，增强社会适应能力，提高职业生命质量的目的。

(2)营造和谐的工作氛围：安全的工作环境可以使护士保持愉快的心情，增加其职业满意度、安全感及成就感，从而提高职业认同感。不安全的工作环境会让护士缺乏安全和归属感，易产生职业倦怠。

二、职业暴露的有害因素

(一)生物性因素

生物性因素的护理职业损伤是指，护士在进行护理操作的工作中，意外沾染、吸入或食入的病原微生物或含有病原微生物的污染物。生物性因素是影响护理职业安全最常见的职业性有害因素。护理工作环境中主要的生物性因素为细菌和病毒。

(1)细菌：护理工作中常见的致病菌有葡萄球菌、链球菌、肺炎球菌及大肠埃希菌等。这些细菌广泛存在于患者的分泌物和排泄物，使用过的衣物和用物也会残留一定的细菌，护士可通过呼吸道、消化道、血液及皮肤途径感染这些细菌。细菌的致病作用取决于其侵袭力、毒素类型、侵入机体的数量及侵入途径。

(2)病毒：护理临床工作环境中常见的病毒有肝炎病毒、人类免疫缺陷病毒(HIV)及冠状病毒等，其以呼吸道和血液传播较为常见。护士因职业性损伤感染的疾病中，最常见、最危险的乙型肝炎、丙型肝炎及艾滋病均由病毒引起。近些年来，流感病毒也成为威胁护士安全的常见病毒。

(二)化学性因素

化学性因素是指医务人员在从事规范的诊断、治疗、护理及检验等工作过程中,通过多种途径接触到的化学物质,对护士造成职业危害的化学性因素主要是一些药物及消毒剂的接触,如抗肿瘤药、麻醉剂、环氧乙烷、戊二醛、含氯消毒液等。这些药物的共同特点是容易挥发入空气中,或由于接触暴露,可造成身体不同程度的损伤。

(1)消毒剂:护士在工作中经常接触各式消毒剂,常见的有含氯消毒剂、过氧乙酸、戊二醛等,可以引起皮肤过敏、流泪、恶心、呕吐及气喘等症状。经常接触此类气体后还可以引起结膜灼伤、上呼吸道炎症、喉头水肿和痉挛、化学性气管炎或肺炎等。长期接触可以造成肝脏损害和肺纤维化,甚至还会损害中枢神经系统,出现头痛及记忆力减退。

(2)化疗药物:现阶段使用的抗肿瘤药物大多数为细胞毒剂,如环磷酰胺、氮芥、阿霉素、丝裂霉素、氟尿嘧啶、铂类药物及紫杉醇等,在防护不当的情况下可通过皮肤接触、吸入或食入等途径给护士带来一些潜在危害。长期小剂量的接触可因蓄积作用而产生远期损害,可以引起白细胞下降和自然流产率增高,而且还有致癌、致畸、致突变及脏器损伤等危险

(3)麻醉废气:短时间内吸入麻醉废气可引起护士头痛、注意力不集中、应变能力差及烦躁等症状;长时间吸入麻醉废气可以在体内蓄积,可以造成慢性氟化物中毒,也可对生育功能及遗传造成不良影响。

(4)其他:体温计、血压计、水温计等是常用的护理操作用品,其中的汞是一种有毒性的重金属,漏出的汞如果处理不当,可对人体产生神经毒性和肾毒性作用。

(三)物理性因素

在日常护理工作中,常见的物理性因素有锐器伤、负重伤、放射性损伤、温度性损伤及噪声等。

(1)锐器伤:是护理工作中最常见的职业性有害因素之一,携带有感染性病毒的针刺伤是导致血源性疾病传播的最主要因素,其中乙型肝炎、丙型肝炎和艾滋病是最常见也是危害最大的疾病。发生针刺伤除了给护士造成身体的损害之外,对其心理的损害也是巨大的,会导致焦虑和恐惧情绪,甚至影响护理职业生涯。

(2)负重伤:在工作中,护士会进行很多必要的体力活动,例如为患者翻身、搬运患者、更换床单位等,在此过程中若存在用力不当或姿势不正确时,容易引发腰部肌肉损伤,腰椎间盘突出,长时间的站立和走动还可以导致下肢静脉曲张。

(3)放射性损伤:工作中护士会经常接触到紫外线、X线等放射性物质,如果防护不当可以导致不同程度的皮肤、眼睛受损。在为患者进行放射性诊断和治疗过程中,若护士没有做好自身防护,则可能造成免疫系统受损,严重情况下可导致血液系统障碍或癌症。

(4)温度性损伤:常见的温度性损伤有使用热水瓶、热水袋导致的烫伤;易燃易爆物品如氧气、乙醇等所致的烧伤;各种电器的使用,如红外线烤灯、频谱仪及高频电刀等所致的灼伤等。

(四)心理-社会因素

随着医学模式和健康观念的转变,护理工作不再是单纯地执行医嘱,同时也承担着管理、教学、科研等任务,同时,由于观念的不同,某些患者及家属对护士职业存在一定的偏见,护士在工作中处于身心双重压力,易引起职业倦怠,引发一系列心理-生理-社会的健康问题。

三、护理职业防护的管理

为了保证护士在工作过程中的身心安全，预防工作中可能发生的职业暴露，同时帮助护士在发生职业暴露之后得到及时规范的处理，医院需要根据国家有关法规，做好护理职业防护管理工作。

(一)建立层级分明的组织管理系统

医院应当根据自身情况设立层级分明、权责明确的职业安全管理组织。职业安全管理分为三级管理，即医院职业安全管理委员会、职业安全管理办公室、科室职业安全管理小组，分别承担相应的职业安全管理工作。

(二)建立健全规章制度和操作流程，提高整体防护能力

建立健全完善的职业防护规章制度，并且严格地执行是保障护士职业安全的基本措施。其中包括职业防护管理制度、职业暴露上报制度、处理程序、风险评估标准、消毒制度、隔离制度、转诊制度、各种有害因素监测制度及医疗废弃物处理制度等。对各种专业操作制定工作指南和操作流程，使得护士的工作更加规范，有章可循，从而减少职业暴露的发生率。如生物性损伤因素防护规程、有毒有害气体的管理和操作规程、易燃易爆物品的管理和使用规程、预防锐器伤操作规程及预防化疗药物损伤操作规程等。

(三)加强护士职业安全教育，强化职业防护意识

在临床工作中加强对护士职业安全知识、技能、法律法规的教育是减少职业暴露的主要措施，通过安全防护教育，可以提高护士的自我保护意识和能力，使护士从思想和行动上重视职业防护。

(1)职业安全知识的培训与考核：各级卫生行政部门要充分认识到护士职业暴露的危险性和严重性，以及做好护士职业防护的重要性和迫切性。提供一定的人力、物力、技术及政策支持等资源，在学校教育、岗前教育、在职培训中对护士进行反复的职业防护培训，并且设定相应的考核机制。如传染病疫情培训、中毒知识培训、自然灾害和意外事故知识培训等，并且提供心理健康咨询服务。

(2)增强护士的职业防护意识：保证护士自身的安全是保障患者安全的必要前提，护士应该充分认识到职业暴露的危害和职业防护的重要性，加强学习，丰富自己的专业知识和技能，以增强自我职业防护的能力。

(四)改善护理防护设备

护理防护设备是护士在工作中必不可少的保护自身的工具。医疗卫生机构要为护士提供充足精良的防护物品，建立安全健康的工作环境、完善检测系统、医疗设备和职业防护措施，创造全方位安全的护理工作环境。

(1)常用防护设备及用品：①一般用品，如手套、面罩、护目镜、防护罩及脚套等；②隔离病房内使用的密闭较好的鸭嘴式口罩、围裙、一次性手术衣、无菌手套、手术鞋及手术帽；③使用可自动回缩的安全注射装置和符合国际标准的一次性锐器回收盒等；④设立防护设备、设施，如生物安全柜、层流手术室(安装麻醉废气排放管道)及感应式洗手设施。

(2)建立静脉药物配制中心：根据药物特性，建立符合国际标准的操作环境，由经过严

格培训的药剂师和护士担任，严格按照操作程序配制全静脉营养液、化疗药物及抗生素等药物，从而保证临床用药的安全性和合理性，减少病区护士自己配置药物时受到的伤害。

（五）强化和推进标准预防

美国疾病控制中心提出的用标准预防进行护理职业防护。标准预防即认为所有患者的血液、体液、分泌物及排泄物等都具有潜在的传染性，接触时均应采取防护措施，以防止血源性传播疾病和非血源性传播疾病的传播。

标准预防包括 3 个基本内容：

（1）所有的患者均被视为具有潜在感染性：即认为患者的血液、体液、分泌物、排泄物均具有传染性，必须进行隔离，不论是否有明显的血迹污染或是否接触完整的皮肤黏膜、接触上述物质者，必须采取防护措施；

（2）双向防护：坚持对患者和医务人员共同负责的原则，强调双向防护，防止疾病双向传播。

（3）隔离措施：根据疾病的主要传播途径，采取相应的隔离措施（包括接触隔离、空气隔离及微粒隔离等），其重点是洗手和洗手的时机。

标准预防技术包括洗手、戴手套、穿隔离衣、戴护目镜和面罩等，通过采取综合性防护措施，减少受感染的机会，护士必须正确掌握各级防护标准、防护措施及各种防护物品的使用方法，以防止防护不足造成自身安全受损或防护过度造成资源浪费。

四、常见护理职业损伤及预防措施

（一）生物性损伤

在为患者提供护理服务时，无论是患者还是护士的血液和体液，都应视为具有潜在传染性的液体，并加以防护。通过采取综合性防护措施，减少护士感染乙型肝炎病毒（HBV）、丙型肝炎病毒（HCV）或人类免疫缺陷病毒（HIV）等的机会。

1. 生物性职业损伤的原因

（1）与针刺伤有关的操作：导致护士生物性职业损伤的主要原因是污染的针头刺伤或其他锐器伤，而针刺伤最容易发生在针头使用后的丢弃环节。

（2）接触血液与体液的操作：①处理工作台面、地面及墙壁的血液、体液时未先进行消毒，而是直接擦洗；在进行接触血液、体液的操作时未戴手套。②抢救患者时，护士的手或衣服可能接触患者的血液或体液时，未及时采取有效的防护措施（特别是手部有破损时）；或发生意外，如患者的血液、分泌物入护士的眼睛、鼻腔或口腔。③在为患者实施心肺复苏时，徒手清理口腔内的分泌物及血液、口对口人工呼吸。

2. 预防措施

（1）洗手：护士在接触患者前后，特别是接触血液、排泄物、分泌物及污染物品前后，无论是否戴手套都要洗手。

（2）避免直接接触血液或体液：护士应常规实施职业性防护，防止皮肤、黏膜与患者的血液、体液接触，常用的防护措施包括手套、口罩、护目镜及隔离衣等。

1）戴手套、穿隔离衣：当护士接触患者血液、体液及被其污染的物品和锐器，或进行体腔及血管的侵入性操作时，均应戴手套操作及穿好隔离衣。护士手上有伤口时更应注意。

2）戴口罩或者护目镜：在进行可能有患者的体液、分泌物等液体溅出的操作过程中，应戴口罩和护目镜，例如气管内插管、支气管镜及内镜检查。

3）安全处理锐器：临床中大部分的锐器伤都是可以预防的。严格按照操作规范处理注射针头、手术刀、安瓿等锐器是防止针刺伤的必要手段，同时，有条件的医院可以使用具备自动回缩功能的注射器具和锐器盒。

4）医疗废物和排泄物的处理：对于已经使用过的一次性物品和其他固体废弃物，应放入双层防水污物袋中，密封后贴上特殊标签，由专人进行回收和处理。排泄物和分泌物等污物倒入专门的密闭容器内，经过消毒后排入污水池或下水道。

(二)锐器伤

锐器伤是常见的一种职业损伤，污染锐器的伤害是导致护士发生血源性传播疾病最主要的职业性因素。锐器伤是一种由医疗锐器，如注射器针头、缝针、各种穿刺针、手术刀、剪刀、碎玻璃、安瓿等一切锐器所造成的意外伤害。

引起锐器伤的利器种类：①玻璃类：主要有玻璃药瓶、玻璃安瓿、玻璃输液瓶、玻璃器皿、玻璃试管、玻璃注射器及体温计等；②金属类：主要有注射器针头、输液(血)器针头、各种穿刺针、套管针、手术时使用的缝合针、手术刀片及手术剪刀等。

1. 锐器伤发生的原因

(1)护士自我防护意识淡薄：护士对锐器伤的危害性认识不足，缺乏防护知识的系统教育，是发生锐器伤的重要原因。如护士在接触患者的血液、体液时没有采取防护措施；锐器伤报告制度的执行力度不够等。

(2)护士技术不熟练和操作不规范：使用锐器进行护理操作时，粗心大意、技术不熟练及操作不规范等均极易造成锐器伤，如徒手掰安瓿；错误的拔针方法；随便丢弃一次性注射器针头、留置针针芯；直接用手接触锐器；缝合针、手术器械台上摆放不规整及器械传递不规范等，都易导致锐器伤的发生。

(3)意外损伤：手术工作中使用的锐器较多，如刀、剪、针、钩，传递频繁及传递不规范极易造成自伤或伤及他人；整理治疗室、治疗盘时被裸露的针头或碎玻璃扎伤；在刷洗医疗器械时也容易受伤。

(4)患者因素：在工作中如遇到一些极度不配合的患者(如酗酒、精神病患者)，护士在操作中易产生紧张情绪，导致操作失误而发生锐器伤。另外，在操作过程中患者突然躁动极易使针头或刀片伤及护士。

(5)身心疲劳：护士配备不足、工作量及压力过大，易使护士出现身心疲乏，在护理操作时精力不集中而导致误伤。

(6)教育培训不够，防护用品不到位：医院未开展安全防护教育，对新护士未进行相关培训；防护用品不足(如考虑医疗用品成本而限制手套的使用等)，因为被血液污染的针头刺破一层乳胶手套或聚乙烯手套，医务人员接触的血液量比未戴手套时可减少50%以上；未引进具有安全防护功能的一次性医疗用品(带自动毁形装置)。

2. 锐器伤预防措施

锐器伤防护的关键是建立锐器伤防护制度，加强安全教育，提高自我防护意识，使用安全工具，规范操作行为，做好预防接种，完善防护措施等。

（1）建立锐器伤防护制度，提高自我防护意识。

（2）强化与完善制度建设：严格执行护理操作常规和消毒隔离制度，执行并普及防护措施，规范操作行为，培养良好的职业素质。

（3）戴手套与洗手：①有可能接触患者血液、体液的诊疗和操作时必须戴手套，操作完毕脱去手套后立即洗手，必要时进行手消毒；②手部皮肤如有破损，在进行有可能接触患者血液、体液的诊疗和护理操作时必须戴双层手套。

（4）规范操作：在进行侵入性诊疗和护理操作过程中，光线要充足；传递器械时要娴熟规范，可以使用小托盘传递锐器（避免直接传递锐器）；特别注意防止被针头、缝合针及刀片等锐器损伤。

（5）正确处理使用后的锐器：使用后的锐器应直接放入耐刺、无渗漏的锐器盒内，以防被刺伤。

（6）规范锐器使用时的防护：①抽吸药液时严格遵循无菌操作原则；②抽吸后立即用单手套上针帽；③静脉用药时最好使用三通给药；④使用安瓿制剂时应先用砂轮划痕后再掰安瓿，掰安瓿时应垫以棉球或纱布；⑤制定完善的手术器械（刀、剪、针等）摆放及传递的规定，规范器械护士的基本操作；⑥手术前充分了解高危患者情况，并重点做好其围术期和手术期的安全防护工作。

（7）纠正易引起锐器伤的危险行为：①禁止用双手分离污染的针头和注射器；②禁止用手直接接触使用后的针头、刀片等锐器；③禁止用手折弯或弄直针头；④禁止双手回套针帽；⑤禁止用手直接传递锐器；⑥禁止直接接触医疗废物。

（8）严格管理医疗废物：使用符合国际标准的锐器回收器处理使用后的锐器，病区内应配备足够的锐器回收器，封存好的锐器回收器要有清晰的标志，以便监督执行。严格执行医疗废物分类标准，锐器不应与其他医疗废物混放。

（9）加强护士的健康管理：护士在工作中发生锐器伤后，应立即做好局部的处理，并根据情况决定是否进行再处理。①建立护士健康档案，定期为护士进行体检，并接种相应的疫苗；②建立损伤后登记上报制度；③建立锐器伤处理流程；④建立受伤护士的监控体系，追踪伤者的健康状况；⑤积极关心受伤护士的心理变化，做好心理疏导，及时有效地采取预防补救措施。

（10）与患者沟通配合：在护理过程中，应体谅和宽容不合作的患者，尽最大能力与其沟通，以取得患者及家属的信任及配合，从而达到治疗与护理的目的。必要时请他人协助，尽量减少锐器伤。

（11）适当调整护士工作强度和心理压力：实行弹性排班制，加强治疗高峰期的人力配备，以减轻护士的工作压力，提高工作效率和质量，减少锐器伤的发生。

（12）使用具有安全装置的护理器材：尽量选用安全性能好的护理用品。①采用真空采血系统采集血液标本；②使用可来福接头、一次性无针头输液管路等无针连接系统；③采用具有安全保护性装置的用品，如可自动毁形的安全注射器、回缩自毁式一次性注射器、带保护性针头护套的注射器及安全型静脉留置针等；④使用砂轮和不同孔径安瓿启瓶器开启安瓿。

3.锐器伤的应急处理流程

（1）受伤护士要保持镇静，戴手套者按规范迅速脱去手套。

（2）处理伤口：①立即用手从伤口的近心端向远心端挤出伤口的血液，但禁止在伤口局部挤压或按压,以免产生虹吸现象,将污染血液吸入血管,增加感染机会;②用肥皂水清洗伤口,并在流动水下反复冲洗。采用生理盐水反复冲洗皮肤或暴露的黏膜处;③用75%乙醇或0.5%聚维酮碘(碘伏)消毒伤口,并包扎。

(3)及时填写锐器伤登记表,并尽早报告部门负责人、预防保健科及医院感染管理科。

(4)评估锐器伤:根据患者血液中含有病原微生物(如病毒、细菌)的多少和伤口的深度、范围及暴露时间进行评估,并做相应处理。

(三)化疗药物损伤

化学药物治疗(化疗)是指对病原微生物和寄生虫所引起的感染性疾病以及肿瘤采用的治疗方法;从狭义上讲,化疗多指对恶性肿瘤的化学治疗。化疗药物在杀伤肿瘤细胞、延长肿瘤患者生存时间的同时,也可通过直接接触、呼吸道吸入及消化道摄入等途径,给经常接触它的护士带来一定的潜在危害,这些潜在的危害与其接触剂量有关,大量接触化疗药物可对人体造成毒性反应以及某些远期的潜在危险。

1.化疗药物损伤的原因

(1)准备化疗药物过程中的药物接触:常发生在药物稀释时的振荡过程中由于瓶内压力过大,排气时出现药物的喷洒或针剂药瓶出现破碎而漏出药物。

(2)注射操作过程中的药物接触:静脉注射药物前排气操作不规范,或注射时针头与针管的连接不紧密,导致药液外溢。

(3)处理化疗药物使用后的过程中的药物接触:用过的化疗药物空瓶或剩余药物处理不当,可污染工作环境或仪器设备。

(4)直接接触化疗患者的排泄物、分泌物或其他污染物等:患者的粪便、尿液、呕吐物、唾液及汗液中均含有低浓度的化疗药物,其污染被服后,如果处理不当,也可使护士接触到化疗药物。

2.化疗药物损伤的预防措施

化疗药物的防护应遵循两个基本原则:①减少与化疗药物的接触;②减少化疗药物污染环境。

(1)配制化疗药物的环境要求:在条件允许的情况下,应设专门的化疗药物配药间,并配备有空气净化装置,有条件的医院应设置化疗药物配送中心,根据我国《微生物和生物医学实验室生物安全通用准则(WS233—2002)》,配置符合要求的Ⅱ级或Ⅲ级垂直层流生物安全柜,可以防止含有药物微粒的气溶胶或气雾对护士产生伤害,使之达到安全处理化疗药物的防护要求。其操作台面应覆以一次性防渗透性防护垫,以吸附溅出的药液,减少药液污染台面。

(2)配备专业人员:化疗药物配制室内应配备经过药学基础、化疗药物操作规程及废弃物处理等专门培训,并通过专业理论和技术操作考核的护士。化疗护士应定期检查肝肾功能、血常规等,妊娠期及哺乳期护士避免直接接触化疗药物。

(3)化疗药物配制时的防护:化疗药物配制时的防护措施与要求。

1)操作前准备:配药时穿长袖低渗透的隔离衣,戴帽子、口罩、护目镜、聚氯乙烯手套并外套一副乳胶手套。

2)正确打开安瓿:打开安瓿前应轻弹其颈部,使附着的药粉降至瓶底,掰开安瓿时应垫纱布,避免药粉、药液外溢,或玻璃碎片四处飞溅,并防止划破手套;溶解药物时,溶媒应沿瓶壁缓慢注入瓶底，待药粉浸透后再晃动，以防药粉溢出。

3)规范地稀释和抽取药物：①稀释瓶装药物及抽取药液时，应插入双针头，以排除瓶内压力，防止针栓脱出造成污染；②抽取药液后，在药瓶内进行排气和排液后再拔针，不要将药物排于空气中；③抽取药液时用一次性注射器和针腔较大的针头，所抽药液以不超过注射器容量3/4为宜；④抽出药液后放入垫有聚乙烯薄膜的无菌盘内备用。

4)操作后的处理：操作结束后，用水冲洗和擦洗操作台。脱去手套后彻底冲洗双手并进行沐浴，以减轻药物的毒副作用。

(4)化疗药物给药时的防护：①静脉给药时应戴手套；②确保注射器及输液管接头处连接紧密，以防药物外漏；③从墨菲滴管加入药物时，先用无菌棉球围在滴管开口处再加药，加药速度不宜过快，以防药物从管口溢出。

(5)化疗药物污染的处理：如果化疗药物外溅，应立即标明污染范围，避免他人接触。如果药液溢到桌面或地上，应立即用吸水毛巾或纱布吸附；若为粉剂则用湿纱布轻轻擦抹，并用肥皂水擦洗污染表面后，再用75%乙醇擦拭。

(6)集中处理化疗废弃物和污染物：①接触过化疗药物的用品、一次性注射器、输液器、针头、废弃安瓿及药瓶等，使用后必须放置在防刺破、无渗漏的专用容器中封闭处理；②所有的污物(包括用过的一次性防护衣、帽)，必须经过焚烧处理；③非一次性物品(如隔离衣、裤等)应与其他物品分开放置，并经过高温处理；④处理48小时内接受过化疗患者的分泌物、呕吐物、排泄物、血液时，必须穿隔离衣、戴手套；被化疗药物或患者体液污染过的床单等应单独洗涤；患者使用的物品应先用热水冲洗2次，然后分装标记，集中处理；患者使用过的洗手池、马桶要用清洁剂和热水彻底清洗；⑤混有化学药物的污水，先在医院内的污水处理系统中灭活或破坏细胞毒性药物，再排入城市污水系统。

3.化疗药物暴露后的处理流程

在配制、使用和处理污染物的过程中，如果防护用品不慎被污染，或眼睛、皮肤直接接触到化学药物时，可采取下列处理流程：①迅速脱去手套或隔离衣；②立即用肥皂和清水清洗污染部位的皮肤；③眼睛被污染时，应迅速用清水或生理盐水冲洗眼睛，记录接触情况，必要时就医治疗。

(四)负重伤

负重伤是指护士由于职业关系，在工作中不合理用力或在搬运重物时负重过大引起肌肉、骨骼或关节的损伤。常见的负重伤是腰椎间盘突出症和静脉曲张等。

1.负重伤的原因

(1)工作强度大：临床护士工作压力较大，不但需要处理强度较大的工作，如搬运患者、设备等，而且还要适应较快的工作节奏，尤其手术室、急诊、重症监护室的护士，精神处于高度紧张状态，随时准备处理突发事件。因此护士经常因负重过重或体力不支、用力不均衡等，使腰部易受损，导致职业性腰背痛、椎间盘突出症或下肢静脉曲张等负重伤的发生。

(2)长期的积蓄性损伤：长期积蓄性损伤是护理人员的职业特点。在临床工作中，护士需要弯腰、静站、扭转、走动等多种动作，长期容易形成积蓄性损伤，导致椎间盘突出症和静脉曲张等负重损伤。

2.负重伤的防护措施

(1)加强锻炼、增强体质：锻炼可提高机体免疫能力、肌肉的柔韧性、增加骨关节活动度，加强腰背部的锻炼，是预防负重伤发生的重要措施，常见的锻炼方式有健美操、太极拳、跑步、游泳、瑜伽等，可以防止发生负重伤。

（2）采取正确的工作姿势：利用力学原理，日常工作中保持良好的姿势，必要时科学使用劳动保护用具，可以预防负重伤的发生。如佩戴腰围以加强腰部的稳定性。

（3）促进下肢血液循环：护理工作承受较强的劳动强度和活动量，导致下肢静脉血液回流受阻，长期积蓄性损伤引起下肢静脉曲张。为预防下肢静脉曲张的发生，护士在工作过程中应注意：①应避免长时间保持同一姿势，站立时，可让双腿轮流支撑身体重量，适当做踮脚动作，以促进小腿肌肉收缩，减少静脉血液淤积；②利用工作间歇可做下肢动作操，尽量抬高下肢，以促进血液回流；③穿弹力袜或捆绑弹力绷带，促进下肢血液回流，减轻或消除肢体沉重感和疲劳感。

（4）养成良好的生活、饮食习惯：①提倡用硬板床休息，应注意床垫的厚度要适宜；②在从事家务或其他劳动时，注意避免弯腰活动时间过长，尽量减少弯腰的次数和持重物的时间及重量，预防负重伤的发生；③注意营养的科学调配，保证合理膳食供给，满足神经肌肉活动时需要的营养素，促进血流、消除肌肉紧张，如多食用富含钙、铁、锌的食物，如牛奶、菠菜、鸡蛋等；增加优质蛋白的摄入量，如肉类、蛋、鱼及豆制品；多食用富含 B 族维生素、维生素 E 的食物，如杂粮、花生、芝麻等。

（五）职业倦怠感

护士每天面对的多是生理或心理不健康的人群，需要处理复杂的人际关系和高强度的护理工作，工作中存在多种压力源，任务繁重，风险高，导致护士对职业产生倦怠。

第五章

患者的清洁卫生

 考点

序号	主要考点
1	口腔护理：适用人群、目的、常用溶液
2	头发护理
3	皮肤护理：沐浴、盆浴水温、脱衣服方法、擦洗顺序、穿衣服方法
4	压疮发生原因、压疮易患部位、压疮的预防、压疮分期和各期处理

习题二维码5-1

学习目标

识记：

1.说出常用漱口溶液的种类及其作用。

2.说出压疮的概念、发生的原因、好发部位、预防措施、临床分期及其护理要点。

理解：

1.压疮发生的高危人群。

2.晨晚间护理的目的、内容。

运用：

运用所学的知识，能正确实施特殊口腔护理、床上梳发洗发、床上擦浴、背部按摩及卧床患者床更换床单法

预习案例

患者陈某，男性，72岁，因脑出血卧床2个月，二便失禁，不能自行翻身。近日骶尾部皮肤呈紫红色，压之不褪色。此后，该处皮肤出现大小不等的水泡。

思考

1.该患者骶尾部皮肤出现了什么并发症？

2.导致该并发症发生的原因是什么？

3.如何预防此并发症的发生？

4.目前应采取何种治疗和护理措施？

良好的清洁卫生是人类最基本的生理需要之一，也是人类维持和获得生理健康的主要手段之一。清洁不仅可以清除身体表面的微生物和污垢，防止微生物繁殖，促进血液循环，增强皮肤的抵抗能力，还能预防感染，让人感觉舒适愉快，维持良好的自我形象。在日常生活中，健康人具有保持身体清洁的能力，但当人患病时，自我照顾能力下降，往往无法满足自身清洁的需要。因而，做好患者的清洁卫生工作，是护士的重要职责。护士应及时评估患者的病情、清洁状况、清洁习惯及清洁能力，与患者共同探讨、制定合理有效的护理计划，指导建立新的清洁模式，帮助患者满足清洁的需要，使其身心处于最佳状态。清洁护理包括口腔护理、头发护理、皮肤护理以及会阴部护理等。

第一节 口腔护理

口腔具有咀嚼、消化、味觉、语言、辅助呼吸等功能。良好的口腔清洁卫生对个体维护自尊、保证正常人际沟通、预防疾病及促进患者康复至关重要。

由于口腔具有特殊生理结构，以及口腔内的温度、湿度及食物残渣等非常适宜微生物生长繁殖，是病原微生物侵入机体的主要途径之一。一般情况下，口腔内存有大量的致病性和非致病性微生物。健康人由于机体抵抗力强，唾液中溶菌酶的杀菌作用，以及每日饮水、进食、刷牙、漱口等活动起到了减少或清除细菌的作用，不易出现口腔健康问题。但当患病时，机体抵抗力下降，上述活动减少，为口腔内细菌繁殖创造了条件，易发生口腔炎症、溃疡甚至继发腮腺炎、中耳炎等并发症；同时，还易引起口臭、龋齿，从而影响食欲及消化功能，甚至患者自我形象受损，产生一定的社交障碍。护士应向患者解释口腔卫生的重要性，介绍口腔护理的有关知识，指导患者养成良好的饮食习惯和口腔卫生习惯。如每日晨起、晚睡前刷牙，餐后漱口，睡前不进食对牙齿有刺激性和腐蚀性的食物，少进甜食，口腔干燥时多饮水。

◆ 一、一般口腔护理

适用于能自己完成口腔清洁的患者。

(一) 口腔卫生指导

牙刷的选择：应选用外形较小，刷毛柔软，表面光滑的牙刷。牙刷一般每三个月更换一次。牙膏的选择：可以选用一般市售合格牙膏。药物牙膏一般能抑制细菌生长，脱敏防蛀，可根据个人需要选择。牙膏不宜固定品牌，应轮换使用。

1.刷牙的方法

刷牙通常在晨起和晚睡前进行，有条件的情况下，每次餐后也可以刷牙。刷牙时毛面轻放于牙齿及牙龈沟上，刷毛与牙齿成45°角，以快速环形来回刷洗，或将牙刷刷毛末端置于牙冠与牙龈交界处，沿牙齿方向轻微加压并顺牙缝纵向刷洗。每次刷2~3颗牙齿，刷完一个部位后再刷相邻部位。前排牙齿的内侧面可用牙刷毛面的顶端震颤刷洗；刷洗上下咬合面时，刷毛与牙齿平行来回刷洗；刷完牙齿后再刷舌面。每次刷牙时间不少于3分钟。

2. 牙线使用法

尼龙线、丝线、涤纶线均可用做牙线剔牙。取牙线40 cm，两端绕于两手中指，指间留14～17 cm牙线，两手拇指、示指配合动作控制牙线。用拉锯式轻轻将牙线越过相邻牙接触点，压入牙缝，然后用力弹出，每个牙缝反复数次即可。每日2次，餐后立即剔牙更好。

(二)义齿的清洁与护理

与真牙一样，义齿也会积聚食物残渣、有牙菌斑和牙结石，也需要每天清洁与护理。有活动义齿的患者，为保证良好的口腔外观和咀嚼功能，应在白天佩戴，晚上取下，使牙龈得到休养。每天至少协助患者清洁义齿2次，取下的义齿按刷牙的方法用牙膏或义齿清洁剂刷洗，然后用清水冲洗干净，患者漱口后再戴上。暂时不戴的义齿应浸泡于清水中保存，每日更换清水一次。义齿不可浸泡于热水或乙醇等消毒溶液中，以免变形、变色和老化。

二、特殊口腔护理

适用于高热、昏迷、禁食、危重、鼻饲、口腔疾患、大手术后等，自理能力缺陷的患者。应给予特殊口腔护理每日2~3次。如病情需要，可酌情增加次数。

【目的】

(1)保持口腔清洁、湿润，使患者感到舒适，预防口腔感染等并发症。

(2)防止口臭、口垢，增进食欲，保持口腔正常生理功能。

(3)观察口腔黏膜、舌苔的变化，以及有无特殊口腔气味，以提供病情观察的动态信息。

【操作前准备】

1. 评估并解释

(1)评估：患者口腔状况、病情及自理能力、心理反应及遵医依从性。

(2)解释：向患者及家属解释口腔护理的目的、方法、注意事项及配合要点。

2. 患者准备

(1)了解口腔护理的目的、方法、注意事项及配合要点。

(2)取舒适卧位，安全且易于操作。

3. 护士准备

着装整洁，洗手，手消毒，戴口罩。

4. 用物准备

(1)治疗车上层：治疗盘内备治疗碗(内盛漱口溶液浸湿的无菌棉球约16个、弯止血钳1把、镊子1把)、压舌板1个、小茶壶或杯子(内盛温开水)、弯盘、吸管、手电筒、棉签、一次性治疗巾，必要时备开口器。治疗盘外备口腔外用药(按需准备，如液状石蜡、冰硼散、西瓜霜、制霉菌素甘油、金霉素甘油等)、手消毒液、常用漱口溶液(表5-1)。

(2)治疗车下层：生活垃圾桶、医用垃圾桶。

5. 环境准备

整洁、安静、舒适、安全。

表 5-1　常用漱口溶液

名称	浓度	作用
氯化钠溶液	0.9%	清洁口腔，预防感染
朵贝尔溶液(复方硼砂溶液)		轻度抑菌，消除口臭
碳酸氢钠溶液	1%~4%	碱性溶液，用于真菌感染
过氧化氢溶液	1%~3%	抗菌防臭，用于口腔有溃烂、坏死组织者
呋喃西林溶液	0.02%	清洁口腔，广谱抗菌
硼酸溶液	2%~3%	酸性防腐剂，抑菌，清洁口腔
醋酸溶液	0.1%	用于铜绿假单胞菌感染
甲硝唑溶液	0.08%	用于厌氧菌感染

【**操作步骤**】见表5-2。

表 5-2　特殊口腔护理

操作流程	操作步骤	操作要领
1.核对解释	携用物至床旁，核对解释	• 意识不清者，向家属解释
2.安置体位	取侧卧或仰卧位、半坐位、头偏向护士	• 体位视情况而定
3.铺巾置盘	铺治疗巾于患者颌下及胸前，弯盘置于口角旁	
4.湿润口唇	用棉签沾温水湿润患者口唇	• 防张口时干裂处出血、疼痛
5.观察口腔	(1)嘱患者张口(不能张口者可用开口器)；(2)护士一手用压舌板轻轻撑开颊部，另一手拿手电筒观察口腔情况，取下义齿	• 有活动义齿者取下 • 注意口腔有无出血、炎症、溃疡、特殊气味
6.协助漱口	协助患者用吸管吸温开水漱口	• 昏迷者禁止漱口
7.擦洗口腔	(1)牙外侧：嘱患者咬合上、下齿，一手用压舌板轻轻撑开左侧颊部，另一手用弯血管钳夹取含漱口液的棉球擦洗左外侧面，由内齿向门齿纵向擦洗。同法擦洗右外侧面。(2)牙内侧：嘱患者张口，依次擦洗左侧牙齿的上内侧面—上咬合面—下内侧面—下咬合面—弧形擦洗—侧颊部。同法擦洗右侧。(3)上腭及舌面舌下：由内向外横向擦洗上腭、舌面及舌下	• 每个部位用1~2个棉球，棉球拧至不滴水 • 勿触及咽部，以免引起恶心
8.协助漱口	擦洗完毕，协助患者漱口，毛巾拭去口周水渍	• 昏迷者除外
9.观察涂药	再次观察口腔，如有溃疡等涂药于患处	• 口唇干裂者涂液体石蜡
10.整理记录	(1)撤去治疗巾，协助患者取舒适卧位，整理床单位、清理用物。(2)洗手，手消毒，记录	• 询问患者感受 • 必要时协助佩戴义齿 • 记录执行时间和患者反应

【评价】

（1）患者口唇润泽，感觉口腔清洁、舒适；口腔有感染、溃疡、出血等情况时，及时处理；擦洗时无口腔黏膜及牙龈损伤。

（2）护士操作规范，动作轻柔。

（3）护患沟通有效，患者能主动配合，同时获得口腔卫生保健的知识。

【注意事项】

（1）擦洗时动作要轻，以免损伤口腔黏膜及牙龈，特别是对凝血功能较差的患者。

（2）昏迷患者禁忌漱口，需用开口器从臼齿处放入，对牙关紧闭者不可用暴力使其开口；擦洗时棉球不宜过湿，以防溶液吸入呼吸道；棉球要用血管钳夹紧，每次一个，防止遗留在口腔，在操作前后必须清点棉球数量。

（3）长期使用抗生素者，应观察口腔黏膜有无真菌感染。

（4）对活动义齿应先取下，用牙刷刷净义齿各面，后用冷水冲洗干净，待患者漱口后戴上。暂时不用的义齿，可浸于冷水中备用，每日更换一次清水。不可将义齿浸于热水或乙醇中，以免义齿变色、变形与老化。

（5）传染病患者用物须按消毒隔离原则处理。

第二节　头发护理

头发清洁是患者每日卫生护理的一项重要内容。经常梳理和清洁头发，可及时清除头皮屑和灰尘，保持头发清洁、易梳理。同时，经常梳头和按摩头皮，可促进头部血液循环，增进上皮细胞营养，促进头发生长，预防感染发生。良好的头发外观对维护个人形象、保持良好心态及增强自信十分重要。对于病情较重、自我完成头发护理受限的患者，护士应予以适当协助。

一、床上梳发

【目的】

（1）去除头皮屑和污秽，保持头发清洁和整齐，减少感染机会。

（2）按摩头皮，促进血液循环。

（3）维护患者自尊、自信，建立良好的护患关系。

【操作前准备】

1.评估并解释

（1）评估：患者的年龄、病情、梳发习惯和自理能力、卫生习惯、心理反应、合作程度、头发与头皮状态。

(2)解释：向患者及家属解释梳头的目的、方法、注意事项及配合要点。

2. 患者准备

(1)了解梳头的目的，操作过程，注意事项及配合要点。

(2)采取适当体位。

3. 护士准备

着装整洁，洗手，手消毒，戴口罩。

4. 用物准备

(1)治疗车上层：治疗盘内备一次性治疗巾、梳子、30%乙醇、纸袋(用于包脱落的头发)、必要时备橡皮圈或发夹。治疗盘外备手消毒液。

(2)治疗车下层：生活垃圾桶、医用垃圾桶。

5. 环境准备

整洁、安静、舒适、安全。

【操作步骤】见表5-3。

表5-3 床上梳发

操作流程	操作步骤	操作要领
1. 核对解释	将用物携至床旁，并做好解释	• 以取得合作
2. 正确铺巾	铺一次性治疗巾于枕头上或围于患者的颈部	• 避免断发掉床上
3. 安置体位	协助患者取仰卧位或半坐卧位	• 视情况而定
4. 正确梳发	(1)协助患者头转向一侧，先将头发从中间梳向两边； (2)左手握住一股头发，由发梢一段段梳到发根； (3)长发或遇有打结时，可将头发一股股绕在食指上慢慢梳理，避免强行梳拉； (4)同法梳另一边	• 最好用圆钝齿梳子，以免损伤头皮 • 如头发很乱、纠集成团，可用30%乙醇湿润后，再小心梳顺
5. 整理记录	(1)长发梳顺后可扎成束或编成辫； (2)将脱落头发放于纸袋中，撤去治疗巾； (3)协助患者取舒适卧位，整理床单位； (4)清理用物； (5)洗手，手消毒，记录	• 辫或束不能太紧 • 发型在护士能力范围内，尽可能满足患者的要求和爱好 • 传染病患者按隔离消毒原则进行 • 记录执行时间和患者反应

【评价】

(1)患者感觉清洁、舒适，自尊得到保护。

(2)护士操作方法正确，动作轻柔。

(3)护患沟通有效，患者获得头发护理的知识。

【注意事项】

(1)梳发时避免强行拉扯头发。

(2)注意观察患者反应。

(3)如发现患者有头虱应立即进行灭虱处理,以防传播。

◆ 二、床上洗发

对生活不能自理的患者应给予每周床上洗发1~2次。

【目的】

(1)洗去头发污秽及脱落的头屑,保持头发清洁,使患者舒适。

(2)按摩头皮,增加血液循环,促进头发的生长与代谢。

(3)维护患者自尊、自信,建立良好的护患关系。

(4)预防和灭除头虱、虮,防止疾病传播。

【操作前准备】

1.评估并解释

(1)评估:患者的病情、洗发习惯和自理能力、卫生习惯、心理反应及合作程度。

(2)解释:向患者及家属解释洗发的目的、方法、注意事项及配合要点。

2.患者准备

(1)了解洗发的目的,操作过程,注意事项及配合要点。

(2)按需给予便器,协助患者排便。

3.护士准备

着装整洁,洗手,手消毒,戴口罩。

4.用物准备

(1)治疗车上层:治疗盘内备一次性治疗巾,一次性护理垫、大或中毛巾各一、小毛巾、别针(或夹子)、棉球2个(以不吸水棉为宜)、眼罩或纱布、弯盘、洗发液、纸袋、梳子(患者自备)、小镜子,量杯。若为扣杯式洗头,另备搪瓷杯和橡胶管。治疗盘外备马蹄形卷或是洗头车、脸盆、水桶2个(内盛40℃~45℃热水)、手消毒剂。需要时备护肤霜(患者自备)、电吹风。

(2)治疗车下层:污水桶、生活垃圾桶、医用垃圾桶。

5.环境准备

调节室温,酌情关闭门窗,备屏风。

【操作步骤】见表5-4。

表5-4　床上洗发

操作流程	操作步骤	操作要领
1.核对解释	携用物至床旁,核对解释	● 意识不清者,向家属解释

续表5-4

操作流程	操作步骤	操作要领
2. 调节环境	(1)冬季关闭门窗,调节室温为22℃~26℃; (2)必要时使用屏风,按需给予便盆; (3)放平床头,移开床旁桌、椅	● 防受凉
3. 铺巾松领	(1)铺护理垫和大毛巾于枕上; (2)松开衣领,衣领向内反折,将中毛巾围于患者颈部,用别针固定	● 保护患者的床单、枕头、衣服不被打湿
4. 安置体位	协助患者仰卧,移枕于肩下,屈双膝,膝下垫软枕	● 方便操作,使患者安全舒适
5. 放洗头器		
▲马蹄形卷洗发 (图5-1)	将马蹄形卷放于患者头下,使患者后颈部枕于突起处(后颈部垫毛巾),头部在槽中,槽出口接污水桶或污水盆	
▲洗头车洗发 (图5-2)	将洗头车置于床头侧边,协助患者斜角仰卧或侧卧,头部枕于洗头车的头托上,或将接水盘置于患者头下	
▲扣杯式洗发 (图5-3)	取脸盆一个,盆底放一块毛巾,倒扣搪瓷杯于盆底,杯上垫一块折叠的毛巾,毛巾上裹一层薄膜固定,让患者头部枕于毛巾上,脸盆内置一橡胶管,下接污水桶	● 利用虹吸原理,将污水引入污物桶内
6. 保护眼、耳	梳理头发,用棉球塞两耳,纱布或眼罩盖双眼	● 防水流入眼睛和耳朵
7. 洗发至净	(1)先用少许热水放于患者头部试温,询问患者感觉,确定水温后,充分湿润头发。 (2)倒适量洗发液于手掌,涂遍头发,用手指指腹揉搓头皮,从发际到头顶,到两侧,再轻轻将患者头部侧向一边,揉搓后枕部。如此反复揉搓和冲洗,直到干净为止	● 揉搓中力度适当,避免指甲损伤头皮 ● 冲洗时如有脱落头发,放入纸袋
8. 撤巾擦干	(1)洗发毕,解下颈部毛巾包住头发并擦干。 (2)取下眼罩,取出耳道内的棉球	● 用患者自备毛巾擦干脸部
9. 撤洗头器	撤去洗头器,并将枕头从患者肩下移到患者头下,协助平卧	
10. 梳理发型	解下包头的毛巾,梳顺头发,散开于枕上,必要时用电吹风吹干头发,待干后梳理发型。脱落的头发置于纸袋	● 尊重患者的习惯 ● 协助患者使用护肤霜

续表5-4

操作流程	操作步骤	操作要领
11. 整理记录	(1)撤去枕头上的护理垫和大毛巾,协助患者取舒适卧位。 (2)整理床单位、清理用物。 (3)洗手,手消毒,记录	• 询问患者感受 • 记录执行时间和效果

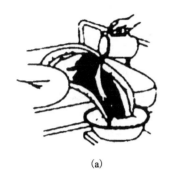 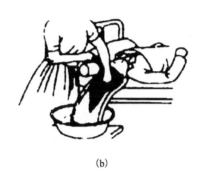

(a)   (b)

图 5-1 马蹄形卷洗发

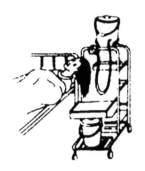 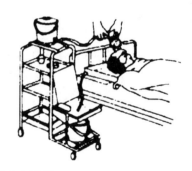

图 5-2 洗头车洗发

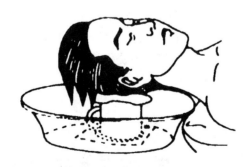

图 5-3 扣杯式洗发

【评价】

(1)患者感觉头发清洁、舒适,心情愉快。

(2)护士操作时动作轻柔,未损伤患者头皮。

(3)护患沟通有效,患者和家属获得头发卫生保健的知识。

【注意事项】

(1)洗发过程中,随时注意观察患者病情变化,如发现面色、呼吸、脉搏等有异常,应立即停止操作。

(2)身体虚弱的患者不宜床上洗发。

(3)注意调节水温、室温,注意保暖,及时擦干头发,以免着凉。

(4)洗发过程中,应防止污水溅入眼、耳,并避免沾湿衣、被。

(5)洗发时间不宜过长,以免引起头部充血、疲劳,造成患者不适。

(6)保持与患者的沟通,及时了解其感受。

第三节　皮肤护理

皮肤与其附属结构构成皮肤系统。皮肤是人体最大的器官,由表皮、真皮、皮下组织和附属器组成。完整的皮肤具有保护机体、调节体温、分泌、吸收、排泄、感觉等功能,并具有天然的屏障作用,可以防止微生物入侵。

皮肤新陈代谢迅速,其代谢的废物如皮脂、汗液、脱落的表皮碎屑等,与外界细菌及尘埃结合成脏物,粘附于皮肤表面。如不及时清除,会刺激皮肤,破坏其屏障作用,引起皮肤炎症等,给人体带来不适。因此,维护皮肤的清洁是保障人体健康的重要基本条件之一。

一、淋浴和盆浴

适用于病情较轻,有自理能力,全身情况良好的患者。

【目的】

(1)去除污垢,保持皮肤清洁、干燥,使患者舒适。

(2)促进皮肤血液循环,增强其排泄功能,预防皮肤感染及压疮等并发症。

(3)观察全身皮肤有无异常,为临床诊治提供依据。

(4)使肌肉放松,保持良好的精神状态。

【操作前准备】

1.评估并解释

(1)评估:患者的病情及自行完成沐浴的能力、皮肤的清洁度和皮肤的健康情况。

(2)解释:向患者及家属解释沐浴的目的、方法、注意事项及配合要点。

2. 患者准备

(1)了解沐浴的目的，操作过程，注意事项及配合要点。

(2)根据需要协助患者排便。

3. 护士准备

着装整洁，洗手，手消毒，戴口罩。

4. 用物准备

治疗车上层备沐浴露或浴皂、毛巾 2 条、浴巾 1 条、清洁衣裤 1 套、拖鞋(防滑)、手消毒剂。治疗车下层备水桶、生活垃圾桶及医用垃圾桶。

5. 环境准备

浴室内有信号铃、扶手；地面、浴盆内做好防滑措施。

【**操作步骤**】见表5-5。

表 5-5　淋浴、盆浴法

操作流程	操作步骤	操作要领
1. 准备交待	(1)协助患者准备好沐浴用物。 (2)向患者交待有关事项。 (3)代为保存贵重物品	• 信号铃使用法，水温调节法，勿用湿手接触电源开关等 • 入浴室后不宜反锁门，可在门外挂牌示意
2. 护送入浴	(1)携带用物，送患者入浴室。 (2)调节适宜室温在 24℃ 左右，水温 40℃~45℃。 (3)盆浴患者需搀扶其进出浴盆	• 若患者不能自行完成沐浴，护士一起进入浴室，协助其完成沐浴 • 防止患者滑倒、着凉和烫伤
3. 留意浴中情况	(1)护士不要离浴室太远，入浴时间过久应询问。 (2)盆浴时水位不可以超过心脏水平。 (3)浴盆中浸泡时间不可以超过 20 分钟	• 防止发生意外。若遇患者发生晕倒，应迅速抬出，平卧保暖，通知医生救治 • 避免引起胸闷 • 浸泡过久容易导致疲倦
4. 观察浴后情况	患者淋浴或盆浴后，再次观察其一般情况	
5. 协助整理	(1)协助患者拿走沐浴用物。 (2)取下门外示意牌。 (3)护送患者回病房	• 作好记录

【**评价**】

(1)患者淋浴或盆浴后感到清洁、舒适、安全，无意外发生。

(2)护士能协助患者沐浴，确保患者安全。

(3)护患沟通有效，患者获得了有关皮肤护理方面的知识。

【注意事项】

(1)餐后须过1小时才能沐浴,以免影响消化。

(2)防止患者受凉、晕厥、烫伤、滑跌等意外情况发生。

(3)妊娠7个月以上的孕妇禁用盆浴。衰弱、创伤和患心脏病需要卧床休息的患者,不宜淋浴或盆浴。

(4)传染病患者的沐浴,应根据病种、病情按隔离原则进行。

二、床上擦浴

适用于病情较重、长期卧床、活动受限、不能自理的患者。

【目的】

(1)清洁污垢,保持皮肤清洁,使患者舒适,满足患者需要。

(2)促进皮肤血液循环,增强排泄功能,预防皮肤感染及压疮等并发症。

(3)观察全身皮肤有无异常,提供疾病信息。

(4)活动肢体,使肌肉放松,防止关节僵硬和肌肉挛缩等并发症,保持良好的精神状态。

【操作前准备】

1.评估并解释

(1)评估:患者的年龄、病情、沐浴习惯和自理能力、对石膏固定、牵引、长期卧床、病重虚弱及生活不能自理的患者,应按皮肤状况及病情给予床上擦浴。

(2)解释:向患者及家属解释床上擦浴的目的、方法、注意事项及配合要点。

2.患者准备

(1)了解床上擦浴的目的,操作过程,注意事项及配合要点。

(2)按需给予便器,协助患者排便。

3.护士准备

护士应着装整洁,洗手,手消毒,戴口罩。

4.用物准备

(1)治疗车上层:治疗盘内备浴巾1条、毛巾2条(患者自备)、治疗巾及护理垫各一、治疗碗内备弯血管钳及10个浸有碘附或苯扎溴铵(新洁尔灭)溶液的棉球、一次性手套、弯盘、浴皂或沐浴露、指甲刀、梳子、50%乙醇、爽身粉。治疗盘外备脸盆、水壶(内盛50℃~52℃热水)、清洁衣裤和被单、手消毒液。

(2)治疗车下层:便盆及便盆巾、水桶(盛污水用)、生活垃圾桶、医用垃圾桶。

5.环境准备

调节室温,关闭门窗,备屏风遮挡或拉上床帘。

【操作步骤】见表5-6。

表5-6　床上擦浴

操作流程	操作步骤	操作要领
1. 核对解释	携用物到床旁,核对、解释	• 意识不清者,向家属解释
2. 浴前准备	(1)关好门窗,调节室温22℃~26℃; (2)用屏风遮挡患者,按需给便盆; (3)放平床头及床尾支架,放下床档,松开床尾盖被; (4)将面盆放于床旁桌上,倒入热水2/3满,测试水温	• 防受凉 • 保护患者自尊 • 方便操作
3. 擦洗面颈	(1)将微温小毛巾叠成手套状(图5-4),为患者洗脸及颈部 (2)擦洗眼部:由内眦洗向外眦,洗完一侧再洗另一侧; (3)擦洗脸、鼻、颈部:擦洗顺序为前额、颊部、鼻翼、人中、下颌、耳后、颈部。同法擦另一侧	• 耳廓、耳后及颈部皮肤皱褶处,要仔细擦洗
4. 擦洗上肢	(1)为患者脱下上衣,铺浴巾于一侧手臂下面; (2)先用涂沐浴液的小毛巾由远心端向近心端擦洗,再用湿毛巾拭去浴液,直至拭净浴液为止,最后用大浴巾边擦干; (3)同法擦另一侧	• 先脱近侧,后脱远侧,如有外伤,先脱健肢,后脱患肢。脱下的衣物不可放于地上,以免交叉感染 • 每擦一个部位都应在其下面垫护理垫,以免弄湿床铺 • 擦腋下时,抬高或外展手臂 • 擦洗时动作快捷,可适当用力,但不宜过重 • 天冷时,可在被内操作
5. 擦洗胸腹	(1)换水,将大毛巾铺于胸腹部。 (2)先擦胸部,再擦腹部。 (3)擦洗方法同上肢,擦时,一手略掀起大毛巾。 (4)腹部以脐为中心,顺结肠走向擦洗	• 注意脐部和女性乳房下部的清洁
6. 擦洗背部	翻身侧卧,依次擦后颈—背部—臀部	• 必要时,擦洗后用50%的乙醇按摩受压部位或涂抹爽身粉
7. 更衣平卧	换上清洁上衣,助患者平卧	• 先穿远侧,后穿近侧,或先穿患肢,后穿健肢

续表5-6

操作流程	操作步骤	操作要领
8.擦洗下肢	(1)换水并调节好水温,脱下患者裤子并用毛巾覆盖; (2)将护理垫铺于擦洗部位下面; (3)露出近侧下肢,依次擦洗髋部,大腿及小腿; (4)同法擦另一侧	• 注意擦净腹股沟
9.浸泡双足	(1)将盆移于患者足下,盆下先铺好护理垫; (2)患者屈膝,将双脚同时或先后移入盆内,清洗足部及趾部; (3)取走足盆,两脚用浴巾擦干	• 浴盆也可放于床旁椅上泡足 • 必要时在足跟,内外踝用50%乙醇按摩,再涂抹爽身粉
10.清洗会阴	(1)换水、盆和毛巾,协助患者清洗会阴部。 (2)不能自行清洗者,由护士完成	
11.穿裤梳发	(1)换上清洁裤子,根据需要修剪指(趾)甲。 (2)梳发	
12.整理记录	(1)整理床单位,清理用物。 (2)洗手,手消毒,记录	• 必要时更换床单 • 记录执行时间及患者反应

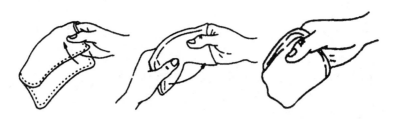

图5-4 包小毛巾法

【评价】

(1)患者感觉清洁、舒适,身心愉快,无不良反应。

(2)护士动作轻柔,确保患者安全,有异常情况能及时处理。

(3)护患沟通有效,取得患者信任,患者获得皮肤卫生保健的知识与技能。

【注意事项】

(1)操作过程中遵循节力原则,两脚分开,降低身体重心。端水盆时,水盆尽量靠近身体,以减少体力消耗。

(2)掌握擦洗的步骤,及时更换温水,腋窝、腹股沟等皮肤皱褶处应擦洗干净。

(3)动作轻柔,敏捷,防止受凉,注意遮挡,保护患者自尊。

(4)注意观察病情变化及全身皮肤状况,如出现寒战,面色苍白等,应该立即停止擦洗,配合医生给予适当处理。

三、压疮的预防及护理

压疮也称压力性溃疡，是长期卧床患者或躯体移动障碍患者皮肤出现的最严重问题，具有发病率高、病程发展快、难以治愈及治愈后易复发的特点。

压疮是指身体局部组织长期受压，血液循环障碍，持续缺血、缺氧、营养不良而致的软组织溃烂和坏死。压疮不仅可以发生于长期卧床的患者，也会发生于长久坐位或其他患者。因此，引起压疮最重要的因素是压力，故目前医学上倾向于将压疮改称为"压力性溃疡"。

压疮本身不是原发疾病。大多是由于某些疾病发生后，患者没有得到很好的护理，而造成的损伤。一旦发生压疮，不仅给患者带来痛苦，加重病情，严重时还可能会继发感染引起败血症而危及生命。

(一)压疮发生的原因

1. 力学因素

局部组织持续受压，卧床或坐位的患者长时间不改变体位，局部组织受压过久出现血液循环障碍。导致压疮的主要力学因素是压力、摩擦力和剪切力，通常是2~3种力联合作用所致(图5-5)。

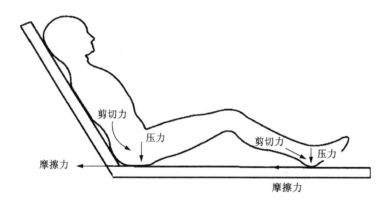

图5-5　压疮发生的力学因素

(1)压力：压力是局部组织遭受的垂直压力。引起压疮的最主要原因是局部组织承受持续性压力。单位面积承受的压力越大，组织发生压疮所用时间越短。研究提示，若外界施于局部的压强超过终末毛细血管压的2倍，且持续1~2小时，即可阻断毛细血管对组织的灌流，引起组织缺血缺氧；若持续受压2小时以上，就会引起组织不可逆的损害，从而发生压疮。

(2)摩擦力：摩擦力是指相互接触的两物体，在接触面上发生的阻碍相对运动的力。当患者卧床或坐轮椅时，皮肤随时都会受到床单或轮椅垫表面的逆行阻力摩擦，导致皮肤擦伤，擦伤皮肤一旦受到汗、尿、粪等的浸渍，便易发生压疮。

(3)剪切力：剪切力是由两层组织相邻表面间的滑行，产生进行性的相对移位时所产生的一种力。它是压力和摩擦力共同作用的结果，与体位密切相关，比如：患者靠坐在轮椅上时，身体会向下滑，与髋骨紧邻的组织随骨骼向下移动，但皮肤与椅面间存在摩擦力，皮肤和皮下组织无法移动,加上皮肤垂直方向的压力,从而导致剪切力的产生。此时,组织血管拉长、扭曲、断裂,形成血栓和真皮损害,进而发生深部坏死。

2. 局部组织受理化刺激

皮肤经常受到汗液、大小便等排泄物、分泌物以及各种引流渗出液的刺激,使皮肤酸碱度改变,导致皮肤组织极易受损。另外,潮湿的皮肤有利于微生物滋生,使皮肤变软,耐受性降低。

3. 矫形器械使用不当

使用石膏、绷带、夹板、约束带、牵引时,衬垫不当,松紧不适宜,致使局部血液循环不良,组织缺血、缺氧。

4. 营养状况

机体营养不良或水肿是压疮发生的内因。营养不良或水肿患者皮肤变薄,抵抗力减弱,受压后易破损。长期营养不良者皮下脂肪减少甚至消失、肌肉萎缩,一旦受压,局部缺血、缺氧而发生压疮。

(二)压疮的好发部位

压疮好发于经常受压和无肌肉包裹或肌层较薄、缺乏脂肪组织保护的骨隆突处,压疮的发生与卧位有着密切的关系。体位不同,受压点不同,好发部位也不同(图5-6)。

(1)仰卧位:好发于枕骨、肩胛部、肘部、脊椎体隆突处、骶尾部、足跟及足趾。

(2)侧卧位:好发于耳廓、肩峰、肋部、髋部、膝关节的内外侧及内外踝等。

(3)俯卧位:好发于面颊和耳廓、肩峰、女性乳房、男性生殖器及肋缘突出处、髂前上棘、膝部、足趾部等。

(4)坐位:好发于坐骨结节。

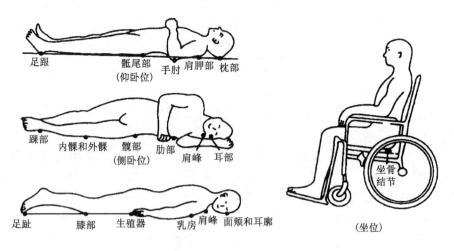

图5-6 压疮好发部位

(三)压疮的高危人群和危险因素的评估

1. 高危人群

(1)昏迷、瘫痪者:自主活动丧失,长期卧床,身体局部组织长时间受压。

（2）老年人：机体活动减少，皮肤松弛干燥，缺乏弹性，皮下脂肪萎缩变薄，皮肤易损性增加。

（3）身体肥胖者和瘦弱者：肥胖者机体过重，承受的压力过大。瘦弱者营养不良，受压处缺乏肌肉组织和脂肪组织保护。

（4）水肿者：水肿时皮肤抵抗力降低，同时也增加了承重部位的压力。

（5）疼痛者：为避免疼痛而处于强迫体位，机体活动减少，局部组织受压过久。

（6）石膏固定者：翻身和活动受限，固定不恰当，导致受压部位血液循环不良。

（7）大小便失禁者：皮肤经常受潮湿摩擦的刺激。

（8）发热患者：体温升高可致排汗增多，经常受潮湿的刺激。

（9）使用镇静剂者：自身活动减少，局部组织受压过久。

2. 危险因素

目前常用的危险因素评估表有 Braden 危险因素评估表、Norton 压疮风险因素评估量表。

（1）Braden 危险因素评估表：是用来预测压疮发生的较为常用的方法（表5-7），对压疮高危人群具有较好的预测效果，且评估简便、易行。评估内容包括感觉、潮湿、活动力、移动力、营养、摩擦力和剪切力6个部分。总分值范围为6~23分，分值越低，提示发生压疮的危险性越高。评分≤18分，提示患者有发生压疮的危险，建议采取预防措施。

表 5-7　Braden 危险因素评估表

项目	分值			
	1	2	3	4
感觉：对压力相关不适的感觉能力	完全受限	非常受限	轻度受限	未受损
潮湿：皮肤暴露于潮湿环境的程度	持续潮湿	潮湿	有时潮湿	很少潮湿
活动力：身体活动程度	限制卧床	坐位	偶尔行走	经常行走
移动力：改变和控制身体的能力	完全无法移动	严重受限	轻度受限	未受限
营养：日常食物摄取状态	非常差	可能缺乏	充足	丰富
摩擦力和剪切力	有问题	有潜在问题	无明显问题	—

（2）Norton 压疮风险因素评估量表：是目前公认用于预测压疮发生的有效评分方法（表5-8），特别适用于老年患者的评估。评估内容包括身体状况、精神状态、活动能力、灵活程度及失禁情况5个方面。总分值范围为5~20分，分值越少，提示发生压疮的危险性越高。评分≤14分，提示患者有发生压疮的危险，建议采取预防措施。由于此评估表缺乏营养状态的评估，故临床使用时需要补充相关内容。

表 5-8 Norton 压疮风险因素评估量表

项目	分值			
	4	3	2	1
身体状况	良好	一般	差	极差
精神状态	思维敏捷	无动于衷	不合逻辑	昏迷
活动能力	可以走动	需协助	坐轮椅	卧床
灵活程度	行动自如	轻微受限	非常受限	不能活动
失禁情况	无失禁	偶有失禁	经常失禁	二便失禁

(四)压疮的预防

控制压疮发生的关键是预防,预防压疮的关键是去除病因。对危重和长期卧床等易发生压疮的患者,应该经常观察受压部位皮肤状况,以有效的护理措施预防杜绝压疮的发生。因此,护士在工作中要做到"六勤",即勤观察、勤翻身、勤擦洗、勤按摩、勤更换、勤整理。交接班时,护士应严格、细致地交接患者的局部皮肤状况和护理措施的执行情况。

1.避免局部组织长期受压

(1)经常更换卧位:鼓励和协助卧床患者经常更换体位,经常翻身是预防压疮最有效的方法,可以使骨骼突起部位交替受压。翻身的间隔时间根据病情及受压处皮肤情况决定,一般至少每 2 小时翻身一次,并建立床头翻身记录卡(表 5-9),另外还可以使用电动翻转床帮助患者更换卧位。

表 5-9 翻身记录卡

住院号:	姓名:	床号:	
日期/时间	卧位	皮肤状况及备注	护士签名

(2)保护骨突处和支持身体空隙处:患者体位安置妥当后,在骨突处或易受压部位垫上海绵垫褥、水褥、气垫褥、羊皮垫等,或在身体空隙处垫软枕、海绵垫等,使支撑身体重量的面积增大,从而降低骨突部位皮肤所受到的压强。羊皮垫还具有抵抗剪切力及高度吸收水蒸气的性能,适用于长期卧床患者。对易受压部位还可使用支被架抬高被毯,以避免局部受压。但不宜使用可以引起溃疡的圈状垫,如棉圈和橡胶气圈。

(3)正确使用医疗用具:对使用石膏、绷带、夹板等固定的患者,衬垫应平整、柔软、松紧适宜、位置合适,尤其要注意骨隆突处的衬垫,注意观察局部皮肤和肢端皮肤颜色的变化。认真听取患者的主诉,一旦发现石膏绷带凹凸不平或过紧,立即通知医生进行调整。

2.避免局部理化因素的刺激

(1)保持皮肤清洁干燥:对大小便失禁、出汗及分泌物多的患者,应及时洗净擦干。

(2)保持床单及被褥清洁、干燥、平整、无碎屑,严禁让患者直接卧于橡胶单或塑料布上。

（3）不可使用破损便盆：使用便盆和协助患者翻身时，避免拖、拉、推、拽等动作，以免擦伤皮肤。

3.促进局部血液循环

（1）全范围关节运动：是指根据每一特定关节可以活动的范围，来对此关节进行屈曲和伸展运动，是维持关节可动性的有效锻炼方法。对长期卧床的患者，每日应进行主动或被动的全范围关节运动，以维持关节的活动性和肌肉的张力，促进肢体的血液循环。

（2）定期为患者温水擦浴，按摩受压部位。

1）温水擦浴：不仅能清洁皮肤，还能刺激皮肤血液循环，但水温不能过高，以免损伤皮肤。

2）按摩：①局部按摩：蘸少许50%乙醇，以手掌大小鱼际部分紧贴皮肤，压力均匀地做向心方向按摩，由轻至重，再由重至轻，每次按摩3~5分钟。已经发红的皮肤软组织和骨骼隆起处禁忌按摩。②全背按摩：协助患者俯卧或侧卧，露出背部，先用热水擦洗，再将50%乙醇或润滑剂倒入手掌进行按摩（图5-7）。按摩者斜站在患者右侧，左腿弯屈在前，右腿伸直在后，用双手手掌的大小鱼际，从患者骶尾部开始，以环形动作沿脊椎两侧边缘向上按摩（力量要足够刺激肌肉组织），至肩部后（手法稍轻）向下至腰部，按摩后，手再轻轻滑至臀部及尾骨处。此时左腿伸直，右腿弯曲。如此反复有节奏地按摩数次。再用拇指指腹由骶尾部开始沿脊柱按至第七颈椎处。

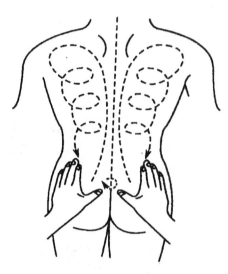

图5-7　全背按摩法

3）电动按摩器按摩：电动按摩器是依靠电磁作用，使治疗器的头端振动来代替手法按摩。使用时手持按摩器，根据不同部位来选择合适的按摩头，紧贴患者皮肤进行按摩。

4.改善机体营养状况

营养不良既会导致压疮，又会影响压疮的愈合。蛋白质是机体组织修补所必需的物质，维生素A、维生素C和矿物质锌也可以促进伤口愈合。因此在病情许可的情况下，应给予患者高蛋白、高热量、高维生素饮食和适当补充硫酸锌，对不能进食的患者，可以使用鼻饲或静脉营养。

（五）压疮的病理分期和临床表现

压疮的发生是一个渐进性过程，目前依据病理、发展过程和严重程度，可以分为四期（图5-8）。

1.Ⅰ期压疮

Ⅰ期压疮属淤血红润期，此期为压疮初期，局部皮肤出现暂时性血液循环障碍，表现为红、肿、热、痛或麻木。解除压力30分钟后，皮肤颜色仍然不能恢复正常。此期皮肤完整性未破坏，为可逆性改变，如及时去除诱因，加强预防措施，可以阻止压疮的发展。

2. Ⅱ期压疮

Ⅱ期压疮为炎性浸润期,红肿部位继续受压,血液循环仍然得不到改善,静脉回流受阻,局部静脉淤血,皮肤的表皮和真皮层之间发生损伤或坏死。受压部位呈紫红色,皮下产生硬结,常有水泡,极易破溃。水泡破溃后表皮脱落显露潮湿、红润的创面,患者有疼痛感。此期若及时解除受压,改善血液循环,清洁创面,可以防止压疮进一步发展。

3. Ⅲ期压疮

Ⅲ期压疮为浅度溃疡期,全层皮肤破坏,损伤可到达皮下组织,但肌肉、肌腱和骨骼尚未暴露。主要表现为表皮水泡逐渐扩大、破溃,真皮层创面有黄色渗出液,感染后表面有脓液流出,浅层组织坏死,形成溃疡。疼痛感加重。

4. Ⅳ期压疮

Ⅳ期压疮属坏死溃疡期,为压疮严重期。主要表现为坏死组织侵入真皮下层和肌肉层,脓性分泌物增多,坏死组织发黑,有臭味,感染向周围及深部组织扩展,可深达骨骼。严重者细菌及毒素侵入血液循环,可引起败血症,危及患者生命。

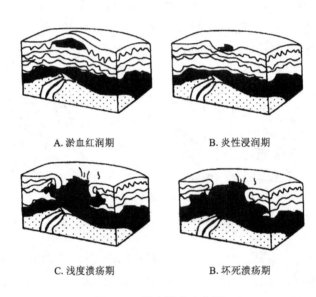

A.淤血红润期   B.炎性浸润期

C.浅度溃疡期   B.坏死溃疡期

图 5-8　压疮的病理分期

(六)压疮的治疗和护理

压疮采用以局部治疗为主,全身治疗为辅的综合性治疗和护理措施。

1. 全身治疗

积极治疗原发病,补充营养和进行全身抗感染等。良好的营养是创面愈合的重要条件。因此,应给予平衡饮食,增加蛋白质、维生素及微量元素的摄入。对长期不愈的压疮,可静脉滴注复方氨基酸溶液。低蛋白血症患者可静脉输入血浆或人血清蛋白;不能进食者采用全胃肠外营养治疗,以满足机体代谢需要。此外,遵医嘱给予抗感染治疗,预防败血症发生。同时加强心理护理,消除不良心境,促进身体早日康复。

2.各期压疮的治疗和护理

评估测量并记录压疮的部位、大小(长、宽、深)、创面组织的形态、渗出液、有无潜行或窦道、伤口边缘及周围皮肤状况等,对压疮的发展进行动态监测,根据压疮分期的不同和伤口情况采取针对性的治疗和护理。

(1)淤血红润期:此期护理的要点是去除致病因素,防止局部继续受压,增加翻身次数,避免摩擦、潮湿等刺激。除加强压疮预防措施外,局部可使用半透膜敷料或水胶体敷料加以保护。

(2)炎性浸润期:此期护理的重点是保护皮肤,避免感染。除继续加强预防压疮的各项措施外,对出现水泡的皮肤进行处理。对未破的小水泡可用无菌纱布包扎,减少摩擦,防止破裂,让其自行吸收;大水泡应先消毒局部皮肤,再用无菌注射器抽出泡内液体(不可剪去表皮),表面涂以消毒液,并用无菌敷料包扎。如水泡已破溃,应消毒创面及周围皮肤,再用无菌敷料包扎。

(3)浅度溃疡期:此期护理的重点是清洁创面,消除坏死组织,处理伤口渗出液,促进肉芽组织生长,预防和控制感染。创面无感染时可用生理盐水冲洗;创面有感染时可根据创面细菌培养及药物敏感试验结果选用合适冲洗液,如0.02%呋喃西林溶液、3%过氧化氢溶液等。根据渗出液的特点,选择适当的湿性敷料,确定换药频率。局部创面还可采用药物治疗,如喜辽妥、欧莱凝胶、湿润烧伤膏等,或采用清热解毒、活血化瘀、去腐生肌的中草药治疗。

(4)坏死溃疡期:此期护理的重点是去腐生新。除继续加强浅度溃疡期的治疗和护理措施外,采取清创术清除焦痂和腐肉,处理伤口潜行和窦道,以减少无效腔,并保护暴露的骨骼、肌腱和肌肉;对深达骨质、保守治疗不佳或久治不愈的压疮,采取外科手术治疗,如植皮修补缺损等;对无法判断的压疮和怀疑深层组织损伤的压疮,需进一步全面评估,采取必要的清创措施,根据组织损伤程度选择相应的护理方法。

第四节 卧床患者床整理及更换床单法

卧床患者床整理及更换床单法,主要适用于昏迷、瘫痪、高热、大手术后或年老体弱等病情较重、长期卧床、活动受限、生活不能自理的患者。

【目的】

(1)保持病床和病室整洁、美观、舒适。

(2)预防压疮等并发症。

【操作前准备】

1.评估并解释

(1)评估:患者的病情、合作程度,身上有无各种导管及伤口,肢体活动度。

(2)解释:向患者及家属解释操作的目的、方法、注意事项及配合要点。

2. 患者准备

(1) 了解床上擦浴的目的，操作过程，注意事项及配合要点。

(2) 按需给予便器，协助患者排便。

3. 护士准备

着装整洁，洗手，手消毒，戴口罩。

4. 用物准备

(1) 整理法：床刷及床刷套（略湿）。

(2) 更换床单法：护理车、大单、中单、被套、枕套、床刷及床刷套（略湿）、污物袋、手消毒剂，需要时备清洁衣裤。

5. 环境准备

病室内无患者进餐或治疗；调节好室温。

【操作步骤】

1. 卧床患者床整理法：见表 5-10。

表 5-10　卧床患者床整理法

操作流程	操作步骤	操作要领
1. 核对解释	携用物至床旁、核对解释	
2. 移开桌椅	移开床旁桌，离床约 20 cm，移床旁椅至床尾。如病情许可，放平床头及床尾支架	• 便于操作
3. 松被翻身	松开床尾盖被，协助患者翻身至对侧，背向护士，移枕头	• 防止患者坠床，注意患者身上的导管
4. 松单扫床	(1) 松开近侧各层单； (2) 用床刷扫净中单、橡胶中单后，搭于患者身上，再从床头至床尾扫净大单上的渣屑； (3) 依次将大单、橡胶中单、中单逐层拉平，铺好； (4) 协助患者翻身侧卧于铺好的一侧，转至对侧同法整理，协助患者平卧	• 注意扫净枕下及患者身下的渣屑 • 注意中线对齐 • 安置好各种导管及输液管，观察皮肤
5. 整理盖被	整理好盖被，叠成被筒，被尾内折与床尾齐	• 注意观察病情
6. 整理枕头	取下枕头，拍松后放入患者头下	
7. 摇高床头	根据需要支起床头、床尾支架、床档	
8. 整理用物	(1) 整理床单位，移回床旁桌、椅，清理用物。 (2) 洗手、手消毒	• 床刷及床刷套清洗、消毒

2. 卧床患者更换床单法

1) 侧卧更换床单法：适用于卧床不起，病情允许翻身侧卧的患者（表 5-11）。

表 5-11 侧卧更换床单法

操作流程	操作步骤	操作要领
1. 核对解释	携用物至床旁,核对、解释	• 关门窗,酌情询问有何需要
2. 移开桌椅	移桌,距床约 20 cm,移椅至床尾,将清洁用物放于椅上	• 如病情许可,放平床头及床尾支架
3. 松被翻身	松开床尾盖被,移枕至对侧。协助患者侧卧于床的对侧,背向护士	• 注意防止坠床 • 不宜过多翻动和暴露患者,以免疲劳、受凉
4. 松单扫床	(1)松开近侧各层单,将中单向内卷入患者身下,扫净橡胶中单,搭于患者身上; (2)将污大单向上翻卷塞于患者身下,扫净床褥	• 从床头至床尾扫净渣屑 • 注意扫净枕下及患者身下的渣屑 • 使污染面向内
5. 铺近侧单	(1)先铺清洁大单。将铺于对侧的一半大单塞于患者身下,按铺床法铺好近侧大单。 (2)放平橡胶中单。 (3)铺清洁中单于橡胶中单上,将一半中单向上卷入患者身下,近侧中单、橡胶中单一起塞入床垫下铺好。 (4)协助患者平卧,转向对侧	• 注意大单中线与床单中线对齐 • 塞于身下的大单正面向内 • 橡胶中单有破损时重新更换
6. 移枕翻身	将枕头移至对侧,再协助患者侧卧于铺好的一边	• 背向护士 • 观察、询问患者有无不适
7. 铺对侧单	(1)松开各层单,取出污中单放在床尾; (2)扫净橡胶中单搭在患者身上; (3)将污大单从床头卷至床尾(包括污中单),放于污衣袋内; (4)扫净床褥上渣屑,取下床刷套放于污衣袋内; (5)同法铺好各层床单; (6)协助患者平卧	• 注意省力、节力 • 污单不要丢在地上 • 各层床单要展平
8. 更换被套	(1)松开被筒,解开被尾带子。将清洁被套正面朝外,平铺于原盖被上,并打开被尾 1/3; (2)将污被套内的棉胎竖叠三折后,再按"S"形折叠拉出; (3)将取出的棉胎马上放入清洁被套内,对好两上角,将棉被两角压在患者的肩下或请患者抓住棉被上端拉平,铺好棉胎并系带; (4)从床头至床尾撤出污被套,放于污衣袋内; (5)盖被两侧叠成被筒,被尾内折与床尾齐	• 注意被套中线对齐床中线 • 取出的棉胎不能接触污被套的外面 • 床尾多余盖被向内反折,便于患者足活动,防足部受压致足下垂

续表5-11

操作流程	操作步骤	操作要领
9.更换枕套	一手托起患者头颈部,另一手取出枕头,更换干净枕套后拍松,开口背门放置于患者头下	• 使患者感觉舒适
10.整理用物	(1)协助患者取舒适卧位; (2)移回床旁桌椅,清理用物,污被单送洗; (3)洗手,手消毒	• 按需支起床头、床尾支架和床档

  2)仰卧更换床单法:适用于病情不允许翻身侧卧的患者(表5-12)。

表5-12　仰卧更换床单法

操作流程	操作步骤	操作要领
1.核对解释	同侧卧更换床单法	
2.移开桌椅	同侧卧更换床单法	
3.取枕松单	(1)一人托起患者头颈部,另一人迅速取出枕头放至床尾; (2)松开床头大单和两侧各单; (3)将污大单从床头开始,向下翻卷至患者肩部	• 两人操作,分站在床的两侧 • 一手抬起头颈部,另一手翻卷
4.撤单铺单	(1)将清洁大单放于床头,对齐床中线铺好床头; (2)抬起患者的上半身,将污大单、中单、橡胶中单一起卷至患者臀下,同时将清洁大单拉至臀部; (3)放下患者上半身,抬起臀部,迅速撤出各层污单,同时将清洁大单拉至床尾,展平铺好	• 先将清洁大单横折成比较小的形状 • 骨科患者可以利用牵引架上拉手抬起身躯 • 污大单和中单放在污衣袋内,橡胶中单放在床尾椅背上
5.铺好中单	先铺好一侧橡胶中单和中单,余下一半塞于患者身下,转至对侧或另一人将橡胶中单和中单拉出,展平铺好	
6.更换被套	同侧卧更换床单法	
7.更换枕套	同侧卧更换枕套法	
8.整理用物	(1)协助患者取舒适卧位; (2)移回床旁桌椅,清理用物,污被单送洗; (3)洗手,手消毒	• 按需支起床头、床尾支架和床档

【评价】

  (1)患者感觉安全、舒适。

(2)护士操作时动作轻稳,运用节力原则。

(3)护患沟通有效,患者满意。

【注意事项】

(1)保证患者安全、舒适,防止患者坠床或各种导管脱落。

(2)随时观察病情变化,一旦出现异常病情,立即停止操作,及时处理。

(3)防止交叉感染。

(4)及时更换床单,被套,一般每周更换1~2次,如被血液或体液污染,应及时更换。

第五节　会阴部护理

会阴部护理包括清洁会阴部位及其周围皮肤。会阴部由于其特殊的生理构造,以及其温暖、潮湿、通气较差、阴毛较密利于微生物生长繁殖等特点,成为病原微生物侵入人体的主要途径之一。当个体患病时,机体抵抗力减弱,且因长期卧床而导致会阴部空气流通不畅,易发生感染。因此,会阴部清洁护理对预防感染及增进患者舒适十分必要,特别是对于生殖系统及泌尿系统炎症、二便失禁、留置导尿、产后及会阴部术后患者尤为重要。

【目的】

(1)去除会阴部异味,预防和减少感染。

(2)防止皮肤破损,促进伤口愈合。

(3)增进患者舒适。

【操作前准备】

1.评估并解释

(1)评估:患者的病情、意识、心理状态、配合程度及会阴部情况等。

(2)解释:向患者及家属解释操作的目的、方法、注意事项及配合要点。

2.患者准备

(1)了解会阴部护理的目的,操作过程,注意事项及配合要点。

(2)按需给予便器,协助患者排便。

3.护士准备

着装整洁,洗手,手消毒,戴口罩。

4.用物准备

(1)治疗车上层:治疗盘内备毛巾、浴巾、清洁棉球、无菌溶液、大量杯、镊子、一次性手套、浴毯、卫生纸。治疗盘外备一次性护理垫(患者自备)、水壶(内盛50℃~52℃的温水)、手消毒液。

(2)治疗车下层:便盆、生活垃圾桶、医用垃圾桶。

(3)屏风或床帘。

5.环境准备

病室安静、整洁,屏风或床帘遮挡患者。

【**操作步骤**】见表5-13。

表5-13　会阴部护理

操作流程	操作步骤	操作要领
1.核对解释	携用物至床旁,核对解释	• 确认患者
2.屏风遮挡	拉好隔帘或使用屏风,关闭门窗	• 保护患者隐私
3.安置体位	协助患者取仰卧位。将盖被折于会阴部以下,将浴毯盖于患者胸部	• 便于暴露会阴部 • 保暖
4.戴好手套	戴好一次性手套	• 预防交叉感染
5.暴露会阴	暴露会阴部	• 便于操作
6.准备温水	脸盆内放温水,将脸盆和卫生纸放于床旁桌上,将毛巾放于脸盆内	• 合适的水温可以避免会阴部烫伤
7.擦洗会阴		
▲男性		
(1)大腿上部	将浴毯上半部反折,暴露阴茎部位。用患者衣服盖于患者胸部。清洗并擦干两侧大腿上部	• 保暖,保护患者隐私
(2)阴茎龟头	轻轻提起阴茎,将浴巾铺于下方。由尿道口向外环形擦洗阴茎龟头部。更换毛巾,反复擦洗,直至擦净阴茎龟头部	• 擦洗方向为从污染最小部位至污染最大部位,防止细菌向尿道口传播
(3)阴茎体部	沿阴茎体由上向下擦洗,特别注意阴茎下皮肤	• 力量柔和、适度,避免过度刺激
(4)阴囊部位	小心托起阴囊,擦洗阴囊下皮肤皱褶处	• 轻柔擦拭,防止阴囊部位受压引起患者疼痛 • 皮肤皱褶处容易有分泌物蓄积
▲女性		
(1)安置体位	协助患者取仰卧位,屈膝,两腿分开	
(2)大腿上部	将浴毯上半部反折,暴露会阴部,用患者衣服盖于患者胸部。清洗并擦干两侧大腿的上部	• 保暖,保护患者隐私
(3)阴唇部位	一手轻轻合上阴唇;另一手擦洗阴唇外黏膜部分,从会阴部向肛门方向擦洗,从前向后	• 皮肤皱褶处容易存留会阴部分泌物,造成致病菌滋生和繁殖 • 减少粪便中致病菌向尿道口传播的机会

续表5-13

操作流程	操作步骤	操作要领
(4)尿道口、阴道口	一手分开阴唇，暴露尿道口和阴道口。另一手从会阴部向肛门方向轻轻擦洗各个部位，彻底擦净阴唇、阴蒂及阴道口周围部分	• 减少致病菌向尿道口传播 • 每擦一处，更换毛巾的不同部位 • 女性月经期或留置导尿时，可用棉球清洁
(5)放置便盆	先铺一次性护理垫于患者臀下，再置便盆于患者臀下	
(6)冲洗会阴	护士一手持装有温水的大量杯，一手持夹有棉球的大镊子，边冲水边擦洗会阴部。从会阴部冲洗至肛门部，冲洗后，将会阴部彻底擦干	• 将用过的棉球弃于便盆中
(7)撤去盆、单	撤去便盆、一次性护理垫。协助患者放平腿部，取舒适卧位	• 增加舒适，减轻焦虑
8.取侧卧位	将浴毯放回原位，盖于会阴部位。协助患者取侧卧位	
9.擦洗肛门	擦洗肛门	• 特别注意肛门部位的皮肤情况。必要时在擦洗肛门前，可先用卫生纸擦净
10.涂抹软膏	如患者有大、小便失禁，可在肛门和会阴部位涂凡士林或氧化锌软膏	• 保护皮肤
11.整理用物	(1)撤去浴毯和脏单，整理用物； (2)脱去一次性手套	• 将一次性手套弃于医用垃圾桶内
12.安置患者	协助患者穿好衣裤，协助患者取舒适卧位，整理床单位	• 促进患者舒适
13.观察局部	观察会阴部及其周围部位的皮肤状况	
14.准确记录	洗手，手消毒，记录	• 记录执行时间及护理效果

【评价】

(1)患者感觉会阴部清洁、舒适。

(2)护士操作中减少暴露，注意保护患者的隐私。

(3)护患沟通有效，患者及其家属掌握会阴部清洁方法。

【注意事项】

(1)进行会阴部擦洗时，每擦洗一处需变换毛巾部位。如用棉球擦洗，每擦洗一处应更换一个棉球。

（2）如患者是会阴部或直肠手术后，应使用无菌棉球擦净手术部位及会阴部周围。

（3）操作中减少暴露，注意保暖，并保护患者隐私。

（4）留置导尿管者，由尿道口处向远端依次用消毒棉球擦洗。

（5）女性患者月经期宜采用会阴冲洗。

第六节　晨晚间护理

晨晚间护理是优质护理服务的重要组成部分，是根据人们的日常生活习惯，为满足患者日常清洁和舒适需要，于晨起和就寝前执行的护理措施。昏迷、瘫痪、高热、大手术后或年老体弱等自理能力受限的患者，需护士对其进行晨、晚间的生活护理，以满足身心方面需要，促进舒适、休息与睡眠，利于早日康复。

◇ 一、晨间护理

晨间护理一般于清晨诊疗工作前完成。

（一）目的

（1）促进患者清洁舒适，预防压疮、肺炎等并发症的发生。

（2）观察和了解病情，及时发现患者存在的问题。

（3）增进护患交流，满足患者的身心需要。

（4）保持病室整洁、美观。

（二）护理内容

（1）采用湿式扫床法清洁并整理床单位，必要时更换衣服、被单、被套和枕套。

（2）根据患者病情和自理能力，协助患者排便、漱口（口腔护理）、洗脸、洗手、梳发、翻身，检查皮肤受压情况，热水擦洗背部，用50%乙醇进行背部及受压部位按摩，安置舒适卧位。

（3）与患者进行晨间交流，了解和观察患者病情，进行心理护理和健康教育。

（4）根据需要给予叩背、协助排痰，必要时给予吸痰，指导有效咳嗽。

（5）根据各管道的引流、固定及治疗完成情况，维护各管道安全和通畅。

（6）整理病室，酌情开窗通风，保持病室空气新鲜。

◇ 二、晚间护理

晚间护理应于每晚患者睡觉前完成。

（一）目的

（1）保持病室安静、整洁，使患者清洁、舒适，促进入睡。

（2）观察和了解病情变化，满足患者身心需要，促进护患沟通。

(3)预防压疮等并发症的发生。

(二)护理内容

(1)协助患者刷牙或口腔护理、洗脸、洗手、擦洗背部和臀部、用热水泡脚,为女患者清洗会阴部。

(2)检查身体受压部位皮肤,按摩背部和骨隆突处。

(3)整理床铺,必要时给患者增加毛毯或盖被,寝前协助患者排尿。

(4)创造良好的睡眠环境。

1)为患者创造安静、舒适的环境:如保持病室安静、无异味,注意床铺平整,棉被厚薄适宜,枕头高低适中;注意调节室内温度和光线,在通风换气后酌情关门窗,放下窗帘,关大灯,升地灯等;查房时应做到"四轻"。

2)减少疾病带给患者的痛苦与不适:如疼痛时酌情给予镇痛剂;因绷带和各种导管造成睡眠障碍时,应予重新调整;解除由于咳嗽、气喘、腹胀、尿潴留等带来的不适;因姿势不当影响睡眠时,可帮助改换卧位。

3)指导患者养成好的睡眠习惯:如临睡前不能吃得过饱、饮水不能过多、不喝浓茶与咖啡、不要过度兴奋;入睡前热水泡脚、喝一杯热牛奶可帮助入睡。

4)解除患者的心理压力:若患者是因为担忧、焦虑、顾虑等心理因素影响睡眠时,应给予疏解、开导、安慰。

第六章

医院饮食与营养

考点

序号	主要考点
1	医院饮食的分类
2	基本饮食的分类
3	治疗饮食的分类
4	试验饮食
5	要素饮食应用注意事项
6	鼻饲法注意事项：适用人群、插管体位、插管长度、插管操作、确认胃管在胃内方法、鼻饲量、温度、禁用鼻饲法患者、胃管更换时间

习题二维码6-1

学习目标

识记

1. 医院饮食种类；原则和适用范围；一般饮食护理。

理解

2. 熟悉人体需要的营养素；要素饮食的目的、适应证、注意事项。

3. 了解人体胃肠外营养。

运用

能对患者营养状况进行评估；规范进行鼻饲法管胃饮食操作。

预习案例

　　李某，74岁，平时血压为180/110 mmHg，因与他人发生争执情绪激动，突发脑出血昏迷5天，护士遵医嘱给予鼻饲来维持患者营养及治疗的需要。请根据此案例回答：

　　1. 给昏迷患者插胃管时有哪些需要特别注意的地方？

　　2. 如何证明胃管在胃内？

　　3. 插胃管时可能出现哪些问题？如何去处理？

　　4. 插胃管时有哪些注意事项？

　　5. 为什么鼻饲前后都需要注入温开水？

第一节 医院常用饮食

医院常用饮食可分为三大类：基本饮食、治疗饮食和试验饮食。这些饮食的划分是为了适应不同病情的需要，来对某些营养素进行相应的调整，以达到诊断、治疗、促进健康的目的。

一、基本饮食

基本饮食包括普通饮食、软质饮食、半流质饮食和流质饮食四种。基本饮食的饮食原则及用法见表6-1。

表6-1　基本饮食的饮食原则及用法

饮食类别	适用范围	饮食原则及用法
普通饮食	消化功能正常；无特殊饮食要求，又无饮食限制；体温正常；无咀嚼功能障碍；病情较轻或恢复期的患者	与健康人饮食基本相同；营养素齐全、数量充足、比例恰当、烹调方法合理；选用无刺激、易消化、不产气的食物，每日总热量应达 9.21~10.88MJ，蛋白质 70~90g，脂肪 60~70g，糖类 350~450g，水分 2500 mL 左右；每日 3 餐
软质饮食	低热；消化吸收功能差；老人及幼儿；咀嚼不便者；肠道炎症及消化道术后恢复期的患者	原则基本同上；食物选择细软、易消化、易咀嚼、少纤维、不坚硬、少油腻、无刺激，如软米饭、软面条、水果羹、菜、肉切碎煮烂等，每日总热能为 8.5~9.5MJ，蛋白质 60~80g；每日 3~4 餐
半流质饮食	中等热；身体虚弱；口腔及消化道疾病；手术后患者	食物呈半流质，易咀嚼吞咽、易消化、纤维少、无刺激性，如米粥、烂面条、蒸鸡蛋等。伤寒、痢疾患者应严格限制含纤维多的蔬菜和水果以及胀气食物，每日总热量为 6.28~8.37MJ，蛋白质 60~70 g/d；每日 5~6 餐
流质饮食	高热；口腔疾患；无力咀嚼者；肠道术前准备及各种大手术后病情危重、全身衰竭患者	食物呈液状，易吞咽、易消化、无刺激性，如米汤、稀藕粉、果汁、蔬菜汁等；所含营养素不均衡，能量供给不足，只能作为过渡饮食短期使用。每日总热能最低为 3.35MJ，最高为 6.69MJ，蛋白质 40~50 g/d，每日 6~7 餐，每餐 200~300 mL

二、治疗饮食

治疗饮食是指在基本饮食的基础上,适当调节某种营养素的摄入量,以达到治疗或辅助治疗的目的,从而促进患者的康复。治疗饮食的饮食原则及用法见表6-2。

表6-2　治疗饮食的饮食原则及用法

饮食种类	适用范围	饮食原则及用法
高热量饮食	适用于能量消耗大、代谢亢进的患者,如甲状腺功能亢进、结核病、大面积烧伤、高热、肝炎、体重不足的患者及产妇、体力消耗增加者等	在基本饮食基础上加餐2~3次,可进食牛奶、面包、鸡蛋、藕粉、蛋糕、巧克力及甜食等。总热量约为12.55 MJ/d
低脂肪饮食	用于肝胆胰疾病患者、高脂血症、动脉硬化、冠心病、肥胖症及腹泻等患者	少油,禁用肥肉、蛋黄、动物脑、核桃、油酥点心及油煎食品等;高脂血症及动脉硬化患者不必限制植物油(椰子油除外)。脂肪含量少于50 g/d,肝胆胰病患者少于40 g/d,尤其应限制动物脂肪的摄入
高蛋白饮食	适用于明显消瘦、营养不良、烧伤、肾病综合征患者、慢性消耗性疾病(如结核、恶性肿瘤、贫血等)、手术前后、孕妇、乳母和生长发育期儿童等	基本饮食基础上增加富含蛋白质的食物,尤其是优质蛋白,如瘦肉、鱼类、蛋类、乳类、豆类等。供给量为1.5~2.0 g/d,总量不超过120 g/d,总热量为10.46~12.55 MJ/d
低蛋白饮食	用于限制蛋白质摄入者,如急性肾炎、尿毒症、肝性脑病等患者	成人饮食中蛋白质含量不超过40 g/d,视病情可减至20~30 g/d,尽量选择富含优质蛋白质的食物,如蛋类、乳类、瘦肉等。肾功能不全者应摄入动物性蛋白,忌用豆制品;肝性脑病应以植物蛋白为主
低盐饮食	用于心功能不全、急慢性肾炎、肝硬化腹水、高血压、水肿、先兆子痫及各种原因所致的水钠潴留患者	每日食盐量<2 g或酱油<10 mL,不包括食物内自然存在的氯化钠。禁食腌制食品,如咸蛋、咸肉、咸菜、皮蛋、火腿、腊肠、虾米等
无盐低钠饮食	同低盐饮食,但一般用于水肿较重患者	无盐饮食除食物内自然含钠量外,烹调时不放食盐或酱油,无盐饮食中含钠量<0.7 g/d;低钠饮食除了无盐外,还需控制摄入食品中自然存在的含钠量,一般应小于0.5 g/d;二者均禁食腌制食品、含钠食物和药物,如油条、挂面、汽水、碳酸氢钠药物等,油菜、芹菜等含钠高的蔬菜在低钠饮食中也要禁用
低胆固醇饮食	用于高胆固醇血症、高脂血症、动脉硬化、高血压、冠心病、肥胖、胆结石等患者	禁用或少用含胆固醇高的食物,如蛋黄、烤鸭、烧鹅、鱼子、动物内脏和脑、肥肉、动物性油脂等。胆固醇摄入量少于300 mg/d

续表6-2

饮食种类	适用范围	饮食原则及用法
高膳食纤维饮食	用于便秘、肥胖症、高脂血症、糖尿病等患者	食物中应多含食物纤维，如韭菜、卷心菜、粗粮、豆类、竹笋等
少渣饮食	用于急慢性肠炎、伤寒、痢疾、腹泻、食管胃底静脉曲张、咽喉部及消化道手术的患者	饮食中应少用富含食物纤维和少油的食物，如蛋类、嫩豆腐等，不用强刺激性调味品及坚硬、带碎骨的食物；腹泻患者控制饮食中的脂肪含量

三、试验饮食

试验饮食是指在特定的时间内，通过对饮食内容的调整来协助诊断疾病和提高实验室检查结果正确性的一种饮食，试验饮食的应用方法及注意事项见表6-3。

表6-3　试验饮食的应用方法及注意事项

饮食种类	适用范围	应用方法及注意事项
隐血试验饮食	用于大便隐血试验的准备，以协助诊断有无消化道出血	试验期为3天，试验期间禁止食用易造成隐血试验假阳性结果的食物，如肉类、内脏、动物血、绿色蔬菜、鱼类、禽类等富含铁的药物或食物。可进食奶制品、豆制品、土豆、白菜、米饭、面条、馒头等。第4天留取患者粪便标本做隐血试验
胆囊造影饮食	用于需行B超检查以诊断有无胆囊、胆管、肝胆管疾病的患者	检查前3天最好禁食牛奶、豆制品、糖类等易于发酵产气食物，前1天晚餐进食无脂肪、低蛋白、高碳水化合物的清淡饮食。检查当日早晨禁食，若还需要了解胆囊收缩功能，则在第一次B超检查后，如胆囊显影良好，进食高脂肪餐（如油煎荷包蛋2只或高脂肪餐，脂肪含量25~50g）；30~45 min后进行第二次B超检查，若效果不明显，可再等待30~45 min后再检查
肌酐试验饮食	用于协助检查、测定肾小球的滤过功能	试验期为3天，试验期间禁食肉类、禽类、鱼类，忌饮茶和咖啡，避免剧烈运动，限制蛋白质的摄入［蛋白质供给量（<40 g/d）］，全日主食适量（少于300 g），可食蔬菜、水果、植物油，以排除外源性肌酐的影响，如热量不足可添加藕粉或果汁等。第3天留取尿液和抽血测尿肌酐清除率及血肌酐含量
尿浓缩功能试验饮食	用于检查肾小球的浓缩功能	试验期为1天，控制全天饮食中的水分，总量在500~600 mL，不再饮水。可进含水分少的食物，如炒米饭、烤馒头、面包、烙饼、炒鸡蛋、土豆、豆腐干等，烹调时尽量不加水或少加水；避免食用过甜、过咸或含水量高的食物。蛋白质供给量为1 g/(kg.d)
甲状腺[131]I试验饮食	用于协助同位素检查甲状腺功能	试验期为2周，试验期间禁用一切含碘食物，以及其他影响甲状腺功能的药物和食物，如鱼、虾、海带、海蜇、紫菜、海参、加碘食盐等，禁止用碘做局部皮肤消毒，2周后做[131]I功能测定

第二节　一般饮食护理

护士对患者进行饮食护理时，首先要通过与患者及其家属的沟通收集相关资料，然后与体格检查和实验室检查结果结合进行分析整理，从而正确评估患者的身体状况、饮食状况和营养状况，找出患者现存和潜在的营养问题。在此基础上才能采取正确、有效的护理措施。

一、营养状况的评估

(一)影响患者饮食的因素

1. 生理因素

(1)年龄：不同年龄段的患者可有不同的饮食喜好，而且在不同时期对热能和营养素的需求也是不同的。婴儿期生长迅速，因此需要高蛋白、高维生素、高矿物质及高热量饮食；幼儿及学龄期儿童因生长速度减慢，热能需要量减少，但蛋白质需要量增加；青春期生长再次加快，能量需求增加，同时对蛋白质、钙、铁、碘和 B 族维生素的需求也增加；青年和中年时期生长结束，各种需求都随着减少，但应注意钙和铁的补充；老年人随着新陈代谢的减慢，对能量的需求明显地减少，但对维生素和矿物质的需求不变。由于不同年龄段人的咀嚼和消化功能不同，因此对食物质地的选择也有所不同，如婴幼儿和老年人应选择软质易消化的食物。

(2)活动量：活动量大的个体所需要的热能及营养素要大于活动量小的个体。

(3)身高和体重：一般情况下，身材高大、体格健硕的人对热能及营养素的需求较大。

(4)特殊生理状况：处于妊娠期、哺乳期的女性对营养的需求显著增加，同时也会有饮食习惯的改变。妊娠期女性应保证足量的热能摄入，增加蛋白质、钙、铁、碘、叶酸的摄入量。哺乳期女性除了要保证热量的供给，更要保证摄入充足的优质蛋白质，每日应增加蛋白质 20g，同时也要注意钙、铁、碘、锌和维生素 A、B 族的摄入。

2. 心理因素

(1)食欲：个体想要并期待进食的一种心理反应。食欲满足，个体会产生愉快、满足的体验。

(2)感官因素：随着人体饮食知识和经验的积累。人们逐渐将食物的感观性质与该食物好吃的程度、是否有营养联系起来。但个人对食物的判断存在很大的个体差异，这种差异是在个人成长过程中逐渐形成的。

(3)认知因素：个体对食物的理解、认识和分析以及具备的饮食、营养知识是影响饮食、营养需要的高级活动过程。它可来源于个人的饮食体验、社会或家庭留下的饮食传统和理解等。

(4)情绪状态：焦虑、抑郁、恐惧、痛苦与悲哀等不良情绪可以使人食欲降低，引起进食减少甚至厌食，而轻松愉快的情绪会促进食欲。但有些患者在不正常的心理状态下会有进食的欲望，如在孤独、焦虑时就想吃食物。

3.病理因素

(1)疾病因素：疾病可以影响机体对饮食和营养的需要发生改变，表现为对热能和营养素的需要发生改变，摄取、消化、吸收、排泄障碍，进食形态的异常，焦虑、悲哀等不良情绪以及疼痛等因素对食欲的影响。

(2)对食物过敏或不耐受：某些人会对某些特定食物发生过敏反应或不耐受。人们对食物的过敏反应常与免疫因素有关，如食用鸡蛋后出现荨麻疹、血管性水肿、恶心、呕吐、腹泻等症状。而人对食物的不耐受一般是由于体内某种特定酶的遗传缺陷而引起对食物的色素、添加剂或食物中天然含有的物质不耐受，如由于乳糖酶缺乏而引起机体对乳及乳制品不耐受，食用后可发生腹泻及酸性便等症状。

4.环境因素

(1)自然环境：地理环境和气候的不同，会影响人们对食物的选择。西南地区湿热，人们喜欢辣味，而东北地区寒冷，口味重油偏咸。

(2)社会环境：饮食具有社会交往的职能，大部分人都喜欢通过聚餐的形式进行感情交流，增进感情，促进食欲，分享饮食带来的乐趣。而单独进餐会感到孤单，没有人能分享快乐会抑制食欲，从而影响营养的摄入。

(3)进餐环境：进餐环境整洁、空气清新、温度和湿度适宜、光线柔和、餐具洁净，都可以促进食欲。

5.社会文化因素

(1)饮食习惯：指个体或群体在一定生活环境中逐渐形成的，对食物的选择、烹调方法、饮食方式和进食时间的偏好。而饮食习惯受地域、物产、民族、宗教信仰、文化习俗、社会背景、生活方式等影响。尽管有些饮食习惯可能会影响其营养的摄入，但世代相传，难以改变，比如健康的成人穆斯林在斋月里从黎明到日落需戒饮食。

(2)营养知识：随着我国经济的快速发展，城市化速度逐步加快，与饮食营养有关的疾病越来越突出。正确地理解和掌握营养知识有助于人们摄入平衡的饮食，改善其营养和健康状况。

(3)生活方式：现代高效率、快节奏的生活方式也在改变着人们的饮食习惯，越来越多的年轻人已经习惯长期食用快餐、速食食品。

(4)经济状况：经济状况可以影响个体饮食需要能否得到满足。经济状况好的，可以满足其对饮食的需要，应该防止营养不良的情况发生。

(5)应用药物和饮酒：长期应用药物和饮酒，可使人的食欲和营养的吸收受到影响，并且对食物的选择产生限制。长期大量饮酒可使食欲减退，导致营养不良。药物的影响则是多方面的，有的可以促进食欲，有的可以抑制食欲，有的可以影响某些营养素的摄入，有的可以限制食用某些食物。如西布曲明是一种中枢神经抑制剂，可以抑制食欲；长期使用糖皮质激素可引起水、盐、糖、蛋白质和脂肪的代谢紊乱。

(二)营养状况的评估方法

1.饮食状况评估

(1)一般饮食形态

1)时间长短：用餐时间过短可使咀嚼不充分，从而影响营养素的消化与吸收。

2)摄食种类及摄入量：食物种类繁多，不同食物中营养素的含量不同。应注意评估患者摄入食物的种类、数量及相互比例是否适宜,是否易被人体消化吸收。

3)其他:应注意评估患者的饮食规律,是否服用药物、补品并注意其种类、剂量、服用时间,有无食物过敏史、特殊喜好等。

(2)食欲:注意评估患者食欲有无改变,若有改变,注意分析原因。

(3)影响因素:注意评估患者有无咀嚼不便、吞咽功能减弱等可影响其饮食状况的因素。

2. 体格检查

通过体格检查,尤其针对增生快速的组织,可以发现营养不良的临床征象。见表6-4。

表6-4 营养不良的临床征象

体检部位	营养不良征象
外貌与活力	消瘦、发育不良、缺乏兴趣、倦怠、易疲劳
体重	体重超重或过低
皮肤	无光泽、干燥、有鳞屑易脱落、苍白或色素沉着、弹性差、皮下脂肪缺乏
头发	无光泽,干燥、稀疏、焦脆、易掉落
指甲	无光泽、易断裂、纵脊或舟状甲、甲床苍白
口唇	肿胀、口角裂、口角炎症
眼睛	结膜苍白或充血、干燥、角膜软化、角膜混浊
舌头	肿胀、猩红或紫红色、光滑、肥大或缩小
齿龈	松肿、发炎、易出血
肌肉和骨骼	肌肉松弛无力、肋间隙及锁骨上窝凹陷、肩胛骨和髂骨突出
胃肠道系统	食欲减退、消化不良、腹泻、便秘

3. 人体测量

人体测量可以比较好地反映营养状况,通过人体测量可对个体的营养状态进行一定程度的评价。最常测量的内容有身高、体重、围度、皮褶厚度等。

(1)身高、体重:身高和体重是营养评价中最简单、直接和常用的指标。在患病情况下,这两个指标可反映机体合成与代谢的状态以及机体水分的变化。评价指标有以下几项:

1)标准体重:我国常用的标准体重公式为

Brom 改良公式:男性标准体重(kg)= 身高(cm)-105

女性标准体重(kg)= 身高(cm)-105-2.5

平田公式:标准体重(kg)= [身高(cm)-100]×0.9

2)体重比:主要反映肌蛋白消耗的情况。

体重比(%)=(实际体重-标准体重)/同身高标准体重×100%

体重比在±10%之内为营养正常,10%~20%为过重,超过20%为肥胖,-20%~-10%为消瘦,低于-20%为严重消瘦。

3)体重指数:它是反映蛋白质能量营养不良及肥胖症的可靠指标。

体重指数=体重(kg)/[身高(m)]^2

WHO 公布的成人标准：正常为 18.5~24.9，<18.5 为营养不良，25.0~29.9 为超重，>30 为肥胖。

我国成人标准：正常为 18.5~23.9，<18.5 为营养不良，24.0~27.9 为超重，>28 为肥胖。

（2）围度：围度测量包括上臂围、腰围和臀围。

①上臂围：能反映肌蛋白储存和消耗程度，也可以反映能量代谢的情况。我国男性上臂围平均为 27.5 cm，女性为 25.8 cm，当测量值大于正常值 90% 为营养正常，80%~90% 为轻度营养不良，60%~80% 为中度营养不良，<60% 为重度营养不良。

②腰臀比：WHO 通常用它来衡量人体是肥胖还是健康，保持腰围和臀围的适当比例，对成人的体质和健康及其寿命有重要意义，而且该值还与心血管疾病的发病率有密切关系。

腰臀比=腰围（cm）/臀围（cm）

标准的腰臀比为男性<0.8，女性<0.7。我国建议男性>0.9、女性>0.8 为中央性肥胖，具有患心血管疾病的危险。

（3）皮褶厚度：通过不同部位皮褶厚度的测量可以推算出全身脂肪的含量，也可反映皮下脂肪的分布情况，并可作为能量缺乏与肥胖程度的指标。最常用的评价指标是肱三头肌部的皮褶厚度。标准值是男性为 12.5 mm，女性为 16.5 mm，实测值占正常值 90%~120% 为正常，80%~90% 为轻度营养不良，60%~80% 为中度营养不良，<60% 为重度营养不良，>12% 为肥胖。

4. 辅助检查的评估

实验室检查可以提供客观的营养评价结果，可以明确哪些营养素缺乏或是过量，这些都有利于指导临床营养治疗，但有许多因素都可以影响这些判断营养状态的参数。常用的实验室检查项目有清蛋白、转铁蛋白、前清蛋白、总淋巴细胞数目、氮平衡、维生素和微量元素等。

（1）清蛋白：在感染时或手术后，维持内脏蛋白的水平对患者的存活起了非常关键的作用，清蛋白虽然能有效预测手术风险程度，反映疾病的严重程度，但因其半衰期较长，故不能及时反映人体营养状在近期内恶化或改善情况。其正常值是 35~50 g/L，28~34 g/L 为轻度不足，21~27 g/L 为中度不足，<21 g/L 为重度不足。

（2）转铁蛋白：转铁蛋白能反映营养治疗后营养状态与免疫功能的恢复率，它的改变较其他参数如清蛋白、体重、肱三头肌的皮褶厚度等都要快。其正常值是 2.0~4.0 g/L。

（3）前清蛋白：前清蛋白在临床上常作为评价营养不良和反映近期膳食摄入状况的敏感指标。其正常值是 0.20~0.40 g/L，0.16~0.19 g/L 为轻度不足，0.10~0.15 g/L 为中度不足，>1.0 g/L 为重度不足。

（4）总淋巴细胞数目：营养不良常伴有细胞免疫功能损害，总淋巴细胞数目是评定细胞免疫功能的简易方法，但它不是可靠指标，应结合其他指标进行评价。

（5）氮平衡：氮平衡是评价蛋白质营养状况的常用指标，它能反映摄入氮能否满足体内需要及体内蛋白质合成与分解代谢情况，有助于营养治疗效果判断。一般成人的氮平衡（g/d）=蛋白质摄入量（g/d）+6.25 -尿素氮（g/d）+3.5（g/d），摄入氮和排出氮相等为氮平衡，负氮平衡为摄入氮少于排出氮，通常提示饥饿或有消耗性疾病。

（6）维生素和微量元素：维生素和微量元素参与人体的正常代谢和生理功能，尤其是当人体处于应激状态时，对维生素和微量元素的需求更是显著增加。而且有些疑难病和地方病也与维生素和微量元素的失衡有关，因此维生素和微量元素在临床医疗救治和营养评价上越来越受到关注。

5.膳食调查

膳食调查的内容通常有饮食习惯、饮食结构、食物频率、膳食摄入量，以及计算出每天能量和所需要各种营养素的摄入量，以及各种营养素之间的相互比例关系等。常用的方法有 24 小时回顾法、称重法、记账法、化学分析法和食物频率记录法。

（1）24 小时回顾法：由护士通过与患者谈话，询问并记录其 24 小时内所吃的食物及摄入量进行记录。

（2）称重法：护士将患者每一餐食物（烹调前）数量直接称重，从而获得患者每人每日食物摄入量。

（3）记账法：通过查阅患者购买食物的账目，来了解调查期间患者消耗的各种食物量。

（4）化学分析法：搜集患者一日消耗的全部熟食，在实验室分析、测定食物所含的各种营养素及能量。

（5）食物频率记录法：估计患者在指定的一段时间内吃某些食物频率的方法。

（三）一般患者进食的护理

根据对患者营养状况的评估、疾病治疗的需要及患者的身体条件、对食物的喜好和经济状况，护理人员、医生与营养师一同协商制订营养计划。护士根据计划对患者进行相应的饮食护理，满足患者的营养需要，促进其早日康复。

1.患者进食前的护理

（1）饮食教育：由于患者以往的饮食习惯不符合现在身体状况的需求，需要进行调整以配合医院为其制订的营养计划。改变患者多年形成的饮食习惯是非常困难的，护士需要解释营养计划的意义和必要性来取得患者的配合。当然在制订计划时也要考虑患者之前的情况，在此基础上进行调整，尽量用一些患者容易接受的食物来代替限制食物，使患者更加容易适应改变后的饮食习惯。良好的饮食教育能使患者理解并愿意遵循医院制订的营养计划。

（2）进食环境准备：营造舒适的进食环境可使患者心情愉快，增进食欲。患者进食的环境应以清洁、整齐、空气新鲜无异味、温湿度适宜、光线柔和、餐具洁净、气氛轻松愉快为原则。

1）进食前暂停非紧急的治疗及护理工作。

2）整理床单位，移去一切不良视觉影响。进餐前 30 分钟开窗通风，消除室内不良气味。

3）病室内如有病情危重的患者，可用屏风遮挡。

4）如病情允许可鼓励患者到病室餐厅集体进餐，或是在病室共同进餐，以促进食欲。

（3）患者准备：患者感觉舒适可促进食欲。

1）减少或去除各种引起不舒适的因素：高热患者可给予适当的降温措施；保持患者衣服和被单清洁干燥；协助患者洗手及清洁口腔等。

2）对于有焦虑、忧郁、恐惧等不良情绪的患者要给予心理指导减轻其心理压力，促进食欲。当患者在进餐前有大、小便需求时，应协助患者去卫生间或提供便器，并及时进行清理。

3）协助患者采取舒适的进餐姿势：如病情允许，鼓励患者下床进食；不便下床者，可安排坐位或半坐位，提供餐桌板便于进餐；卧床患者可安排侧卧位或仰卧位（头转向一侧）并给予适当支托。

4）取得患者同意后将治疗巾或餐巾围于患者胸前，以防止衣服和被单被污染，并使患者做好进食准备。

（4）护理人员准备：根据营养计划，掌握好当日当餐的特殊饮食，同时要跟患者强调饮食的注意事项及必要性，尤其是禁食的患者，在床尾做标记给予警示，并做好交班。

2.患者进食时的护理

（1）及时分发食物：护士洗净双手，衣帽整洁，核对患者和饮食单，协助配餐员及时将热饭、热菜分发给每位患者。如患者有自行准备的食物，需经检查符合饮食原则后才能食用。

（2）观察患者进食情况：在患者进餐时护士应巡视病室观察治疗饮食、试验饮食的实施情况，并对患者的不良饮食习惯及违规饮食行为给予纠正，同时也征求患者对食物种类和制作的意见，及时向营养科反映。

（3）鼓励患者自行进餐：如病情允许，应尽可能让患者自行进餐，有利于提高其自理能力和自信心。身体不便者，可将食物、餐具等放在患者易取处，必要时护士可以协助进餐(图6-1)。

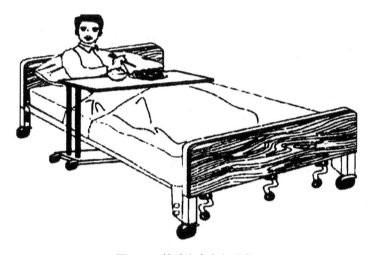

图6-1　鼓励患者自行进餐

（4）不能自行进食者应给予喂食：喂食的方法可根据患者的进食习惯和患者的现况来决定。要求护士有耐心，不要催促患者，以便于其咀嚼和吞咽，可将患者头部垫高并偏向一侧以防呛咳。一般情况下饭和菜、固体和液体食物应轮流喂食，进流质饮食者，可用吸管吸吮。

（5）对于双目失明或眼睛被遮盖的患者，除遵守上述喂食要求外，应告诉患者喂食内容并加以形容以促进其食欲。鼓励患者自己进食，按时钟平面图放置食物后，并告知方向、食品名称，方便患者自行进食，如6点放饭、12点放汤、3点及9点放菜等(图6-2)。

协助患者饮水：无论是需要增加饮水量还是限制饮水量者，护士都应向患者和家属解释饮水的要求、目的及重要性以取得配合。增加饮水者，应督促患者在日间完成总饮水量的3/4，以免在夜间饮水过多，增加排尿次数，从而影响睡眠。对于限制饮水者，若患者口干，可用湿棉球湿润口唇或滴水湿润口腔黏膜；当口渴严重时，若病情允许可采用含用冰块、酸梅等方法刺激唾液分泌而止渴。

3.患者进食后的护理

（1）保持餐后环境清洁和患者舒适：及时撤去餐具，整理床单位，督促和协助患者饭后洗手、漱口或为特殊患者做口腔护理。

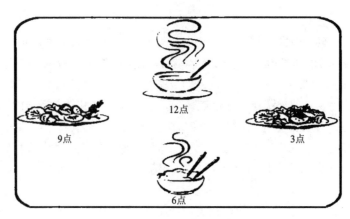

图6-2　食物放置平面图

（2）做好记录：进餐后根据需要记录进食的内容、数量、患者进食过程中和进食后的反应等，以评价患者的进食是否满足其营养需求。对于需要记录出入液量的患者，按其进食内容计算含水量并做好记录。

（3）对暂需禁食或延迟进食的患者应做好交接班。

知识链接

替代食物表

拒吃食物	缺乏的主要营养素	替代食物
肉、鱼、家禽	蛋白质、必需氨基酸、铁、锌、维生素 B_1、维生素 B_{12}、叶酸，缺乏热能	牛奶、乳制品、谷类、豆荚类、坚果、营养豆奶等
牛奶、乳制品	蛋白质、钙、维生素 B_2、维生素 B_{12}、维生素 A、维生素 D	深绿色蔬菜、豆荚类、坚果、营养豆奶
谷类	蛋白质、维生素 B_2，缺乏热能	豆荚类、乳制品
豆荚类	蛋白质、铁、锌、钙	乳制品、谷类
水果	纤维素、维生素 C、维生素 A	蔬菜、谷类
蔬菜	纤维素、维生素 C、维生素 A	水果、谷类

第三节　协助特殊患者进食的护理

对于病情危重、营养不良、消化道存在消化吸收功能障碍、不能经口或不愿经口进食，以及肝、肾功能障碍的患者，为保证其营养素的摄取、消化、吸收，维持细胞的代谢，保持组织器官的结构与功能，调控免疫、内分泌等功能并修复组织，促进康复，临床上常根据患者病情采用不同的特殊饮食护理。

一、鼻饲饮食

鼻饲法是将导管经鼻腔插入胃内，从管内输注流质食物、水分和药物的方法。

【目的】对下列不能自行经口进食患者提供足够的营养素和药物，以维持机体营养和治疗的需要：

(1)不能经口进食的患者，如口腔疾病或口腔手术后患者。

(2)不能张口的患者，如破伤风患者。

(3)因神经或精神障碍所致不能进食的患者，如昏迷、拒绝进食者。

(4)早产儿、病情危重的患者。

【评估】

(1)患者年龄、病情及意识状态。

(2)患者鼻孔是否通畅及口腔情况。

(3)患者对操作目的与过程的认识、心理状态及合作情况。

【操作前准备】

(1)护士准备：衣帽整洁，修剪指甲，洗手，戴口罩。

(2)用物准备：无菌鼻饲包(内备：治疗碗、50 mL 注射器、镊子、止血钳、纱布、压舌板、治疗巾，胃管可根据鼻词持续时间、患者的耐受程度选择橡胶胃管、硅胶胃管或新型胃管)；液状石蜡、棉签、胶布、别针、夹子、鼻饲液(38℃~40℃)、温开水、水温计、手电筒、听诊器、弯盘、卫生纸、一次性手套。需要时准备漱口或口腔护理用物及松节油、手消毒液。

(3)患者准备：了解鼻饲的目的、操作过程，愿意合作，排空大小便。

(4)环境准备：病室光线充足、整洁、无异味，可根据患者需要进行遮挡。

【操作步骤】见表6-5。

表6-5 鼻饲饮食

操作步骤	要点说明
▲插管	
1.核对、解释：备齐用物携至患者床旁，核对患者床号、姓名(核对手腕带)。告知患者操作目的、过程、所注入的鼻饲液、注意事项及操作中配合方法	● 确认患者 ● 减少患者焦虑，使患者能够配合操作

续表6-5

操作步骤	要点说明
2.安置卧位：根据病情能配合者协助患者取半坐位或坐位，无法坐起者取右侧卧位，使胃管易于进入胃内，昏迷患者取去枕仰卧位，头向后仰	• 有义齿者取下义齿，防止脱落误吞 • 半坐位或坐位能减轻胃管通过鼻咽部产生的呕吐反射 • 右侧卧位时解剖结构有利于胃管插入 •头后仰时有利于胃管沿咽后壁下行
3.保护床单位：将治疗巾围于患者颌下处，弯盘放于患者口角旁	
4.清洁鼻腔：选择通畅一侧鼻腔，用湿棉签清洁鼻腔	• 通畅鼻腔有利于胃管通过
5.标记胃管：取出胃管，注入少量空气检查是否通畅，测量胃管插入长度，并标记	• 测量胃管插入的长度：由鼻尖经耳垂至剑突处或是前额发际至剑突处，一般成人插入长度为 45~55 cm，标记需要插入的长度（图6-4，图6-5）。为防止反流、误吸，插管长度可在 55 cm 以上；若需经胃管注入刺激性药物，可将胃管再向深部插入 10 cm
6.润滑胃管：将少许液状石蜡倒于纱布上，润滑胃管前端	• 润滑胃管可减少插胃管时遇到的摩擦
7.插入胃管： 一手持纱布托住胃管，一手持镊子夹住胃管前端，从选定侧鼻孔缓缓插入， 插入至 10~15 cm（咽喉部）时，根据患者具体情况进行插管 ①清醒患者：插入胃管 10~15 cm（咽喉部）时，嘱患者做吞咽动作，顺势将胃管迅速插入至预定长度。 ②昏迷患者：先让患者头向后仰，当胃管插入 15 cm 时，一手将患者头托起，使下颌靠近胸骨柄，徐徐插入胃管至预定长度	• 插入胃管时勿使镊子尖端损失鼻黏膜 • 下颌靠近胸骨柄可增大咽喉通道的弧度，使胃管顺利通过会厌部
8.固定：确认胃管在胃内，用胶布将胃管固定在鼻翼及面颊部	• 验证胃管在胃内的方法：①用注射器连接胃管抽吸胃液；②置听诊器于患者胃部，快速注入 10 mL 空气，听到气过水声；③将胃管末端置于盛水碗中，无气泡逸出。 •每次灌注食物前用注射器连接胃管，先抽吸胃液以确定胃管在胃内及胃管是否通畅

续表6-5

操作步骤	要点说明
9. 灌注食物： 用注射器连接胃管，先抽吸胃液以确定胃管在胃内及胃管是否通畅，再注入少量温开水。 遵医嘱缓慢注入鼻饲液或药液。 鼻饲完毕后，再次注入少量温开水	• 注入少量温开水湿润管腔，防止食物黏附管壁 • 每次鼻饲量不超过 200 mL，间隔时间大于 2 h • 每次注入前应先用温度计测试温度，以 38~40℃ 为宜 • 每次抽吸鼻饲液时应反折胃管末端，可防止导管内容物反流，以及空气进入消化道，引起腹胀
10. 反折固定：将胃管末端反折，或关闭胃管末端管盖，并用纱布包好，用夹子夹紧，再用别针固定于枕旁、患者衣领或大单处	• 记录拔管时间和患者的反应
11. 协助患者清洁鼻孔、口腔，整理床单位。 嘱患者维持原卧位 20~30 min，以防呕吐。 清洁注射器，放于治疗盘内，用纱布盖好备用。 洗手。 记录	• 防止呕吐物污染床单位
▲拔管	用于停止鼻饲或长期鼻饲需要更换胃管时
1. 拔管准备： 备齐用物携至患者床旁，核对患者床号、姓名，并解释目的。置弯盘于患者颌下，夹紧胃管末端，轻轻揭去固定的胶布。戴一次性手套	• 减少患者焦虑，有利于操作 • 用温开水冲净胃管，防止食物积存于管腔内变质结块，造成胃肠炎或堵塞管腔 • 防止食物反流 • 防止胃管移动或脱出
2. 拔出胃管：用纱布包裹近鼻孔处的胃管，嘱患者深呼吸，在患者呼气时拔管，边拔管边用纱布擦拭胃管，到咽喉处快速拔出	• 防止拔管时管内液体流动 • 保持口鼻清洁，增加舒适感维持原卧位，以防呕吐 • 鼻饲用物应每天更换消毒，阻止微生物的交叉传播，记录插管时间、患者反应、胃潴留情况、鼻饲种类和量 • 到咽喉处快速拔出，以免液体滴入气管
3. 操作后处理： 将胃管放置弯盘内，移出患者视线。 脱手套，清洁患者口、鼻、面部，擦去胶布痕迹，协助患者漱口，采取舒适卧位，整理床单位	• 保护床单位，减少污物对患者的感官刺激 • 可用松节油消除胶布痕迹 • 长期鼻饲应定期更换胃管，晚间拔管，次日早晨再从另一侧鼻孔插入
确认患者	
洗手，记录	

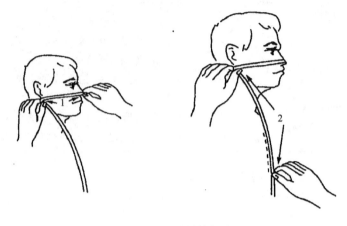

图 6-4　测量胃管长度

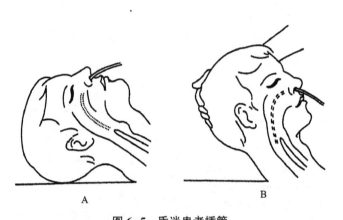

图 6-5　昏迷患者插管

A 插管前头向后仰；B 抬高头部，增大咽喉部通道的弧度

【评价】

（1）操作过程中能进行有效沟通，使患者及家属理解鼻饲的目的，遇到问题时能有效解决，患者配合度高。

（2）护士操作动作规范、轻柔、熟练，在规定时间内顺利插入导管，并能确定导管在胃内，鼻饲时营养液温度和量适宜，推注速度适当，无空气注入，患者无不良反应。

【注意事项】

（1）插管时动作要轻柔，避免损伤食管黏膜尤其是通过食管 3 个狭窄部位（环状软骨水平处、平气管分叉处、通过膈肌的食管裂孔处）时容易受到阻力。

（2）插管过程中应密切观察患者的反应，如遇下列情况应正确处理：

1）如插管中出现剧烈恶心、呕吐，可暂停插管嘱患者做深呼吸或张口呼吸。

2）如患者出现剧烈咳嗽、呼吸困难、面色发绀等，应立即拔出胃管，休息片刻后再重新插管。

3)如插入不畅时可用手电筒及压舌板检查口腔,观察胃管是否盘在口咽部,可将胃管抽出少许,再继续插入。

(3)每次鼻饲前必须验证胃管在胃内且通畅,鼻饲量不得超过 200 mL,间隔时间要不少于 2 h。

(4)鼻饲液温度应保持在38℃~40℃,避免过冷或过热;药片应研碎溶解后注入;新鲜果汁与奶液应分别注入,防止产生凝块。

(5)注入鼻饲液时应避免空气灌入,同时灌注速度不应过快。

(6)长期鼻饲者每日给予口腔护理 2 次。并定期更换胃管,每次更换胃管时晚间拔管,次晨再从另一侧鼻孔插入。

知识链接

验证胃管在胃内的方法

胃管广泛应用于各种临床环境中。如胃肠减压、营养支持、给药、诊断与评估。研究报道,成人胃管的置管位置错误率为 13%~50%。置管位置太浅、太深或误入气道均可影响治疗,甚至导致并发症,尤其是误入气道,后果更为严重。因此,评估胃管位置是非常重要的环节。基于"The Joanna Briggs Institute 循证卫生保健中心"发表于 2010 年的《最佳实践信息册》,推荐如下:

1.对于机械通气的成年患者,推荐使用二氧化碳分析仪或比色式二氧化碳测定仪来确定胃管的置管位置。(A 级推荐:强烈推荐,有益于应用)

2.对于非机械通气的患者,可采用弹簧压力测量仪判断喂养管置管位置,以及是否误入气道。(B 级推荐:中等推荐,可考虑应用)

3.超声检查可判断带有不锈钢头端的鼻胃管的置管位置。(B 级推荐)

肉眼观察抽取液性状和听诊气过水声是不可靠的指标,不可依赖此方法来判断置管位置。

二、要素饮食

要素饮食是一种化学组成明确、营养素齐全、不需消化或略加消化即可吸收的少渣营养剂。一般含有游离氨基酸、单糖、脂肪酸、维生素、无机盐类和微量元素。其特点是营养全面、无须消化即可直接或接近直接吸收、成分明确、不含残渣或残渣极少、不含乳糖、刺激性小、适合特殊用途以及应用途径多。在临床营养治疗中可保证危重患者的能量及氨基酸等营养素的摄入,促进伤口愈合,改善患者营养状况,以达到治疗及辅助治疗的目的。

(一)分类

要素饮食根据治疗用途可分为营养治疗用和特殊治疗用两大类。营养治疗用要素饮食主要包含游离氨基酸、单糖、重要脂肪酸、维生素、无机盐类和微量元素等,特殊治疗用要素饮食是主要针对不同疾病患者,增减相应营养素以达到治疗目的的一些特殊种类要素饮食,主要有适用于肝功能损害的高支链氨基酸低芳香族氨基酸要素饮食、适用于肾衰竭的以 8 种必需氨基酸为主的要素饮食、适用于超高代谢患者的高蛋白要素饮食、适用于苯丙酮尿症的低苯丙氨酸要素饮食等。

(二)适应证和禁忌证

1. 适应证

(1)某些手术前后需要补充营养的患者。

(2)超高代谢的患者:如严重烧伤、脓毒血症、多发性骨折等患者。

(3)肿瘤或其他消耗性疾病引发的营养不良的患者。

(4)不能经口进食或是摄食不足的患者。

(5)短肠综合征、胃肠道瘘、炎性肠道疾病、较轻胰腺炎等消化和吸收不良的患者。

(6)肝、肾功能衰竭的患者。

(7)先天性氨基酸代谢缺陷的患者:如苯丙酮尿症患者。

2. 禁忌证

(1)肠道梗阻的患者。

(2)重症胰腺炎急性期的患者。

(3)严重应激状态、上消化道出血、严重腹泻或腹膜炎的患者。

(4)年龄小于 3 个月的婴儿。

(5)胃大部切除后易发生倾倒综合征的患者。

(三)应用方法

根据患者的病情需要,配成适宜浓度和剂量的要素饮食,可采用口服、鼻饲、经胃或是空肠造瘘口滴注的方法供给患者。

(1)口服:开始由 50 mL/次逐渐增加到 100 mL/次,6~8 次/天,由于要素饮食口味欠佳,口服时患者不易耐受,可以在其中添加果汁或是蔬菜汁等调味料。适用于病情较轻而且能经口进食的患者。

(2)分次注入:将配制好的要素饮食或现成制品置于注射器中,缓慢(速度<30 mL/min)通过鼻胃管注入胃内,每次 250~400 mL,每天 4~6 次。部分患者开始时不耐受,可能出现恶心、呕吐、腹胀、腹痛和腹泻等,但应用一段时间后一般会逐渐适应,主要用于非危重、经鼻胃管或造瘘管行胃内喂养的患者。

(3)间歇滴注:将配制好的要素饮食或现成制品放入塑料袋或其他容器中,通过重力作用经鼻饲管缓慢注入胃内,每天 4~6 次,每次 400~500 mL,每次输注时间 30~60 min,多数患者可耐受。

(4)连续滴注装置:与间歇滴注相同,在 12~24 h 内持续滴入要素饮食,或用肠内营养泵保持恒定滴速。输注速度可根据患者的病情控制,初期速度较慢以便患者适应,然后逐渐加快,适应期一般需要 3~4 天。多用于危重患者及十二指肠或空肠近端喂养的患者。

(四)并发症

(1)胃肠道并发症:这是最常见的并发症,主要表现为腹泻、恶心、呕吐。导致腹泻的原因有要素饮食中脂肪含量高、渗透压高而且滴注速度过快、温度过低,患者的肠黏膜萎缩、菌群失调、乳糖酶或脂肪酶缺乏、营养液受到污染。因此应选择低脂肪含量的制剂,并且从低浓度、小剂量开始逐步输注以使患者适应。输注时注意保温，防止污染。造成恶心、呕吐的原因有要素饮食的味道不佳和滴注速度过快导致胃潴留等。在要素饮食中可加入调味剂，减慢输注速度，对症给予止吐药。

（2）代谢并发症：主要表现为水和电解质平衡紊乱、高血糖、维生素缺乏、必需脂肪酸缺乏和肝酶谱异常，最常见的是脱水和高血糖。营养液的高渗透压是造成高血糖的主要原因，可以通过减慢营养液输注速度或降低浓度，也可应用胰岛素使血糖接近正常。其他症状是由于长期应用要素饮食、营养液选择不当或没有及时调整造成的，因此关键是认真监测并及时纠正。

（3）感染并发症：营养液和滴注容器或管道被污染，主要是由于没有严格执行无菌操作以及配制后或滴注时维护不当造成。营养液一般情况应现用现配，如未用完可在室温下密封、避光保存12 h。未开封的营养液如需长期保存，应放入4℃冰箱内，时间不要超过24 h。所用物品必须进行严格灭菌处理，并定期进行细菌培养监测。幼儿、老人、呼吸困难者、吞咽反应迟钝以及昏迷患者易出现的吸入性肺炎，主要是由于胃潴留以及营养液反流造成。可在输注时抬高床头30°~45°，并经常检查潴留情况，如果胃潴留液超过每小时输入量的5倍，应暂停输入，待降到正常水平后再以较低浓度、较慢速度重新输注。

（4）置管并发症：经鼻置管容易造成鼻翼部糜烂、咽喉部溃疡、声音嘶哑、鼻窦炎、中耳炎等，护理时应给予注意，如需长期置管者可改为胃或空肠造口。而经胃或空肠造口时容易因为造口周围固定不严，造成腹腔内感染，只能给予对症处理，无效时需再次手术治疗。

（五）注意事项

（1）应用要素饮食时，应严格执行无菌操作原则，所有配制用具及滴注导管均需消毒灭菌后使用。

（2）患者应用的要素饮食需根据其具体病情选择适合的营养成分、浓度、用量、滴注速度。滴注要素饮食开始时应由低、少、慢开始，然后逐渐增加，停用时也需要逐渐减量。

（3）一般情况下要素饮食应现用现配，已配制好未启封的营养液应放在4℃冰箱内保存，时间不要超过24 h，以防被细菌污染或变质。

（4）要素饮食的口服温度为38℃左右，鼻饲及经造口注入时的温度为41℃~42℃，温度不能过低，以防发生腹泻、腹痛、腹胀。

（5）要素饮食滴注前后都需用温开水或生理盐水冲净管腔，以防食物积滞管腔而腐败变质。

（6）滴注过程中经常巡视患者，如出现恶心、呕吐、腹胀、腹泻等症状，应及时查明原因，按需要调整速度、温度；反应严重者应暂停滴入。

（7）应用要素饮食期间需定期测量体重，并观察尿量、大便次数及性状，检查血糖、尿糖、血尿素氮、电解质、肝功能、凝血酶原时间等指标，做好营养评估。长期应用者应适当补充电解质、维生素和矿物质。

（8）肠道梗阻患者、小于3个月的婴儿、上消化道出血、胃大部切除后易发生倾倒综合征的患者不宜使用要素饮食，症状明显的糖尿病或是糖耐量异常的患者慎用。

三、胃肠外营养

胃肠外营养(PN)是指无法经胃肠道摄取营养或摄取营养物不能满足自身代谢需要的患者，通过肠道外通路(即静脉途径)输注包括氨基酸、脂肪、碳水化合物、维生素及矿物质在内的营养素，提供能量，纠正或预防营养不良，改善营养状态，并使胃肠道得到充分休息的营养治疗方法。

(一)分类

根据补充营养需要的量，胃肠外营养可分为部分胃肠外营养和完全胃肠外营养两种。前者是指部分营养通过静脉途径输入，其余部分可能通过肠道途径补充；后者是指患者所需的所有营养物质全部由静脉途径输入。根据置管方式，还可分为周围静脉营养和中心静脉营养两种。周围静脉营养多由外周静脉穿刺置管，中心静脉营养多由上腔静脉穿刺置管。

(二)适应证和禁忌证

1. 适应证

(1)胃肠需要充分休息或消化吸收障碍的患者：如消化道瘘、短肠综合征、溃疡性结肠炎、中或重症急性胰腺炎、胃肠道梗阻等。

(2)超高代谢的患者：如大面积烧伤、严重感染、败血症等。

(3)术前准备：如营养不良而需要大的胸腹部手术的患者、有感染危险的骨科手术的患者。

(4)补充治疗：如妊娠剧吐、神经性厌食等。

(5)短期内不能由肠道获得营养的患者：如神志不清，腹膜炎，肿瘤放、化疗引起的胃肠道反应。

2. 禁忌证

(1)严重循环、呼吸功能衰竭。

(2)严重水、电解质平衡紊乱。

(3)肝、肾功能衰竭。

(三)应用方法

(1)营养液输注方法：可分为重力滴注和泵输注两种方式。一般危重患者多采用泵输注式，来精确控制输注速度和输注量。

(2)营养输注途径：可分为中心静脉置管途径和周围静脉置管途径。前者适用于胃肠外营养治疗需2周以上的患者。由于要使用高渗溶液和高浓度营养液，所以一般选择管径较粗、血流较快的上腔静脉。临床常选择穿刺锁骨下静脉、锁骨上静脉、颈内静脉、颈外静脉导管送入上腔静脉。

(3)营养液配制：需要根据患者的代谢状况和实际需要进行准确计算。营养液一般包括复方氨基酸、碳水化合物、脂肪乳、常量元素、微量元素、水溶性维生素、脂溶性维生素等，此外还可根据患者需要加入一些特殊生理作用的物质，如精氨酸、谷氨酰胺等。

(四)常见并发症预防与护理

1. 与中心静脉穿刺置管有关的并发症

中心静脉穿刺置管的并发症与置管的技术和护理有关。常见的有气胸、血胸、导管脱出或折断、空气栓塞，以及损伤胸导管、动脉及神经，静脉血栓等。护士应熟练掌握操作技术，并能严格按照规程进行操作和配合。在滴注过程中加强巡视，如遇可疑症状也可借助 X 线检查来确定导管的位置，同时在营养液中加入抗凝剂来减少血栓的形成。

2. 感染性并发症

导管性败血症是胃肠外营养常见的严重并发症。导致感染的常见原因有插管过程中没有严格无菌操作、营养液配制和输入过程中受到污染、穿刺点周围伤口护理不当。当在中心静脉营养治疗过程中，患者突然发热又无明确病因时，应考虑导管性败血症。应立即拔出导管，同时抽血、取营养液和旧导管头一起送检进行细菌培养。必要时可根据培养结果作为选取抗生素的参考。护士在置管过程应严格遵守无菌操作原则，营养液需在超净工作台内配制，必须使用全封闭式输液系统，定期消毒穿刺部位皮肤并更换敷料。

3. 代谢性并发症

代谢性这类并发症与病情动态监测不够、治疗方案不适合或是没有及时根据病情进行调整有关。常见的有糖代谢紊乱、液体量超负荷、肝脏损害、电解质紊乱、酸碱平衡失调、代谢性骨病等。其中以糖代谢紊乱中的低血糖反应和高血糖反应最为严重。

(1)低血糖反应：长期胃肠外营养治疗的患者突然停止输液，或感染控制后组织对胰岛素敏感度突然增高，都可导致反应性低血糖。因此不要突然中断或是减慢营养液的输注，如病情需要，高糖溶液输完后以等渗溶液维持数小时再改用无糖溶液，有外源性胰岛素使用时要对血、尿糖进行监测，根据情况随时进行调整。

(2)高血糖反应：刚开始应用胃肠外营养时，葡萄糖输入的总量过多或是速度过快，或是外源性胰岛素补充不足时可导致高血糖反应。因此要控制糖的输入速度从 $0.5g/(kg \cdot h)$ 逐渐增加到 $1\sim1.2\ g/(kg \cdot h)$。如病情需要，在血、尿糖监测下适当补充外源性胰岛素。

4. 肠道并发症

由于长期胃肠外营养不能经口进食，可导致肠道黏膜萎缩。因此，只有尽早恢复肠道营养，才能使萎缩的黏膜增生，恢复肠道正常功能。但也有资料提示，补充谷氨酰胺也可起到屏障作用，预防肠道黏膜萎缩。

(五)注意事项

(1)营养液的配制及静脉穿刺过程中严格执行无菌操作，所有用具必须经过灭菌后才能使用。

(2)配制完毕但暂时不输注的营养液应储存于4℃冰箱内备用，在准备输注前 $1\sim2$ h 从冰箱内取出，室温下复温，若于常温下保存时间不要超过 24 h。

(3)为了减少导管相关性感染的机会，需每日检查穿刺部位。按规定时间间隔更换敷料，更换时应严格遵守无菌操作，并注意避免导管移位，如敷料潮湿、脱落、污染，应立即更换。

(4)输液管路根据生产者规定时间进行更换，在连接或拔除输液条和封闭导管时，必须严格遵守无菌操作。

(5)封管时要使用 10 mL 以上的注射器，维持正压封管，封管液量一般为导管和辅助延长管容积的 2 倍。

(6)严禁通过中心静脉穿刺导管输血、抽血或监测中心静脉压(CVP)。

(7)输液过程中加强巡视,防止发生液体中断或导管脱出,以防出现空气栓塞,并注意输液是否通畅,避免出现管路扭曲、打折或出现堵塞等现象。

(8)由于胃肠外营养液属于高糖溶液,应以低浓度、小量、慢速开始输注,然后根据患者的耐受程度逐渐增加。并且营养液的配方和输注速度都不能随意改变,容易导致糖代谢紊乱。停用胃肠外营养时应提前 2~3 天逐渐减量。

(9)使用前及使用过程中要对患者进行严密的实验室监测,每日记录出入液量,观察血常规、肝功能、肾功能、血糖、尿糖、血脂、凝血功能等,以便根据患者体内代谢的动态变化及时调整营养液配方,防止并发症发生。

(10)及时了解患者的饮食及胃肠道的功能状况。如病情允许,可少量、多次给患者进食,。

知识链接

　　早期肠内、外营养对腹部术后胃肠功能恢复和重症胰腺炎的疗效:术后早期肠内营养可促进腹部术后肠鸣音恢复和排气,但相应恶心呕吐发生率、术后胃肠减压管重置率高,腹部术后是否早期使用肠内营养需综合考虑。目前认为,在胃肠功能许可情况下,首选肠内营养。经空肠远端途径、入院 72 h 内实施的肠内营养能显著降低重症胰腺炎患者的病死率、外科手术干预率,并明显减少胰腺感染、多器官衰竭和高血糖的发生,有助于改善患者的预后。因此,重症胰腺炎患者在无肠内营养禁忌证时,应将肠内营养作为营养支持治疗的首选方式。

第七章

生命体征的评估与护理

考点

序号	主要考点
1	生命体征的正常范围。
2	散热方式
3	体温过高常见热型：稽留热、弛张热、间歇热、不规则热
4	体温过高护理措施
5	体温测量注意事项
6	常见的异常脉搏类型
7	脉搏测量注意事项
8	血压的生理变化
9	高血压分级
10	血压测量影响因素
11	不同情况血压测量值
12	异常呼吸类型：频率、节律异常(潮式呼吸、间断呼吸)、呼吸异常(吸气性呼吸困难、呼气性呼吸困难)
13	呼吸测量方法
14	清除呼吸道分泌物的护理技术：有效咳嗽方法、体位引流
15	氧气疗法
16	氧疗副作用

习题二维码7-1

学习目标

识记：
1. 能正确叙述体温、脉搏、呼吸、血压的正常值。
2. 能正确叙述体温、脉搏、呼吸、血压的生理性变化。
理解：
1. 能正确阐述异常体温、脉搏、呼吸、血压的评估及护理措施。
2. 能正确阐述测量体温、脉搏、呼吸、血压时的注意事项。
应用：
1. 能正确地测量和记录生命体征。
2. 能正确给予生命体征异常的患者相应护理。

预习案例

患者李某，女性，40岁，因肺炎入院，入院后 T39℃~40℃左右波动，持续2周，日差不超过1℃。P106次/min，R28次/min。患者神志清楚，面色潮红，口唇干裂，精神不振，食欲差。

思考
1. 该患者的发热属于何种热型？
2. 患者发热的程度如何？
3. 可采取哪些护理措施？

生命体征是体温(T)、脉搏(P)、呼吸(R)和血压(Bp)的总称，它受大脑皮质的控制，是机体内活动的客观反映，是衡量机体身心状况的可靠指标。正常人的生命体征在一定范围内波动，变化小，相对稳定。各生命体征之间也有内在的相互联系，尤其在机体出现异常时，体温、脉搏、呼吸、血压等生命体征均可发生不同程度的变化。护理人员可以通过对生命体征的观察，了解疾病的发生、发展、转归以及护理对象心理状况的变化，为预防、诊断、治疗和护理提供依据。因此，正确掌握生命体征的观察及护理是临床护理工作中极为重要的内容之一。

第一节　体温的评估与护理

体温(T)分为体表体温和体核体温，而通常所说的体温指的是体核温度，是指人体内部胸腔、腹腔和中枢神经的温度，其相对稳定，且较皮肤温度高。皮肤温度也称体表温度或体壳温度，常受环境温度和衣着厚薄的影响，较不稳定，一般低于体核温度。正常人的体温保持在相对恒定的状态，通过大脑和下丘脑的体温调节中枢及神经体液的调节，使机体的产热和散热保持动态平衡。基础体温则是指人体在持续较长时间(6~8小时)的睡眠醒来后，尚未进行任何活动之前的体温。

一、正常体温及其生理性变化

(一)体温的形成

体温是由糖、脂肪、蛋白质三大营养物质在人体内通过氧化分解而释放能量,其总量的50％以上迅速转化为热能,以维持体温,并不断的散发到体外;其余不足50％的能量则储存于三磷酸腺苷(ATP)内,以供机体利用,最终仍转化为热能散发到体外。

(二)产热与散热

1.产热过程

机体产热的过程是细胞新陈代谢的过程,通过化学方式产热。主要通过机体的基础代谢、食物特殊动力作用和肌肉活动等所产生。使产热增加的因素有:进食、骨骼肌运动、交感神经兴奋、甲状腺素分泌增多等;使产热减少的因素有:禁食、肌肉运动减少等。主要的产热部位是肝脏和骨骼肌。

2.散热过程

人体通过物理方式散热。最主要的散热部位是皮肤,占总散热量的70%,其余散热途径为呼吸和排泄。人体主要以辐射、传导、对流、蒸发四种方式散热。当外界环境温度低于体温时,前三种散热方式发挥作用,当外界环境温度高于体温时,蒸发是人体唯一的散热方式。

(1)辐射:是指热由一个物体表面通过电磁波的形式传给另一个与它不接触的物体表面的一种方式,是人体在安静状态下处于气温较低环境中最主要的散热方式,约占总散热量的60%。影响辐射散热的主要因素,有皮肤与外界环境的温度差和机体有效辐射面积。临床工作中,为中暑患者降温时适当降低病室温度,就是利用此原理。

(2)传导:是指热直接传给与它接触的温度较低的物体的一种散热方式。影响传导散热的主要因素包括所接触物体的导热性能、接触面积及温差大小。水的导热性好,故临床上采用冰袋、冷湿敷为高热患者物理降温,就是利用此原理。

(3)对流:是传导散热的一种特殊形式。是指通过气体或液体的流动来交换热量的一种散热方式,影响对流散热的因素包括气体或液体流动速度和温差大小,风速越大,温差越大,散热越多。临床工作中,开窗通风就是利用对流原理,不但能散热,还能净化空气。而人体则可通过血液循环将热流传到体表而散发出去。

(4)蒸发:是指水分由液态转变为气态,同时带走大量热量的一种散热方式(每蒸发1 g水可散失2.43 kJ的热量)。而人体的呼吸、口腔黏膜及皮肤随时都在进行蒸发散热。影响蒸发散热的主要因素为环境温度和湿度。临床工作中,对高热患者使用乙醇或温水拭浴,就是通过乙醇和水分的蒸发,起到降温作用。

(三)体温的调节

人体的体温是相对恒定的,它的调节主要包括生理性(自主性)调节和行为性调节。生理性调节是指在下丘脑体温调节中枢控制下,通过发汗、寒战等一系列生理反应,调节机体的产热和散热,将体温维持在相对稳定水平。而行为性调节是指以生理性调节为基础,人们根据环境温度和个人对冷热的不同感觉,所产生的一种有意识的行为活动,如开窗通风、增减衣服、搓手跺脚等可随意控制的行为,达到调节控制体温的目的。一般所说的体温调节是指生理性体温调节。

(四)正常体温

正常体温并不是一个固定的数值,而是在正常范围内有一定的波动。由于体核温度不易测量,临床上常通过测量口腔、直肠、腋下等部位的温度来代表体温。在三种测量方法中,直肠温度最接近于人体深部温度,而口腔、腋下测量体温更为方便常用,临床上测量腋温最为常用。不同部位正常体温的范围见表7-1。

表7-1　成人正常体温平均值及波动范围

部位	正常值及平均温度
腋温	36.0℃~37.0℃(平均36.5℃)
口温	36.3℃~37.2℃(平均37.0℃)
肛温	36.5℃~37.7℃(平均37.5℃)

体温可以用摄氏温度(℃)和华氏温度(℉)来表示。摄氏温度和华氏温度的换算公式为:

$$℉ = ℃ \times 9/5 + 32 \qquad ℃ = (℉ - 32) \times 5/9$$

(五)体温的生理性变化

人体体温可以受多种因素影响而发生生理性变化,但波动范围很小,一般不超过0.5℃~1℃。常见的因素有以下诸多方面:

(1)昼夜:正常人的体温在24小时内呈周期性波动,波动范围在0.5℃~1℃之间,一般清晨2~6时最低,白天开始活动后逐渐升高,13:00~18:00时最高。这种周期性的变化与机体昼夜活动的生物节律性有关,若长期从事夜间工作的人员,也可以出现夜间体温上升,白天体温下降的现象。

(2)年龄:由于不同年龄基础代谢水平不同,其体温也不同。随着年龄的增长,体温有所降低,儿童略高于成年人,成年人略高于老年人。新生儿尤其是早产儿,由于体温调节中枢发育不完善,调节功能差,其体温变化易受外界环境的影响而发生变化。

(3)性别:成年女性的体温比男性约高0.3℃,可能与女性皮下脂肪较厚,散热减少有关。成年女性的基础体温随月经周期呈规律性变化,在排卵至经前期和妊娠早期受体内孕激素水平影响,体温略升高0.2℃~0.5℃。

(4)饮食:饥饿、禁食时,体温会下降;进食后可以使体温暂时升高0.3℃左右。

(5)药物:麻醉药物可抑制体温调节中枢并能扩张血管,增加散热,从而降低机体对寒冷环境的适应能力。因此对手术患者在手术中和手术后应注意保暖。

(6)其他:如环境、活动、情绪激动、精神紧张时,会使体温升高。

二、异常体温的评估及护理

(一)体温过高

1. 定义

体温过高又称发热。是指机体在致热原的作用下,使体温调节中枢的调定点上移,导致产热增加、散热减少,从而引起体温升高超过正常范围。是临床最常见的症状。临床发热的原因大致可分为感染性发热和非感染性发热两大类。感染性发热较多见,主要由各种病原体感染引起,如细菌、病毒、真菌、螺旋体、支原体、寄生虫等;非感染性发热由病原体以外的各种物质引起,主要包括无菌性坏死物质的吸收所引起的吸收热、变态反应性发热、体温调节中枢功能紊乱引起的中枢性发热等。

一般情况下,当腋下温度超过37℃或口腔温度超过37.3℃,一昼夜体温波动在1℃以上可称为发热。

2. 发热临床分级

以腋温为例(临床比较常用的测体温部位、方法),发热可分为:

低　热　37℃~37.9℃

中等热　38.0℃~38.9℃

高　热　39.0℃~39.9℃

超高热　>40℃

3. 发热的过程及表现

一般发热过程包括三个阶段。

(1)体温上升期:此期的特点是产热大于散热。主要表现是疲乏无力、皮肤苍白、畏寒、干燥无汗,严重者有寒战。体温上升有骤升和渐升两种方式,骤升是指体温突然升高,数小时内即升至高峰,常见于肺炎球菌肺炎、疟疾等;渐升是指体温逐渐上升,数日内达到高峰,多无明显寒战,常见于伤寒等。

(2)高热持续期:此期的特点是产热和散热在较高水平上趋于平衡。主要表现是颜面潮红,皮肤灼热,口唇干燥,呼吸脉搏加快,头痛头晕,食欲不振、全身不适、软弱无力。严重者可出现谵妄、抽搐、昏迷。

(3)退热期:此期的特点是散热大于产热,直至体温恢复至正常水平。主要表现是大量出汗、皮肤潮湿且温度下降。退热方式有骤退和渐退两种,骤退是指体温下降速度快,在数小时内降至正常,多见于肺炎球菌肺炎、疟疾等,患者由于大量出汗,体液丢失过多,易出现血压下降、脉搏细速、四肢冰冷等虚脱或休克现象;渐退是指体温下降速度慢,在数天内降至正常,多见于伤寒、风湿热等。

4. 常见热型

各种体温曲线的形状称为热型。某些疾病具有其独特的热型,加强观察有助于疾病的诊断和了解疾病的转归。但目前由于抗生素的滥用或由于应用解热药、肾上腺皮质激素等,使热型变得不典型。常见的热型有以下四种(图7-1):

(1)稽留热:体温持续在39℃~40℃以上,达数天或数周,24小时内波动范围不超过1℃。常见于肺炎球菌肺炎、伤寒等。

（2）弛张热：体温在39℃以上，波动幅度大，24小时内温差达到1℃以上，而体温最低仍高于正常水平。常见于败血症、风湿热、化脓性疾病等。

（3）间歇热：体温骤然升至39℃以上，持续数小时或更长，然后下降至正常或正常以下，经过一个正常体温的间歇，又再次升高，并反复发作，即高热和正常体温交替出现。常见于疟疾等。

（4）不规则热：发热无一定规律，且持续时间不等。常见于流行性感冒，癌性发热等。

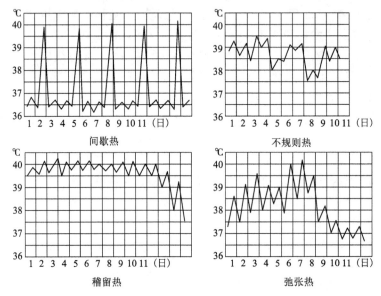

图7-1 常见热型

5.护理措施

（1）降温：遵医嘱应用物理降温或药物降温。物理降温有局部冷疗法和全身冷疗法。

体温高于39℃，可在患者头部、腋窝、腹股沟放置冰袋、冷毛巾，通过传导方式散热。体温高于39.5℃，可为患者做温水或乙醇拭浴全身冷疗方式降温。行降温措施30分钟后应测量体温，并做好记录和交班。

（2）加强病情观察：定时测体温，一般每日测量4次，高热患者应每4小时测量一次，待体温恢复正常3天后，改为每日1~2次。同时注意观察患者面色、呼吸、脉搏及出汗等体征，必要时监测血压。

（3）补充营养和水分：鼓励患者进食高热量、高蛋白、高维生素、易消化的流质或半流质食物，宜少量多餐，以补充高热的消耗，提高机体的抵抗力。鼓励患者多饮水，每日2500~3000 mL，以补充高热时消耗的大量水分，并促进毒素和代谢产物的排出，帮助散热。

（4）保证休息：低热者可酌情减少活动，适当休息；高热者应卧床休息，以减少能量的消耗，有利于机体康复。为患者提供安静、温湿度适宜的休息环境。

（5）促进患者舒适、预防并发症

1）口腔护理：发热时唾液分泌减少，口腔黏膜干燥，且抵抗力下降，有利于病原微生物生长、繁殖，易引起口腔疾病和黏膜溃疡，故应在晨起、餐后、睡前协助患者做好口腔护理。

2）皮肤护理：患者退热期大量出汗，应及时擦干汗液，更换衣服和床单，防止受凉，并保持皮肤的清洁、干燥。对长期持续高热且被动体位的患者，应协助其翻身，防止压疮、肺炎等并发症。

3）安全护理：高热患者可能会出现谵妄、惊厥、躁动不安，应注意防止出现坠床、舌咬伤等安全隐患，必要时可使用床档或约束带固定。

(二)体温过低

1.定义

体温过低是指体温低于正常范围。当体温低于35℃时，是一种危险的信号，常常提示疾病的严重程度和不良预后。

2.原因

(1)散热过多：长时期暴露在低温环境中，使机体散热过多、过快；在寒冷环境中大量饮酒，使血管过度扩张，热量散失。

(2)产热减少：重度营养不良、极度衰竭，使机体产热减少。

(3)体温调节中枢发育不良或受损：体温调节中枢发育不良如早产儿，由于体温调节中枢尚未发育成熟，对外界的温度变化不能自行调节；体温调节中枢受损如颅脑外伤、脊髓受损；药物中毒如麻醉剂、镇静剂；重症疾病如败血症、大出血等致体温过低。

3.体温过低的临床分级

轻度：32.1℃~35.0℃

中度：30.0℃~32.0℃

重度：<30.0℃

致死体温：23.0℃~25.0℃

4.临床表现

体温过低时，患者可出现皮肤苍白、四肢冰冷、呼吸减慢、心律不齐、脉搏细弱、血压下降、颤抖、感觉和反应迟钝，嗜睡、严重者可出现昏迷。

5.护理措施

(1)提高环境温度：维持室温在22℃~24℃，室内避免空气对流。

(2)密切观察生命体征：持续监测体温的变化，至少每小时测量一次，直至体温恢复正常且稳定，同时注意脉搏、呼吸、血压的监测及病情变化的观察。

(3)给予保暖措施：给予毛毯、棉被、电热毯、热水袋、暖箱等保暖措施，给患者热饮，以提高机体温度，操作中注意防止烫伤。

(4)加强病因治疗：去除引起体温过低的原因，使体温恢复正常。

(5)做好健康宣教：待患者好转后，向患者及家属讲解引起体温过低的原因及护理方法。

三、体温的测量

(一)体温计的种类及构造

1.水银体温计

玻璃汞柱式体温计由一根真空毛细管，以及外侧带有刻度的玻璃棒构成；玻璃棒一端为贮汞槽，内盛汞液。当贮汞槽受热后，汞膨胀沿毛细管上行，其上行的高度与受热程度呈正

相关。毛细管与汞槽的连接处有一凹陷，使汞遇冷
不会自行下降，保证数值准确并便于检视。玻璃棒
外标有摄氏温度值，在35℃~42℃之间，每一度用
短线标出 10 个小格，在 0.5℃ 和 1℃ 的地方用较粗
且长的线标记，在 37℃ 处则染以红色，以示醒目。

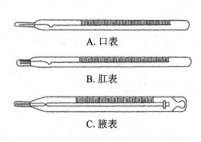

A. 口表

B. 肛表

C. 腋表

图 7-2　玻璃汞柱式体温计

　　根据所测部位的特点，体温计有口表、腋表和
肛表三种(图 7-2)。

　　(1)口表：贮汞槽细而长，玻璃棒呈三棱柱状，
可用来测量口腔温度和腋窝温度。

　　(2)肛表：贮汞槽略粗短，玻璃棒也呈三棱柱状，用于测量直肠温度。

　　(3)腋表：贮汞槽长而扁，玻璃棒呈扁平状，以便于贴近腋窝皮肤。

　2. 电子(数字)体温计

　　采用电子感温探头测量体温，测得的温度直接由数字显示，读数直观，测温准确，灵敏
度高，使用方便。为适应不同需要，有笔式、奶嘴式等(图 7-3)。

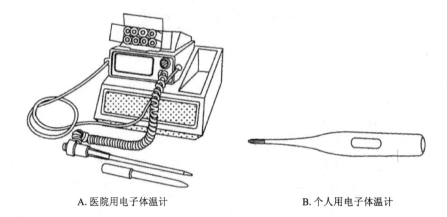

A. 医院用电子体温计

B. 个人用电子体温计

图 7-3　电子体温计

　3. 红外线测温仪

　　其原理是将物体发射的红外线辐射能转变成电信号，红外线辐射能的大小与物体本身的温
度相对应，根据转变成电信号大小，可以确定物体的温度。红外线测温仪具有快速、安全、减少
传染概率的特点。目前临床应用种类较多，可以测量额头、耳、手心、脸等部位的温度，因耳道
深部温度接近人体深部温度且受影响因素少，故耳道红外测温仪较体表测温仪准确率高。

　4. 可弃式化学体温计

　　为单次使用的体温计，是一种含有对热敏
感的化学指示点薄片，测温时点状薄片颜色随
机体的温度而发生变化，当颜色从白色变成蓝
色时，最后蓝点的位置即为所测温度。这种体
温计为一次性用物，适用于测量口温、腋温(图 7-4)。

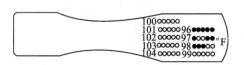

图 7-4　可弃式化学体温计

　5. 前额体温计

　　可将体温计黑色面贴在前额，室温下 15 秒后测出体温，适用于小儿。

6. 报警体温计

可将体温探头与报警器(如心电监护仪)相连,当患者体温超过设置的范围时,就会自动报警,适用于危重患者。

7. 远红外线测温仪

远红外线测温仪是利用远红外线的感应功能进行测温,常用于人群聚集处。

(二)体温计的消毒与检查

1. 体温计的消毒

为防止交叉感染,体温计应一人一用,用后消毒处理。常用的消毒剂有75%乙醇、1%过氧乙酸、0.5%碘伏等。

方法:水银体温计测温后将体温计全部放入消毒液中浸泡后,用清水冲洗,擦干,放入清洁干燥容器中备用。消毒液应定时更换,盛放消毒液和体温计的容器应定期消毒。注意口表、腋表、肛表应分别清洗和消毒。其他不同的体温计可根据不同材料的性质选用不同的消毒方法,如擦拭、熏蒸等。

2. 体温计的检查

为确保测量体温的准确性,应定期对体温计进行检查。

方法:将全部体温计的水银柱甩至35℃以下,于同一时间放入已测好的40℃温水中,3分钟后取出检视,凡误差在0.2℃以上、玻璃棒有裂缝、水银自行下降等,则不能使用。

(三)体温测量的方法

【目的】

(1)判断体温有无异常。
(2)动态监测体温变化,分析热型及伴随症状。
(3)协助诊断,为预防、治疗、康复及护理提供依据。

【操作前准备】

1. 评估并解释
(1)评估:患者年龄、病情、意识、治疗、心理状态、合作程度等情况。
(2)解释:向患者解释测量的目的、方法、注意事项及配合要点。

2. 患者准备
(1)了解体温测量的目的、方法、注意事项及配合要点。
(2)体位舒适,情绪稳定。
(3)测量前患者若有运动、进食、冷热饮、冷热敷、沐浴、灌肠等,应休息20~30分钟后再测量。

3. 护士准备
护士应着装整洁,洗手,戴口罩。

4. 用物准备
治疗盘内备容器2个(一个盛放已消毒的体温计,另一个盛放测温后的体温计),消毒液纱布,秒表,记录本,笔,弯盘。若测肛温,另备润滑油、棉签、卫生纸。体温计的数量及种类依据患者数及病情确定。

5.环境准备

整洁、安静、安全,测肛温时应拉好床帘。

【**操作步骤**】体温测量操作步骤见表7-2。

表7-2　体温测量法

操作流程	操作步骤	操作要领
1.核对解释	备齐用物至床旁,核对解释	• 确认患者,取得合作
2.安置体位	(1)安置患者于舒适体位 (2)肛温采取侧卧、俯卧、屈膝仰卧位	• 暴露肛门
3.测量体温		• 根据患者病情、年龄、意识状态等选择测量方法
口温	(1)嘱患者张口,将体温计汞端斜放于舌下热窝(图7-5); (2)嘱患者口唇紧闭,用鼻呼吸; (3)测量3分钟	• 舌下热窝位于舌系带的两侧,是口腔中温度最高的部位 • 勿用牙咬体温计,勿讲话,此时可测量脉搏、呼吸
腋温	(1)擦干腋下汗液,将体温计放于腋窝处,紧贴皮肤,嘱患者屈臂过胸夹紧体温计(图7-6); (2)测量10分钟	• 保证测量准确性 • 此时可测量脉搏、呼吸
肛温	(1)润滑汞端插入肛门3~4 cm(图7-7); (2)测量3分钟	• 用肥皂液或油剂润滑为婴幼儿、意识不清患者测温时,应守护在旁
4.准确记录	取出体温计用消毒液纱布擦拭,读数,记录于记录本上	• 从手端擦向汞端
5.安置患者	整理床单位,协助患者取舒适卧位	• 肛表取出后,用卫生纸擦拭肛门处遗留的润滑剂及污物
6.消毒用物	按体温计消毒法进行消毒	• 防止交叉感染
7.绘制曲线	洗手,将测得的体温绘制于体温单上	

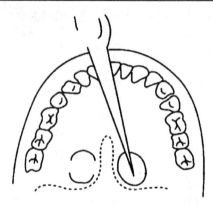

图7-5　舌下热窝

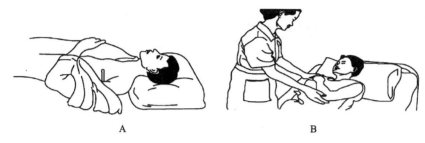

图 7-6　腋温测量法

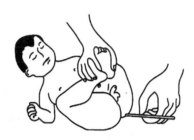

图 7-7　肛温测量法

【评价】

（1）患者安全，无损伤，无不适。

（2）测量方法正确，结果准确。

（3）护士能与患者或家属有效沟通，得到配合。

【注意事项】

（1）测量前检查体温计完好性，并定期检查体温计的准确性。

（2）避免影响体温测量的各种因素。测温前若有进食、冷热饮、冷热敷、沐浴、运动、坐浴、灌肠等，应休息 30 分钟后再测量。

（3）婴幼儿、精神异常、昏迷、口腔疾患、口鼻手术、张口呼吸的患者不宜测量口温。腋窝有创伤、手术、炎症、腋下出汗较多、肩关节受伤或过度消瘦者，不宜测量腋温。直肠或肛门疾病及手术、腹泻患者、心肌梗死患者不宜测肛温。心肌梗死患者会因肛表插入引起一过性迷走神经兴奋，导致心律不齐。

（4）测量口温时，如果患者不慎咬碎体温计，首先应及时消除口腔内玻璃碎屑，防止损伤口腔、食管、胃肠道黏膜。然后口服蛋清液或牛奶以延缓汞的吸收。病情允许的情况下可服用粗纤维食物以加速汞的排出。

（5）发现体温与病情不符时，应查找原因，重新测量并在床旁监测。

（6）集中测量多个患者的体温时，在测量前后均应仔细清点和检查体温计的数量及有无损坏，以免将体温计遗留在患者床上造成意外伤害。

第二节　脉搏的评估与护理

一、正常脉搏及生理变化

(一)脉搏的产生

在每个心动周期中,由于心脏的收缩与舒张,动脉内压力和容积发生周期性变化,从而导致动脉管壁发生周期性搏动,称为动脉脉搏,简称脉搏(P)。脉搏搏动沿着动脉管壁向小动脉传播,可用手指在体表触及。

(二)脉搏的生理变化

1.脉率

脉率指每分钟脉搏搏动的次数(频率)。正常成人在安静状态下脉率为 60~100 次/分。一般情况下,脉率和心率是一致的。脉率的生理性波动受诸多因素影响。

(1)年龄:一般新生儿、幼儿的脉率较快,随年龄增长而逐渐减慢,到老年时轻度增快(表7-2)。

表 7-2　各年龄段的平均脉率

年龄组	平均脉率(次/分)	
出生至 1 个月	120	
1~12 个月	120	
1~3 岁	100	
3~6 岁	100	
6~12 岁	90	
	男	女
12~14 岁	80	90
14~16 岁	80	85
16~18 岁	75	80
18~66 岁	72	
65 岁以上	75	

(2)性别:同龄的女性脉率比男性稍快,通常相差 7~8 次/分。

(3)体型:体表面积越大,脉率越慢,故身材细高者比矮胖者稍慢。

(4)活动、情绪:运动、情绪激动时脉率稍快,休息、睡眠时稍慢。

(5)食物、药物影响:进食、使用兴奋药、饮浓茶或咖啡时可使脉率增快,禁食、使用镇静药、洋地黄类药物可使脉率减慢。

2. 脉律

脉律指脉搏的节律性，它反映了左心室收缩的情况。正常脉律跳动均匀规则，间隔时间相等。但正常儿童、青年和一部分成年人可出现与呼吸周期有关的窦性心律不齐，表现为吸气时增快，呼气时减慢，一般无临床意义。

3. 脉搏的强弱

脉搏的强弱是指触诊时血液流经血管时冲击血管壁所产生的力量强度，是一种主观感觉。正常情况下脉搏强弱相同。脉搏的强弱取决于每搏输出量、脉压和外周血管阻力，也与动脉壁的弹性有关。

4. 动脉壁的情况

动脉壁的情况指触诊时主观感觉到的动脉壁情况。正常动脉管壁柔软、光滑、有弹性。

二、异常脉搏的评估及护理

(一)异常脉搏的评估

1. 脉率异常

(1)心动过速：指成人在安静状态下脉率超过 100 次/分，称为心动过速或速脉。常见于发热、甲状腺功能亢进、心力衰竭、血容量不足、疼痛等患者，是机体的一种代偿机制，以增加心排出量来满足机体的需要。一般情况下，体温每升高 1℃，成人脉率增加约 10 次/分，儿童增加约 15 次/分。

(2)心动过缓：指成人在安静状态下脉率低于 60 次/分，称为心动过缓或缓脉。常见于颅内压增高、房室传导阻滞、甲状腺功能减退等患者。

2. 节律异常

(1)间歇脉：指在一系列正常均匀的脉搏中，出现一次提前而较弱的脉搏，其后有一较正常延长的间歇(代偿间歇)，称间歇脉。若每隔一个正常脉搏出现一次期前收缩，称为二联律；若每隔两个正常脉搏出现一次期前收缩，称为三联律。常见于各种器质性心脏病，如心肌病、心肌梗死等，也可见于洋地黄中毒的患者。正常人在过度疲劳、精神兴奋、体位改变时也会偶尔出现间歇脉。发生机制是心脏异位起搏点过早发出冲动而引起的。

(2)脉搏短绌：指在同一单位时间内脉率少于心率，称为脉搏短绌，简称绌脉。触诊时可感知脉搏细数，极不规则；听诊时心率快慢不一，心律完全不规则，心音强弱不等，常见于心房纤颤患者。发生机制是由于心肌收缩力强弱不等，有些心输出量少的心脏搏动可产生心音，但不能引起周围血管的搏动，导致脉率少于心率。

3. 强弱异常

(1)洪脉：当心输出量增加，周围动脉阻力较小，动脉充盈度高，脉压较大时，脉搏会变得强大有力，称为洪脉。常见于高热、甲状腺功能亢进、主动脉瓣关闭不全等。

(2)细脉：当心输出量减少时，周围动脉阻力较大，动脉充盈度降低，脉压较小，脉搏会细弱无力，触之如细丝，称细脉，也可称丝脉。常见于大出血、主动脉瓣狭窄、休克、全身衰竭，是一种危险的脉象。

(3)交替脉：指节律正常，而强弱交替出现的脉搏。主要由于心室收缩强、弱交替出现所致，是心肌受损的一种表现，体现为左心室衰竭。常见于高血压性心脏病、冠状动脉粥样硬化性心脏病等。

（4）水冲脉：指脉搏骤起骤落，犹如潮水涨落，急促而有力。主要由于收缩压偏高，舒张压偏低使脉压增大所致。触诊时，将患者手臂抬高过头，检查者用手紧握其手腕掌面，可明显感到急促有力的冲击。常见于主动脉瓣关闭不全、先天性动脉导管未闭、甲状腺功能亢进等。

（5）奇脉：指吸气时脉搏明显减弱或消失。主要与吸气时左心室的搏出量减少有关，是心包填塞的重要体征之一。常见于心包积液和缩窄性心包炎患者。

4. 动脉壁异常

正常脉搏用手指按压时，远端动脉管不能触及，若仍能触及，则提示动脉硬化。其原因为动脉壁的弹力纤维减少，胶原纤维增多，使动脉管壁变硬。早期硬化时可触及动脉壁弹性消失，呈条索状；晚期时动脉迂曲呈结节状。

（二）护理措施

（1）充分休息：嘱患者增加卧床休息的时间，减少心肌的耗氧量。

（2）加强观察：观察患者的脉搏情况及其他的生命体征值，指导患者按时服药，并观察疗效和不良反应。

（3）给予氧气：根据病情，可适当给予氧气吸入。

（4）急救准备：危重患者需备好急救设备及药品。

（5）健康教育：指导患者要保持情绪稳定，戒烟限酒，宜清淡饮食；指导患者服用抗心律失常药物期间，不可自行调整药物剂量；教会患者及家属自我监测脉搏的方法，掌握简单的自救技巧等。

三、脉搏的测量

（一）脉搏测量的部位

凡是浅表、靠近骨骼的大动脉均可做为测量脉搏的部位，临床上最常选择的诊脉部位是桡动脉，心肺复苏时选用颈动脉。

（二）脉搏测量的方法

【目的】

（1）判断脉搏有无异常。

（2）动态监测脉搏变化，间接了解心脏状况。

（3）协助诊断，为预防、治疗和护理提供依据。

【操作前准备】

1. 评估并解释

（1）评估：患者年龄、病情、治疗等情况，有无偏瘫及功能障碍。

（2）解释：向患者解释测量的目的、方法、注意事项及配合要点。

2.患者准备

(1)了解脉搏测量的目的、方法、注意事项及配合要点。

(2)体位舒适,情绪稳定。

(3)测量前若有剧烈运动、紧张、恐惧、哭闹等,应休息20~30分钟后再测量。

3.护士准备

着装整洁,洗手,戴口罩。

4.用物准备

治疗盘内备秒表,记录本、笔,必要时备听诊器。

5.环境准备

脉搏测量的环境应整洁、安静、安全。

【**操作步骤**】见表7-3。

表7-3 脉搏测量法

操作流程	操作步骤	操作要领
1.核对解释	备齐用物至床旁,核对床号、姓名	确认患者,取得合作
2.安置手臂	取卧位或坐位,手腕伸展、放松,手掌向下	
3.测量脉搏	(1)护士以示指、中指、无名指指腹按压桡动脉处。 (2)一般情况下测量30秒,测得数值乘以2;危重患者或脉搏异常者应测1分钟。 (3)出现细脉时由两名护士同时测量,一人听心率,一人测脉率,由听心率者发出"开始"和"停止"口令,计时1分钟	力量适中,以能清楚触及脉搏为度,同时注意脉律、脉搏强弱、动脉管壁弹性等。将听诊器放于心尖部听心率
4.准确记录	将数值记录在记录本上	次/分 细脉:心率/脉率/分
5.安置患者	整理床单位,安置患者于舒适体位	
6.绘制曲线	洗手,将测得的脉搏绘制在体温单上	

【**评价**】

(1)患者安全,无损伤,无不适。

(2)测量方法正确,测量结果准确。

(3)护士能与患者或家属有效沟通,得到配合。

【**注意事项**】

(1)若测量前患者有剧烈活动、紧张、恐惧、哭闹等情况,待安静休息30分钟后再测。

(2)为偏瘫患者测量脉搏,应选择健侧肢体测量。

(3)勿用拇指诊脉,因拇指小动脉搏动较强,容易与患者动脉搏动相混淆。

(4)当脉搏细弱无法测量清楚或有异常脉搏时,可用听诊器听心率1分钟。

第三节　呼吸的评估与护理

机体在新陈代谢的过程中，不断地从外界环境中摄取所需要的氧气，并排出自身产生的二氧化碳，这种机体与外界环境之间进行气体交换的过程，称为呼吸(R)。呼吸是维持机体生命活动所必需的基本生理过程之一，呼吸一旦停止，生命也将终结。

呼吸系统由呼吸道(鼻腔、咽、喉、气管、支气管)和肺两部分组成。

一、正常呼吸及其生理性变化

(一)呼吸过程

呼吸的全过程由三个相互关联的环节组成。

(1)外呼吸：即肺呼吸，是指外界环境与血液之间在肺部进行的气体交换，包括肺通气和肺换气两个过程。

肺通气是指通过呼吸运动使肺与外界环境之间进行的气体交换。肺通气的相关结构包括呼吸道、肺泡和胸廓等。呼吸道是气体进出的通道，肺泡是气体交换的场所，胸廓的节律性运动则是实现肺通气的原动力。

肺换气是指肺泡与肺毛细血管之间的气体交换。其交换方式是通过分压差进行扩散，且气体从高分压处向低分压处扩散。如肺泡内氧分压高于静脉血氧分压，而二氧化碳分压则低于静脉血的二氧化碳分压。交换的结果使静脉血变成动脉血，肺循环毛细血管的血液不断地从肺泡中获得氧，释放出二氧化碳。

(2)气体运输：通过血液循环将氧由肺运送到组织细胞，同时将二氧化碳由组织细胞运送至肺。

(3)内呼吸：即组织换气。指血液与组织、细胞之间的气体交换。交换方式同肺换气，交换的结果使动脉血变成静脉血，体循环毛细血管的血液不断地从组织中获得二氧化碳，释放出氧气。

(二)呼吸的调节

1. 呼吸中枢

呼吸中枢是指在中枢神经系统内，产生和调节呼吸运动的神经细胞群，它们分布于脊髓、延髓、脑桥、间脑、大脑皮质等部位。各级中枢的作用和地位有所不同，但又密切联系、相互协调，共同完成对节律性呼吸运动的形成和调控。延髓和脑桥是产生基本呼吸节律性的部位，而大脑皮质可以随意控制呼吸运动。呼吸具有随意性和自主性。

2. 呼吸的反射性调节

(1)肺牵张反射：当肺扩张时可以引起吸气动作的抑制而产生呼气；当肺缩小时可以引起呼气动作的抑制而产生吸气，这种反射称肺牵张反射，又称黑-伯反射。它的生理意义是使吸气不致过长、过深，促使吸气及时转换为呼气，以维持正常的呼吸节律，是一种负反馈调节机制。

(2)呼吸肌本体感受性反射：指呼吸肌本体感受器在受到牵张刺激时，可以反射性引起受牵拉的同一肌肉收缩，此为呼吸肌本体感受性反射，该反射参与正常呼吸运动的调节。它的生理意义是当呼吸道阻力增加时，通过加强呼吸肌的收缩力量，使呼吸运动也相应地增强。

(3)防御性呼吸反射：包括咳嗽反射和喷嚏反射。喉、气管和支气管黏膜上皮感受器受到机械或化学刺激时，可以引起咳嗽反射；鼻黏膜感受器受到刺激时，可以引起喷嚏反射。

此反射能排除呼吸道内有害刺激物和异物，对机体有保护作用。

3.呼吸的化学性调节

动脉血氧分压(PaO_2)、二氧化碳分压($PaCO_2$)和氢离子浓度[H^+]对呼吸运动产生的影响，称化学性调节。当血液中 $PaCO_2$ 升高，[H^+]升高，PaO_2 降低时，刺激化学感受器，从而作用于呼吸中枢，引起呼吸的加深加快，维持机体内环境中 PaO_2、$PaCO_2$ 和[H^+]的相对稳定。其中 $PaCO_2$ 在呼吸调节过程中发挥显著作用。

(三)呼吸的生理变化

1.正常呼吸

正常成人在安静状态下呼吸约为 16~20 次/分，节律规则，频率与深度均匀平稳，呼吸时无声，不费力。呼吸与脉搏的比例为 1:4。男性、儿童以腹式呼吸为主，女性以胸式呼吸为主。

2.生理性变化

(1)年龄：年龄越小，呼吸频率越快。如新生儿呼吸可达 44 次/分。

(2)性别：同年龄的女性呼吸比男性稍快。

(3)活动：剧烈活动可使呼吸加深加快；休息、睡眠时呼吸减慢。

(4)情绪：强烈的情绪变化，如害怕、紧张、恐惧、愤怒、悲伤等可以引起呼吸加快或屏气。

(5)其他：高温环境或海拔增高等，可以使呼吸加深加快。剧烈疼痛也会引起呼吸改变。

二、异常呼吸的评估及护理

(一)异常呼吸的评估

1.频率异常

(1)呼吸过速：也称气促，指成人在安静状态下呼吸频率超过 24 次/分。常见于发热、疼痛、甲状腺功能亢进等。一般体温每升高 1℃，呼吸频率大约增加 3~4 次/分。

(2)呼吸过缓：指呼吸频率低于 12 次/分。见于颅内压增高、麻醉剂或镇静剂过量等(图7-8)。

2.深度异常

(1)深度呼吸：又称库斯莫呼吸，指呼吸深大而规则。多见于糖尿病、尿毒症等引起的代谢性酸中毒的患者，可通过深大呼吸以排出体内过多的二氧化碳来调节酸碱平衡。

(2)浅快呼吸：是一种浅表而不规则的呼吸，有时呈叹息样。见于呼吸肌麻痹、某些肺与胸膜疾病，如肺炎、胸膜炎、肋骨骨折等，也可见于濒死的患者。

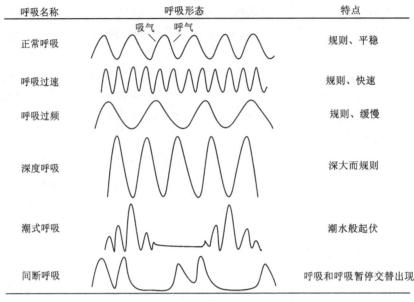

呼吸名称	呼吸形态	特点
正常呼吸	吸气　呼气	规则、平稳
呼吸过速		规则、快速
呼吸过频		规则、缓慢
深度呼吸		深大而规则
潮式呼吸		潮水般起伏
间断呼吸		呼吸和呼吸暂停交替出现

图 7-8　异常呼吸

3. 节律异常

(1) 潮式呼吸：又称陈-施呼吸。是一种呼吸由浅慢逐渐变为深快，然后再由深快逐渐变为浅慢，经过一段时间的呼吸暂停(5~20秒)后，又重新开始如上变化的周期性呼吸，其形态就如潮水起伏。潮式呼吸的周期可达30秒至2分钟。多见于中枢神经系统疾病，如颅内压增高、脑炎、脑膜炎及巴比妥类药物中毒。产生机制是由于呼吸中枢的兴奋性降低，只有当缺氧严重，二氧化碳积聚到一定程度，才能刺激呼吸中枢，使呼吸恢复或加强，当积聚的二氧化碳呼出后，呼吸中枢又失去了有效的刺激，呼吸又再次减弱继而暂停，从而形成了周期变化。

(2) 间断呼吸：又称毕奥呼吸。其表现为有规律的呼吸几次后，突然停止呼吸，间隔一个短时期后又开始呼吸，如此反复交替，即呼吸和呼吸暂停现象交替出现。产生机制同潮式呼吸，但比潮式呼吸更为严重，预后更差，常在呼吸完全停止前发生。

(3) 叹气样呼吸：其特点是在一段浅快的呼吸节律中插入一次深大的呼吸，并伴有叹息声。偶尔一次叹息属于正常情况，可扩张小肺泡，多见于精神紧张、神经衰弱的患者，若反复发作则是临终前的表现。

4. 声音异常

(1) 蝉鸣样呼吸：指吸气时发出一种高音调的似蝉鸣样的声响，是由于细支气管、小支气管阻塞，使空气吸入发生困难所导致。常见于喉头水肿、喉头异物等。

(2) 鼾声呼吸：指呼气时发出粗大的鼾声，是由于气管或支气管内有较多的分泌物积蓄而导致，多见于昏迷患者。

5. 形态异常

(1) 胸式呼吸减弱，腹式呼吸增强：正常女性以胸式呼吸为主。由于胸部或肺部发生病变时，如肺炎、胸膜炎、胸壁外伤等产生剧烈的疼痛，均可使胸式呼吸减弱，腹式呼吸增强。

(2)腹式呼吸减弱,胸式呼吸增强:正常男性及儿童以腹式呼吸为主。由于腹腔内压力增高,如腹膜炎、大量腹水、肝脾极度肿大、腹腔内巨大肿瘤等,使膈肌下降受限,造成腹式呼吸减弱,胸式呼吸增强。

6.呼吸困难

是指呼吸频率、节律、深浅度均出现异常,是临床常见的症状及体征,患者主观上感觉空气不足、胸闷,客观上表现为呼吸费力,烦躁不安,可出现发绀、鼻翼煽动、端坐呼吸。临床上可分为:

(1)吸气性呼吸困难:其特点是吸气费力,吸气时间延长,有显著的三凹征(吸气时胸骨上窝、锁骨上窝、肋间隙出现凹陷)。由于上呼吸道部分梗阻,气流进入肺部不畅,肺内负压极度增高,导致通气量不足,严重缺氧。常见于气管内异物、喉头水肿等。

(2)呼气性呼吸困难:其特点是呼气费力,呼气时间延长。由于下呼吸道部分梗阻,气流呼出不畅,导致二氧化碳潴留。常见于支气管哮喘、阻塞性肺气肿等。

(3)混合性呼吸困难:其特点是吸气、呼气均感费力,呼吸表浅,呼吸频率增加。主要原因是广泛性的肺部病变使呼吸面积减少,影响换气功能,导致缺氧和二氧化碳潴留。常见于肺部感染、广泛性肺纤维化、大片肺不张、大量胸腔积液、气胸等。

(二)护理措施

(1)加强观察:观察患者的呼吸状况、伴随症状和体征,及时发现异常情况。

(2)环境舒适:环境安静,保持空气清新,调节病室内温度和湿度,增加患者舒适感。

(3)充分休息:卧床休息,安置合适体位,以减少耗氧量。

(4)气道通畅:及时清除呼吸道内分泌物,保持呼吸道通畅,必要时给予吸痰。

(5)心理护理:消除患者的紧张、恐惧的情绪,使其产生安全感,主动配合治疗及护理。

(6)健康教育:指导患者戒烟限酒,教会患者正确呼吸及有效咳嗽的方法。

(三)促进呼吸功能的护理技术

呼吸功能锻炼:可选用下述呼吸方法一种或两种交替进行。

(1)腹式呼吸:由于气流受限,肺过度充气,膈肌下降,活动减弱,呼吸类型改变,通过呼吸肌锻炼,使浅快呼吸变为深漫的有效呼吸,利用腹肌帮助膈肌运动,调整呼吸频率,呼气时间延长,以提高潮气容积,减少无效腔,增加肺泡通气量,改变气体分部,降低呼吸功耗,缓解气促症状。

方法:患者取立位,体弱者可取坐位或仰卧位,上身肌群放松做深呼吸,一手放于腹部,一手放于胸前,吸气时尽量挺腹,呼气时腹部内陷,也可以用手压腹部,尽量将气呼出,一般吸气3~5秒,呼气6~10秒。吸气与呼气比为1:2或1:3,用鼻吸气,用口呼气,要求缓吸深呼,不可用力,呼吸速度保持在7~8次/min,开始2次/d,10~15 min/次,熟练后可增加次数和时间,使之成为自然的呼吸习惯。

(2)缩唇式呼吸:通过缩唇徐徐呼气,可延缓呼气气流压力下降,提高气道内压,避免胸内压力增加对气道的动态压迫,使等压点移向中央气道,防止小气道的过早闭合,使肺内残气更易于排出,有助于下一吸气进入更多的新鲜空气,准确肺泡换气,改善缺氧。

方法:用鼻吸气,缩唇做吹口哨样缓缓呼气,在不感到费力的情况下,自动调节呼吸频率、呼吸深度和缩唇程度,以能使距离口唇30 cm处与唇等高点水平的蜡烛火焰随气流倾向又不至于熄灭为宜。3 次/d，30 min/次。

(3)有效咳嗽：通过深呼吸和有效咳嗽，可及时排除呼吸道分泌物。

方法：指导患者 2~4 h 定时进行数次随意的深呼吸，在吸气末屏气片刻后呈爆发性咳嗽，使分泌物从远端气道随气流移向大气道。

(4)胸部叩击：通过叩击震动背部，间接使附在肺泡周围及支气管壁的痰液松动脱落。

方法：五指并拢，向掌心微弯曲，呈空心掌，腕部放松，迅速而规律地叩击胸部。叩击顺序从肺底部到肺尖(即由下到上)，从肺外侧到内侧(即由外到内)，每一肺叶叩击 1~3 min。叩击同时鼓励患者深呼吸和咳嗽、咳痰。叩击时间 15~20 分钟为宜，2~3 次/d，餐前进行。叩击时应询问患者感受，观察面色，呼吸，咳嗽，排痰情况，检查肺部呼吸音及啰音的变化。

三、呼吸的测量

【目的】

(1)判断呼吸有无异常。

(2)监测呼吸变化，以了解患者呼吸状况。

(3)协助诊断，为预防、治疗和护理提供依据。

【操作前准备】

1. 评估并解释

(1)评估：患者年龄、病情、治疗情况，心理状态及合作程度。

(2)解释：向患者及家属解释呼吸测量的目的、方法及注意事项。

2. 患者准备

(1)了解呼吸测量的目的、方法及注意事项。

(2)体位舒适，情绪稳定，保持自然呼吸状态。

(3)测量前若有剧烈运动、情绪激动等，休息 20~30 分钟后再测量。

3. 护士准备

着装整洁，洗手，戴口罩。

4. 用物准备

治疗盘内备秒表，记录本、笔，必要时备棉花。

5. 环境准备

整洁、安静、安全。

【操作步骤】见表 7-4。

表 7-4　呼吸测量法

操作流程	操作步骤	操作要领
1. 核对解释	备齐用物至床旁，核对床号、姓名	确认患者，但避免引起患者紧张
2. 测量呼吸	（1）护士测脉搏后手仍然保持诊脉姿势。 （2）观察胸部或腹部起伏（一起一伏为一次）。 （3）一般情况测量 30 秒，测得数值乘以 2；婴儿或异常呼吸者应测 1 分钟	同时注意节律、深度、声音、形态，以及有无呼吸困难
3. 准确记录	将呼吸值先记录在记录本上	次/分
4. 安置患者	整理床单位，安置患者于舒适体位	
5. 洗手记录	洗手，将呼吸值转记到体温单上	

【评价】护士测量方法正确，测量结果准确。

【注意事项】

（1）若测量前患者有剧烈活动、情绪波动、哭闹等情况，待安静休息 30 分钟后再测。

（2）由于呼吸受意识控制，测量时要分散患者注意力，使之处于自然呼吸状态，以保证测量的准确性。

（3）危重患者呼吸微弱，可将少许棉花放于患者鼻孔前，观察棉花纤维被吹动的次数，计数 1 分钟。

（4）婴幼儿因测量肛温时常哭闹而影响呼吸测量的准确性，所以应先测量呼吸，再测量其他生命体征。

第四节　血压的评估与护理

血压（BP）是指血管内流动的血液对单位面积血管壁的侧压力。可分为动脉血压、静脉血压和毛细血管压，通常所说的血压是指动脉血压，指的是上臂测得的肱动脉血压。

收缩压：当心室收缩时，动脉内的血液对动脉管壁所形成的最大压力，称为收缩压。

舒张压：当心室舒张时，动脉内的血液对动脉管壁所形成的最小压力，称为舒张压。

脉压：收缩压与舒张压之间的差值，称为脉压。脉压主要反映动脉血压波动的幅度及动脉管壁的弹性。

平均动脉压：在一个心动周期中，动脉血压的平均值，称为平均动脉压，约等于舒张压+1/3 脉压。

一、正常血压及其生理性变化

（一）血压的形成

在保证正常血容量的前提下，心脏射血和外周阻力是形成血压的两个基本因素，此外大动脉的弹性对血压的形成也有重要的作用。在外周阻力存在的情况下,心室收缩时所产生的能量一部分以动能的形式克服阻力推动血液流动,另一部分以势能的形式使主动脉弹性扩张贮存起来,产生对血管壁的侧压力,形成较高的收缩压。在心脏舒张期,主动脉和大动脉管壁发生弹性回缩,将一部分贮存的势能转变为动能,来推动舒张期血液继续流动,同时维持一定高度的舒张压。外周阻力可以使血液滞留于血管内而构成压力。

(二)影响血压的因素

1.每搏输出量

在心率和外周阻力不变时,每搏输出量增大,射入主动脉内的血量增多,则收缩压明显升高,而舒张压升高不明显,故脉压增大。因此收缩压的高低主要反映每搏输出量的多少。

2.心率

心率加快,则心脏舒张期缩短,在心脏舒张期内流向外周的血量减少,而主动脉内存留的血量增多,故舒张压明显升高。由于动脉血压升高可使血流速度加快,因此心脏收缩期内仍有较多的血液从主动脉流向外周,故收缩压升高的程度相对较小,脉压也就减小。因此心率主要影响舒张压。

3.外周阻力

在心输出量不变时而外周阻力增加时,血液向外周流动的速度减慢,舒张期末主动脉内存留的血流量增多,舒张压明显升高。在心缩期,由于动脉血压升高使血流速度加快,在心脏收缩期内仍有较多的血液流向外周,因此收缩压升高的幅度比舒张压小,脉压相应减小。因此,舒张压的高低可以反映外周阻力的大小。外周阻力的大小受阻力血管(小动脉和微动脉)口径和血液黏稠度的影响,若阻力血管口径变小,血液黏滞增加,外周阻力则增大。

4.主动脉和大动脉管壁的弹性

大动脉管壁的弹性扩张可以缓冲血压。随着年龄的增长,动脉管壁出现硬化,管壁的弹性纤维减少而胶原纤维增多,导致血管顺应性降低,大动脉的弹性贮器作用减弱,对血压波动的缓冲作用也就随之减弱,因而收缩压增高而舒张压降低,脉压增大。

5.循环血量和血管容积

正常情况下,循环血量和血管容积相适应,才能使血管足够地充盈,产生循环系统平均充盈压。如果循环血量减少或血管容积增大,会造成血压下降。

保持动脉血压相对稳定具有重要的生理意义。稳定的动脉血压可以保证全身各器官有足够的血液供应,各器官的代谢和功能活动才能正常进行。若动脉压过低,不能满足机体组织代谢的需要,可导致组织缺血、缺氧,造成严重后果。若动脉血压过高,心室射血所受阻力过大,心肌后负荷加重,长期持续的高血压可导致组织器宫一系列病理生理改变,是脑卒中、冠心病的主要危险因素之一。

(三)正常血压及其生理性变化

1.正常血压

测量血压,一般以肱动脉血压为标准。正常成人在安静状态下的血压范围比较稳定,收缩压 90~139 mmHg,舒张压 60~89,脉压 30~40 mmHg。

mmHg 和 kP 换算公式:1kPa=7.5 mmHg;1 mmHg=0.133 kPa。

由于人们长期以来习惯使用水银血压计,因此临床常用毫米汞柱(mmHg)来记录血压值。

2. 生理性变化

在生理情况下，很多因素都可以影响血压的变化，其中多以收缩压改变为主。常见影响血压的因素：

(1)年龄：随着年龄的增长，收缩压和舒张压均会逐渐增高，其中收缩压的升高比舒张压的升高更为显著(见表 7-5)。

表 7-5　各年龄组的平均血压值

年龄	血压(mmHg)	年龄	血压(mmHg)
1 个月	84/54	14~17 岁	120/70
1 岁	95/65	成年人	120/80
6 岁	105/65	老年人	140~160/80~90
10~13 岁	110/65		

(2)性别：女性在更年期前，血压低于男性；更年期后，血压升高，与男性差别不大。

(3)昼夜和睡眠：血压可呈现明显的昼夜波动。表现为夜间血压降低，清晨起床活动后血压迅速升高。大多数人的血压凌晨 2~3 时最低，上午 6~10 时和下午 4~8 时各有一个高峰，晚上 8 时后又逐渐下降，表现为"双峰双谷"，这一现象称动脉血压的日节律。相对老年人这种血压的日夜高低现象更为显著，有明显的低谷与高峰。睡眠不佳、过度劳累时血压也会升高。

(4)环境：寒冷环境，外周血管收缩，血压可略有升高；高温环境，血管扩张，血压可略有下降。故冬天血压值略高于夏天，长时间泡热水澡也容易出现血压下降。

(5)体型：通常高大、肥胖者血压偏高。

(6)体位：通常情况下，立位血压大于坐位血压，坐位血压大于卧位血压，此与重力代偿机制有关。对于长期卧床或使用某些降压药物的患者，若突然由卧位改为立位时，血压突然下降，可出现心慌、眩晕、甚至晕厥等直立性低血压的表现。

(7)身体部位：通常情况下两上肢血压并不完全相等，右上肢高于左上肢，因为右侧肱动脉来自主动脉弓的第一大分支无名动脉，而左侧肱动脉来自主动脉的第三大分支左锁骨下动脉，由于能量消耗，使得右侧血压比左侧高 10~20 mmHg。下肢血压高于上肢 20~40 mmHg，是因为股动脉的管径较肱动脉粗，血流量大。

(8)其他：剧烈运动、情绪激动、吸烟、饮酒、摄盐过多、疼痛、药物等对血压也有影响。

二、异常血压的评估及护理

(一)异常血压的评估

异常血压是指血压在正常范围以外，其中高血压是临床最常见的心血管疾病。

1. 高血压

指在未使用降压药物的情况下，成人收缩压≥140 mmHg 和(或)舒张压≥90 mmHg。当收缩压和舒张压处在不同级别时，应按两者中较高级别来分类。根据引起高血压原因的不同，将高血压分为原发性高血压与继发性高血压两大类。95%患者的血压升高的病因不明称为原发性高血压,约 5% 患者血压升高是某种疾病的一种临床表现,称为继发性高血压。由于高血压病患率高,且常引起心、脑、肾等重要脏器的损害,是医学界重点防治疾病之一。中国高血压分类标准(2010 版)见表 7-6。

表 7-6　中国高血压分类标准(2010 版)

分级	收缩压(mmHg)舒张压(mmHg)
正常血压	<120 和<80
正常高值	120~139 和(或)80~89
高血压	≥140 和(或)≥90
1 级高血压(轻度)	140~159 和(或)90~99
2 级高血压(中度)	160~179 和(或)100~109
3 级高血压(重度)	≥180 和(或)≥110
单纯收缩期高血压	≥140 和<90

2. 低血压

指血压低于 90/60 mmHg。常见于大量失血、休克、急性心力衰竭等疾病。

3. 脉压异常

(1) 脉压增大:指脉压>40 mmHg,常见于主动脉硬化、主动脉瓣关闭不全、动静脉瘘、甲状腺功能亢进症等疾病。

(2) 脉压减小:指脉压<30 mmHg,常见于心包积液、缩窄性心包炎、末梢循环衰竭等疾病。

(二) 异常血压的护理

1. 良好环境:环境要安静、舒适、整洁,通风良好,温湿度适宜。

2. 生活规律:良好的生活习惯,是保持健康和维持正常血压的重要条件。如保证充足的睡眠,养成定时排便的习惯,避免冷热环境刺激等。

3. 合理饮食:选择低盐、低脂、低胆固醇、高维生素、高纤维素饮食,避免辛辣刺激性食物。减少钠盐摄入,达到每人每日 6 g 食盐的要求。

4. 控制情绪:保持心情舒畅,注意控制情绪,避免精神紧张、情绪激动、烦躁、焦虑、忧愁等诱发高血压的精神因素。

5. 合理运动:积极参加力所能及的体力劳动和适当的体育运动,以改善血液循环,增强心血管功能。如步行、快走、慢跑、游泳、太极拳等,应注意量力而行,循序渐进。

6. 加强观察:监测血压,密切观察患者的血压变化,指导患者遵医嘱按时服药,并观察药物治疗效果和不良反应。

7. 健康教育:指导患者及家属学会自我监测血压,患者要按时服药,并学会观察药物的不良反应;保持情绪稳定,戒烟戒酒,饮食清淡;保持大便通畅,注意保暖,避免冷热刺激,养成规律良好的生活习惯。肥胖者控制体重,适当运动。

◆ 三、血压的测量

血压的测量分为直接测量血压法和间接测量血压法。直接测量法是将溶有抗凝剂的导管经皮插入动脉(常为肱动脉)内，导管末端连接监护测压系统，可显示血压数值，直接监测主动脉的压力。此方法精确可靠，但操作复杂，且有创伤性，仅适用于急危重患者、特大手术和严重休克患者的血压监测。临床上应用广泛的是间接测量血压法。血压计是根据血液通过狭窄的血管形成涡流时发出响声而设计的。此方法适用于任何患者。

(一)血压计的种类与构造

1.血压计种类

主要有水银血压计(分为台式和立式两种，图7-9)、无液血压计(图7-10)和电子血压计三种(图7-11)。

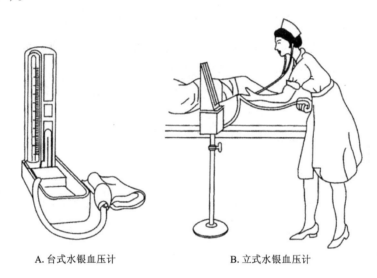

A.台式水银血压计　　　　　　　　B.立式水银血压计

图7-9　水印血压计

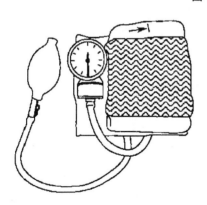

图7-10　无液血压计

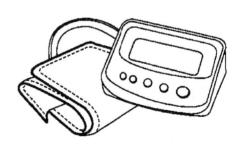

图7-11　电子血压计

2. 血压计构造

血压计主要由三部分组成。

(1)输气球和压力阀门：输气球可向袖带气囊充气，压力阀门可调节压力大小。

(2)袖带：为长方形扁平的橡胶带，长24厘米，宽12厘米，外层布套长50厘米。橡胶带上有两根橡胶管，一根与输气球相连，另一根与测压计相通。袖带的宽度和长度要符合要求，宽度比被测量肢体的直径宽1/5，长度应能绕肢体。

(3)测压计

1)水银血压计：又称汞式血压计，由玻璃管、标尺、水银槽三部分组成。在血压计盒盖内面固定一根玻璃管，管面上标有双刻度(标尺)0～300 nuuHg 和 0～40 kPa，每小格为2 mmHg 和 0.5 kPa，玻璃管上端盖以金属帽和大气相通，下端和水银槽(贮有水银60 g)相通。水银血压计的优点是测得数值准确可靠，但体积较大，且玻璃管部分易碎裂，携带较不方便。水银血压计应定期校验，准确定标。

2)表式血压计：又称弹簧式血压计或无液血压计。外形呈表状，正面盘上标有刻度，表上的指针指示血压数值。其优点是携带方便，但欠准确。

3)电子血压计：袖带中的传感器收集血压声音，将信号经数字化处理，在显示屏上直接显示收缩压、舒张压、脉搏数值。此种血压计操作方便，清晰直观，不用听诊器，省略放气系统，排除听觉不灵敏和噪声干扰等造成的误差，但准确性较差。

(二)血压测量的方法

【目的】

(1)判断血压有无异常。

(2)监测血压变化，间接了解循环系统的功能状况，以了解疾病的情况。

(3)协助诊断，为预防、治疗和护理提供依据。

【操作前准备】

1. 评估并解释

(1)评估：患者年龄、病情、治疗、合作程度等情况，有无偏瘫及功能障碍。

(2)解释：向患者及家属解释血压测量的目的、方法、注意事项及配合要点。

2. 患者准备

(1)体位舒适，情绪稳定。

(2)了解血压测量的目的、方法、注意事项及配合要点。

(3)测量前若有吸烟、运动、情绪变化等，应休息15～30分钟后再测量。

3. 护士准备

着装整洁，洗手，戴口罩。

4. 用物准备

血压计，听诊器(检查血压计的袖带宽窄是否合适，水银是否充足，玻璃管有无裂缝，玻璃管上端是否和大气相通，橡胶管和输气球有无漏气；听诊器是否完好)，记录本、笔。

5. 环境准备

整洁、安静、安全。

【操作步骤】 见表7-7。

表7-7　血压测量法

操作流程	操作步骤	操作要领
1.核对解释	备齐用物至床旁，核对床号、姓名	• 确认患者，取得合作
2.测量血压		• 测血压前，患者安静休息5分钟，必要时休息30分钟
上肢肱动脉		
（1）取体位	患者取坐位或仰卧位。 坐位时手臂平第4肋，仰卧位时平腋中线	• 使被测肢体与心脏位于同一水平，以保证测得的血压数值准确
（2）安置手臂	一般选择右上臂。卷袖（必要时脱袖），露出上臂，肘部伸直，掌心向上，自然放置	
（3）血压计	放置好血压计，开启水银槽开关	• 血压计"0"点应与肱动脉、心脏位于同一水平
（4）缠袖带	驱尽袖带内空气，平整地缠于上臂中部，其下缘距肘窝2~3 cm松紧以能塞入一指为宜	• 袖带过松过紧会影响测得的血压值
（5）置听诊器	将听诊器胸件放于肱动脉搏动最明显处，一手稍加固定，一手握输气球，关闭压力活门	• 不可将胸件塞于袖带内 • 听诊器胸件的整个膜部要与皮肤紧密接触，但不可压得太重
（6）充气	充气至动脉搏动音消失后再升高20~30 mmHg(2.6~4.0 kPa)	• 动脉搏动音消失说明袖带内压力大于心脏收缩压，血流阻断 • 充气不可过快过猛
（7）仔细视听	1)缓慢放气，以每秒4 mmHg(0.5 kPa)的速度为宜，双眼平视汞柱所指水银刻度并注意动脉搏动音的变化 2)当听到第一声搏动音，此时水银柱所对应刻度即为收缩压；随后搏动逐渐减弱，当搏动音突然减弱明显或消失，此时水银柱所对应刻度即为舒张压	• 视线与水银柱弯月面保持同一水平 • 第一声搏动音出现表示袖带内压力已降至与心脏收缩压相等，血流能通过受阻的肱动脉 • 舒张压以动脉搏动音的消失为准，若在"0"点消失，则以变调为准
下肢腘动脉		
（1）取体位	仰卧、俯卧、侧卧	
（2）安置下肢	脱去一侧裤腿，露出大腿部	
（3）缠袖带	将袖带缠于大腿下部，其下缘距腘窝3~5 cm，松紧以能塞入一指为宜，将听诊器胸件放于腘动脉搏动最明显处，一手稍加固定，一手握输气球，关闭压力活门	

续表7-7

操作流程	操作步骤	操作要领
(4)充气	同肱动脉	
(5)仔细视听	同肱动脉	
3.驱气整理	测量结束，驱尽袖带内空气，整理袖带放入盒内，将血压计右倾45°，关闭水银槽开关，盖盒，放妥	• 使水银全部流回槽内
4.安置患者	整理床单位，协助患者穿衣，取舒适体位	
5.准确记录	将血压值记录在记录本上，收缩压/舒张压 mmHg (kPa)	• 当变音与消失音两者之间有差异时，两个读数都应记录：收缩压/变音/消失音 mmHg(kPa)，如：120/80/60 mmHg • 下肢血压记录时应注明
6.洗手记录	洗手，将血压值转记在体温单上	

【评价】

(1)患者安全，无损伤，无其他不适。

(2)护士测量方法正确，测量结果准确。

(3)护士能与患者或家属有效沟通，得到理解与配合。

【注意事项】

(1)对长期观察血压者，测血压应做到"四定"：定时间、定部位、定体位、定血压计。

(2)发现血压听不清或有异常需要重新测量时，将袖带内气体驱尽，待水银降至"0"点，稍候片刻再测量，一般连续测量2~3次，取其最低值。

(3)偏瘫、肢体有损伤的患者测血压时应选择健侧肢体。避免选择静脉输液一侧肢体，以免影响液体输入。

(4)若测量前患者有剧烈活动、剧烈情绪波动、吸烟、进食等情况，待安静休息30分钟后再测。若患者膀胱充盈，请其排空膀胱后再测。

(5)排除影响血压准确性的外界因素

1)设备原因：袖带过宽，大段血流受阻，测得血压值偏低；袖袋过窄，需要加大力量才能阻断动脉血流，测得血压值偏高。此外橡胶管过长、水银量不足也可使测得血压值偏低。

2)操作原因：①患者体位：肱动脉位置高于心脏水平，由于重力原因，会使得测得血压值偏低；反之则偏高。②袖带松紧：袖带缠得过紧，未充气前血管已受压，会使得测得血压偏低；袖带缠得过松，呈气球状，有效面积变窄，测得血压值偏高。③视线水平：测量者视线高于水银柱弯月面，使得测得血压值偏低；反之则偏高。④放气速度：放气速度太慢，静脉充血时间长，使得测得箭张压偏高；放气太快，不易看清数字，读数不准。

第八章

医疗与护理文件记录

考点

序号	主要考点
1	医疗和护理文件的管理要求：病历排列顺序
2	体温单的书写
3	医嘱的内容
4	医嘱的种类和处理
5	出入液量记录单的书写
6	病区的交班报告的书写

习题二维码8-1

学习目标

识记：

1. 能正确叙述医疗护理文件的记录原则及管理要求。

2. 能正确叙述医嘱的处理原则及注意事项。

理解：

1. 能分析按要求正确处理医疗护理文件的重要性。

2. 能正确区分医嘱的种类。

应用：

1. 能根据患者信息，准确绘制体温单、记录出入液量。

2. 能正确处理各种医嘱。

3. 能正确书写各种护理记录单及病区交班报告。

预习案例

张某，女，25岁，因"风湿性心脏病、心房纤颤"入院，查体时测心率118次/min，脉率88次/min。

思考

1. 该患者出现了什么情况？该患者脉搏如何测量及记录？

2. 在体温单上如何绘制？

　　医疗和护理文件包括医疗文件和护理文件两部分，是医院和患者重要的档案资料，也是教学、科研、管理以及法律上的重要资料。同时也记录了患者疾病发生、诊断、治疗、发展及转归的全过程，是现代医学的法定文件，由医生和护士共同完成。因此，医疗和护理文件必须书写规范。妥善保管，以保证其正确性、完整性和原始性。目前全国各医院医疗和护理文件记录的方式不尽相同，但遵循的原则是一致的。

第一节　医疗和护理文件的记录和管理

一、医疗与护理文件的记录

　　医疗与护理文件包括病历、医嘱单、体温单、护理记录单、病情交班报告、特别护理记录单等内容。护士在医疗与护理文件的记录和管理中必须明确准确记录的重要意义，做到认真、细致、负责，并遵守专业技术规范。

（一）记录的意义

　　（1）提供患者的信息资料：医疗和护理文件是关于患者病情变化、诊疗护理以及疾病转归全过程的客观、全面、及时、动态的记录，是医护人员进行正确诊疗、护理的依据，具有很紧密的连续性，使每个患者在住院过程中的病情变化都得以持续性记录。同时也是各级医护人员之间交流和合作的纽带。护理记录的内容如体温、脉搏、呼吸、血压、出入量、危重患者观察记录等，是医生了解患者的病情进展、进行明确诊断并制订和调整治疗方案的重要参考依据。

　　（2）提供教学与科研资料：标准、完整的医疗护理记录体现出理论在实践中的具体应用，是医务工作者对患者疾病进行正确诊断、治疗、护理的全部总结，是医学教学的最好教材，一些特殊病例还可以作为进行个案教学分析与讨论的良好素材。同时完整的医疗护理记录也是开展科研工作的重要资料，尤其是在回顾性研究、流行病学、传染病防治与管理、疾病调查等方面具有重要的参考价值。

　　（3）提供法律依据：医疗和护理记录是法律认可的证据性文件，具有法律效应。其内容反映了患者在住院期间接受治疗与护理的具体情况，在法律上可作为医疗纠纷、人身伤害、保险索赔、犯罪刑事案件及遗嘱查验的证明。因此医疗和护理记录不仅可以有效地维护医护人员的合法权益，也可以为患者和家属提供处理以上相关事件的证明。

　　（4）提供评价依据：完整的医疗及护理记录资料，可较全面地反映出一个医院的医疗护理服务质量、医院管理、学术及技术水平，它既是医院医护管理的重要信息资料，又是医院进行等级评定及对医护人员进行考核的参考资料。

（二）记录的要求

　　（1）及时：医疗护理记录必须及时，不得提前或拖延，更不能漏记、错记，以保证记录的时效性。如因抢救患者未能及时记录的，有关医护人员应在抢救结束后6小时内据实补记，并注明抢救时间和补记时间。

（2）准确：是指记录的内容必须在时间、内容及可靠度上真实无误。对患者的主诉和行为应详细、真实、客观地描述，而不是护士的主观解释和有偏见的资料。记录者必须是执行者。记录时间应为实际治疗、护理的时间，而不是事先安排的时间。记录患者的主观资料时，应准确记录患者原始自述内容，并括在引号内。同时，应补充相应的客观资料。如：患者的主观资料是：自述"我觉得浑身没劲，可能发烧了"，而护士补充的客观资料则是：测量体温 38.5℃。

（3）完整：医疗护理文件记录时，记录者必须逐项、逐行认真填写，包括眉栏、正文、页码，避免遗漏。每项记录应连续，不留空白或空行，以防添加。记录者必须签全名，以示负责。如果患者出现病情变化、拒绝治疗护理、有自杀倾向、发生意外、请假外出等特殊情况，应详细记录事件并准确注明时间，及时汇报并做好交接班。

（4）简要：记录内容应尽量简洁、流畅、重点突出，语句通顺，避免笼统、含糊不清或过多修辞，以方便医护人员快速获取所需信息。

（5）规范：按要求分别用规定颜色的笔书写，一般白班用蓝（黑）笔，夜班用红笔。字迹清晰，字体端正，表述准确，语句通顺，标点正确，不得写非正式简体字或自造字；不得涂改、刮擦、剪贴或使用修正液；有书写错误时，应在错误处划双线删除并在上面签名。使用确切的医学术语、通用的中文和外文缩写、符号及计量单位；若为电子记录，则按统一要求打印后，由相关医务人员手写签名。

二、医疗和护理文件的管理

医疗与护理文件作为医院重要的档案资料，包含了医护人员在患者就诊期间的各种原始记录，对医疗、护理、教学、科研、执法等方面都十分重要，因此必须建立严格的保管制度，各级医护人员均需按照管理规定要求执行。

（一）管理要求

（1）各种医疗护理文件按规定放置，记录或使用后必须放回原处。

（2）保持医疗护理文件的清洁、整齐、完整，防止污染、破损、拆散和丢失。

（3）除涉及对患者实施医疗护理活动的专业人员及医疗服务监控人员外，其他任何机构和个人不得擅自查阅患者的病历，不得擅自带离病区，若因医疗活动需要将住院病历或复印件带离病区时，应当由病区指定专人负责携带与保管。

（4）因教学、科研需要查阅医疗护理文件，需经医疗机构相关部门同意，阅后立即归还，不得泄露患者隐私。

（5）患者及其代理人有权要求借阅或复印病历，但必须按规定履行申请手续，批准后按照医疗护理文件复印规程办理，原件归还病案科保存。

（6）发生医疗事故纠纷时，应于医患双方同时在场的情况下封存或启封病历，封存的病历资料可以是复印件，封存的病历由负责医疗质量监控部门或者专（兼）职人员保管。严禁任何人抢夺、涂改、伪造、隐匿、销毁、窃取医疗护理文件。

（7）医疗护理文件应妥善保存。体温单、医嘱记录单、特别护理记录单作为病历的一部分随病历放置，患者出院后送病案室长期保存，不得少于30年；门（急）诊病历档案的保存时间自患者最后一次就诊之日起不少于15年，一般由患者自行保管；病区交班报告本由病区保存 1 年，以备查阅。

目前，病案的称谓已不再仅指医疗记录，而是更为广义的健康记录。这种改变首先出现在发达国家，这与家庭医师、社区医疗体系的建立关系密切。通过家庭医师或诊所的初步诊断、健康检查，记录个人健康历史，补充了医院接诊前和医疗后患者的健康信息，形成完整的个人健康档案。

病案信息是医院信息的基础，它既是主要的医疗信息群，也是医院重要的管理信息源。在医疗信息系统中，病案信息最活跃、数量最庞大、使用率最高、发展也最快。计算机技术应用于病案管理，有着密度高、存储量大、检索速度快等特点，它的应用使病案管理发生了质的飞跃。

(二) 病历排列顺序

见表 8-1。

表 8-1　病历排列顺序

住院期间	出院(转院、死亡)
(1)体温单(按时间先后倒排)	(1)住院病历首页
(2)医嘱单(按时间先后倒排)	(2)入院证，死亡者加死亡报告单
(3)入院记录	(3)出院或死亡记录
(4)病史及体格检查	(4)入院记录
(5)病程记录(查房记录、病情记录、手术记录或是分娩记录单等)	(5)病史及体格检查
(6)会诊记录	(6)病程记录
(7)各种检验和检查报告单	(7)会诊记录
(8)知情同意书	(8)各种检验和检查报告单
(9)特别护理记录单	(9)知情同意书
(10)住院病历首页	(10)特别护理记录单
(11)入院证	(11)医嘱单(按时间先后顺排)
(12)门诊病历	(12)体温单(按时间先后顺排)

第二节　医疗护理文件书写

医疗和护理文件书写，色括填写体温单、医嘱单、出入液量记录单和护理记录单、病区交班报告和护理病案等。随着计算机的广泛应用，医疗护理文件将从手工的纸张记录逐步过渡到计算机电子记录。无论是哪一种填写方式，护士都必须掌握其填写的基本技能。

一、体温单

体温单是由护士填写的重要护理文件，除了记录患者的体温、脉搏、呼吸、血压以外，还要记录其他情况，如患者入院、手术、分娩、转科、出院、死亡时间，血压、体重、大便、小便、出入量、药物过敏等。

书写要求：用红、蓝（黑）色签字笔，除手术后天数、40℃~42℃之间的内容、降温处理后的体温记录、皮试阳性、呼吸、脉搏和心率及其连线用红笔以外，其余均用蓝（黑）笔。

（一）眉栏填写

（1）眉栏部分：用蓝（黑）笔填写，包括患者的姓名、性别、年龄、科别、病室、床号、入院日期、住院病历号等项目。

（2）年龄：成人以"岁"表示；儿童若年龄小于1岁以分式记录，（如3个月记录为$\frac{3}{12}$），大于1岁的记录（如1岁5个月记录$1\frac{5}{12}$）；新生儿小于24小时以"小时"为单位（如3小时），大于24小时以"天"为单位（如3天）。

（3）"日期"栏：用蓝（黑）笔填写。每页第1日填写年-月-日（如2018-11-08），其余6天只填日。若在6天内遇新的月份，应写月-日（如07-01）；遇新的年度开始，则填写年-月-日（如2019-01-01）。

（4）"住院日数"栏：用蓝（黑）笔填写。从入院当天开始填写，连续写至出院日。用阿拉伯数字"1、2、3……"表示。

（5）"手术（分娩）后日数"栏：用红笔填写，手术（分娩）当天写"0"，次日开始用阿拉伯数字"1、2、3……"记录，连续写至14日。如在14天内行第二次手术，则停写第一次手术日期，第二次手术日改写为"Ⅱ-0"，依次填写至第二次手术14日为止。如遇当天做了1次以上手术，在"0"后面加手术次数，用罗马数字表示，如："0-Ⅱ"。

（二）体温单40℃~42℃之间填写

用红色墨水笔填写。在体温单40℃~42℃之间相应时间栏内用红笔纵行填写入院、转入、手术、分娩、出院、死亡等项目，除手术不写具体时间外，其余均按24小时制，精确到分钟，后写"于"或划一竖线，竖线占1个小格，如"入院于二十时三十分"。转入时间由转入科室填写；如患者入院直接进入手术室，"入院"与"手术"则表示为：入院或手术~九时三十五分。

（三）体温、脉搏曲线的绘制和呼吸的记录

1. 体温曲线的绘制

（1）体温符号：用蓝笔绘制，每小格=0.2℃，口温为蓝" ● "，腋温为蓝"×"，肛温为蓝"○"。相邻两次体温用蓝线相连。

（2）体温低于35℃时，为体温不升，应在35℃线以下相应时间纵格内用蓝笔写"不升"，不再与相邻温度相连；新生儿按实际所测得的体温填写。

（3）高热降温：患者物理降温后30分钟需重新测量体温，测得体温以红色"○"表示，划

在物理降温前温度的同一纵格内,并用红虚线与降温前温度相连,下次测得体温仍与降温前的温度相连。如高热经多次降温措施后仍持续不降,手绘体温单记录空间的限制,须将体温变化及处理情况记录在护理记录单上。

(4) 若患者"拒测""请假""外出"用红笔记录在34℃~35℃之间,前后两次体温断开不相连。

(5) 需密切观察体温的患者,如医嘱为"每1小时测体温一次",其中属于体温单上规定时间的照常填写,其余时间测得的体温记录在护理记录单上。

2. 脉率(心率)曲线的绘制

(1) 脉搏符号:用红笔绘制,每小格=4次/分,脉率以红点"●"表示,心率以红"○"表示,相邻脉率(心率)用红线相连。

(2) 脉搏短绌的绘制:心率以红色"○"表示,相邻心率用红线相连,脉率以红点"●"表示,在脉率和心率两曲线之间用红线填满。

(3) 脉搏与体温重叠:应先绘制蓝色体温符号,再在其外用红笔划一红圈"○"表示脉搏。如系肛温,则先以蓝圈"○"表示体温,其内以红点"●"表示脉搏。

(4) 若患者拒测、外出或请假,前后两次脉率(心率)断开不相连。

3. 呼吸的记录

(1) 将实际测量的呼吸次数,以阿拉伯数字表示,免写计量单位,用红笔填写在相应的时间栏内,相邻的两次呼吸上下错开记录,先上后下。

(2) 使用呼吸机患者的呼吸以®表示,在体温单相应时间内顶格用黑笔画®。

(四) 底栏填写

底栏的内容包括大便次数、尿量、出入量、体重、身高、血压、过敏药物其他等项目,用蓝(黑)笔填写,数据以阿拉伯数字记录,不写计量单位。

(1) 大便次数:记前一日的大便次数,每24小时记录1次(前一天14:00~当天14:00)。未解大便以"0"表示;大便失禁以"※"表示;人工肛门以"☆"表示;灌肠以"E"表示,灌肠后排便以 E 作分母、排便次数作分子表示,例如,"$\frac{1}{E}$"表示灌肠后排便1次;"$1\frac{2}{E}$"表示自行排便一次,灌肠后又排便2次;"$\frac{4}{2E}$"表示灌肠2次后排便4次。昏迷且无人陪护的患者,首日大便无法评估者在体温单上用"Δ"表示。

(2) 尿量:以毫升(mL)为单位,记录前一日24小时总尿量,每天记录一次。导尿以"C"表示,例如:"1500/C"表示导尿患者排尿1500 mL;尿失禁以"※"表示。

(3) 出入量:以毫升(mL)为单位,记录前一日24小时的出入总量,每天记录一次。若首次记录不足24小时的,应按实际时数并注明时数,如2100(18小时);零点之后入院的患者,从入院时间到7:00的出入量记录在护理记录单上,不需要在体温单上记录。

(4) 体重:以千克(kg)为单位,新患者入院时,护士测量体重并记录在相应栏内。住院期间,每周测量1次并记录。若病情危重或不能走动者,可不测量,体重栏内注明"平车"或"卧床"。

(5) 身高:以厘米(cm)为单位填入,一般新入院患者当日应测量身高并记录。

(6) 血压:以毫米汞柱(mmHg)为单位,记录在相应时间栏内。

①记录方式：收缩压/舒张压。

②新入院患者记录血压，住院患者每周至少测量血压一次并记录，一日内连续测量血压时，则上午血压写在前半格内，下午血压写在后半格内；术前血压写在前面，术后血压写在后面。如每日测量次数大于 2 次，应记录在护理记录单上。

③如为下肢血压应当标注。7 岁以下患儿根据医嘱测量血压。

(7)过敏药物：如有药物过敏，需在此栏用蓝(黑)笔写药名，括号内用红笔写"+"。

(8)其他：作为机动栏，根据病情需要填写，如特殊用药、腹围、管路情况等。使用医院信息系统(HIS)的医院，可在系统中建立可供选择项，在相应空格栏中予以体现。

(9)页码：按页数用蓝笔连续填写。

随着现代科学技术的飞速发展，医院信息化的普及，部分医院陆续开始使用电子体温单。护士凭个人账号和密码登录临床信息系统(CIS)中的护士工作站系统，进入生命体征录入界面，将患者生命体征分项目录入后保存，系统会自动生成体温单。电子体温单只要患者的信息准确无误，则版面清晰完整、美观，绘制准确规范，且具有预警系统；也避免了手绘体温单出现的画图不准确、字迹潦草、涂改、错填、漏填、信息不符、续页时间序号错误等问题。医生和护士可以分别从 CIS 系统中查阅患者体温单，也可以根据需要打印体温单，符号标志同手工绘制法。

二、医嘱单

医嘱是医生根据患者病情的需要，为达到诊治目的而拟定的治疗、检查计划和护理措施的书面嘱咐，是由医护人员共同实施治疗和护理的重要依据，也是护士完成医嘱前、后的查核依据。各家医院的记录方式不一样，有的是纸质版的，有的直接进入医院 CIS 系统在电脑上进行处理。

(一)医嘱的内容

医嘱的内容包括：日期、时间、床号、住院号、姓名、护理常规、护理级别、饮食、体位、药物(注明剂量、用法、时间等)，各种检查及治疗，术前准备和医生护士签名等。

(二)医嘱的种类

医嘱主要分为长期医嘱和临时医嘱两大类。

1.长期医嘱

有效时间在 24 小时以上，可连续遵循，医生注明停止时间后方失效。如：一级护理、心内科护理常规、低盐饮食、硝酸异山梨酯 10 mg po tid 等。

2.临时医嘱

有效时间在 24 小时以内，一般只执行一次，执行后，该医嘱的作用自动消失；有的需在限定时间内执行，如：会诊、手术、实验室及特殊检查等；有的需立即执行(st)，如氨基比林 2 mL im st。另外，出院、转科、死亡等也列入临时医嘱。

3.备用医嘱

根据病情需要分为长期备用医嘱和临时备用医嘱两种。

(1)长期备用医嘱：有效时间在 24 小时以上，必要时用，两次执行之间必须有间隔时间，由医生注明停止时间后方失效。如：哌替啶 50 mg im q6h prn。

(2)临时备用医嘱：仅在 12 小时内有效，必要时使用，只执行一次，过期未执行则失效。如：地西泮 5 mg po sos。

4.特殊医嘱：写在临时医嘱单上。

(1)一天内需要连续执行数次的医嘱，如奎尼丁 0.2g q2h ×5。

(2)每天一次需要连续执行数天的医嘱，如痰培养 qd ×3d。

(三) 医嘱的处理原则

1.先急后缓

处理多项医嘱时，首先判断需要执行医嘱的轻重缓急，合理、及时地安排执行顺序。

2.先临时后长期

临时需要即刻执行的医嘱，立即安排执行。

(四) 医嘱的处理方法

1.纸质医嘱的处理

(1)长期医嘱：医生开写在长期医嘱单上，注明日期和时间，并签全名。护士将长期医嘱转抄至各种执行单上(如服药单、注射单、治疗单、输液单、饮食单等)，核对后在执行栏内注明时间并签全名。

(2)临时医嘱：医生开写在临时医嘱单上，注明日期和时间，并签全名。护士将临时医嘱分别转抄至各种临时医嘱执行单上(如服药单、注射单、治疗单等)，与执行护士(责任护士)一起核对后交给其执行，护士执行后必须写上执行时间并签全名。

(3)备用医嘱

①长期备用医嘱：医生开写在长期医嘱单上，护士将其转抄至执行单上，在执行栏内注明时间并签全名。每次执行后，在临时医嘱单上记录执行时间并签全名，供下一班参考。

②临时备用医嘱：医生开写在临时医嘱单上，可暂不处理，待患者需要时执行。执行后按临时医嘱处理，过时未执行，护士应用红色墨水笔在该项医嘱栏内写"未用"两字，并签全名。

(4)停止医嘱：医生在长期医嘱单上相应医嘱后，写上停止日期、时间，并签全名。护士在相应的执行单上注销有关项目，然后在医嘱单该项医嘱的停止日期栏内注明停止日期与时间，并签全名。

(5)重整医嘱：凡长期医嘱单超过 3 页，或医嘱调整项目较多时应重整医嘱。重整医嘱时，在原医嘱最后一行下面画一红横线，在红线下正中用蓝(黑)笔写"重整医嘱"，红线上下均不得有空行。再将红线以上有效的长期医嘱，按原日期、时间顺序抄于红线下。抄录完毕必须两人核对无误，并填写重整者姓名。

当患者手术、分娩或转科后，也需要重整医嘱，即在原医嘱最后一行下面划一红横线，在红线下正中用蓝(黑)笔写上"术后医嘱""分娩医嘱"或"转入医嘱"，然后再由医生开写新医嘱，红线以上医嘱自行停止。

(6)出院、转院医嘱：医生在临时医嘱单上开具医嘱，护士按照停止医嘱方法处理相应执行单，通知膳食科停止供膳。

2.CIS 医嘱的处理

目前，很多医院开始使用 CIS 系统对患者的诊疗和护理信息进行管理。医生凭个人账号和密码登录医生工作站系统，将各类医嘱录入系统，由护士登录护士工作站系统进行医嘱的处理。由于各家医院所使用的 CIS 系统不一样，故处理医嘱的方法也不一样，护理方面的主要内容包括：审核医嘱、执行医嘱、打印各种表单和医嘱单。

（五）医嘱处理的注意事项

（1）处理医嘱时如有疑问，必须询问或核对清楚后再执行。

（2）医嘱必须经医生签名后方为有效。一般情况下不执行口头医嘱，在抢救或手术过程中医生下达口头医嘱时，执行护士应先复诵一遍，双方确认无误后方可执行，抢救或手术结束后应及时补写。

（3）医嘱必须每班、每日核对，每周总查对一次，查对后签全名。

（4）需要下一班执行的临时医嘱必须交班，并在护士交班记录上注明。

（5）已写在医嘱单上而又不需要执行的医嘱，不得贴盖、涂改，应由医生在该项医嘱内用红笔写"取消"，并在医嘱后用蓝笔签全名。

（6）护士执行后必须在医嘱单上签全名。

三、出入液量记录单

正常人每天的液体摄入量与排出量保持动态平衡。当患者有大面积烧伤、心脏病、肾脏疾病、肝硬化腹水、休克及大手术后，可能导致体液调节失衡。记录 24 小时出、入液量对于掌握患者的动态病情变化、确定治疗方案、实施护理措施是非常重要的。为此，护理人员应正确的测量和记录患者每日液体的摄入量和排出量。

（一）记录内容与要求

1. 摄入量

包括每日的饮水量、食物含水量、输液量、输血量等。患者饮水或进食时，应使用已测量过容量的容器，以便准确记录。凡固体食物除记录固体单位数量外，还需要换算出食物的含水量及各种水果含水量（表 8-2、表 8-3）。

表 8-2　医院常用食物含水量表

食物	单位	原料重量（g）	含水量（mL）	食物	单位	原料重量（g）	含水量（mL）
米饭	1 中碗	100	240	藕粉	1 大碗	50	210
大米粥	1 大碗	50	400	鸭蛋	1 个	100	72
大米粥	1 小碗	25	200	馄饨	1 大碗	100	350
面条	1 中碗	100	250	牛奶	1 大杯	250	217
馒头	1 个	50	25	豆浆	1 大杯	250	230
花卷	1 个	50	25	蒸鸡蛋	1 大碗	60	260
烧饼	1 个	50	20	牛肉		100	69
油饼	1 个	100	25	猪肉		100	29

续表8-2

食物	单位	原料重量(g)	含水量(mL)	食物	单位	原料重量(g)	含水量(mL)
豆沙包	1个	50	34	羊肉		100	59
菜包	1个	150	80	青菜		100	92
水饺	1个	10	20	大白菜		100	96
蛋糕	1块	50	25	冬瓜		100	97
饼干	1块	7	2	豆腐		100	90
煮鸡蛋	1个	40	30	带鱼		100	50

表8-3　各种水果含水量表

水果	原料重量(g)	含水量(mL)	水果	原料重量(g)	含水量(mL)
西瓜	100	79	葡萄	100	65
甜瓜	100	66	桃	100	82
西红柿	100	90	杏	100	80
萝卜	100	73	柿子	100	60
李子	100	68	香蕉	100	60
樱桃	100	67	桔子	100	54
黄瓜	100	83	菠萝	100	86
苹果	100	68	柚子	100	85
梨	100	71	广柑	100	88

2. 排出量

主要为尿量,其次包括大便量、呕吐量、咯血量、痰量、出血量、各种引流液量及创面渗出液量等。除大便记录次数外,液体以"mL"为单位记录。为准确记录尿量,对昏迷患者或需密切观察尿量和尿比重的患者,最好留置导尿管;婴幼儿先称干尿布的重量,再称湿尿布的重量,两者的差值即为尿量;对难以收集的排出量,可以根据规定量液体浸润棉织物的状况进行估算。

(二)记录方法

(1)眉栏填写:用蓝(黑)笔填写记录单的眉栏项目及页码。

(2)出入液量:日间记录早7时到晚19时,用蓝笔记录;夜间记录晚19时到次晨7时,用红笔记录。记录均以"mL"为单位。记录同一时间的摄入量和排出量,在同一横格上开始记录;对于不同时间的摄入量和排出量,在各自另起一行记录。

(3)出入液量的总结:一般于每日晚19时做12小时小结一次,用蓝(黑)笔在19时记录的下面一格上下各划一横线,将12小时小结的液体出入量记录在划好的格子里;次晨7时做24小时总结,用红笔在次晨7时记录的下面一格上下各划一横线,将24小时总结的液体出入量记录在划好的格子里,并将24小时总出入液量填写在体温单的相应栏内。

（4）记录应及时、准确：患者不需要继续记录出入液量，患者出院或死亡后，一般记录单不保存。但若出入液量是与病情变化同时记录在特别护理记录单上的部分，则随病历存档保留。

四、护理记录单

护理观察记录单包括一般护理记录单、手术护理记录单和特别护理记录单。

（一）一般护理记录单

一般护理记录单是护士遵照医嘱和患者的病情，对普通患者住院期间护理过程的客观记录，一般只记录入院当天的治疗、护理和病情观察的内容，在以后的住院过程中若出现特殊治疗和护理再作记录，内容包括入院时间、入院方式、诊断、患者主诉、生命体征、阳性体征、生活自理情况、护理级别、饮食要求、治疗及护理措施等。

（二）手术护理记录单

手术记录单是巡回护士对手术患者在术中的护理情况及所用器械、敷料的记录，应在手术结束后即时完成，包括患者姓名、住院号、手术日期、手术名称、术中护理情况、所用各种器械和敷料数量的清点核对、巡回护士和手术器械护士的签名等。

（三）特别护理记录单

凡危重、抢救、大手术后、特殊治疗和需要严密观察病情者，必须做好特殊护理记录，以便及时全面掌握患者情况，观察治疗或抢救后的效果。

1. 记录内容

包括患者的生命体征、出入液量、病情动态、治疗和护理措施、药物治疗效果及反应等。危重患者的记录内容应根据相应专科的特点进行书写。

2. 记录方法

（1）眉栏填写：用蓝（黑）笔填写，包括患者姓名、年龄、性别、科别、床号、住院号、入院日期、诊断等。

（2）生命体征的记录：及时准确地记录患者的体温、脉搏、呼吸、血压等，详细记录患者的病情变化，治疗、护理措施以及效果评价，每次记录后应签全名。计量单位应写在标题栏内，记录栏内只填写数字。常规时间测量生命体征的数值除绘制在体温单上外，还应记录在特别护理记录单上。

（3）出入液量的记录：记录出入液量时，除应填写液量外，还应记录液体的颜色、性状等，并将 24 小时总量填写在体温单的相应栏内。

（4）病情观察、治疗和护理措施的记录：病情及处理栏内要详细记录患者的病情变化、治疗、护理措施以及效果，并签全名。不宜转抄医生的记录。

（5）小结和总结：日间（晨 7 时~晚 19 时）用蓝（黑）色墨水笔记录，夜间（晚 19 时~次晨 7 时）用红色墨水笔记录。分别于每班结束时就患者的总入量、总出量、病情、治疗、护理等做一次小结或总结，以便于下一班快速、全面地掌握患者的情况。

（6）患者出院或死亡后，危重患者护理记录单应归入病案保存。

五、病区交班报告

病区护理交班报告是由值班护士书写的书面交班报告,其内容为值班期间病区情况及患者的病情动态变化。通过阅读病区交班报告,接班护士可了解病区全天工作情况与重点,做到心中有数,便于开展工作。

(一)书写内容

(1)出院、转出、死亡患者:出院者写明离开时间;转出者注明转出时间;死亡者简明扼要记录抢救过程及死亡时间。

(2)新入院及转入患者:应写明入院(转入)时间、方式(步行、平车、轮椅),主要症状及体征,给予的治疗、护理措施及效果等。

(3)手术及分娩患者:当天手术后的患者需要写明麻醉种类,手术名称及过程,清醒时间,回病室后血压、伤口、引流、排尿及镇痛药使用情况等。产妇写明胎次、产式、产程、分娩时间、会阴切口及恶露等情况,自行排尿时间,新生儿性别及评分。

(4)危重、有异常情况及做特殊检查治疗的患者:写明生命体征、意识、病情动态、特殊的抢救、治疗、护理措施及效果,生活护理情况(如口腔护理)、压疮护理及饮食护理等。下一班需要重点观察和注意的事项。

(5)预手术、预检查和待行特殊治疗的患者:预手术的患者应写明术前准备和术前用药情况等;预检查和待行特殊治疗的患者应写明需要注意的事项。

此外,还要报告上述患者的心理状态和需要接班者重点观察及完成的事项。夜间记录应注明患者睡眠情况。

(二)书写要求

书写内容全面、真实、简明扼要、重点突出;书写字迹清楚,不得涂改;日间用蓝(黑)墨水笔、夜间用红色墨水笔书写。填写时,先写床号、姓名、诊断;后报告生命体征,并注明测量时间;再简要记录病情、治疗和护理等情况。

(1)眉栏填写:用蓝(黑)笔填写眉栏项目,如病区、日期、时间、患者总数,入院出院、转出、转入、手术、分娩、死亡人数等。

(2)书写顺序:先写离开病区的患者(出院、转出、死亡),再写进入病区的患者(入院、转入),最后写病区内需要重点观察及护理的患者(手术、分娩、危重及有异常情况者)。

(3)对新入院、转入、手术、分娩的患者,在诊断的下方分别用红色墨水笔注明"新"、"转入"、"手术"、"分娩",危重患者做红色标记"※"。每个患者情况之间应留有适当空格。

(4)应在经常巡视和了解病情的基础上于交班前1小时书写,写完后签全名。

六、护理病历

在临床应用护理程序过程中,患者有关的健康资料、护理问题、护理计划、护理措施和效果评价等,均应有书面记录,这些记录构成了护理病历。主要包括患者入院评估表、住院评估表、护理计划单、护理记录单、出院指导和健康教育等。

(一)入院评估表

对新入院患者进行初步评估,找出存在的健康问题。

(二)住院记录单

(1)住院患者评估表:为及时全面掌握患者病情变化,护士对分管的病历每班、每天或数天进行评估。评估内容因病种、病情不同而有所不同。

(2)护理计划单:是护士对患者实施整体护理的具体方案。包括护理问题、护理目标、护理措施和效果评价等。

(3)护理记录单:是护士运用护理程序的方法为患者解决问题的记录。内容包括患者的护理诊断/问题,护士所采取的护理措施及执行措施后的效果。

(4)健康教育计划:是为恢复和促进患者健康,保证患者出院后能获得有效自我护理能力,而制定和实施帮助患者掌握健康知识的学习计划与技能训练计划,内容包括环境介绍、医护人员介绍、疾病相关知识介绍、各种检查治疗目的和注意事项、饮食与活动注意事项、所用药物的作用及不良反应、疾病的预防及康复措施等。

(三)出院指导

对患者出院后的活动、饮食、药物、复诊等进行指导。可以采用讲解、示范、模拟、提供书面及视听材料等。

附录

附表 1　长期医嘱单

姓名:　　　性别:　　　年龄:　　　床号:　　　科别:　　　病案号:　　　住院号:

开始					停止			
日期	时间	医嘱	医生签名	护士签名	日期	时间	医生签名	护士签名

续附表1

开始					停止			

附表 2　临时医嘱单

姓名：　　　性别：　　　年龄：　　　床号：　　　科别：　　　病案号：　　　住院号：

日期	时间	医嘱	医生签名	执行时间	护士签名

附表 3　服药单(注射单)

姓名:　　性别:　　年龄:　　床号:　　科别:　　病案号:　　住院号:

日期	药物名称	剂量	用法	用药时间(次数)	执行时间	护士签名	备注

附表 4　出入量记录单

姓名:　　性别:　　年龄:　　床号:　　科别:　　病案号:　　住院号:

日期	时间	入量		出量		护士签名
		项目	量(mL)	项目	量(mL)	

续附表4

日期	时间	入量		出量		护士签名
		项目	量(mL)	项目	量(mL)	

附表 5　一般护理记录单

姓名：　　　性别：　　　年龄：　　　床号：　　　科别：　　　病案号：　　　住院号：

日期	时间	病情观察及处理	护士签名

续附表5

日期	时间	病情观察及处理	护士签名

附表 6　特别护理记录单

姓名：　　　性别：　　　年龄：　　　床号：　　　科别：　　　病案号：　　　住院号：

日期	时间	体温 ℃	脉搏 次/分	呼吸 次/分	血压 mmHg	瞳孔 mm	意识	入量		出量		病情观察及处理	护士签名
								项目	mL	项目	mL		

续附表6

日期	时间	体温 ℃	脉搏 次/分	呼吸 次/分	血压 mmHg	瞳孔 mm	意识	入量 项目	入量 mL	出量 项目	出量 mL	病情观察及处理	护士签名

附表 7　病区交班报告

科别：　　　　　　　　　　　年　月　日

床号 姓名 诊断 标记　／　病情 患者流动情况	白班	晚班	夜班
	原有数：　　现有数：	原有数：　　现有数：	原有数：　　总人数：
	出院：　转出：　死亡：	出院：　转出：　死亡：	出院：　转出：　死亡：
	入院：　转入：　病危：	入院：　转入：　病危：	入院：　转入：　病危：
	手术：　　分娩：	手术：　　分娩：	手术：　　分娩：

第九章

排　泄

考点

序号	主要考点
1	排尿排便异常的评估及护理
2	尿潴留患者的护理
3	尿失禁患者的护理
4	导尿术操作步骤
5	导尿术注意事项
6	留置导尿术目的
7	留置导尿术操作注意点
8	留置导尿管患者的护理
9	不同疾病时粪便颜色的不同
10	粪便嵌塞的原因、症状和体征
11	不同疾病时粪便气味、内容物的不同
12	便秘患者的护理
13	大量不保留灌肠操作注意点
14	小量不保留灌肠操作注意点
15	保留灌肠操作注意点
16	肛管排气法操作注意点

习题二维码9-1

学习目标

识记
1. 便秘、粪便嵌塞、腹泻、排便失禁、肠胀气灌肠法的概念。
2. 多尿、少尿、无尿、膀胱刺激征、尿潴留、尿失禁的概念。
理解
1. 排尿、排便活动的评估。
2. 排尿、排便异常的护理。
3. 膀胱冲洗的目的、护理要点。
运用
1. 导尿术的目的和方法；留置导尿患者的护理。
2. 大量不保留灌肠、小量不保留灌肠、保留灌肠的目的和操作要点；熟悉高渗溶液清洁肠道、简易通便法及肛管排气法的目的、操作要点。

预习案例

刘某，男性，因骨盆骨折后出现尿液持续从尿道流出，膀胱处于空虚状态。遵医嘱为该患者进行留置导尿术。
思考
(1) 该患者的尿失禁属于哪一种类型？
(2) 为该患者留置导尿的目的是什么？
(3) 留置导尿过程中应注意什么？
(4) 为防止泌尿系统逆行感染，应做好哪些护理？

排泄是机体将新陈代谢所产生的终产物排出体外的生理过程，是人体的基本生理需要之一，也是维持生命的必要条件之一。人体排泄体内终产物的途径有皮肤、呼吸道、消化道及泌尿道，其中消化道和泌尿道是主要的排泄途径。许多因素可以直接或间接地影响人体的排泄活动和形态，而每个个体的排泄形态及影响因素也不尽相同。因此，护士应掌握与排泄有关的护理知识和技术，帮助或指导人们维持正常的排泄功能，满足其排泄的需要，使之获得最佳的健康和舒适状态。

第一节　排尿护理

泌尿系统产生的尿液可将人体新陈代谢的最终产物、过剩盐类、有毒物质和药物排出体外，同时调节水、电解质及酸碱平衡，维持人体内环境的相对稳定。当排尿功能受到损害时，个体的身心健康将会受到影响。因此护士在工作中要密切观察患者的排泄状况，了解患者的身心需要，提供适宜的护理措施，解决患者存在的排尿问题，促进其身心健康。

一、与排尿有关的解剖与生理

(一)泌尿系统的结构与功能

泌尿系统是由肾脏、输尿管、膀胱及尿道组成,其功能对维持人体健康尤为重要。

1. 肾脏

肾脏是成对的实质性器官,位于椎管柱两侧,第12胸椎和第3腰椎之间,贴于腹后壁,蚕豆状,右肾略低于左肾。肾脏的实质由约170万~240万个肾单位组成,每个肾单位包括肾小体和肾小管两部分。血液通过肾小球的滤过作用生成原尿,再通过肾小管和集合管的重吸收和分泌作用产生终尿,经肾盂排向输尿管。肾脏的主要生理功能是产生尿液、排泄人体新陈代谢的终末产物、过剩盐类、有毒物质和药物。同时调节水、电解质及酸碱平衡,从而维持人体内环境的相对稳定。

2. 输尿管

输尿管为连接肾脏和膀胱的细长肌性管道,左右各一,成人输尿管全长20~30 cm,有三个狭窄,分别位于起始部、跨骨盆入口缘和穿膀胱壁处。结石常嵌顿在输尿管这些狭窄处。

输尿管的生理功能是通过输尿管平滑肌每分钟1~5次的蠕动刺激和尿液的重力作用,将尿液由肾脏输送至膀胱,此时尿液是无菌的。

3. 膀胱

膀胱为储存尿液的有伸缩性的囊状肌性器官,位于小骨盆内、耻骨联合的后方。其形状、大小、位置均随尿液充盈的程度而变化。膀胱空虚时,其顶部不超过耻骨联合上缘;充盈时,膀胱体与顶部上升,腹膜随之上移,膀胱前壁与腹前壁相贴,因而可在耻骨上进行膀胱的腹膜外手术或行耻骨上膀胱穿刺。膀胱的肌层由三层纵横交错的平滑肌组成,称为膀胱逼尿肌,排尿活动需靠此肌肉收缩来协助完成。一般膀胱内储存的尿液达到300~500 mL时,才会产生尿意。膀胱的主要生理功能是贮存和排泄尿液。

4. 尿道

尿道是尿液排出体外的通道,起自膀胱内称为尿道内口,末端直接开口于体表称为尿道处口。尿道内口周围有平滑肌环绕;形成膀胱括约肌(内括约机);尿道穿过尿生殖处有横纹肌环绕,形成尿道括约肌(外括约机),可随意志控制尿道的开闭。临床上将穿过尿生殖膈的尿道部分称为前尿道,未穿过的部分称为后尿道。男、女性尿道有很大差别。男性尿道长18~20 cm,有三个狭窄,即尿道内口、膜部和尿道外口;两个弯曲,即耻骨下弯和耻骨前弯。耻骨下弯固定无变化,而耻骨前弯则随阴茎位置的不同而变化,如将阴茎向上提起,耻骨前弯即可消失。女性尿道长4~5 cm,较男性尿道短、直、粗,富于扩张性,尿道外口位于阴蒂下方,与阴道口、肛门相邻,比男性容易发生尿道的感染。尿道的主要生理功能是将尿液从膀胱排出体外。

(二)排尿生理

肾脏生成尿液是一个连续不断的过程,而膀胱的排尿则是间歇进行的。只有当尿液在膀胱内储存并达到一定量时,才能引起反射性的排尿,使尿液经尿道排出体外。膀胱受副交感神经紧张性冲动的影响处于轻度收缩状态,其内压经常保持在10 cmH_2O。由于膀胱平滑肌具有较大的伸展性，故在尿量开始增加时，膀胱内压并无明显升高。当膀胱内尿量增加至400~500 mL 时，腹胱内压才超过 10 cmH$_2$O 出现尿意。如果尿量增加至 700 mL，膀胱内压随之升高至 35 cmH$_2$O 时，膀胱逼尿肌便出现节律性收缩，但此时还可有意识地控制排尿。当膀胱内压达 70 cmH$_2$O，以上时，便出现明显的痛感，产生强烈尿意。

排尿活动是一种受大脑皮质控制的反射活动。当膀胱内尿量充盈达 400~500 mL 时，膀胱壁的牵张感受器受压力的刺激而兴奋，冲动沿盆神经传入脊髓低段的排尿反射初级中枢；同时冲动也到达脑干(脑桥)和大脑皮质的排尿反射高位中枢，产生排尿欲。如果条件允许，排尿反射进行，冲动沿盆神经传出，引起逼尿肌收缩，内括约肌松弛、尿液进入后尿道。此时尿液刺激尿道感受器，冲动再次沿盆神经传至脊髓低段初级排尿中枢，以加强排尿并反射性抑制阴部神经，使膀胱外括约肌松弛，于是尿液被强大的膀胱内压驱出。在排尿时，腹肌、膈肌、尿道海绵体肌的收缩均有助于尿液的排出。如果环境不适宜，排尿反射将受到抑制。但小儿大脑发育不完善，对初级排尿中枢的控制能力较弱，所以小儿排尿次数多，且易发生夜间遗尿现象。

二、排尿的评估

(一)正常尿液

1. 排尿次数

一般成人白天排尿 3~5 次，夜间 0~1 次。

2. 尿量

尿量是反映肾脏功能的重要指标之一。正常情况下每次尿量 200~400 mL，24 小时尿量 1000~2000 mL，平均在 1500 mL 左右。尿量和排尿次数受多方面因素影响。

3. 尿颜色

正常新鲜尿液呈淡黄色或深黄色，是由于尿胆原和尿色素所致，当尿液浓缩时，可见量少色深。

(1)尿的颜色还受某些食物、药物的影响，如进食大量胡萝卜或服用核黄素，尿的颜色呈深黄色。在病理情况下，尿的颜色可有以下变化：①尿液中含有红细胞为血尿。血尿颜色的深浅与尿液中所含红细胞多少有关，尿液中含红细胞量多时呈洗肉水色。常见于急性肾小球肾炎、输尿管结石、泌尿系统肿瘤、结核及感染等。②尿液中含有血红蛋白为血红蛋白尿。主要是由于各种原因导致大量红细胞在血管内被破坏，血红蛋白经肾脏排出形成血红蛋白尿，一般尿液呈浓茶色、酱油样色。常见于血型不合所致的溶血、恶性疟疾和阵发性睡眠性血红蛋白尿。③尿液中含有胆红素为胆红素尿。一般尿液呈深黄色或黄褐色，振荡尿液后泡沫也呈黄色。见于阻塞性黄疸和肝细胞性黄疸。④尿液中含有淋巴液，排出的尿液呈乳白色为乳糜尿。见于丝虫病。

(2)透明度：正常新鲜尿液清澈透明，放置后可出现微量絮状沉淀物，系黏蛋白、核蛋白、盐类及上皮细胞凝结而成。新鲜尿液发生混浊主要是尿液含有大量尿盐时，尿液冷却后可出现混浊，但加热、加酸或加碱后，尿盐溶解，尿液即可澄清。当泌尿系统感染时，尿液中含有大量的脓细胞、红细胞、上皮细胞、细菌或炎性渗出物，排出的新鲜尿液即呈白色絮状混浊，此种尿液在加热、加酸或加碱后，其混浊度不变。蛋白尿不影响尿液的透明度，但振荡时可产生较多且不易消失的泡沫。

（3）酸碱反应：正常人尿液呈弱酸性，pH 为 4.5~7.5，平均为 6。饮食的种类可影响尿液的酸碱性，如进食大量蔬菜时，尿液可呈碱性，进食大量肉类时，尿液可呈酸性。酸中毒患者的尿液可呈强酸性，严重呕吐患者的尿液可呈强碱性。

（4）比重：尿比重的高低主要取决于肾脏的浓缩功能。成人在正常情况下，尿比重波动于 1.015~1.025 之间，一般尿比重与尿量成反比。若尿比重经常固定于 1.010 左右，提示肾功能严重障碍。

（5）气味：正常尿液气味来自尿内的挥发性酸。尿液久置后，因尿素分解产生氨，故有氨臭味。当泌尿道有感染时新鲜尿液也有氨臭味。糖尿病酮症酸中毒时，因尿液中含有丙酮，故有烂苹果气味。

（二）异常排尿的评估

1. 多尿

多尿是指 24 小时尿量超过 2500 mL 者。

原因：正常情况下饮用大量液体、妊娠；病理情况下多由内分泌代谢障碍或肾小管浓缩功能不全引起，见于糖尿病、尿崩症、急性肾功能不全(多尿期)等患者。

2. 少尿

少尿是指 24 小时尿量少于 400 mL 或每小时尿量少于 17 mL 者。

原因：发热、液体摄入过少、休克等患者体内血液循环不足。心脏、肾脏、肝脏功能衰竭者。

3. 无尿或尿闭

无尿或尿闭是指 24 小时尿量少于 100 mL 或 12 小时内无尿液产生者。

原因：严重休克、急性肾衰竭、药物中毒等患者。

4. 膀胱刺激征

主要表现为尿频、尿急、尿痛。单位时间内排尿次数增多称尿频，是由膀胱炎症或机械性刺激引起；患者突然有强烈尿意，不能控制需立即排尿称尿急，是由于膀胱三角或后尿道的刺激，造成排尿反射活动特别强烈；排尿时膀胱区及尿道有疼痛感为尿痛，为病损处受刺激所致。有膀胱刺激征时常伴有血尿。

原因：主要有膀胱及尿道感染和机械性刺激。

5. 尿潴留

尿潴留是指尿液大量存留在膀胱内而不能自主排出。当尿潴留时，膀胱容积可增至 3000~4000 mL，膀胱高度膨胀，可至脐部。患者主诉下腹胀痛，排尿困难。体检可见耻骨上膨隆，扪及囊性包块，叩诊呈实音，有压痛。产生尿潴留的常见原因有：

（1）机械性梗阻：膀胱颈部或尿道有梗阻性病变，如前列腺肥大或肿瘤压迫尿道，造成排尿受阻。

（2）动力性梗阻：由排尿功能障碍引起，而膀胱、尿道并无器质性梗阻病变，如外伤、疾病或使用麻醉剂所致脊髓初级排尿中枢活动障碍或抑制，不能形成排尿反射。

（3）其他各种原因引起的不能用力排尿或不习惯卧床排尿，包括某些心理因素，如焦虑、窘迫等使得排尿不能及时进行。由于尿液存留过多，膀胱过度充盈，致使膀胱收缩无力，造成尿潴留。

6.尿失禁

尿失禁是指排尿失去意识控制或不受意识控制，尿液不自主地流出。尿失禁可分为：

(1)真性尿失禁：即膀胱稍有一些存尿便会不自主地流出，膀胱处于空虚状态。

原因：脊髓初级排尿中枢与大脑皮层之间联系受损，如昏迷、截瘫。因排尿反射活动失去大脑皮层的控制，膀胱逼尿肌出现无抑制性收缩；还见于因手术、分娩所致的膀胱括约肌损伤或支配括约肌的神经损伤，病变所致膀胱括约肌功能不良；膀胱与阴道之间有瘘道等。

(2)假性尿失禁(充溢性尿失禁)：即膀胱内贮存部分尿液，当膀胱充盈达到一定压力时，即可不自主溢出少量尿液。当膀胱内压力降低时，排尿立即停止，但膀胱仍呈胀满状态而不能排空。

原因：脊髓初级排尿中枢活动受抑制，当膀胱充满尿液导致内压增高时，迫使少量尿液流出。

(3)压力性尿失禁：即当咳嗽、打喷嚏或运动时腹肌收缩，腹内压升高，以致不自主地排出少量尿液。

原因：膀胱括约肌张力降低、骨盆底部肌肉及韧带松弛、肥胖。多见于中老年女性。

(三)影响排尿因素的评估

正常情况下，排尿受意识控制，无痛苦，无障碍。但诸多因素可以影响排尿的进行。

1.心理因素

心理因素对正常排尿有很大的影响，压力会影响会阴部肌肉和膀胱括约肌的放松或收缩，如当个体处于过度焦虑和紧张的情形下，有时会出现尿频、尿急，有时也会抑制排尿出现尿潴留。排尿还受暗示的影响，任何听觉、视觉或其他身体感觉的刺激均可诱发排尿，如有的人听见流水声便产生尿意。

2.个人习惯

大多数人在潜意识里会形成一些排尿时间的习惯，如早晨起床第一件事是排尿，晚上就寝前也要排空膀胱。而儿童期的排尿训练对成年后的排尿形态也有影响。排尿的姿势、时间是否充裕及环境是否合适也会影响排尿的完成。

3.环境问题

一般排尿应该在隐蔽的场所进行。当个体在缺乏隐蔽的环境时，就会产生许多压力，而影响正常的排尿。

4.液体和饮食的摄入

如果其他影响体液的因素不变，液体的摄入量将直接影响尿量和排尿的频率。排尿量和排尿次数与液体的摄入量成正比，液体摄入多，排尿量和排尿次数均增加，反之亦然。摄入液体的种类也影响排尿，如咖啡、茶、酒类饮料，有利尿作用；有些食物的摄入也会影响排尿，如含水量多的水果、蔬菜等可增加液体摄入量，使尿量增多。摄入含盐较高的饮料或食物则会造成水钠潴留，使尿量减少。

5.气候变化

夏季炎热，身体大量出汗，体内水分减少，血浆晶体渗透压升高，可引起抗利尿激素分泌增多，促进肾脏的重吸收，导致尿液浓缩和尿量减少；冬季寒冷，身体外周血管收缩，循环血量增加，体内水分相对增加，反射性地抑制抗利尿激素的分泌，而使尿量增加。

6.治疗及检查

外科手术、外伤可导致失血、失液,若补液不足,机体处于脱水状态,尿量减少。手术中使用麻醉剂可干扰排尿反射,改变患者的排尿形态,导致尿潴留。因外科手术或外伤使输尿管、膀胱、尿道肌肉损伤而失去正常功能,不能控制排尿,发生尿潴留或尿失禁。某些诊断性检查前要求患者禁食禁水,使体液减少而影响尿量。有些检查(如膀胱镜检查)可能造成尿道损伤、水肿与不适,导致排尿形态的改变。某些药物直接影响排尿,如利尿药可使尿量增加,止痛剂、镇静剂影响神经传导而干扰排尿。

7.疾病

药物对神经系统的损伤和病变会使排尿反射的神经传导和排尿的意识控制发生障碍,出现尿失禁;肾脏的病变会使尿液的生成发生障碍,出现少尿或无尿;泌尿系统的肿瘤、结石或狭窄也可导致排尿障碍,出现尿潴留。老年男性因前列腺肥大压迫尿道,可出现排尿困难。

8.其他因素

妇女在妊娠时,可因子宫增大压迫膀胱致使排尿次数增多。在月经周期中排尿形态也有改变,月经前,大多数妇女有液体潴留、尿量减少的现象,行经开始,尿量增加。老年人因膀胱肌肉张力减弱,出现尿频。婴儿因大脑发育不完善,其排尿由反射作用产生,不受意识控制,2~3岁后才能自我控制。

◈ 三、排尿异常的护理

(一)尿潴留患者的护理

(1)心理护理:安慰患者,消除其焦虑和紧张情绪。

(2)提供隐蔽的排尿环境:关闭门窗,屏风遮挡,请无关人员回避。适当调整治疗和护理时间,使患者安心排尿。

(3)调整体位和姿势:酌情协助卧床患者取适当体位,如协助卧床患者略抬高上身或坐起,尽可能使患者以习惯姿势排尿。对需绝对卧床休息或某些手术患者,应事先有计划地训练床上排尿,以免因不适应排尿姿势的改变而导致尿潴留。

(4)诱导排尿:利用条件反射如听流水声或用温水冲洗会阴诱导排尿;亦可采用针刺中极、曲骨、三阴交穴或艾灸关元、中极穴等方法,刺激排尿。

(5)热敷、按摩:热敷、按摩可放松肌肉,促进排尿。如果患者病情允许,可用手按压膀胱协助排尿。切记不可强力按压,以防膀胱破裂。

(6)健康教育:指导患者养成定时排尿的习惯。

(7)必要时根据医嘱肌内注射卡巴胆碱等。

(8)经上述处理仍不能解除尿潴留时,可采用导尿术。

(二)尿失禁患者的护理

1.皮肤护理

尿失禁患者应注意保持皮肤清洁干燥。床上铺橡胶单和中单,也可使用尿垫或一次性纸尿裤。经常用温水清洗会阴部皮肤,勤换衣裤、床单、尿垫。根据皮肤情况,定时按摩受压部位,防止压疮的发生。

2. 外部引流

尿失禁患者必要时应用接尿装置引流尿液。女性患者可用女式尿壶紧贴外阴部接取尿液；男性患者可用尿壶接尿，也可用阴茎套连接集尿袋，接取尿液，但此方法不宜长时间使用，每天要定时取下阴茎套和尿壶，清洗会阴部和阴茎，并将局部暴露于空气中。

3. 重建正常的排尿功能

(1)如病情允许，指导患者每日白天摄入液体 2000~3000 mL。因多饮水可以促进排尿反射，还可预防泌尿系统的感染。入睡前限制饮水，减少夜间尿量，以免影响患者休息。

(2)观察排尿反应，定时使用便器，建立规则的排尿习惯，刚开始时每 1~2 小时使用便器一次，以后间隔时间可以逐渐延长，以促进排尿功能的恢复。使用便器时，用手按压膀胱，协助排尿，注意用力要适度。

(3)指导患者进行骨盆底部肌肉的锻炼，以增强控制排尿的能力。具体方法是患者取立、坐或卧位，试做排尿(排便)动作，先慢慢收紧盆底肌肉，再缓缓放松，每次 10 秒左右，连续 10 次，每日进行数次。以不觉疲乏为宜。

4. 导尿

对长期尿失禁的患者，可行导尿术留置导尿，避免尿液浸渍皮肤，发生皮肤破溃。根据患者的情况定时夹闭和引流尿液，锻炼膀胱壁肌肉张力，重建膀胱储存尿液的功能。

5. 心理护理

无论什么原因引起的尿失禁，都会给患者造成很大的心理压力，如精神苦闷、忧郁、丧失自尊等。他们期望得到他人的理解和帮助，同时尿失禁也给患者的生活带来许多不便。医务人员应尊重和理解患者，给予安慰、开导和鼓励，使其树立恢复健康的信心，积极配合治疗和护理。

四、与排尿有关的护理技术

(一)导尿术

导尿术是指在严格无菌操作下，用导尿管经尿道插入膀胱引流尿液的方法。导尿术容易引起医源性感染，如在导尿的过程中因操作不当造成膀胱、尿道黏膜的损伤；使用的导尿物品被污染；操作过程中违反无菌原则等原因均可导致泌尿系统的感染。因此为患者导尿时必须严格遵守无菌技术操作原则及操作规程。

【目的】

(1)为尿潴留患者引流出尿液，以减轻痛苦。

(2)协助临床诊断如留取未受污染的尿标本作细菌培养；测量膀胱容量、压力及检查残余尿液；进行尿道或膀胱造影等。

(3)为膀胱肿瘤患者进行膀胱化疗。

【操作前准备】

1. 评估者解释

(1)评估：患者的年龄、病情、临床诊断、导尿的目的、意识状态、生命体征、合作程度、心理状况、生活自理能力、膀胱充盈度、会阴部皮肤黏膜情况及清洁度。

(2)解释：向患者及家属解释有关导尿术的目的、方法、注意事项和配合要点。根据患者的自理能力，嘱其清洁外阴。

2. 患者准备

(1)患者和家属了解导尿的目的、意义、过程、注意事项及配合操作的要点。

(2)清洁外阴，做好导尿的准备。若患者无自理能力，应协助其进行外阴清洁。

3. 护士准备

衣帽整洁，修剪指甲，洗手，戴口罩。

4. 用物准备

(1)治疗车上层：一次性导尿包(为生产厂商提供的灭菌导尿用物包，包括初步消毒、再次消毒和导尿用物。初步消毒用物有：小方盘，内盛数个消毒液棉球袋，镊子，纱布，手套。再次消毒及导尿用物有：弯盘，气囊导尿管，内盛 4 个消毒液棉球袋，镊子 2 把，自带无菌液体的 10 mL 注射器，润滑油棉球袋，标本瓶，纱布，集尿袋，方盘，洞巾，手套，外包治疗巾)，手消毒液，弯盘，一次性垫巾或小橡胶单和治疗巾 1 套，浴巾。

导尿管的种类：一般分为单腔导尿管(用于一次性导尿)、双腔导尿管(用于留置导尿)、三腔导尿管(用于膀胱冲洗或向膀胱内滴药)三种。其中双腔导尿管和三腔导尿管均有一个气囊，以达到将尿管头端固定在膀胱内防止脱落的目的。根据患者情况选择合适大小的导尿管。

(2)治疗车下层：便盆及便盆巾，生活垃圾桶、医疗垃圾桶。

(3)其他：根据环境情况酌情准备屏风。

5. 环境准备

酌情关闭门窗，围帘或屏风遮挡患者。保持合适的室温。光线充足或有足够的照明。

【操作步骤】导尿操作步骤见表 9-1。

表 9-1　导尿术

操作流程	操作步骤	操作要领
1. 核对、解释	携用物至患者床旁，核对解释	• 核对患者床号、姓名
2. 准备	移床旁椅至操作同侧的床尾，将便盆放床尾床旁椅上，打开便盆巾。 松开床尾盖被，帮助患者脱去对侧裤腿，盖在近侧腿部，并盖上浴巾，对侧腿用盖被遮盖	• 方便操作，节省时间、体力 • 防止受凉
3. 准备体位	协助患者取屈膝仰卧位，两腿略外展，暴露外阴	• 方便护士操作
4. 垫巾	将小橡胶单和治疗巾垫于患者臀下，弯盘置于近外阴处，消毒双手，核对检查并打开导尿包，取出初步消毒用物，操作者一只手戴上手套，将消毒液棉球倒入小方盘内	• 保护床单不被污染，保证操作的无菌性，预防感染
5. 根据男、女性患者尿道的解剖特点进行消毒、导尿		
女性患者		

续表9-1

操作流程	操作步骤	操作要领
(1)初步消毒	操作者一手持镊子夹取消毒液棉球初步消毒阴阜、大阴唇,另一戴手套的手分开大阴唇,消毒小阴唇和尿道口;污棉球置弯盘内;消毒完毕脱下手套置弯盘内,将弯盘及小方盘移至床尾处	• 每个棉球限用一次 • 平镊不可接触肛门区域 • 消毒顺序是由外向内、自上而下
(2)打开导尿包	用洗手消毒液消毒双手后,将导尿包放在患者两腿之间,按无菌技术操作原则打开治疗巾	• 嘱患者勿动肢体,保持安置的体位,避免无菌区域污染
(3)戴无菌手套铺孔巾	取出无菌手套,按无菌技术操作原则戴好无菌手套,取出孔巾,铺在患者的外阴处并暴露会阴部	• 孔巾和治疗巾内层形成一连续无菌区,扩大无菌区域,利于无菌操作,避免污染
(4)整理用物,润滑尿管	按操作顺序整理好用物,取出导尿管,用润滑液棉球润滑导尿管前段,根据需要将导尿管和集尿袋的引流管连接,取消毒液棉球放于弯盘内	• 方便操作 • 润滑尿管可减轻尿管对黏膜的刺激和插管时的阻力
(5)再次消毒	弯盘置于外阴处,一手分开并固定小阴唇,一手持镊子夹取消毒液棉球,分别消毒尿道口、两侧小阴唇、尿道口。污棉球、弯盘、镊子放床尾弯盘内	• 再次消毒顺序是内一外一内,自上而下,每个棉球限用一次,避免已消毒的部位再污染 • 消毒尿道口时稍停片刻,充分发挥消毒液的消毒效果
(6)导尿	将方盘置于孔巾口旁,嘱患者张口呼吸,用另一镊子夹持导尿管对准尿道口轻轻插入尿道4~6 cm,见尿液流出再插入1~2 cm左右,松开固定小阴唇的手下移固定呈尿管,将尿液引入集尿袋或方盘内(图9-1)	• 插管时,动作要轻柔,避免损伤尿道黏膜
男性患者		
(1)初步消毒	操作者一手持镊子夹取消毒棉球进行初步消毒,依次为阴阜、阴茎、阴囊。另一戴手套的手取无菌纱布裹住阴茎将包皮向后推暴露尿道口,自尿道口向外向后旋转擦拭尿道口、龟头及冠状沟。污棉球、纱布置弯盘内;消毒完毕将小方盘、弯盘移至床尾,脱下手套	• 每个棉球限用一次 • 自阴茎根部向尿道口消毒 • 包皮和冠状沟易藏污垢,应注意仔细消毒防感染
(2)打开导尿包	用洗手消毒液消毒双手后,将导尿包放在患者两腿之间,按无菌技术操作原则打开治疗巾	• 嘱患者勿动肢体,保持安置的体位,避免无菌区域污染
(3)戴无菌手套,铺孔巾	取出无菌手套,按无菌技术操作原则戴好无菌手套,取出孔巾,铺在患者的外阴处并暴露阴茎	• 孔巾和治疗巾内层形成连续无菌区,扩大无菌区域,利于无菌操作,避免污染

续表9-1

操作流程	操作步骤	操作要领
(4)整理用物，润滑尿管	按操作顺序整理好用物，取出导尿管，用润滑液棉球润滑导尿管前段，根据需要将导尿管和集尿袋的引流管连接，放于方盘内，取消毒液棉球放于弯盘内	• 方便操作 • 避免尿液污染环境
(5)再次消毒	弯盘移至近外阴处，一手用纱布包住阴茎将包皮后推，暴露尿道口。另一只手持镊子夹消毒棉球再次消毒尿道口、龟头及冠状沟。污棉球、镊子放床尾弯盘内	• 由内向外，每个棉球限用1次，避免已消毒部位再污染
(6)导尿	一手继续持无菌纱布固定阴茎并提起，使之与腹壁成60°角，将方盘置于孔巾口旁，嘱患者张口呼吸，用另一镊子持导尿管对准尿道口轻轻插入尿道20~22cm，见尿流流出再插入1~2cm，将尿液引入集尿袋内(图9-2)	• 使耻骨前弯消失，利于插管 • 插管时，动作要轻柔，男性尿道有三个狭窄，切忌用力过快过猛而损伤尿道黏膜
6.夹管、到尿	将尿液引流入集尿袋内至合适量瓶盖，放置合适处	• 注意观察患者的反应并询问其感觉
7.取标本	若需做尿培养，用无菌标本瓶接取中段尿液5mL，盖好瓶盖，放置合适处	• 避免碰洒或污染
8.操作后处理	(1)导尿用物弃于医用垃圾桶内，车下层。导尿完毕，轻轻拔出导尿管，撤下孔巾，擦净外阴，撤出患者臀下的小橡胶单和治疗巾放于治疗车下层，脱去手套，用手消毒液消毒双手，协助患者穿好裤子，整理床单位。 (2)清理用物，测量尿量，尿标本贴标签后送检。 (3)消毒双手，记录	• 使患者舒适 • 保护患者隐私 • 标本及时送检，避免污染 • 记录导尿的时间、导出尿量、患者的情况

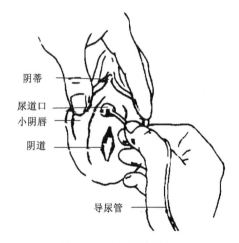

图9-1 女性患者导尿

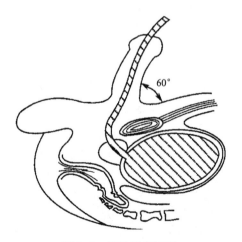

图9-2 男性患者导尿

【注意事项】

(1)严格执行查对制度和无菌操作技术原则。

(2)在操作过程中注意保护患者的隐私,并采取适当的保暖措施防止患者着凉。

(3)对膀胱高度膨胀且极度虚弱的患者,第一次放尿不得超过 1000 mL。大量放尿可使腹腔内压急剧下降,血液大量滞留在腹腔内,导致血压下降而虚脱;另外膀胱内压突然降低,还可导致膀胱黏膜急剧充血发生血尿。

(4)老年女性尿道口回缩,插管时应仔细观察、辨认,避免误入阴道。

(5)为女患者插尿管时,如导尿管误入阴道,应更换无菌导尿管,然后重新插管。

(6)为避免损伤和导致泌尿系统的感染,必须掌握男性和女性尿道的解剖特点。

【健康教育】

(1)向患者讲解导尿的目的和意义。

(2)教会患者如何配合操作,减少污染。

(3)介绍相关疾病的知识。

(二)留置导尿管术

留置导尿管术是在导尿后,将导尿管保留在膀胱内,引流尿液的方法。

【目的】

(1)抢救危重、休克患者时正确记录每小时尿量、测量尿比重,以密切观察患者的病情变化。

(2)为盆腔手术排空膀胱,使膀胱持续保持空虚状态,避免术中误伤。

(3)某些泌尿系统疾病手术后留置导尿管,便于引流和冲洗,并减轻手术切口的张力,促进切口的愈合。

(4)为尿失禁或会阴部有伤口的患者引流尿液,保持会阴部的清洁干燥。

(5)为尿失禁患者行膀胱功能训练。

【操作前准备】

1. 评估患者并解释

(1)评估:患者的年龄、病情、临床诊断、导尿的目的、意识状态、生命体征、合作程度、心理状况、生活自理能力、膀胱充盈度及会阴部皮肤黏膜情况。

(2)解释:向患者及家属解释留置导尿的目的、方法、注意事项和配合要点。

2. 患者准备

(1)患者及家属了解留置导尿的目的、过程和注意事项,学会在活动时防止导尿管脱落的方法等,如患者不能配合时,请他人协助维持适当的姿势。

(2)清洁外阴,做好导尿的准备。

3. 护士准备

衣帽整洁,修剪指甲,洗手,戴口罩。

4. 用物准备

同导尿术。

5.环境准备
同导尿术。

【操作步骤】见表9-2。

表9-2　留置导尿术

操作流程	操作步骤	要点与说明
1.核对、解释	携用物至患者床旁,核对患者床号、姓名,再次解释	• 确认患者
2.消毒、导尿	同导尿术初步消毒、再次消毒会阴部及尿道口,插入导尿管	• 严格按无菌操作进行,防止泌尿系统感染
3.固定	见尿液后再插入7~10 cm。夹住导尿管尾端或连接集尿袋,连接注射器根据导尿管上注明的气囊容积向气囊注入等量的无菌溶液,轻拉导尿管有阻力感,即证实导尿管固定于膀胱内(图9-3)	• 气囊导尿管因导尿管前端有一气囊,向气囊注入一定量的气体或液体后,气囊膨大可将导尿管头端固定于膀胱内,防止尿管滑脱
4.固定集尿袋	导尿成功后,夹闭引流管,撤下孔巾,擦净外阴,用安全别针将集尿袋的引流管固定在床单上,集尿袋固定于床沿下,开放导尿管(图9-4)	• 集尿袋妥善地固定在低于膀胱的高度 • 别针固定要稳妥,既避免伤害患者,又不能使引流管滑脱 • 引流管要留出足够的长度,防止因翻身牵拉,使尿管脱出 • 防止尿液逆流造成泌尿系感染
5.操作后处理	(1)整理导尿用物弃于医用垃圾桶内,撤出患者臀下的小橡胶单和治疗巾放治疗车下层,脱去手套。 (2)协助患者穿好裤子,取舒适卧位,整理床单位。 (3)洗手,记录	• 使患者舒适 • 保护患者隐私 • 记录留置导尿管的时间、患者的反应等

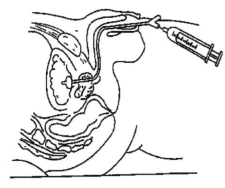

图9-3　气囊固定

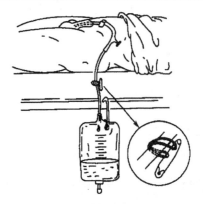

图9-4　引流袋固定

【注意事项】

(1)同导尿术(1)~(6)。

(2)气囊导尿管固定时要注意不能过度牵拉尿管,以防膨胀的气囊卡在尿道内口,压迫膀胱壁或尿道,导致黏膜组织的损伤。

【健康教育】

(1)向患者及家属解释留置导尿的目的和护理方法,并鼓励其主动参与护理。

(2)向患者及家属说明摄取足够的水分和进行适当的活动对预防泌尿道感染的重要性,每天尿量应维持在 2000 mL 以上,达到自然冲洗尿道的作用,以减少尿道感染的机会,同时也可以预防尿结石的形成。

(3)注意保持引流通畅,避免因导尿管受压、扭曲、堵塞等导致泌尿系统的感染。

(4)在离床活动时,应将导尿管远端固定在大腿上,以防导尿管脱出。集尿袋不得超过膀胱高度并避免挤压,防止尿液反流,导致感染的发生。

【留置导尿管患者的护理】

(1)防止泌尿系统逆行感染的措施

1)保持尿道口清洁:女患者用消毒棉球擦拭外阴及尿道口,男患者用消毒棉球擦拭尿道口、龟头及包皮,每天 1~2 次。排便后及时清洗肛门及会阴部皮肤。

2)集尿袋的更换:注意观察并及时排空集尿袋内尿液,并记录尿量。通常每日更换集尿袋 1 次,若有尿液性状、颜色改变,需及时更换。

3)尿管的更换:定期更换导尿管,尿管的更换频率通常根据导尿管的材质决定,一般为 1~4 周更换 1 次。

(2)留置尿管期间,如病情允许应鼓励患者每日摄入水分在 2000 mL 以上(包括口服和静脉输液等),达到冲洗尿道的目的。

(3)训练膀胱反射功能,可采用间歇性夹管方式。夹闭导尿管,每 3~4 小时开放一次,使膀胱定时充盈和排空,促进膀胱功能的恢复。

(4)注意患者的主诉并观察尿液情况,发现尿液混浊、沉淀、有结晶时,应及时处理,每周检查尿常规 1 次。

(三)膀胱冲洗

膀胱冲洗是通过三通的导尿管,将无菌溶液灌入到膀胱内,再利用虹吸原理将灌入的液体引流出来的方法。

【目的】

(1)对留置导尿管的患者,保持其尿液引流通畅。

(2)清洁膀胱清除膀胱内的血凝块、黏液、细菌等异物,预防感染。

(3)治疗某些膀胱疾病,如膀胱炎,膀胱肿瘤。

【操作前准备】

(1)评估患者并解释

1)评估：患者的年龄、病情、临床诊断、膀胱冲洗的目的、意识状态、生命体征、合作程度、心理状况。

2)解释：向患者及家属解释有关膀胱冲洗的目的、方法、注意事项和配合要点。

(2)患者准备：患者及家属了解膀胱冲洗的目的、过程和注意事项，学会在操作时如何配合。

(3)护士准备：衣帽整洁，修剪指甲，洗手，戴口罩。

(4)用物准备(密闭式膀胱冲洗术)

1)治疗车上层：按导尿术准备的导尿用物，遵医嘱准备的冲洗液，无菌膀胱冲洗器1套，消毒液，无菌棉签，医嘱执行本，手消毒液。

2)治疗车下层：便盆及便盆巾，生活垃圾桶、医用垃圾桶。

3)其他：常用冲洗溶液有生理盐水、0.02%呋喃西林溶液、3%硼酸溶液及0.1%新霉素溶液。灌入溶液的温度约38℃~40℃。若为前列腺肥大摘除术后患者，用4℃左右的0.9%氯化钠溶液灌洗。

(5)环境准备：酌情屏风遮挡。

【操作步骤】膀胱冲洗操作步骤见表9-3。

表9-3　膀胱冲洗

操作流程	操作步骤	要点与说明
1.核对、解释	携用物至患者床旁，核对患者床号、姓名，再次解释操作的目的等	●确认患者
2.导尿、固定	按留置导尿术插好并固定导尿管	
3.排空膀胱		●便于冲洗液顺利滴入膀胱。有利于药液与膀胱壁充分接触，并保持有效浓度，达到冲洗的目的
4.准备冲洗膀胱	(1)连接冲洗液体与膀胱冲洗器，将冲洗液倒挂于输液架上，排气后关闭导管。(2)分开导尿管与集尿袋引流管接头处，消毒导尿管尾端开口和引流管接头，将导尿管和引流管分别与"Y"形管的两个分管相连接，"Y"形管的主管连接冲洗导管	●膀胱冲洗装置类似静脉输液导管，其末端与"Y"形管的主管连接，"Y"形管的一个分管连接引流管，另一个分管连接导尿管，应用三腔管导尿时，可免用"Y"形管
5.冲洗膀胱	(1)关闭引流管，开放冲洗管，使溶液滴入膀胱，调节滴速。待患者有尿意或滴入溶液200~300 mL后关闭冲洗管，放开引流管，将冲洗液全部引流出来后，再关闭引流管(图9-5)。(2)按需要如此反复冲洗	●瓶内液面距床面约60 cm，以便产生一定的压力，使液体能够顺利滴入膀胱，滴速一般为60~80滴/分，滴速不宜过快，以免引起患者强烈尿意，迫使冲洗液从引流管侧方溢出尿道外，若患者出现不适或有出血情况，立即停止冲洗，并与医生联系。在冲洗过程中，询问患者感受，观察患者的反应及引流液性状

基础护理学

续表9-3

操作流程	操作步骤	要点与说明
6.冲洗后处理	(1)冲洗完毕，取下冲洗管，消毒导尿管口和引流接头并连接。 (2)清洁外阴部，固定好导尿管。 (3)协助患者取舒适体位，整理床单位，清理用物。 (4)洗手，记录	•减少外阴部细菌的数量记录冲洗液名称、冲洗量、引流量、引流液性质、冲洗过程中患者反应

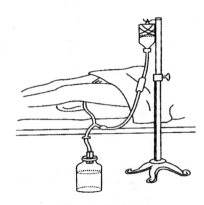

图9-5 膀胱冲洗

【注意事项】

(1)严格执行无菌技术操作。

(2)避免用力回抽造成黏膜损伤。若引流的液体少于灌入的液体量，应考虑是否有血块或脓液阻塞可增加冲洗次数或更换导尿管。

(3)冲洗时嘱患者深呼吸，尽量放松，以减少疼痛。若患者出现腹痛、腹胀、膀胱剧烈收缩等情形，应暂停冲洗。

(4)冲洗后如出血较多或血压下降，应立即报告医生给予处理，并注意准确记录冲洗液量及性状。

【健康教育】

(1)向患者及家属解释膀胱冲洗的目的和护理方法，并鼓励其主动配合。

(2)向患者说明摄取足够水分的重要性，每天饮水量应维持在2000 mL左右，以产生足够的尿量冲洗尿路，达到预防感染发生的目的。

第二节　排便护理

当食物由口进入胃和小肠消化吸收后，残渣贮存于大肠内，其中除一部分水分被大肠吸收外，其余均经细菌发酵和腐败作用后形成粪便。通常情况下，粪便的性质与形状可以反映消化系统的功能状况。因此护士通过对患者排便活动及粪便的观察，可以及早发现和鉴别消化道疾病，有助于诊断和选择适宜的治疗、护理措施。

一、与排便有关的解剖与生理

(一)大肠的解剖

人体参与排便运动的主要器官是大肠。大肠全长 1.5 m，起自回肠末端，止于肛门，分盲肠、结肠、直肠和肛管四个部分。

(1)盲肠：盲肠为大肠与小肠的衔接部分，其内有回盲瓣，起括约肌的作用，既可控制回肠内容物进入盲肠的速度，又可防止大肠内容物逆流。

(2)结肠：结肠分升结肠、横结肠、降结肠和乙状结肠，围绕在小肠周围。

(3)直肠：直肠全长约 16 cm，从矢状面上看，有两个弯曲，骶曲和会阴曲。会阴曲是直肠绕过尾骨尖形成的凸向前方的弯曲，骶曲是直肠在骶尾骨前面下降形成的凸向后方的弯曲。

(4)肛管：肛管上续直肠、下止于肛门，长约 4 cm，为肛门内外括约肌包绕。肛门内括约肌为平滑肌，有协助排便的作用；肛门外括约肌为骨骼肌，是控制排便的重要肌束。

(二)大肠的生理功能

(1)吸收水分、电解质和维生素。

(2)形成粪便并排出体外。

(3)利用肠内细菌制造维生素。

(三)大肠的运动

大肠的运动少而慢，对刺激的反应也较迟缓。这些特点符合大肠的生理功能。

大肠的运动形式有以下几种：

(1)袋状往返运动：是空腹时最常见的一种运动形式，主要是由环行肌无规律的收缩引起。使结肠袋中内容物向前后两个方向作短距离移动，并不向前推进。

(2)分节或多袋推进运动：是进食后较多见的一种运动形式，由一个结肠袋或一段结肠收缩推移肠内容物至下一结肠段。

(3)蠕动：是一种推进运动，由一些稳定的收缩波组成，波前面的肌肉舒张，波后面的肌肉则保持收缩状态，使肠管闭合排空。蠕动对肠道排泄起重要作用。

(4)集团蠕动：是一种行进很快，向前推进距离很长的强烈蠕动。起源于横结肠，强烈的蠕动波可将肠内容物从横结肠推至乙状结肠和直肠。此蠕动每天发生 3~4 次，最常发生在早餐后的 60 分钟内。它由两种反射刺激引起：胃-结肠反射和十二指肠-结肠反射。当食物进入胃、十二指肠后，通过内在神经丛的传递，反射性地引起结肠的集团蠕动而推动大肠内容物至乙状结肠和直肠，引发排便反射。胃-结肠反射和十二指肠-结肠反射对于肠道排泄有重要的意义，可利用此反射来训练排便习惯。

(四)排便

从大肠排出废物的过程称为排便。正常人的直肠腔内除排便前和排便时通常无粪便。当肠蠕动将粪便推入直肠时，刺激直肠壁内的感受器，其兴奋冲动骨盆神经和腹下神经传至脊髓腰骶段的初级排便中枢，同时上传到大脑皮层，引起便意和排便反射。如果环境许可，大脑皮层发出下行冲动到脊髓初级排便中枢，通过盆神经传出冲动，使降结肠、乙状结肠和直肠收缩，肛门内括约肌不自主地舒张，同时，会阴部神经冲动减少，提肛肌收缩，肛门外括约肌舒张。此外，由于支配腹肌和膈肌的神经兴奋，腹肌、膈肌收缩，腹内压增加，共同促进粪便排出体外。

排便活动受大脑皮质的控制，意识可以促进或抑制排便。个体经过一段时间的排便训练后，便可以自主地控制排便。正常人的直肠对粪便的压力刺激有一定的阈值，达到此阈值时即可产生便意。如果个体经常有意识地遏制便意，便会使直肠渐渐失去对粪便压力刺激的敏感性，加之粪便在大肠内停留过久，水分被吸收过多而干结，造成排便困难，这是产生便秘最常见的原因之一。

◆ 二、排便的评估

(一)排便的评估内容

1. 排便次数

排便是人体的基本生理需要，排便次数因人而异。一般成人每天排便1~3次，婴幼儿每天排便3~5次。每天排便超过3次(成人)或每周少于3次，应视为排便异常，如腹泻、便秘。

2. 排便量

每日排便量与膳食的种类、数量、摄入的液体量、大便次数及消化器官的功能有关。正常成人每天排便量约100~300 g。进食低纤维、高蛋白质等精细食物者粪便量少而细腻。进食大量蔬菜、水果等粗粮者粪便量较多。当消化器官功能紊乱时，也会出现排便量的改变如肠道梗阻、腹泻等。

3. 粪便的性状

(1)形状与软硬度：正常人的粪便为成形软便。便秘时粪便坚硬，呈栗子样；消化不良或急性肠炎时可为稀便或水样便；肠道部分梗阻或直肠狭窄，粪便常呈扁条形或带状。

(2)颜色：正常成人的粪便颜色呈黄褐色或棕黄色。婴儿的粪便呈黄色或金黄色。因摄入食物或药物种类的不同，粪便颜色会发生变化，如食用大量绿叶蔬菜，粪便可呈暗绿色；摄入动物血或铁制剂，粪便可呈无光样黑色。如果粪便颜色改变与上述情况无关，表示消化系统有病理变化存在。如柏油样便提示上消化道出血；白陶土色便提示胆道梗阻；暗红色血便提示下消化道出血；果酱样便见于肠套叠、阿米巴痢疾；粪便表面粘有鲜红色血液见于痔疮或肛裂；白色"米泔水"样便见于霍乱、副霍乱。

(3)内容物：粪便内容物主要为食物残渣、脱落的大量肠上皮细胞、细菌以及机体代谢后的废物，如胆色素衍生物和钙、镁、汞等盐类。粪便中混入少量黏液，肉眼不易查见。当消化道有感染或出血时粪便中可混有血液、脓液或肉眼可见的黏液。肠道寄生虫感染患者的粪便中可检出蛔虫、蛲虫、绦虫节片等。

(4)气味：正常时粪便气味因膳食种类而异，强度由腐败菌的活动性及动物蛋白质的量而定。肉食者味重，素食者味轻。严重腹泻患者因未消化的蛋白质与腐败菌作用，粪便呈碱性反应，气味极恶臭；下消化道溃疡、恶性肿瘤患者粪便呈腐败臭；上消化道出血的柏油样便呈腥臭味；消化不良、乳儿因糖类未充分消化或吸收脂肪酸产生气体，粪便呈酸性反应，气味为酸腐败臭。

(二)异常排便的评估

1.便秘

便秘指正常的排便形态改变，排便次数减少，排出过干过硬的粪便，且排便不畅、困难。

(1)原因：某些器质性病变；排便习惯不良；中枢神经系统功能障碍；排便时间或活动受限制；强烈的情绪反应；各类直肠肛门手术；某些药物的不合理使用；饮食结构不合理，饮水量不足；滥用缓泻剂、栓剂、灌肠；长期卧床或活动减少等，以上原因均可抑制肠道功能而导致便秘的发生。

(2)症状和体征：腹胀、腹痛、食欲不佳、消化不良、乏力、舌苔变厚、头痛等。另外，便秘者粪便干硬，触诊腹部较硬实且紧张，有时可触及包块，肛诊可触及粪块。

2.粪便嵌塞

粪便嵌塞指粪便持久滞留堆积在直肠内，坚硬不能排出。常发生于慢性便秘的患者。

(1)原因：便秘未能及时解除，粪便滞留在直肠内，水分被持续吸收而乙状结肠排下的粪便又不断加入，最终使粪块变得又大又硬不能排出，发生粪便嵌塞。

(2)症状和体征：患者有排便冲动，腹部胀痛，直肠肛门疼痛，肛门处有少量液化的粪便渗出，但不能排出粪便。

3.腹泻

腹泻指正常排便形态改变，频繁排出松散稀薄的粪便甚至水样便。腹泻时肠蠕动增加，肠黏膜吸收水分功能发生障碍，胃肠内容物迅速通过胃肠道，水分不能在肠道内被及时地吸收。又因肠黏膜受刺激，肠液分泌增加，进一步增加了粪便的水分。因此，当粪便到达直肠时仍然呈液体状态，并排出体外，形成腹泻。短时的腹泻可以帮助机体排出刺激物质和有害物质，是一种保护性反应。但是，持续严重的腹泻，可使机体内的大量水分和胃肠液丧失，导致水、电解质和酸碱平衡紊乱。长期腹泻者还会因机体无法吸收营养物质而导致营养不良。

(1)原因：饮食不当或使用泻剂不当；情绪紧张焦虑；消化系统发育不成熟；胃肠道疾患；某些内分泌疾病如甲亢等均可导致肠蠕动增加，发生腹泻。

(2)症状和体征：腹痛、肠痉挛、疲乏、恶心、呕吐、肠鸣、有急于排便的需要和难以控制的感觉。粪便松散或呈液体样。

4.排便失禁

排便失禁指肛门括约肌不受意识的控制而不自主地排便。

(1)原因：神经肌肉系统的病变或损伤如瘫痪；胃肠道疾患；精神障碍、情绪失调等。

(2)症状和体征：患者不自主地排出粪便。

5. 肠胀气

肠胀气指胃肠道内有过量气体积聚，不能排出。一般情况下，胃肠道内的气体只有 150 mL 左右。胃内的气体可通过口腔打出嗝，肠道内的气体部分在小肠被吸收，其余的可通过肛门排出，一般不会产生不适。

(1)原因：食入过多产气性食物；吞入大量空气；肠蠕动减少；肠道梗阻及肠道手术等。

(2)症状和体征：患者表现为腹部膨隆，叩诊呈鼓音、腹胀、痉挛性疼痛、呃逆、肛门排气过多。当肠胀气压迫膈肌和胸腔时，可出现气急和呼吸困难。

(三)影响排便因素的评估

生理、心理、社会文化、饮食与活动、病理等因素均可影响排便，护士必须完整地收集资料，作出正确的评估，并提供合理有效的护理措施，满足患者排便的需要。

1.生理因素

(1)年龄：年龄可影响人对排便的控制。2~3 岁以下的婴幼儿，神经肌肉系统发育不全，不能控制排便。老年人随年龄增加，腹壁肌肉张力下降，胃肠蠕动减慢，肛门括约肌松弛等导致肠道控制能力下降而出现排便功能的异常。

(2)个人排泄习惯：在日常生活中，许多人都有自己固定的排便时间；使用某种固定的便具；排便时从事某些活动如阅读等。当这些生活习惯由于环境的改变无法维持时，就可能影响正常排便。

2.心理因素

心理因素是影响排便的重要因素。精神抑郁时，身体活动减少，肠蠕动减少可导致便秘。而情绪紧张、焦虑可导致迷走神经兴奋，肠蠕动增加而引起吸收不良、腹泻。

3.社会文化因素

社会的文化教育影响个人的排便观念和习惯。在现代社会，排便是个人隐私的观念已被大多数社会文化所接受。当个体因排便问题需要医务人员帮助而丧失隐私时，个体就可能压抑排便的需要而造成排便功能异常。

4.饮食与活动

(1)食物与液体摄入：均衡饮食与足量的液体摄入是维持正常排便的重要条件。富含纤维的食物可提供必要的粪便容积，加速食糜通过肠道，减少水分在大肠内的再吸收，使大便柔软而易于排出。每日摄入足量液体，可以液化肠内容物使食物能顺利通过肠道。当摄食量过少、食物中缺少纤维或水分不足时，无法产生足够的粪便容积和液化食糜，食糜通过回肠速度减慢、时间延长，水分的再吸收增加，导致粪便变硬、排便减少而发生便秘。

(2)活动：活动可维持肌肉的张力，刺激肠道蠕动，有助于维持正常的排便功能。各种原因所致长期卧床、缺乏活动的患者，可因肌肉张力减退而导致排便困难。

5.与疾病有关的因素

(1)疾病：肠道本身的疾病或身体其他系统的病变均可影响正常排便。如大肠癌、结肠炎可使排便次数增加；脊髓损伤、脑卒中等可致排便失禁。

(2)药物：有些药物能治疗或预防便秘和腹泻，如缓泻药可刺激肠蠕动，减少肠道水分吸收，促使排便；但是如果药物剂量掌握不正确，可能会导致相反的结果。有些药物则可能干扰排便的正常形态，如长时间服用抗生素，可抑制肠道正常菌群生长而导致腹泻；麻醉剂或止痛药,可使肠运动能力减弱而导致便秘。

(3)治疗和检查:某些治疗和检查会影响个体的排便活动,例如腹部、肛门部位手术,会因为肠壁肌肉的暂时麻痹或伤口疼痛而造成排便困难;胃肠 X 线检查常需灌肠或服用钡剂,也可影响排便。

三、排便异常的护理

(一)便秘患者的护理

(1)提供适当的排便环境:为患者提供单独隐蔽的环境及充裕的排便时间。如拉上围帘或用屏风遮挡,避开查房、治疗护理和进餐时间,以消除紧张情绪,保持心情舒畅,利于排便。

(2)选取适宜的排便姿势:床上使用便盆时,除非有特别禁忌,最好采取坐姿或抬高床头,利用重力作用增加腹内压促进排便。病情允许时让患者下床上厕所排便。对手术患者,在手术前应有计划地训练其在床上使用便盆。

(3)腹部环形按摩:排便时用手沿结肠解剖位置自右向左环行按摩,可促使降结肠的内容物向下移动,并可增加腹内压,促进排便。指端轻压肛门后端也可促进排便。

(4)遵医嘱给予口服:缓泻药物缓泻剂可使粪便中的水分含量增加,加快肠蠕动,加速肠内容物的运行,而起到导泻的作用。但使用缓泻剂时应根据患者的特点及病情选用。对于老年人、儿童应选择作用缓和的泻剂,慢性便秘的患者可选用蓖麻油、番泻叶、酚酞(果导片)、大黄等接触性泻剂。

使用缓泻剂可暂时解除便秘,但长期使用或滥用又常成为慢性便秘的主要原因。其机制是服用缓泻剂后结肠内容物被彻底排空,随后几天无足量粪便刺激不能正常排便,没有排便又再次使用缓泻剂,如此反复,其结果使结肠的正常排便反射失去作用,反射减少造成结肠扩张弛缓,这样结肠就只对缓泻剂、栓剂、灌肠等强烈刺激做出反应,产生对缓泻剂的生理依赖,失去正常排便的功能,导致慢性便秘。

(5)使用简易通便剂:常用的有开塞露、甘油栓等。其作用机制是软化粪便润滑肠壁,刺激肠蠕动促进排便。

(6)灌肠:以上方法均无效时,遵医嘱给予灌肠。

(7)健康教育:帮助患者及家属正确认识维持正常排便习惯的意义和获得有关排便的知识。

(8)帮助患者重建正常的排便习惯:指导患者选择一个适合自身排便的时间,理想的排便时间是进食后(早餐后)效果最好,因进食刺激大肠集团蠕动而引起排便反射,每天固定在此时间排便,并坚持下去,不随意使用缓泻剂及灌肠等方法。

(9)合理安排膳食:多摄取可促进排便的食物和饮料。如多食用蔬菜、水果、粗粮等高纤维食物;餐前提供开水、柠檬汁等热饮,促进肠蠕动,刺激排便反射;适当提供轻泻食物如梅子汁等促进排便;多饮水,病情允许时每日液体摄入量应不少于 2000 mL;适当食用油脂类的食物。

(10)鼓励患者适当运动:按个人需要拟订规律的活动计划并协助患者进行运动,如散步、做操、打太极拳等。卧床患者可进行床上活动。此外还应指导患者进行增强腹肌和盆底部肌肉的运动，以增加肠蠕动和肌张力，促进排便。

（二）粪便嵌塞患者的护理

（1）早期可使用栓剂、口服缓泻剂来润肠通便。

（2）必要时先行油类保留灌肠，2~3小时后再做清洁灌肠。

（3）人工取便通常在清洁灌肠无效后按医嘱执行。具体方法为：术者戴上手套，将涂润滑剂的示指慢慢插入患者直肠内，触到硬物时注意大小、硬度，然后机械地破碎粪块，一块一块地取出。操作时应注意动作轻柔，避免损伤直肠黏膜。用人工取便易刺激迷走神经，故心脏病、脊椎受损者须慎重使用。操作中如患者出现心悸、头昏时须立刻停止。

（4）健康教育：向患者及家属讲解有关排便的知识，建立合理的膳食结构。协助患者建立并维持正常的排便习惯，防止便秘的发生。

（三）腹泻患者的护理

（1）去除原因，如肠道感染者，应遵医嘱给予抗生素治疗。

（2）卧床休息，减少肠蠕动，注意腹部保暖。对不能自理的患者应及时给予便盆，消除焦虑不安的情绪，使之达到身心充分休息的目的。

（3）膳食调理：鼓励患者饮水，酌情给予清淡的流质或半流质食物，避免油腻、辛辣、高纤维食物。严重腹泻时可暂禁食。

（4）防治水和电解质紊乱：按医嘱给予止泻剂、口服补盐液或静脉输液。

（5）维持皮肤完整性：特别是婴幼儿、老年人、身体衰弱者，每次便后用软纸轻擦肛门，温水清洗，并在肛门周围涂油膏以保护局部皮肤。

（6）密切观察病情，记录排便的性质、次数等，必要时留取标本送检。病情危重者，注意生命体征变化。如疑为传染病则按肠道隔离原则护理。

（7）心理支持：因粪便异味及玷污的衣裤、床单、被套、便盆均会给患者带来不适，因此要协助患者更换衣裤、床单、被套和清洗沐浴，使患者感到舒适。便盆清洗干净后，置于易取处，以方便患者取用。

（8）健康教育：向患者讲解有关腹泻的知识，指导患者注意饮食卫生，养成良好的卫生习惯。

（四）排便失禁患者的护理

（1）心理护理：排便失禁的患者心情紧张而窘迫，常感到自卑和忧郁，期望得到理解和帮助。护士应尊重和理解患者，给予心理安慰与支持。帮助其树立信心，配合治疗和护理。

（2）保护皮肤：床上铺橡胶（或塑料）单和中单或一次性尿布，每次便后用温水洗净肛门周围及臀部皮肤，保持皮肤清洁干燥。必要时，肛门周围涂搽软膏以保护皮肤，避免破损感染。注意观察骶尾部皮肤变化，定时按摩受压部位，预防压疮的发生。

（3）帮助患者重建控制排便的能力，了解患者排便时间，掌握排便规律，定时给予便盆，促使患者按时自己排便；与医生协调定时应用导泻栓剂或灌肠，以刺激定时排便；教会患者进行肛门括约肌及盆底部肌肉收缩锻炼。指导患者取立、坐或卧位，试做排便动作，先慢慢收缩肌肉，然后再慢慢放松，每次10秒左右，连续10次，每次锻炼20~30分钟，每日数次。以患者感觉不疲乏为宜。

（4）如无禁忌，保证患者每天摄入足量的液体。

(5)保持床褥、衣服清洁,室内空气清新,及时更换污湿的衣裤被单,定时开窗通风,除去不良气味。

(五)肠胀气患者的护理

(1)指导患者养成良好的饮食习惯(细嚼慢咽)。

(2)去除引起肠胀气的原因。如勿食产气食物和饮料,积极治疗肠道疾患等。

(3)鼓励患者适当活动。协助患者下床活动如散步,卧床患者可做床上活动或变换体位,以促进肠蠕动,减轻肠胀气。

(4)轻微胀气时,可行腹部热放或腹部按摩、针刺疗法。严重胀气时,遵医师给予药物治疗或行肛管排气。

四、与排便有关的护理技术

(一)灌肠法

灌肠法是将一定量的液体由肛门经直肠灌入结肠,以帮助患者清洁肠道、排便、排气或由肠道供给药物或营养,达到确定诊断和治疗目的的方法。根据灌肠的目的可分为保留灌肠和不保留灌肠。根据灌入的液体量又可将不保留灌肠分为大量不保留灌肠和小量不保留灌肠。如为了达到清洁肠道的目的,而反复使用大量不保留灌肠,则为清洁灌肠。

(二)大量不保留灌肠

【目的】

(1)解除便秘、肠胀气。

(2)清洁肠道为肠道手术、检查或分娩做准备。

(3)稀释并清除肠道内的有害物质,减轻中毒。

(4)灌入低温液体,为高热患者降温。

【操作前准备】

1.评估患者并解释

(1)评估:患者的年龄、病情、临床诊断、意识状态、心理状况、排便情况、理解配合能力。

(2)解释:向患者及家属解释灌肠的目的、操作方法、注意事项和配合要点。

2.患者准备

(1)了解灌肠的目的、方法和注意事项,并配合操作。

(2)排尿。

3.护士准备

衣帽整洁,修剪指甲,洗手,戴口罩。

4.用物准备

(1)治疗车上层:一次性灌肠器包(包内有灌肠筒、引流管、肛管1套,孔巾垫巾、肥皂液1包,纸巾数张,手套),医嘱执行本,弯盘,水温计,手消毒液。根据医嘱准备的灌肠液。

(2)治疗车下层：便盆，便盆巾，生活垃圾桶，医用垃圾桶。

(3)其他：输液架。

(4)灌肠溶液：常用 0.1% ~ 0.2% 的肥皂液，生理盐水。成人每次用量为 500 ~ 1000 mL，小儿 200 ~ 500 mL。溶液温度一般为 39℃ ~ 41℃，降温时用 28 ~ 32℃，中暑用 4℃。

5. 环境准备

酌情关闭门窗，屏风遮挡患者。保持合适的室温。光线充足或有足够的照明。

【操作步骤】大量不保留灌肠操作步骤见表 9-4。

表 9-4 大量不保留灌肠

操作流程	操作步骤	操作要领
1. 核对、解释	携用物至患者床旁，核对患者床号、姓名及灌肠溶液，再次解释操作的目的	• 确认患者 • 正确选用灌肠溶液，掌握溶液的温度、浓度和量。肝性脑病患者禁用肥皂液灌肠；充血性心力衰竭和水钠潴留患者禁用生理盐水灌肠；急腹症、消化道出血、妊娠、严重心血管疾病等患者禁忌灌肠
2. 准备体位	协助患者取左侧卧位，双膝屈曲，褪裤至膝部，臀部移至床沿(图 9-6)	• 该姿势使降结肠、乙状结肠处于下方，利用重力作用使灌肠液顺利流入降结肠和乙状结肠 • 不能自我控制排便的患者可取仰卧位，臀下垫便盆
3. 垫巾挂筒	(1)垫橡胶单和治疗中于臀下，弯盘置于臀边。盖好被子，暴露臀部。 (2)将灌肠筒或袋挂于输液架上，筒内液面距肛门约 40 ~ 60 cm，戴手套	• 保暖，维护患者隐私，使其放松 • 保持一定灌注压力和速度，灌肠筒过高，压力过大，液体流入速度过快，易造成肠道损伤。伤寒患者灌肠时灌肠筒内液面不得高于肛门 30 cm，液体量不得超过 500 mL
4. 润管排气	(1)连接肛管，润滑肛管前端，排尽管内气体，夹紧橡皮管	• 防止气体进入直肠
5. 插管灌液	(1)手分开臀部显露肛门，嘱患者深呼吸，另一手将肛管轻轻插入 7 ~ 10 cm，小儿插入深度 4 ~ 7 cm。 (2)固定肛管，松开血管钳使溶液缓缓流入直肠	• 动作轻稳，以免损伤肠黏动作轻稳，如插入受阻，可退出少许，旋转后缓缓插入
6. 观察处理		• 如液面下降过慢或停止，可移动肛管或挤捏肛管，使堵塞管洞的粪块脱落 • 及时处理患者反应，以使灌肠液顺利灌入 • 如患者出现异常应立即停止灌肠，与医生联系，配合处理

续表9-4

操作流程	操作步骤	操作要领
7.拔出肛管	溶液将流完时夹紧橡胶管,用卫生纸包裹肛管轻轻拔出,放入弯盘内,擦净肛门,脱手套,弯盘移至治疗车下	● 避免空气进入肠道,及灌肠液、粪便随管拔出
8.安置患者	(1)协助患者取舒适卧位,嘱其尽量保留5~10分钟,对不能下床的患者,给予便盆,协助患者排便。 (2)排便后,取出便盆、橡胶单、治疗巾	● 使粪便充分软化易于排出
9.整理观察	(1)协助患者穿裤,整理床单位,开窗通风观察大便性状、颜色、量。 (2)清理用物	● 保持病室整洁,去除异味 ● 询问患者有无其他需要 ● 必要时留取标本送检

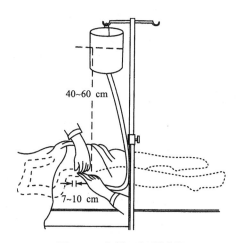

40~60 cm

7~10 cm

图9-6　大量不保留灌肠

【注意事项】

(1)妊娠、急腹症、严重心血管疾病等患者禁忌灌肠。

(2)伤寒患者灌肠时溶液不得超过500 mL,压力要低(液面不得超过肛门30 cm)。

(3)肝性脑病患者灌肠,禁用肥皂水,以减少氨的产生和吸收;充血性心力衰竭和水钠潴留患者禁用0.9%氯化钠溶液灌肠。

(4)准确掌握灌肠溶液的温度、浓度、流速、压力和溶液的量。

(5)灌肠时患者如有腹胀或便意时,应嘱患者作深呼吸,以减轻不适。

(6)灌肠过程中应随时注意观察患者的病情变化,如发现脉速、面色苍白、出冷汗、剧烈腹痛、心慌气急时,应立即停止灌肠并及时与医生联系,采取急救措施。

【健康教育】

(1)向患者及家属讲解维持正常排便习惯的重要性。

(2)指导患者及家属保持健康的生活习惯以维持正常排便。

(3)指导患者掌握灌肠时的配合方法。

(三)小量不保留灌肠

适用于腹部或盆腔手术后的患者、危重患者、年老体弱患者、小儿及孕妇等。

【目的】

(1)软化粪便,解除便秘。

(2)排除肠道内的气体,减轻腹胀。

【操作前准备】

(1)评估患者并解释

1)评估:患者的年龄、病情、临床诊断、意识状态、心理状况、排便情况、理解配合能力。

2)解释:向患者及家属解释灌肠的目的、操作的程序和配合要点。

(2)患者准备:同大量不保留灌肠。

(3)护士准备:衣帽整洁,修剪指甲,洗手,戴口罩。

(4)用物准备

1)治疗车上层:一次性灌肠包(或注洗器,量杯,肛管,温开水 5~10 mL,止血钳,一次性垫巾或橡胶单和治疗巾,手套,润滑剂,卫生纸)、遵医嘱准备灌肠液、棉签、弯盘、手消毒液。

2)治疗车下层:便盆和便盆巾,生活垃圾桶、医用垃圾桶。

3)其他:常用灌肠液:"1、2、3"溶液(50%硫酸镁 30 mL、甘油 60 mL、温开水 90 mL);甘油 50 mL 加等量温开水;各种植物油 120~180 mL。溶液温度为 38℃。

(5)环境准备:同大量不保留灌肠。

【操作步骤】小量不保留灌肠操作步骤见表9-5。

表9-5　小量不保留灌肠

操作流程	操作步骤	操作要领
1.核对、解释	携用物至患者床旁,核对患者床号、姓名及灌肠溶液,再次解释	• 确认患者
2.准备体位	准备体位协助患者取左侧卧位,双腿屈膝,褪裤至膝部,臀部移至床沿。臀下垫橡胶单与治疗巾(图9-7)	• 利用重力作用使灌肠溶液顺利流入乙状结肠

续表9-5

操作流程	操作步骤	操作要领
3.连接、润滑肛管	戴手套,将弯盘置于臀边,用注洗器抽吸灌肠液,连接肛管,润滑肛管前段,排气,夹管	• 减少插管时的阻力和对黏膜的刺激
4.插肛管	左手垫卫生纸分开臀部,暴露肛门,嘱患者深呼吸,右手将肛管从肛门轻轻插入7~10 cm	• 使患者放松,便于插入肛管
5.注入灌肠液	固定肛管,松开血管钳,缓缓注入溶液,注毕夹管,取下注洗器再吸取溶液,松夹后再行灌注。如此反复直至灌肠溶液全部注入完毕	• 注入速度不得过快过猛,以免刺激肠黏膜,引起排便反射 • 如用小量不保留灌肠筒,液面距肛门距离不能超过30 cm • 注意观察患者反应
6.拔管	血管钳夹闭肛管尾端或反折肛管尾端,用卫生纸包住肛管轻轻拔出,放入弯盘内	
7.保留灌肠液	擦净肛门,脱手套,协助患者取舒适卧位。嘱其尽量保留溶液10~20分钟	• 充分软化粪便,利于排便
8.协助排便	对不能下床的患者,给予便盆,将卫生纸、呼叫器放于易取处。扶助能下床的患者上厕所排便	
9.操作后处理	(1)整理床单位,清理用物。 (2)洗手,并做好记录	• 记录灌肠时间,灌肠液的种类、量,患者的反应

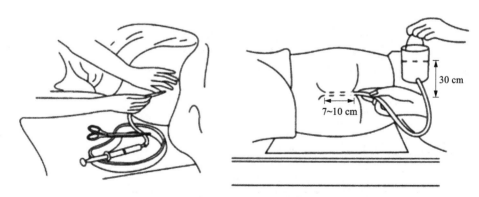

图9-7 小量不保留灌肠

【注意事项】

(1)灌肠时插管深度为7~10 cm,压力宜低,灌肠液注入的速度不得过快。

(2)每次抽吸灌肠液时应反折肛管尾段,防止空气进入肠道,引起腹胀。

【健康教育】

(1)向患者及家属讲解维持正常排便习惯的重要性。

(2)向患者及家属解释灌肠的意义。

(3)指导患者及家属保持健康的生活习惯以维持正常排便。

(四)保留灌肠

将药液灌入到直肠或结肠内,通过肠黏膜吸收达到治疗疾病的目的。

【目的】

(1)镇静、催眠。

(2)治疗肠道感染。

【操作前准备】

(1)评估患者并解释

1)评估:患者的年龄、病情、临床诊断、意识状态、心理状况、排便情况、理解配合能力。

2)解释:向患者及家属解释保留灌肠的目的、操作程序和配合要点。

(2)患者准备:了解保留灌肠的目的、过程和注意事项,排尽大小便,配合操作。

(3)护士准备:衣帽整洁,修剪指甲,洗手,戴口罩。

(4)用物准备

1)治疗车上层:注洗器,治疗碗(内盛遵医嘱备的灌肠液)、肛管(20号以下)、温开水5~10 mL、止血钳、润滑剂、棉签、手套、弯盘、卫生纸、橡胶或塑料单、治疗巾、小垫枕、手消毒液。

2)治疗车下层:便盆和便盆巾,生活垃圾桶、医用垃圾桶。

3)其他:常用溶液:药物及剂量遵医嘱准备,灌肠溶液量不超过200 mL。溶液温度38℃。①镇静、催眠用10%水合氯醛,剂量按医嘱准备;②抗肠道感染用2%小檗碱,0.5%~1%新霉素或其他抗生素溶液。

(5)环境准备:同大量不保留灌肠。

【操作步骤】保留灌肠操作步骤见表9-6。

表9-6　保留灌肠

操作流程	操作步骤	操作要领
1.核对、解释	携带用物至患者床旁,核对患者床号、姓名及灌肠溶液,再次解释	● 确认患者,保留灌肠以晚上睡眠前灌肠为宜,因为此时活动减少,药液易于保留吸收

续表9-6

操作流程	操作步骤	操作要领
2.准备体位	根据病情选择不同的卧位	• 慢性细菌性痢疾,病变部位多在直肠或乙状结肠,取左侧卧位。阿米巴痢疾病变多在回盲部,取右侧卧位,以提高疗效
3.抬高臀部	将小垫枕、橡胶单和治疗巾垫于臀下,使臀部抬高约 10 cm	• 抬高臀部防止药液溢出
4.插管	戴手套,润滑肛管前段,排气后轻轻插入肛门 15~20 cm,缓慢注入药液	
5.拔管	药液注入完毕,再注入温开水 5~10 mL,抬高肛管尾端,使管内溶液全部注完,拔出肛管,擦净肛门,取下手套,消毒双手,嘱患者尽量保留药液在 1 小时以上	• 使药液充分被吸收,达到治疗目的 • 注意观察患者反应
6.操作后处理	(1)整理床单位,清理用物。 (2)洗手,并做好记录	• 记录灌肠时间,灌肠液的种类、量,患者反应

【注意事项】

(1)保留灌肠前嘱患者排便,肠道排空有利于药液吸收。了解灌肠目的和病变部位,以确定患者的卧位和插入肛管的深度。

(2)保留灌肠时,肛管选择要细且插入要深,液量不宜过多,压力要低、灌入进度宜慢,以减少刺激,使灌入的药液能保留较长时间,利于肠黏膜吸收。

(3)肛门、直肠、结肠手术的患者及大便失禁的患者,不宜做保留灌肠。

【健康教育】

向患者及家属讲解有关疾病的知识和保留灌肠的方法,正确配合治疗。

(五)口服高渗溶液清洁肠道

高渗溶液进入肠道,在肠道内形成高渗环境,使肠道内水分大量增加,从而软化粪便,刺激肠蠕动,加速排便,达到清洁肠道的目的。适用于直肠、结肠检查和手术前肠道准备。常用灌液有甘露醇、硫酸镁。

1.甘露醇法

患者术前 3 天进半流质饮食,术前 1 天进流质饮食,术前 1 天下午 2:00—4:00 口服甘露醇溶液 1500 mL(20%甘露醇 500 mL+5%葡萄糖 1000 mL 混匀)。一般服用后 15~20 分钟即反复自行排便。

2.硫酸镁法

患者术前 3 天进半流质饮食,每晚口服 50%硫酸镁 10~30 mL。术前 1 天进流质饮食,术前 1 天下午 2：00—4：00，口服 25% 硫酸镁 200 ml（50% 硫酸镁 10 mL+5% 葡萄糖盐水 100 mL）后再口服温开水 1000 mL。一般服后 15~30 分钟即可反复自行排便，2~3 小时内可排便 2~5 次。护士应观察患者的一般情况，注意排便次数及粪便性质，确定是否达到清洁肠道的目的并做好记录。

(六) 简易通便法

通过简便经济而有效的措施，帮助患者解除便秘。适用于体弱、老年人和久病卧床便秘者。常用方法：

1. 开塞露法

开塞露是用甘油或山梨醇制成，装在塑料容器内。使用时将封口端剪去，先挤出少许液体润滑开口处。患者取左侧卧位，放松肛门外括约肌。护士将开塞露的前端轻轻插入肛门后将药液全部挤入直肠内，嘱患者保留 5~10 分钟后排便（图 9-8）。

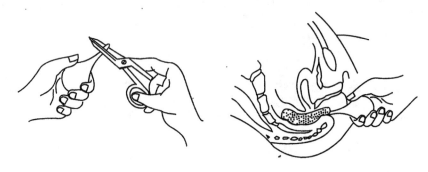

图 9-8　开塞露简易通便法

2. 甘油栓法

甘油栓是用甘油和明胶制成的栓剂。操作时，护士戴手套，一手捏住甘油栓底部，轻轻插入肛门至直肠内，抵住肛门处轻轻按摩，嘱患者保留 5~10 分钟后排便（图 9-9）。

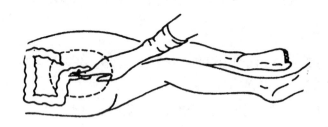

图 9-9　甘油栓简易通便法

(七) 肛管排气法

是指将肛管从肛门插入直肠，以排出肠腔内积气的方法。

【目的】帮助患者解除肠腔积气，减轻腹胀。

【操作前准备】

1.评估患者并解释

(1)评估：患者的年龄、病情、临床诊断、意识状态、心理状况、理解配合能力。

(2)解释：向患者及家属解释肛管排气的目的、操作程序和配合要点。

2.患者准备

了解肛管排气的目的、过程和注意事项，配合操作。

3.护士准备

衣相整洁，修剪指甲，洗手，戴口罩。

4.用物准备

(1)治疗车上层：肛管、玻璃接头、橡胶管、玻璃瓶(内盛水3/4满，瓶口系带)、润滑油、棉签、胶布(1 cm×15 cm)、别针、清洁手套、卫生纸适量、手消毒液。

(2)治疗车下层：生活垃圾桶、医用垃圾桶。

5.环境准备

同大量不保留灌肠。

【操作步骤】肛管排气操作步骤见表9-7。

表9-7 肛管排气

操作流程	操作步骤	要点与说明
1.核对、解释	携用物至患者床旁，核对患者床号、姓名，再次解释	• 确认患者
2.准备体位	协助患者取左侧卧位，注意及时遮盖，暴露肛门(图9-10)	• 此体位有利于肠腔内气体排出 • 保暖，维护患者自尊
3.连接排气装置	将玻璃瓶系于床边，橡胶管一端插入玻璃瓶液面下，另一端将与肛管相连	• 防止空气进入直肠内，加重腹胀。
4.插管	戴手套，润滑肛管前端，嘱患者张口呼吸，将肛管轻轻插入直肠15~18 cm，用胶布将肛管固定于臀部，橡胶管留出足够长度用别针固定在床单上	• 减少肛管对直肠的刺激 • 便于患者翻身
5.观察	观察排气情况，如排气不畅，帮助患者更换体位或按摩腹部	• 若有气体排出，可见瓶内液面下有气泡逸出，变换体位或按摩腹部可以促进排气

续表9-7

操作流程	操作步骤	要点与说明
6.拔管	保留肛管不超过 20 分钟，拔出肛管，清洁肛门，取下手套	• 长时间留置肛管，会降低肛门括约肌的反应，甚至导致肛门括约肌永久性松弛
7.操作后处理	(1)协助患者取舒适的体位，并询问患者腹胀有无减轻。 (2)整理床单位，清理用物。 (3)洗手，记录	• 需要时，2～3 小时后再行肛管排气 • 记录排气时间及效果，患者的反应

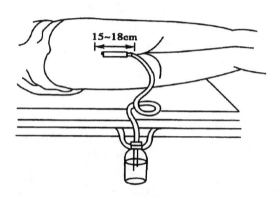

图 9-10　肛管排气法

【健康教育】

(1)向患者及其亲属讲解避免腹胀的方法，如增加活动、正确选择饮食种类等。

(2)向患者及其亲属解释肛管排气的意义。

(3)指导患者保持健康的生活习惯。

第十章

药物疗法与过敏试验法

考点

序号	主要考点
1	给药的原则
2	给药途径
3	药物的保管
4	给药的次数与时间
5	口服给药注意事项
6	皮内注射操作注意点
7	各类注射法的比较
8	超声雾化吸入目的
9	超声雾化吸入法常用药液
10	青霉素过敏实验法操作步骤
11	青霉素过敏实验法注意事项
12	青霉素过敏性休克临床表现及处理
13	链霉素过敏实验法
14	破伤风抗毒素过敏实验法
15	其他过敏实验法

习题二维码10-1

学习目标

识记：

1. 能准确复述药物疗法的原则；各种注射法的原则、目的、部位和注意事项。

2. 能正确概述给药的基本知识；给药的次数和间隔时间。

3. 能简述局部给药法、口服给药、雾化吸入疗法。

4. 能准确说出各种过敏试验药液的配置，判断和处理常见药物过敏反应。

理解：

1. 能比较各种注射技术的运用，注射部位以及注意事项。

2. 能具有严谨慎独的工作态度，严格执行无菌技术操作以及查对制度。

运用：

能查阅资料，了解目前国际和国内研究出的一些新型药物制剂，以及临床常用药的配伍禁忌。

预习案例

张某，女，45 岁，因咳嗽、高热不退 2 天入院。医嘱：二级护理，半流质饮食，急查血常规，胸部 X 线片，心电图，青霉素皮试，青霉素 480 万 U+0.9%氯化钠 250 mL 静脉滴注，1 日 2 次。

思考

1. 属于长期医嘱的是什么内容？如何执行？

2. 属于临时医嘱的是什么内容？如何执行？

3. 如果是青霉素皮试结果阳性，怎么处理？

药物在预防、治疗和诊断疾病过程中起着重要作用。给药，即药物疗法，是临床常规的一种治疗方法之一。在临床护理工作中，护士是各种药物疗法的实施者，也是用药过程中的观察者和监护者。为合理、准确、安全、有效地给药，作为护理专业人员必须了解和掌握相关的药理学知识，熟练运用正确的给药技术，准确评估患者用药后的疗效与反应，指导患者合理用药，使药物疗法达到最佳效果。

第一节　给药的基本知识

护士在实施药物疗法的过程中，不仅要熟悉药物的药理学知识，还必须掌握药物的领取与保管方法、用药的时间和途径等，严格遵守给药原则，对患者进行全面、安全的给药护理，从而使药物疗法达到最佳效果。

一、药物的种类、领取和保管

（一）药物的种类

常用药物的种类依据给药途径不同可分为：

1.内服药：常见固体剂型和液体剂型，固体剂型包括片剂、丸剂、散剂、胶囊等；液体剂型包括口服液、混悬剂和合剂等。

2.外用药：包括软膏、酊剂、搽剂、洗剂、滴剂、粉剂、栓剂、涂膜剂等。

3.注射药：包括溶液、混悬液、油剂、结晶、粉剂等。

4.新剂型：有粘贴敷片、植入慢溶药片、胰岛素泵等。

（二）药物的领取

药物领取应有专人负责，须凭医生的处方进行。通常，门诊患者按医生处方在门诊药房自行领取；住院患者药物的领取方法，各医院的规定不一，大致包括：

（1）病区内设有药柜，备有一定数量的常用药物，由专人负责管理，定期到药房进行领取和补充；患者使用的贵重药物和特殊药物须凭医生的处方领取；剧毒药和麻醉药(如吗啡、哌替啶、布桂嗪、苯巴比妥等)，病区内一般需有固定数量的存药，使用后凭空安瓿及医生开具的毒麻药品专用(红色)处方领取补充。

（2）一般医院内设有中心药房，中心药房的人员负责摆药，病区护士核对并取回，按时给患者使用。

（三）病区内药物的保管

1.药柜放置：药柜应安排在通风、干燥、光线明亮处，避免阳光直射，保持整洁，由专人负责，定期检查药品质量和有效期，确保药品安全。

2.分类放置：药品应按内服、外用、注射、毒麻等分类放置。同一药物按生产日期顺序排放，先领先用、以防失效；贵重药和毒麻药应有明显标记，加锁保管，专人负责，并使用专本登记，实行严格交班制度。

3.标签明显：药瓶上应贴有明显标签，内服药标签为蓝色边、外用药为红色边、毒麻药为黑色边。标签字迹要清晰，标签上应标明药名(中、英文对照)、浓度、剂量和规格，有效期。

4.定期检查药物：药品需定期检查，如有过期、变色、沉淀、混浊、异味、潮解、霉变等现象，或标签脱落、辨认不清时，均不可使用。

5.根据药物的性质妥善保存

（1）易挥发、潮解或风化的药物：如乙醇、安尔碘、过氧乙酸、碘酊、糖衣片等，应装在密闭瓶中，不用时盖紧瓶盖。

（2）易氧化和遇光易变质的药物应避光保存：如维生素 C、氨茶碱、盐酸肾上腺素、硝普钠等，应装在深色密盖瓶中，或放在深色纸盒内，置于阴凉处。

（3）易被热破坏的某些生物制品和抗生素：如抗毒血清、疫苗、白蛋白、胰岛素、还能继续使用的皮试液等，应分别放置于干燥阴凉（约 20℃）处或冷藏于 2℃~10℃ 处保存。

（4）易燃易爆的药物：如乙醇、乙醚、环氧乙烷、松节油、石蜡油等，应单独存放，瓶盖密闭置于阴凉处，远离明火。

（5）有使用期限的药物：如各种抗生素、胰岛素、口服药等，按有效期先后顺序使用，避免因药物过期造成浪费。

（6）患者个人专用特种药物应单独存放，并注明住院号、床号、姓名、性别。

二、给药的原则

给药原则是一切用药的总则，在对患者实施药物治疗时必须严格遵守。

(一)根据医嘱准确给药

给药属于非独立性的护理操作，必须严格根据医嘱给药。护士应熟悉临床常用药物的作用、不良反应、用药途径和常规使用剂量，对有疑问和看不清楚字迹的医嘱，应及时向医生提出，切不可盲目执行，也不可擅自更改医嘱。

(二)严格执行查对制度

护士在遵医嘱实施药物疗法时，首先应认真检查药物的质量，对疑有变质或已过有效期的药物，立即停止使用。要将准确的药物，按准确的剂量，用准确的途径，在准确的时间内给予准确的患者，即给药的"五个准确"。因此，在实施药物疗法时，护士应做好"三查十对"。

三查：操作前、操作中、操作后查。

十对：对床号、姓名、性别、年龄、药名、剂量、浓度、时间、用法和有效期。

(三)安全正确用药

准确掌握给药时间、方法；给药前应评估患者的病情、治疗方案、过敏史和所用的药物，向患者解释，以取得合作，并给予相应的用药指导，提高患者自我合理用药能力。药物备好后及时分发使用，避免久置后引起药物污染或药效降低。对易发生过敏反应的药物，使用前应了解过敏史，按要求做过敏试验，结果阴性方可使用。

(四)密切观察用药反应

给药后护士要密切监测患者的病情变化，动态评价药物疗效和不良反应，做好记录。如用地高辛治疗心房颤动、心房扑动、阵发性室上性心动过速时，应监测患者的血压、心率及心律、心电图等情况。

三、给药的途径

依据药物的性质、剂型、机体组织对药物的吸收情况和治疗需要等，选择不同的给药途径。常用的给药途径有口服、舌下含服、吸入、皮肤黏膜用药、直肠给药以及注射(皮内、皮下、肌内、静脉注射)等。除动、静脉注射药液直接进入血液循环外,其他药物均有一个吸收过程,吸收顺序依次为:吸入>舌下含服>肌内注射>皮下注射>直肠黏膜>口服>皮肤。有些药物不同的给药途径可产生不同的药物效应,如硫酸镁外敷产生消肿的作用、口服产生导泻与利胆作用、注射则产生镇静和降压、保胎作用。

四、给药的次数与时间

给药次数与时间间隔取决于药物的半衰期,以能维持药物在血液中的有效浓度为最佳选择,同时考虑药物的特性及人体的生理节奏。临床工作中常用外文缩写来描述给药时间、给药部位和给药次数等(表10-1,表10-2)。

表10-1 医院常用的外文缩写及中文译意

外文缩写	中文	外文缩写	中文
qd	每日一次	hs	临睡前
bid	每日两次	am	上午
tid	每日三次	pm	下午
qid	每日四次	st	立即
qh	每小时一次	DC	停止
q6h	每6小时一次	prn	需要时(长期)
qm	每晨一次	sos	需要时(临时)
qn	每晚一次	ID	皮内注射
ac	饭前	H	皮下注射
pc	饭后	IM 或 im	肌内注射
12n	中午12点	IV 或 iv	静脉注射
12 mn	午夜12点	gtt	滴
qod	隔日一次	biw	每周两次

表10-2 给药时间与安排

给药时间	安排	给药时间	安排		
qm	6 am	q2h	6 am,	8 am,	10 am, 12 n…
qd	8 am	q3h	6 am,	9 am,	12 n, 3 pm…
bid	8 am, 4 pm	q4h	8 am,	12 n,	4 pm, 8 pm…
tid	8 am, 12n, 4 pm	q6h	8 am,	2 pm,	8 pm, 2 am
qid	8 am, 12n, 4 pm, 8 pm	qn	8 pm		

五、影响药物作用的因素

每种药物都有各自独特的化学组成及治疗特点，同时，药物的疗效也会受机体内、外因素的影响而出现不同程度的差异。为保证每位患者在用药过程中能达到最佳治疗效果和最小的不良反应，护士必须熟知影响药物作用的各种因素，以便在给药过程中采取及时恰当的护理措施。

(一)药物因素

1.药物剂量

药物剂量大小与效应强弱之间呈一定关系，药物必须达到一定剂量才能产生效应。在一定范围内，药物剂量增加，其药效相应增强；剂量减少，药效减弱。但当剂量超过一定限度时则会产生中毒反应。在使用安全范围小的药物，如洋地黄类药物时，护士应特别注意监测其中毒反应情况。有些药物，如氯化钾溶液，还必须注意单位时间内进入机体的药量，特别要控制静脉输液时的速度，速度过快会造成单位时间内进入体内的药量过大引起毒性反应。

2.药物剂型

常用药物的剂型依据给药途径的不同可分为内服药、注射药、外用药等。不同剂型的药物在人体中由于吸收速度不同，会影响药物作用的快慢和强弱。如口服给药时，液体制剂比固体制剂吸收快；肌内注射时，水溶液比混悬液、油剂吸收快，因而作用发生也较快。

3.给药部位与时间

不同的给药途径会影响药效的强弱和起效快慢，合理安排用药时间对药疗有重要的影响。为提高疗效和降低毒副作用，不同药物有各自不同的用药时间。如抗生素药物给药的次数与间隔时间取决于药物的半衰期，应以保持药物在血中的有效浓度为最佳选择。

4.联合用药

联合用药是为达到治疗目的而采取的两种或两种以上药物同时或先后应用。联合用药可发生药物之间或机体与药物之间的相互作用，导致药物的吸收、分布、生物转化、排泄及作用效应等各方面的相互干扰，从而改变药物的效应和毒性。合理的联合用药可以增强疗效，减少毒性作用及不良反应。如异烟肼和乙胺丁醇合用能增强抗结核作用，乙胺丁醇还可延缓异烟肼耐药性的产生。不合理的联合用药会降低疗效，增加毒性，应予以注意。如庆大霉素与其他氨基苷类、一代头孢类合用或先后连续局部或全身应用时，可增加耳毒性、肾毒性及神经肌肉阻滞作用。与呋塞米或万古霉素合用时，可增加耳毒性、肾毒性。

因此，药物的相互作用已成为合理用药内容的重要组成部分，护士应根据用药情况，从药效学、药动学及患者机体情况等方面进行综合分析，判断联合用药是否合理安全，从而指导患者安全用药。尤其在临床进行静脉滴注药物时，要遵守"常见药物配伍禁忌"的规定。

(二)机体因素

1.生理因素

(1)年龄与体重：一般来说，药物用量与体重成正比。但儿童和老人对药物的反应与成人不同，除体重因素外，还与生长发育和机体的功能状态有关。儿童的各种生理功能及调节机制尚未发育完善，与成人的差别较大，对药物的反应比较敏感，如小儿对影响水钠代谢和酸碱平衡的药物较为敏感，使用脱水利尿药后容易出现严重的血钾和血钠降低。老年人的各种器官，尤其是肝肾功能减退也影响到药物的代谢和排泄，因此对药物的耐受性降低。另外，老年人用药的依从性较差，应注意督促其按医嘱服药。

（2）性别：性别不同对药物的反应一般无明显的差异。需要注意的是，女性在月经期和妊娠期时，子宫对泻药、子宫收缩药及刺激性较强的药物较敏感，容易造成月经量过多、早产或流产；妊娠期用药更需特别注意，禁用某些致畸胎、流产的药物，如甲氨蝶呤易引起流产、胎儿畸形（无脑儿）；白消安可引起胎儿多发性畸形；苯妥英钠、苯巴比妥可能会引起唇腭裂等。某些药物还可通过乳腺排泄进入婴儿体内引起中毒。因此，妇女在哺乳期应用药物也需特别谨慎。

2. 病理因素

疾病可影响机体对药物的敏感性，也可改变药物的体内过程，从而影响药物的效应。在病理因素影响下，应特别注意患者肝肾功能受损程度。肝功能不良时，药物代谢速度变慢，药物作用增强，半衰期延长。如地西泮（安定）的正常半衰期为 46.6 小时，肝硬化患者可使该药半衰期延长达 105.6 小时。因此，如地西泮、苯巴比妥、洋地黄等主要在肝脏代谢的药物要注意减量、慎用或禁用。同样，肾功能不良时，药物排泄减慢、半衰期也会延长，某些主要经肾脏消除的药物如氨基苷类抗生素、头孢唑林等，应减少剂量或适当延长给药间隔时间，避免引起蓄积中毒。

3. 心理行为因素

在一定程度上可影响药物的效应，其中以患者的情绪、对药物的信赖程度、对药疗的配合程度、医护人员的语言及暗示作用等最为重要。患者情绪愉快、乐观，则药物较易发挥治疗效果。同样，患者对药物的信赖程度也可影响药物疗效。患者如认为某药对他不起作用，或觉得疗效不高，可能会采取不配合态度，以致将该药拣出后偷偷扔掉。相反患者对药物信赖，可提高疗效，甚至使某些本无活性的药物起到一定的"治疗作用"，如"安慰剂"的疗效正是心理因素影响的结果。

（三）其他

饮食可以影响药物的吸收和排泄，进而影响药物的疗效。

1. 饮食能促进药物的吸收，增加疗效：高脂饮食可以促进脂溶性维生素 A、D、E 的吸收，因此维生素 A、D、E 宜在餐后服用；酸性食物可增加铁剂的溶解度，促进铁的吸收。

2. 饮食能干扰药物的吸收，降低疗效：在补钙时不宜同食菠菜，因菠菜中含有大量的草酸，草酸与钙结合成草酸钙而影响钙的吸收。服铁剂时不能与茶水、高脂饮食同时服用，因茶叶中的鞣酸与铁结合形成铁盐妨碍吸收；脂肪抑制胃酸分泌，也影响铁的吸收。

3. 饮食能改变尿液的 pH 值，从而影响药物疗效：鱼、肉等在体内代谢产生酸性物质，豆制品、蔬菜等素食在体内代谢产生碳酸氢盐，它们排出时会影响尿的 pH，进而影响药物疗效。如氨苄西林在酸性尿液中杀菌力强，在治疗泌尿系统感染时，应多食荤食，使尿液呈酸性，增强抗菌作用。磺胺类药物在碱性尿液中抗菌力较强，所以应多食素食，以碱化尿液增加疗效。

第二节　口服给药法

口服给药是临床上最常用、方便、经济、安全、适用范围广的给药方法，药物经口服后被胃肠道黏膜吸收后进入血液循环，从而达到局部治疗和全身治疗的目的。但是，由于口服给药在人体中吸收较慢且不规则，易受胃内容物的影响，药物产生效应的时间较长，因此不适用于急救、意识不清、呕吐不止、禁食等患者。

【目的】协助患者遵照医嘱，安全、正确地服下药物，从而达到减轻症状、治疗疾病、维持正常生理功能、协助诊断和预防疾病的目的。

【操作前准备】

（1）评估患者并解释

1）评估：①患者的病情、年龄、意识状态及治疗情况；②患者的吞咽功能，有无口腔、食道疾患，有无恶心、呕吐状况；③患者是否配合服药及遵医行为；④患者对药物相关知识的了解程度。

2）解释：向患者及家属解释给药目的和服药的注意事项。

（2）患者准备：了解服药目的、方法、注意事项和配合要点，取舒适体位。

（3）护士准备：衣帽整洁，修剪指甲，洗手，戴口罩。

（4）药物及用物准备：

1）药物准备：住院患者所需口服药物由中心药房负责准备。病区护士负责把发药车送至中心药房，中心药房的药剂师根据医院电脑系统内的医生处方负责摆药、核对，并将发药车上锁，外勤人员将发药车送至各病区。

2）用物准备：发药记录本、小药卡、发药车、吸管、水壶（内盛温开水）等。

（5）环境准备：环境清洁、安静、光线充足。

【操作步骤】口服给药法操作步骤见表10-3。

表10-3　口服给药法

操作流程	操作步骤	操作要领
1. 备齐用物		
2. 发药	（1）在规定时间内送药至患者床前； （2）将药袋打开，核对药物； （3）核对床号、姓名，询问患者名字，得到准确回答后方可发药； （4）协助患者取舒适体位，解释服药目的及注意事项； （5）提供温开水，协助患者服药，并确认患者服下； （6）药袋放回时再查对一次； （7）发药完毕后，药袋或药盒按相应要求处理，清洁发药车； （8）观察与记录，洗手	• 依据发药记录本核对药物，准确无误后才能发药 • 如患者提出疑问，应重新核对后再发药 • 如患者不在或因故暂不能服药，应将药物带回保管，适时再发或交班 • 对危重患者及不能自行服药的患者应喂药；鼻饲患者须将药物碾碎 • 防止交叉感染 • 观察药物疗效，若有异常，及时与医生联系，酌情处理

【注意事项】

（1）严格执行查对制度和无菌技术原则。

（2）吞服药物通常用 40℃~60℃温开水送服，禁止用茶水、果汁、牛奶等送服。

（3）婴幼儿、鼻饲或上消化道出血患者所用的口服药，发药前需将药片磨碎。

（4）增加或停用某种药物时，应及时告知患者或家属。

（5）注意药物之间的配伍禁忌。

【健康教育】

（1）根据药物的特性进行正确的用药指导。

（2）对牙齿有腐蚀作用的药物，如酸类和铁剂，应用吸管吸服，后用温开水漱口，以保护牙齿。

（3）缓释片、肠溶片、胶囊吞服时不可嚼碎；舌下含片应放舌下或两颊黏膜与牙齿之间待其溶化。

（4）健胃药宜在饭前服，助消化药及对胃黏膜有刺激性的药物宜在饭后服，催眠药在睡前服，驱虫药宜在空腹或半空腹服用。

（5）为保证有效的血药浓度，抗生素及磺胺类药物应准时服药。

（6）服用止咳药物，如止咳糖浆，不宜立即饮水。

（7）磺胺类和退热药物，服药后要多饮水。前者经肾脏排出，尿少时易析出结晶堵塞肾小管；后者起发汗降温作用，多饮水可增强药物疗效。

（8）服强心苷类药物时需加强对心率（脉率）及心律的监测，心率（脉率）低于每分钟 60 次或节律不齐时应暂停服用，并通知医生。

第三节　注射给药法

注射给药法是将规定剂量的无菌药液或生物制剂注入体内的方法。注射给药的特点是药物吸收快，血药浓度能迅速升高，适用于需要药物迅速发生作用，或因各种原因不宜口服给药的患者。但注射给药会造成一定程度的机体组织损伤，引起疼痛及潜在并发症的发生。另外，因药物吸收快，某些药物会迅速出现不良反应，易危害到患者生命安全。根据患者治疗的需要，注射给药法分为皮内注射、皮下注射、肌内注射、静脉注射及动脉注射。

一、注射原则

注射原则是注射给药的总则，护士必须严格遵守。

(一)严格遵守无菌技术操作原则

（1）注射前护士必须剪指甲、洗手、手消毒、戴口罩，保持衣帽整洁；注射后护士应洗手、手消毒。

（2）按要求进行注射部位的皮肤消毒，并保持无菌。皮肤常规消毒方法：用棉签蘸取 2% 碘酊，以注射点为中心向外螺旋式旋转涂擦，直径在 5 cm 以上；待干后，用 75% 乙醇以同法脱碘 2 遍，待乙醇挥发后即可注射。或用 0.5% 碘伏、安尔碘原液以同法涂擦消毒第一遍，第二遍以注射点为中心由外向内螺旋式旋转涂擦(逆向涂擦),无须脱碘。

(3)一次性无菌注射器空筒内面、活塞、乳头和针头的针梗、针尖、针栓内壁必须保持无菌。

(二)严格执行查对制度

做好"三查十对",仔细检查药物质量,如发现药液变质、变色、混浊、沉淀、过期或安瓿、药瓶有裂痕等现象,不能使用;同时注射几种药物,应注意查对药物有无配伍禁忌。

(三)严格执行消毒隔离制度

注射时做到一人一套物品,包括注射器、针头、止血带、小棉垫、治疗巾等,避免交叉感染。所用物品均须按消毒隔离制度处理;对一次性物品应按规定处理,不可随意丢弃。

(四)选择合适的注射器和针头

根据药物剂量、黏稠度和刺激性的强弱、注射对象的情况选择注射器和针头。注射器包装应完整无损,不漏气,在有效期内;针头锐利、无钩、不弯曲,型号合适;注射器和针头衔接紧密。一次性注射器须在有效时间内使用,且包装须密封。

(五)选择合适的注射部位

注射部位应避开神经、血管处(动、静脉注射除外),不可在炎症、瘢痕、硬结、皮肤受损处进针,对需长期注射的患者,应经常更换注射部位。

(六)现配现用注射药液

药液在规定注射时间即抽即用,以防药物效价降低或被污染。

(七)注射前排尽空气

注射前应排尽注射器内空气,特别是动、静脉注射,以防气体进入血管形成空气栓塞。排气时动作轻柔,防止药液浪费和针头污染。

(八)注药前检查回血

进针后、注射药液前,转动注射器活塞,检查有无回血。动、静脉注射必须见回血后方可注入药物。皮下、肌内注射如有回血,须拔出针头重新进针,不可将药液注入血管内。

(九)掌握合适的进针角度和深度

(1)各种注射法进针角度和深度要求不同。

(2)进针时不可将针梗全部刺入注射部位,以防不慎断针时增加处理的难度。

(十)运用减轻患者疼痛的注射技术

(1)适当和患者沟通,解除患者思想顾虑,分散其注意力,取合适体位,便于进针。

(2)注射时做到"二快一慢加匀速",即进针、拔针快,推药速度缓慢并均匀。

(3)注射刺激性较强或油剂如黄体酮时,应选用粗长针头,进针要深。如需同时注射数种药物,一般应先注射刺激性较弱的药物,再注射刺激性强的药物,推药速度宜慢,可以减轻患者疼痛。

➡ 二、注射前准备

(一)用物准备

(1)治疗盘消毒后置于治疗车上层，常规放置以下物品：

1)无菌持物镊：放于灭菌后的干燥容器内。

2)皮肤消毒液：2%的碘酊、75%乙醇；或0.5%聚维酮碘（碘伏）、安尔碘。

3)其他：无菌棉签、砂轮、弯盘、启瓶器、小棉垫、治疗巾等。

(2)一次性无菌注射器由针头、空筒和活塞组成（图10-1）。空筒前端为乳头，空筒上有刻度，活塞后部为活塞轴、活塞柄。针头由针尖、针梗和针栓三部分组成。常用注射器规格和针头型号有多种。一次性无菌注射器放于注射盘内。

目前，有些医院开始采用一种安全、可靠、简便、经济的"双保险"回缩式一次性自毁注射器，有效地降低了临床护士针刺伤的发生率。

(3)注射药液按医嘱准备。

(4)治疗车下层准备以下物品：锐器盒放置损伤性废弃物（用过的注射器针头），污物桶放置感染性废弃物（用过的注射器、棉签等）。

(5)根据医嘱准备注射登记本或注射登记卡，作为注射给药的依据。

(二)抽吸药液

【操作步骤】见表10-4。

表10-4 抽吸药液

操作流程	操作步骤	操作要领
1.洗手，手消毒，戴口罩，查对药物	根据医嘱和注射卡核对药品名称，检查药物质量及有效期	• 严格执行无菌技术操作原则和查对制度
2.吸取药液		
(1)自安瓿内吸取药液	①消毒及折断安瓿：将安瓿尖端药液弹至体部，在安瓿颈部用小砂轮划一圈锯痕，再用75%乙醇棉签消毒后折断安瓿颈部。 ②抽吸药液：持注射器，将针头斜面向下置于安瓿内的液面下，持活塞柄，往上抽动活塞，吸取药液	• 针头不可触及安瓿外口，针尖斜面向下，利于吸药。抽药时手不可触及活塞体部，以免污染药液
(2)自密封瓶内吸取药液	①除去铝盖中心部分，自内向外螺旋消毒瓶塞，待干。 ②注射器内吸入与所需药液等量的空气，将针头插入瓶内，注入空气。 ③倒转药瓶，使针头在液面下，吸取药液至所需量，以示指固定针栓，拔出针头（图10-2）	• 以增加瓶内压力，利于吸药

续表10-4

操作流程	操作步骤	操作要领
3.排尽空气	将针头垂直向上,轻拉活塞,使针头内的药液流入注射器,并使气泡集于乳头口,轻推活塞,驱出气体(图10-3)	• 如注射器乳头偏向一边,排气时,使注射器乳头向上倾斜,气泡集中于乳头根部,驱出气体
4.保持无菌	排气完毕,再次核对无误后,置于治疗盘内备用	• 保持无菌状态,避免污染
5.处理用物	处理用物,洗手,手消毒	

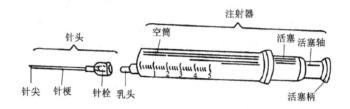

图 10-1　注射器

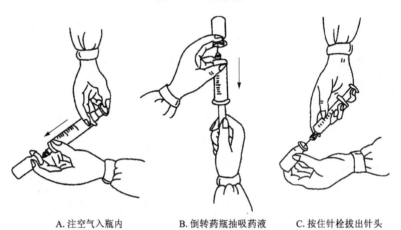

A.注空气入瓶内　　B.倒转药瓶抽吸药液　　C.按住针栓拔出针头

图 10-2　药液抽吸手法

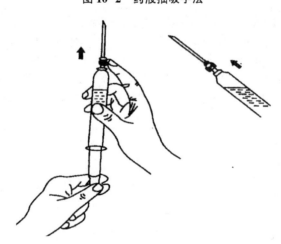

图 10-3　排气方法

【注意事项】

(1)严格执行无菌技术操作原则和查对制度。

(2)抽吸药液时手不能握住活塞体部，以免污染药液；排气时不可浪费药液，以免导致药量不准确。

(3)根据药液的性质抽取药液：混悬剂摇匀后立即吸取；吸取结晶、粉剂药物时，先用无菌生理盐水或注射用水或药物专用溶媒将其充分溶解后吸取；油剂可稍加温或双手对搓药瓶(药液遇热易破坏者除外)后，用粗长针头吸取。

(4)药液抽吸时间：最好即用即抽、避免药液污染和效价降低。

三、常用注射法

(一)皮内注射法

皮内注射法是将少量无菌药液或生物制品注入表皮和真皮之间的方法。

【目的】

(1)进行药物过敏试验，以观察有无过敏反应。

(2)预防接种。

(3)局部麻醉的起始步骤。

【操作前准备】

(1)评估患者并解释

1)评估：①患者的年龄、病情、治疗情况、用药史及药物过敏史；②意识状态、心理状态、配合程度；③注射部位的皮肤状况。

2)解释：向患者及家属解释皮内注射的目的、方法、注意事项及配合要点。

(2)患者准备

1)了解皮内注射的目的、方法、注意事项及配合要点。

2)取舒适体位并暴露注射部位。

(3)护士准备：衣帽整洁，修剪指甲，洗手，手消毒，戴口罩。

(4)用物准备

1)消毒过的治疗盘。

2)1 mL注射器、4号针头、注射卡。

3)药液：按医嘱准备。

4)如为药物过敏试验，另备0.1%盐酸肾上腺素和注射器与针头。

(5)环境准备：清洁、安静、光线适宜或有足够的照明。

【操作步骤】皮内注射方法操作步骤见表10-5。

表 10-5 皮内注射

操作流程	操作步骤	操作要领
1.核对解释	携用物至患者床旁，核对患者床号、姓名、腕带	• 严格执行查对制度和无菌技术操作原则 • 确认患者
2.选择注射部位	根据皮内注射的目的选择部位：如药物过敏试验常选用前臂掌侧下段，因该处皮肤较薄，易于注射，且易辨认局部反应；预防接种常选用上臂三角肌下缘；局部麻醉则选择麻醉处	
3.消毒皮肤	用75%乙醇消毒皮肤两遍，待干	• 忌用碘酊消毒，颜色较深，易影响对局部反应的观察
4.二次核对	再次核对药液，排尽注射器内空气	• 操作中查对
5.穿刺注射	一手绷紧注射部位皮肤，一手持注射器（图10-4），注射器刻度与针头斜面向上，与皮肤呈5°角刺入皮内。待针头斜面完全进入皮内后，放平注射器（图10-5）。用绷紧皮肤手的拇指固定针栓，注入药液0.1 mL（剂量根据不同药物的使用常规或医嘱定），使局部隆起形成一皮丘呈半球状，皮肤变白并显露毛孔	• 操作过程中不断与患者沟通，以缓解患者紧张情绪，减少挣扎
6.拔针计时	拔针注射完毕，迅速拔出针头，勿按压针眼，看表计时	• 嘱患者勿按揉局部，以免影响结果的观察
7.再次核对	拔针后再次核对，交代注意事项	• 操作后查对
8.整理记录	（1）协助患者取舒适体位； （2）清理用物； （3）洗手； （4）记录	• 按消毒隔离原则处理用物，将过敏试验结果记录在病历上，阳性用红笔标记"+"，阴性用蓝黑笔或黑笔标记"–"

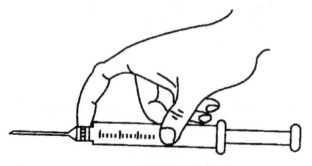

图 10-4 皮内注射持针方法

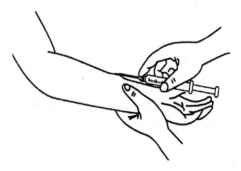

图 10-5 皮内注射法

【注意事项】

(1)严格执行查对制度和无菌技术操作原则。

(2)做药物过敏试验前，护士应详细询问患者的用药史、过敏史及家族史，如患者对需要注射的药物有过敏史，则不可做皮试，及时与医生联系，更换其他药物。

(3)做药物过敏试验，消毒皮肤时忌用碘酊、碘伏，因液体颜色较深，易影响对局部反应的观察。

(4)进针角度以针尖斜面能全部进入皮内为宜，进针角度过大易将药液注入皮下，影响结果的观察和判断。

(5)在为患者做药物过敏试验前，需备好急救药品，以防发生意外。

(6)药物过敏试验结果如为阳性，及时告知患者或家属，不能再用该种药物，并记录在病历上。

【健康教育】

(1)给患者做药物过敏试验后，嘱患者勿离开病室(或治疗室)，等待护士，于15~20分钟后观察结果。同时告知患者，如有任何不舒服，立即通知护士，以便及时处理。

(2)拔针后指导患者勿揉搓或触碰局部，以免影响结果的观察。

(二)皮下注射法

皮下注射法是将少量无菌药液或生物制剂注入皮下组织的方法。

【目的】

(1)注入小剂量药物，用于不宜口服给药而需在一定时间内发生药效时。

(2)预防接种。

(3)局部麻醉用药。

【操作前准备】

(1)评估患者并解释

1)评估：①患者的年龄、病情、治疗情况、用药史及药物过敏史；②意识状态、肢体活动能力、对用药计划的了解及遵医依从性；③注射部位的皮肤及皮下组织状况。

2)解释：向患者及家属解释皮下注射的目的、方法、注意事项、药物的作用及配合要点。

(2)患者准备

1)了解皮下注射的目的、方法、注意事项、药物的作用及配合要点。

2)取舒适体位并暴露注射部位。

(3)护士准备：衣帽整洁，修剪指甲，洗手，手消毒，戴口罩。

(4)用物准备

1)治疗盘。

2)1~2 mL注射器、5~6号针头、注射卡。

3)药液：按医嘱准备。

(5)环境准备：清洁、安静、光线适宜，必要时用屏风遮挡患者。

【操作步骤】皮下注射方法操作步骤见表 10-6。

表 10-6　皮下注射

操作流程	操作步骤	操作要领
1.核对解释	携用物至患者床旁，核对患者床号、姓名、腕带	• 严格执行查对制度和无菌技术操作原则 • 确认患者
2.选择注射部位	根据注射目的选择部位：常选用上臂三角肌下缘，腹壁皮下组织、大腿前侧及外侧(图 10-6)	• 按照注射原则选择注射部位
3.消毒皮肤	常规消毒，待干	
4.二次查对	再次核对药液，排尽注射器内空气	• 确保患者无误
5.穿刺注射	穿刺时一手绷紧注射部位皮肤，一手持注射器，以示指固定针栓，针头斜面向上，与皮肤呈 30°~40°，快速刺入皮下，一般将针梗的 1/2~2/3 刺入皮下(图 10-7)	• 进针不宜过深以免刺入肌层 • 请勿全部刺入，以免不慎断针，增加处理的难度
6.注入药液	推药时松开绷紧皮肤的手，转动活塞，如无回血，缓慢推注药液	• 确保针头未刺入血管内 • 推药速度宜缓慢、均匀，以减轻疼痛
7.拔针按压	注射毕，用无菌干棉签轻压针刺处，快速拔针后按压片刻	• 压迫至不出血为止
8.再次核对	拔针后再次核对，交代注意事项	• 操作后查对
9.整理记录	(1)协助取舒适体位，整理床单位； (2)清理用物； (3)洗手，手消毒； (4)记录	• 严格按消毒隔离原则处理用物 • 记录注射时间，药物名称、浓度、剂量，患者的反应

【注意事项】

(1)严格执行查对制度和无菌技术操作原则。

(2)对皮肤有刺激的药物一般不做皮下注射。

(3)护士在注射前详细询问患者的用药史。

(4)对特别消瘦者，护士可捏起局部组织，适当减小穿刺角度，进针角度不宜超过 45°，以免刺入肌层。

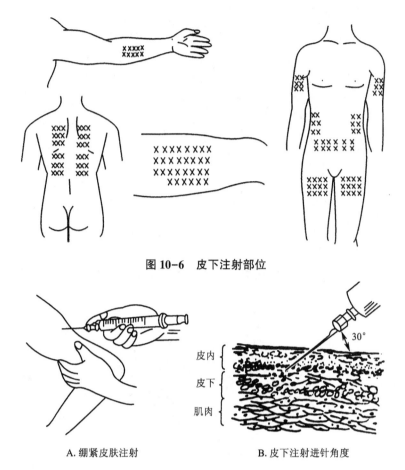

图 10-6 皮下注射部位

A. 绷紧皮肤注射　　　　　B. 皮下注射进针角度

图 10-7 皮下注射法

【健康教育】对长期注射者，应让患者了解，建立轮流交替注射部位的计划，经常更换注射部位，以促进药物充分吸收，减轻局部组织的刺激。

(三)肌内注射法

肌内注射法是将一定量无菌药液注入肌肉组织的方法。注射部位一般选择肌肉丰厚且距大血管及神经较远处。其中最常用的部位为臀大肌，其次为臀中肌、臀小肌、股外侧肌及上臂三角肌。

1.臀大肌注射定位法

注射时注意避免损伤坐骨神经。臀大肌注射的定位方法有两种：

(1)十字法：从臀裂顶点向左侧或向右侧划一水平线，然后从髂嵴最高点作一垂直线，将一侧臀部分为四个象限，选择其外上象限并避开内角，即为注射区。

(2)连线法：从髂前上棘至尾骨作一连线，其外上 1/3 处为注射部位(图 10-8)。

2.臀中肌、臀小肌注射定位法

(1)以示指尖和中指尖分别置于髂前上棘和髂嵴下缘处，注射部位在髂嵴、示指和中指构成的角内。

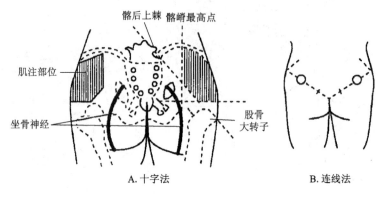

图 10-8　臀大肌注射定位法

（2）髂前上棘外侧三横指处（以患者的手指宽度为准）（图 10-9）。

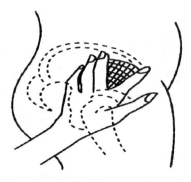

图 10-9　臀中、小肌注射定位

3. 股外侧肌注射定位法

取大腿中段外侧。一般位于成人膝上 10 cm、髋关节下 10 cm，约 7.5 cm 宽。此处大血管、神经干很少通过，且注射范围较广，可供多次注射，尤适用于 2 岁以下幼儿（图 10-10）。

4. 上臂三角肌注射定位法

取上臂外侧，肩峰下 2~3 横指处。此处肌肉较薄，只可作小剂量注射（图 10-11）。

【目的】注入药物，用于不宜或不能口服或静脉注射，且要求比皮下注射更快发生疗效时。

【操作前准备】

（1）评估患者并解释

1）评估：①患者的年龄、病情及治疗情况；②意识状态、肢体活动能力；③对给药计划的了解、认识程度及遵医依从性；④注射部位的皮肤及肌肉组织状况。

2）解释：向患者及家属解释肌内注射的目的、方法、注意事项及配合要点、药物作用及其不良反应。

（2）患者准备

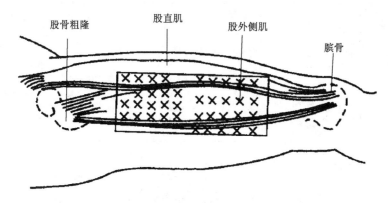

图 10-10 股外侧肌注射定位法

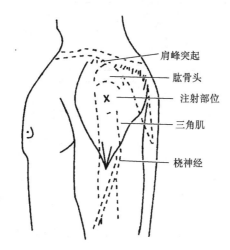

图 10-11 上臂三角肌注射定位法

1)患者了解肌内注射的目的、方法、注意事项及配合要点、药物作用及不良反应。

2)取舒适体位,暴露注射部位。

(3)护士准备

衣帽整洁,修剪指甲,洗手,手消毒,戴口罩。

(4)用物准备

1)治疗盘。

2)2~5 mL 注射器、6~7 号针头、注射卡。

3)药液:按医嘱准备。

(5)环境准备

清洁、安静、光线充足或有足够的照明,必要时屏风或拉帘遮挡。

【操作步骤】肌内注射法操作步骤见表 10-7。

表 10-7 肌内注射

操作流程	操作步骤	操作要领
1. 核对解释	携用物至患者床旁，核对患者床号、姓名、腕带	• 严格执行查对制度和无菌技术操作原则 • 确认患者
2. 选择注射部位	协助患者取合适体位，选择注射部位	• 按注射原则选择注射部位
3. 消毒皮肤	常规消毒皮肤，待干	
4. 二次查对	二次核对，排尽空气	• 操作中查对
5. 穿刺注射	穿刺时，一手拇指和示指分开并固定注射部位皮肤，一手持注射器，中指固定针栓，将针头迅速垂直刺入(图 10-12)	• 切勿将针头全部刺入，以防针梗从根部衔接处折断，难以取出 • 消瘦者及患儿进针深度酌减
6. 注入药液	推药时松开绷紧皮肤的手，转动活塞。如无回血，缓慢注入药液	• 确保未刺入血管内 • 注入药液过程中，注意观察患者的反应
7. 拔针按压	注射毕，用干棉签轻压进针处，快速拔针，按压片刻	
8. 再次核对	操作后查对	
9. 整理记录	(1)协助患者取舒适卧位，整理床单位； (2)清理用物； (3)洗手、手消毒； (4)记录	• 严格按消毒隔离原则处理用物 • 记录注射的时间，药物名称、浓度、剂量，患者反应等

【注意事项】

(1)严格执行查对制度和无菌技术操作原则。

(2)两种药物同时注射时，注意配伍禁忌。

(3)对 2 岁以下婴幼儿不宜选用臀大肌注射，因其臀大肌尚未发育好，注射时有损伤坐骨神经的危险，最好选择臀中肌和臀小肌注射。

(4)若针头折断，应先稳定患者情绪，嘱咐患者保持原位不动，固定局部组织，以防断针移位，同时尽快用无菌血管钳夹住断端取出；如断端全部埋入肌肉，应速请外科医生处理。

(5)对需长期注射者，应交替更换注射部位，并选用细长针头，以避免或减少硬结的发生。如因长期多次注射出现局部硬结时，可采用热敷、理疗等方法予以处理。

【健康教育】

(1)臀部肌内注射时，为使臀部肌肉放松，减轻疼痛与不适，可指导患者取侧卧位、俯卧位、仰卧位或坐位。为使局部肌肉放松，嘱患者侧卧位时上腿伸直，下腿稍弯曲；俯卧位时足尖相对，足跟分开，头偏向一侧。

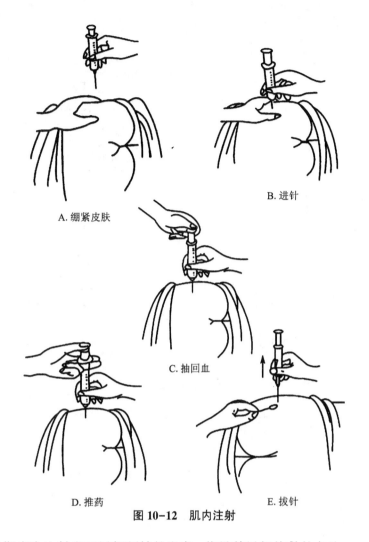

A. 绷紧皮肤

B. 进针

C. 抽回血

D. 推药

E. 拔针

图 10-12　肌内注射

(2)对因长期多次注射出现局部硬结的患者,指导其局部热敷的方法。

(四)静脉注射法

静脉注射法是自静脉注入无菌药液的方法。常用的静脉包括:①四肢浅静脉:上肢常用肘部浅静脉(贵要静脉、肘正中静脉、头静脉)、腕部手背静脉;下肢常用大隐静脉、小隐静脉及足背静脉(图 10-13)。②头皮静脉:小儿头皮静脉极为丰富,分支甚多,互相沟通交错成网且静脉表浅易见,易于固定,又方便患儿肢体活动,故患儿静脉注射多采用头皮静脉(图 10-14)。③股静脉:股静脉位于股三角区,在股神经和股动脉的内侧(图 10-15)。

【目的】

(1)注入药物,用于药物不宜口服、皮下注射、肌内注射或需迅速发挥药效时。

(2)注入药物做某些诊断性检查。

(3)静脉营养治疗。

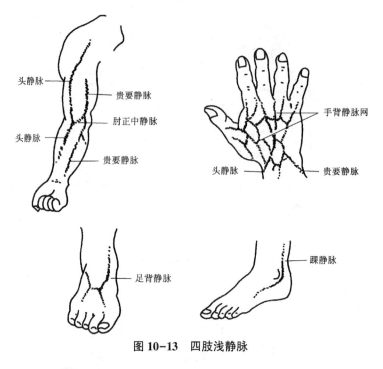

图 10-13　四肢浅静脉

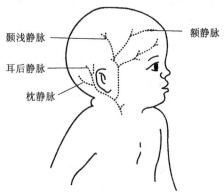

图 10-14　小儿头皮静脉

【操作前准备】

（1）评估患者并解释

1）评估：①患者的年龄、病情及治疗情况；②意识状态、肢体活动能力；③对给药计划的了解、认识程度及遵医依从性；④穿刺部位的皮肤状况、静脉充盈度及血管弹性。

2）解释：向患者及家属解释静脉注射的目的、方法、注意事项及配合要点，药物的作用及不良反应。

（2）患者准备

1）患者了解静脉注射的目的、方法、注意事项及配合要点、药物的作用及不良反应。

2）取舒适体位，暴露注射部位。

（3）护士准备：衣帽整洁，修剪指甲，洗手，手消毒，戴口罩。

（4）用物准备：

1）治疗盘。

2）注射器（规格视药量而定）、6~9 号针头或头皮针、无菌纱布、止血带、注射用小棉枕、注射卡，必要时备胶布。

3）药液：按医嘱准备。

（5）环境准备：清洁、安静、光线充足或有足够的照明，必要时屏风或拉帘遮挡。

【操作步骤】四肢浅静脉注射操作步骤见表10-8、表10-9。

表 10-8　四肢浅静脉注射

操作流程	操作步骤	操作要领
1. 核对解释	携用物至患者床旁，核对患者床号、姓名、腕带	• 严格执行查对制度和无菌技术操作原则 • 确认患者
2. 选择静脉	尽量选择粗直、弹性好、易于固定的静脉，避开关节和静脉瓣	• 以手指探明静脉走向及深浅 • 对需长期注射者，应有计划地由小到大，由远心端到近心端选择静脉
3. 消毒皮肤	穿刺部位的下方垫小棉枕，系止血带在穿刺部位上方（近心端）约 6 cm 处扎紧止血带，嘱患者握拳，常规消毒皮肤，待干	• 止血带末端向上，以防污染无菌区域
4. 二次查对	二次核对，排尽空气	• 操作中查对
5. 静脉穿刺	穿刺以一手拇指绷紧静脉下端皮肤使其固定。一手持注射器，示指固定针栓，针头斜面向上，与皮肤呈 15°~30°，宜在静脉上方或侧方刺入皮下，再沿静脉走向潜行刺入静脉，见回血后可再沿静脉走向进针少许	• 穿刺时应沉着冷静，不要慌乱，一旦出现局部血肿，立即拔出针头，按压局部，另选其他静脉重新穿刺
6. 注入药液	"两松一固定"：松开止血带，患者松拳，固定针头（如为头皮针，用胶布固定），缓慢注入药液	• 根据患者年龄、病情及药物性质，掌握注药速度，并随时注意患者反应，观察局部情况及病情变化
7. 拔针按压	注射毕，将干棉签放于穿刺点上方快速拔出针头，按压片刻	
8. 再次核对	操作后查对	
9. 整理记录	（1）协助患者取舒适体位，整理床单位 （2）清理用物 （3）洗手，手消毒 （4）记录	• 记录注射的时间、药物名称、浓度、剂量，患者的反应等

表 10-9　股静脉注射

操作流程	操作步骤	操作要领
1. 核对解释	携用物至患者床旁，核对患者床号，姓名，腕带	• 严格执行查对制度和无菌技术操作原则 • 确认患者
2. 安置体位	协助患者取仰卧位，下肢伸直略外展外旋，膝关节微屈	• 暴露注射部位
3. 消毒皮肤	常规消毒局部皮肤并消毒操作者左手示指和中指或佩戴无菌手套	
4. 二次查对	二次核对，排尽空气	• 操作中查对
5. 静脉穿刺	用左手示指和中指于腹股沟扪及股动脉搏动最明显部位并予固定。 穿刺时，右手持注射器，针头和皮肤呈90°或45°，在股动脉内侧 0.5 cm 处刺入，抽动活塞见有暗红色回血，提示针头已进入股静脉	• 如抽出血液为鲜红色，提示针头进入股动脉，应立即拔出针头，用无菌纱布紧压穿刺处 5～10 分钟，直至不出血为止
6. 注入药液	固定针头，注入药液	• 根据患者年龄、病情及药物性质，掌握注药速度，并随时观察患者反应，局部情况及病情变化
7. 拔针按压	注射毕，拔出针头。局部用无菌纱布加压止血 3～5 分钟，然后用胶布固定	• 以免引起出血或形成血肿
8. 再次核对	操作后查对	
9. 整理记录	(1)协助患者取舒适卧位，整理床单位； (2)清理用物； (3)洗手、手消毒； (4)记录	• 记录注射的时间，药物名称、浓度、剂量，患者的反应等

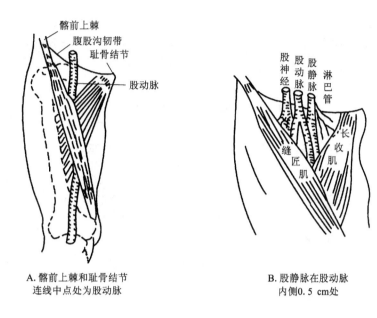

A. 髂前上棘和耻骨结节
连线中点处为股动脉

B. 股静脉在股动脉
内侧0.5 cm处

图 10-15 股动脉股静脉解剖位置

【注意事项】

（1）严格执行查对制度和无菌技术操作制度。

（2）静脉注射对组织有强烈刺激性的药物时，一定要在确认针头在静脉内后，方可推注药液，以免药液外溢导致组织坏死。

（3）注射对组织有强烈刺激性的药物时，应另备抽有生理盐水的注射器和头皮针，注射穿刺成功后，先注入少量生理盐水，确认针头在静脉内后，再换上有药液的注射器进行推药，以免药液外溢而致组织坏死。

【静脉注射失败的常见原因】

（1）针头刺入静脉过少，抽吸虽有回血，但松解止血带时静脉回缩，针头滑出血管，药液注入皮下。

（2）针头斜面未完全刺入静脉，部分在血管外，抽吸虽有回血，但推药时药液渗至皮下，局部隆起并有痛感。

（3）针头刺入较深，斜面一半穿破对侧血管壁，抽吸有回血，推注少量药液，局部可无隆起，但因部分药液溢出至深层组织，患者有痛感。

（4）针头刺入过深，穿破对侧血管壁，抽吸无回血（图 10-16）。

【特殊患者的静脉穿刺要点】

（1）肥胖患者皮下脂肪较厚，静脉位置较深，不明显，但较易固定，注射时，在摸清血管走向后由静脉上方进针，进针角度稍加大（30°~40°）。

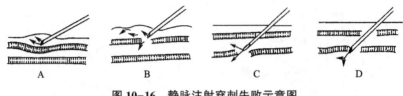

图 10-16　静脉注射穿刺失败示意图

（2）水肿患者可沿静脉解剖位置，用手按揉局部，以暂时驱散皮下水分，使静脉充分显露后再行穿刺。

（3）脱水患者血管充盈不良，穿刺困难。可作局部热敷、按摩，待血管充盈后再穿刺。

（4）老年患者皮下脂肪较少，静脉多硬化、脆性较大，血管易滑动，针头难以刺入或易穿破血管对侧。注射时，可用手指分别固定穿刺段静脉上下两端，再沿静脉走向穿刺。

第四节　雾化吸入法

雾化吸入法是应用雾化装置将药液分散成细小的雾滴以气雾状喷出，使其悬浮在气体中经鼻或口由呼吸道吸入的治疗方法。吸入药物除了对呼吸道局部产生作用外，还可通过肺组织吸收而产生全身性疗效。雾化吸入用药具有疗效较快、药物用量较小、不良反应较轻的优点，临床（尤其在儿科）应用广泛。常用的雾化吸入法有超声波雾化吸入法、氧气雾化吸入法、空气压缩雾化吸入法和手压式雾化器雾化吸入法四种。

一、超声波雾化吸入法

超声波雾化吸入法是应用超声波声能将药液变成细微的气雾，再由呼吸道吸入的方法。其雾量大小可以调节，雾滴小而均匀，药液可随深而慢的吸气到达终末支气管和肺泡（图 10-17）。

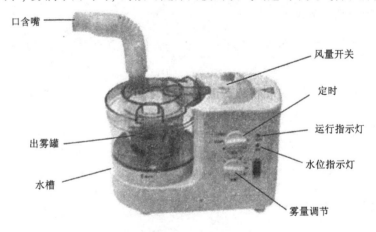

图 10-17　超声波雾化吸入器

【目的】

(1)湿化气道：常用于呼吸道湿化不足、痰液黏稠、气道不畅者，也可作为气管切开术后常规治疗手段。

(2)控制呼吸道感染：消除炎症，减轻呼吸道黏膜水肿，稀释痰液，帮助祛痰。常用于咽喉炎、支气管扩张、肺炎、肺脓肿、肺结核等患者。

(3)改善通气功能：解除支气管痉挛，保持呼吸道通畅。常用于支气管哮喘等患者。

(4)预防呼吸道感染：常用于胸部手术前后的患者。

【操作前准备】

1. 评估患者并解释

(1)评估：①患者的年龄、病情、治疗情况、用药史、所用药物的药理作用；②意识状态、心理状态及遵医依从性；③对治疗计划的了解程度；④呼吸道是否感染、通畅，有无支气管痉挛、呼吸道黏膜水肿、痰液等；⑤面部及口腔黏膜有无感染、溃疡等。

(2)解释：向患者及家属解释超声波雾化吸入法的目的、方法、注意事项及配合要点。

2. 患者准备

(1)患者了解超声波雾化吸入法的目的、方法、注意事项及配合要点。

(2)将一次性治疗巾铺于患者颈前。

(3)取平卧位或端坐位接受雾化治疗。

3. 护士准备

护士应衣帽穿戴整洁，修剪指甲，洗手，手消毒，戴口罩。

4. 用物准备

(1)超声波雾化吸入器一套。

1)构造：①超声波发生器：通电后可输出高频电能，其面板上有电源和雾量调节开关，指示灯及定时器；②水槽与晶体换能器：水槽内盛冷蒸馏水，其底部有一晶体换能器，接收发生器输出的高频电能，并将其转化为超声波声能；③雾化罐与透声膜：雾化罐盛药液，其底部为一半透明的透声膜，声能可透过此膜与罐内药液作用，产生雾滴喷出；④螺纹管和口含嘴(或面罩)。

2)作用原理：超声波发生器通电后输出的高频电能，电能通过水槽底部晶体换能器转换为超声波声能，声能震动并透过雾化罐底部的透声膜作用于罐内的药液，使药液表面张力破坏而形成细微雾滴，通过螺纹管随患者深吸气时进入呼吸道。

(2)温度计、弯盘、冷蒸馏水、生理盐水。

(3)药液：①控制呼吸道感染，消除炎症：常用庆大霉素、卡那霉素等抗生素，鱼腥草注射液、野菊花注射液等中药制剂；②解除支气管痉挛：常用氨茶碱、沙丁胺醇(舒喘灵)等；③稀释痰液，帮助祛痰：常用α-糜蛋白酶、盐酸氨溴索等；④减轻呼吸道黏膜水肿：常用地塞米松等。

5. 环境准备

环境清洁、安静，光线、温湿度适宜。

【操作步骤】超声波雾化吸入法操作步骤见表10-10。

表10-10 超声波雾化吸入法

操作流程	操作步骤	操作要领
1. 检查设备	检查超声波雾化器	• 使用前检查雾化器各部件是否完好，有无松动、脱落等异常情况
2. 连接装置	连接雾化器主件与附件	
3. 水槽加水	加冷蒸馏水约250 mL于水槽内，水量视不同类型的雾化器而定，要求浸没雾化罐底部的透声膜	• 水槽和雾化罐内切忌加温水或热水，水槽内无水时，不可开机，以免损坏仪器
4. 罐内加药	将药液用生理盐水稀释至30~50 mL倒入雾化罐内，检查无漏水后，将雾化罐放入水槽，盖紧水槽盖	• 水槽底部的晶体换能器和雾化罐底部的透声膜薄而质脆，易损坏和破碎，操作中要注意
5. 核对解释	携用物至患者床旁，核对患者床号、姓名、腕带	• 严格执行查对制度和无菌技术操作原则 • 确认患者
6. 开始雾化	(1)协助患者取舒适体位； (2)接通电源，打开电源开关(指示灯亮)，预热3~5分钟； (3)调整定时开关至所需时间； (4)打开雾化开关，调节雾量； (5)将口含嘴放入患者口中(也可用面罩)，指导患者做深呼吸	• 一般每次定15~20分钟 • 水槽内须保持有足够的冷水，如发现水温超过50℃或水量不足，应关机，更换或加入冷蒸馏水 • 连续使用雾化器时，中间需间隔30分钟
7. 结束雾化	(1)治疗毕，取下口含嘴； (2)先关雾化开关，再关电源开关	
8. 整理记录	(1)擦干患者面部，协助其取舒适卧位，整理床单位。 (2)清理用物，放掉水槽内的水，擦干水槽。将口含嘴(面罩)、雾化罐、螺纹管浸泡于消毒液内1小时，再用蒸馏水冲洗干净后晾干备用。 (3)洗手，手消毒，记录	• 记录雾化开始时间及持续时间，患者的反应及效果等

【注意事项】

(1)护士熟悉雾化器性能，水槽内应保持足够的水量(虽有缺水保护装置，但不可在缺水状态下长时间开机)，水温不宜超过50℃。

（2）注意保护药杯及水槽底部的晶体换能器，因药杯及晶体换能器质脆易破碎，在操作及清洗过程中，动作要轻，防止损坏。

（3）注意观察患者痰液排出是否困难，若因黏稠的分泌物经湿化后膨胀，致痰液不易咳出时，应予以拍背等协助痰液排出，必要时进行吸痰。

【健康教育】

（1）向患者介绍超声波雾化吸入器的作用并教会其正确的使用方法。
（2）教患者深呼吸的方法及用深呼吸配合雾化的方法。

二、氧气雾化吸入法

氧气雾化吸入法是借助高速氧气气流，使药液形成雾状，随吸气进入呼吸道的方法。

（一）氧气雾化器

原理：利用高速氧气气流使药液形成雾状，随患者吸气进入呼吸道（图10-18）。

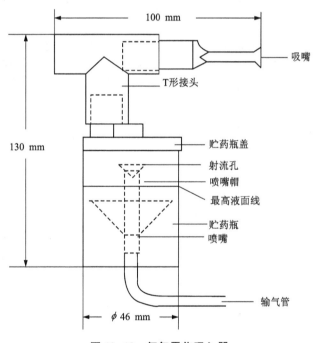

图10-18 氧气雾化吸入器

（二）使用方法

【目的】同超声雾化吸入法。

【操作前准备】

(1)评估患者并解释：同超声波雾化吸入法。
(2)患者准备：同超声波雾化吸入法。
(3)护士准备：衣帽整洁，修剪指甲，洗手，手消毒，戴口罩。
(4)用物准备：氧气雾化吸入器，氧气装置一套，弯盘，药液。
(5)环境准备：清洁、安静、光线适宜，必要时用屏风遮挡患者。

【操作步骤】氧气雾化吸入法操作步骤见表10-11。

表10-11　氧气雾化吸入法

操作流程	操作步骤	操作要领
1.准备用物	检查氧气雾化吸入器，遵医嘱将药液稀释至5 mL，注入雾化器的药杯内	● 使用前检查雾化吸入器连接是否完好，有无漏气
2.核对解释	携用物至患者床旁，核对患者床号、姓名、腕带	● 严格执行查对制度 ● 确认患者
3.连接氧气	连接雾化器的输气口与氧气装置，调节氧气流量6~8L/min	● 氧气湿化瓶内勿放水，以免液体进入雾化的吸入器内使药液稀释
4.调节		
5.开始雾化	指导患者手持雾化器，将吸嘴放入口中紧闭嘴唇深吸气，用鼻呼气，如此反复，直至药液吸完为止	● 深长吸气，使药液充分到达毛细支气管和肺内，屏气1~2秒，再轻松呼气，可提高治疗效果
6.结束雾化	取出雾化器，关闭氧气开关	● 操作中，遵循氧气的"四防"原则，严禁接触烟火和易燃品
7.整理记录	(1)协助清洁口腔，取舒适卧位，整理床单位 (2)清理用物 (3)洗手，手消毒，记录	● 一次性雾化吸入器用后按规定消毒处理备用 ● 记录内容同超声波雾化吸入法

【注意事项】

(1)正确使用供氧装置，注意用氧安全，室内应避免火源。
(2)氧气湿化瓶内勿盛水，以免液体进入雾化器内使药液稀释影响疗效。
(3)注意观察患者痰液排出情况，如痰液仍未咳出，可予以拍背、吸痰等方法协助排痰。

【健康教育】同超声波雾化吸入法。

三、手压式雾化器雾化吸入法

手压式雾化器雾化吸入法是利用其内腔形成的高压，用拇指按压雾化器顶部，使药液自喷嘴喷出，形成雾滴作用于口腔及咽部气管、支气管黏膜而被其吸收的治疗方法(图10-19)。

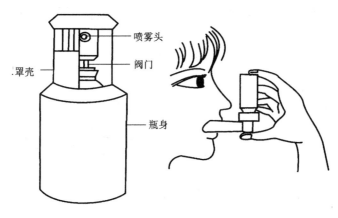

图10-19　手压式雾化吸入器

【目的】主接通过吸入拟肾上腺素类药、氨茶碱或沙丁胺醇等支气管解痉药，改善通气功能，适用于支气管哮喘、喘息性支气管炎的对症治疗。

【操作前准备】

(1)评估患者并解释：同超声波雾化吸入法。

(2)患者准备：同超声波雾化吸入法。

(3)护士准备：衣帽整洁，修剪指甲，洗手，手消毒，戴口罩。

(4)用物准备：按医嘱准备手压式雾化器(内含药物)。

(5)环境准备：环境安静、整洁，光线、温湿度适宜。

【操作步骤】手压式雾化器雾化吸入法操作步骤见表10-12。

表10-12　手压式雾化器雾化吸入法

操作流程	操作步骤	操作要领
1. 准备用物	准备手压式雾化吸入器，准备药液	• 使用前检查雾化器是否完好
2. 核对解释	携用物至患者床旁，核对患者床号，姓名，腕带	• 严格执行查对制度 • 确认患者
3. 开始雾化	(1)协助患者取舒适卧位； (2)将雾化器装好，口含嘴放入嘴中，平静呼气； (3)吸气开始时按压气雾瓶顶部，使之喷药，深吸气、屏气、呼气，反复1~2次	• 紧闭嘴唇 • 尽可能延长屏气时间(最好能坚持10秒左右)，然后呼气

续表10-12

操作流程	操作步骤	操作要领
4.结束雾化	取出雾化器	• 操作中,严禁接触烟火和易燃品
5.整理记录	(1)协助清洁口腔,取舒适卧位,整理床单位; (2)清理用物; (3)洗手,手消毒,记录	• 喷雾器使用后放在阴凉处(30℃以下)保存。其塑料外壳应定期用温水清洁 • 记录内容同超声波雾化吸入法

【注意事项】

(1)喷雾器使用后应放置阴凉处保存,外壳定期清洁。

(2)使用前检查雾化器各部件是否完好,有无松动、脱落等异常情况。

(3)药液随着深吸气的动作经口腔吸入,尽可能延长屏气时间,然后呼气,提高治疗效果。

(4)每次进行1~2喷,两次之间的间隔时间不少于3~4小时。

【健康教育】

(1)指导患者或家属正确使用手压式雾化吸入器给药方法。

(2)教会患者评价疗效,当疗效不满意时,不能随意增加或减少用量或缩短用药间隔时间,以免引起不良反应。

(3)帮助患者分析并解释引起呼吸道痉挛的原因和诱因,指导其选择适宜的生活方式,预防呼吸道感染。

第五节　药物过敏试验法

药物过敏反应是异常的免疫反应,仅发生于少数人。药物过敏反应的发生与人的过敏体质有关,与所用药物的药理作用及用药的剂量无关。临床表现一般有发热、皮疹、血管神经性水肿、血清病综合征等,严重者可发生过敏性休克而危及生命。

药物过敏反应的基本原因在于抗原抗体的相互作用。药物作为一种抗原,进入机体后,有些个体体内会产生特异性抗体(IgE、IgG及IgM),使T淋巴细胞致敏,当再次应用同类药物时,抗原抗体在致敏淋巴细胞上相互作用,引起过敏反应。

为防止过敏反应,在使用致敏性高的药物前,除应详细询问患者用药史、过敏史、家族过敏史外,还应做药物过敏试验。皮肤过敏试验可以测定I型皮肤过敏反应,对预报过敏性休克反应有参考价值,故结果为阴性才可用药。但应注意的是,有少数患者会呈假阴性反应,还有少数患者在皮肤试验期间即会发生严重的过敏性反应。

一、青霉素过敏试验及过敏反应的处理

青霉素主要用于敏感的革兰阳性球菌、阴性球菌和螺旋体感染。青霉素的毒性较低，最常见的不良反应就是过敏反应，其发生率在各类抗生素中最高，为3%~6%。常发生于多次接受青霉素治疗者，偶见初次用药的患者。各种类型的变态反应都可以出现，但以皮肤过敏反应和血清样反应较为多见。前者主要表现为荨麻疹，严重者会发生剥脱性皮炎；后者一般于用药后7~14天出现，临床表现与血清病相似，有发热、关节肿痛、皮肤发痒、荨麻疹、全身淋巴结肿大及腹痛等症状。上述反应多不严重，停药或应用 H_1 受体阻断药即可恢复。属I型变态反应的过敏性休克虽然少见，但其发生、发展迅猛，可因抢救不及时而死于严重的呼吸困难和循环衰竭。

青霉素本身不具有免疫原性，其制剂中所含的高分子聚合物及其降解产物(如青霉烯酸、青霉噻唑酸等)作为半抗原进入人体后，可与蛋白质、多糖及多肽类结合而成为全抗原，引起过敏反应。此外，半合成青霉素(如阿莫西林、氨苄西林、羧苄西林等)与青霉素之间有交叉过敏反应，用药前同样要做皮肤过敏试验。

(一)青霉素过敏试验法

青霉素过敏试验通常以0.1 mL(含青霉素20~50单位)的试验液进行皮内注射，根据皮丘变化及患者全身状况来判断试验结果，过敏试验结果阴性方可使用青霉素治疗。

【目的】通过青霉素过敏试验，确定患者对青霉素是否过敏，以作为临床应用青霉素治疗的依据。

【操作前准备】

1. 评估患者并解释

(1)评估：①患者的年龄、用药史、过敏史及家族过敏史，如有青霉素过敏史者应停止该试验，有其他药物过敏史或变态反应疾病史者应慎用；②病情、治疗情况、用药情况，如曾使用青霉素，停药3天后再次使用，或在使用过程中改用不同生产批号的制剂时，需重做过敏试验；③心理和意识状态；④对青霉素过敏试验的认识程度及遵医依从性。

(2)向患者及家属解释过敏试验的目的、方法、注意事项及配合要点。

2. 患者准备

了解过敏试验的目的、方法、注意事项及配合要点。空腹时不宜进行皮试，因个别患者于空腹时注射用药，会发生头晕、恶心等反应，易与过敏反应相混淆。

3. 护士准备

衣帽整洁，修剪指甲，洗手，手消毒，戴口罩。

4. 用物准备

(1)治疗盘、1 mL注射器、2~5 mL注射器、青霉素药液(青霉素钠80万 U/瓶)、生理盐水。

(2)抢救用物与用品：0.1%盐酸肾上腺素，急救小车(备常用抢救药物)，氧气，吸痰器等。

（3）环境准备：注射环境安静、整洁、光线适宜。

【操作步骤】

（1）试验液的配制以每毫升含青霉素200~500U的皮内试验液为标准，注入剂量为20~50U(0.1 mL，表10-13)。

表10-13　青霉素皮肤试验液的配制(以青霉素钠80万U为例)

步骤	青霉素	加生理盐水(mL)	药物浓度(U/mL)	要求
溶解药液	80万U/瓶	4	20万	充分溶解
1次稀释	取上液0.1 mL	至1	2万	混匀
2次稀释	取上液0.1 mL	至1	2000	混匀
3次稀释	取上液0.1~0.25 mL	至1	200~500	混匀

（2）试验前确定患者无青霉素过敏史，于患者前臂掌侧下段皮内注射青霉素皮试溶液0.1 mL(含青霉素20U或50U)，注射后观察20分钟，20分钟后判断并记录试验结果。

（3）试验结果判断

1)阴性：皮丘大小无改变，周围无红肿，无红晕，患者无自觉症状，无任何不适表现。

2)阳性：皮丘隆起增大，出现红晕，直径大于1 cm，或周围有伪足，伴痒感，可有头晕、心慌、恶心，甚至过敏性休克等全身反应。

【注意事项】

（1）青霉素过敏试验前，应详细询问患者的用药史、药物过敏史及家族过敏史。

（2）凡初次用药、停药3天后再用，以及在用药中更换青霉素批号时，均须按常规做过敏试验。

（3）皮肤试验液必须现配现用，浓度与剂量须准确。

（4）严密观察患者，首次注射后须观察30分钟，注意局部和全身反应，倾听患者主诉，做好急救准备工作。

（5）皮试结果阳性者不可使用青霉素，并在病历、体温单、医嘱单、床头床尾卡、腕带上醒目注明，同时将结果及时告知患者及其家属。

（6）如对皮试结果有怀疑，应在患者对侧前臂皮内注射生理盐水0.1 mL，以作对照，确认青霉素皮试结果为阴性方可用药。使用青霉素治疗过程中要继续严密观察患者反应，不可掉以轻心。

（二）青霉素过敏性休克及其处理

1.发生机制

青霉素过敏性休克属 I 型变态反应，发生率约为(5~10)/万，特点是反应迅速、强烈、消退亦快。目前对其发生机制的解释是：由青霉素降解产物如青霉噻唑蛋白、青霉烯酸、6-APA高分子聚合物所致敏，机体接触后可在5~8天内产生抗体，当再次接触时即产生过敏反应。用药者多在接触药物后立即发生，少数人可在数日后发生。临床上可表现为荨麻疹、哮喘、喉头水肿；严重时可引起窒息、血压下降或过敏性休克。至于初次注射青霉素引起的过敏性休克，则很可能与患者在生活中，通过其他方式接触过与青霉素有关的变应原成分有关。

2. 临床表现

青霉素过敏性休克多在注射后 5~20 分钟内，甚至可在数秒内发生，既可发生于皮内试验过程中，也可发生于初次肌内注射或静脉注射、静脉输液时（皮试结果阴性）；还有极少数患者发生于连续用药过程中。其临床表现主要包括如下几个方面：

(1) 呼吸道阻塞症状：由于喉头水肿、支气管痉挛、肺水肿引起，可表现为胸闷、气促、哮喘与呼吸困难，伴濒死感。

(2) 循环衰竭症状：由于周围血管扩张导致有效循环血量不足，可表现为面色苍白、出冷汗、发绀，脉搏细弱，血压下降。

(3) 中枢神经系统症状：因脑组织缺氧，可表现为面部及四肢麻木，意识丧失，抽搐或大小便失禁等。

(4) 其他过敏反应表现：可有荨麻疹，恶心、呕吐、腹痛与腹泻等。

3. 急救措施

由于青霉素过敏性休克发生迅猛，务必要做好预防及准备好急救设施，并在使用过程中密切观察患者的反应，一旦出现过敏性休克，应立即采取以下措施组织抢救。

(1) 立即停药，协助患者平卧，就地抢救并报告医生。

(2) 遵医嘱立即进行皮下注射 0.1% 盐酸肾上腺素 0.5~1 mL，小儿剂量酌减。症状如不缓解，可每隔半小时皮下或静脉注射该药 0.5 mL，直至脱离高危险期。盐酸肾上腺素是抢救过敏性休克的首选药物，具有收缩血管、增加外周阻力、提升血压、兴奋心肌、增加心排出量以及松弛支气管平滑肌等作用。

(3) 给予氧气吸入，改善缺氧症状。呼吸受抑制时，应立即进行口对口人工呼吸，并肌内注射尼可刹米、洛贝林等呼吸兴奋剂。有条件者可实施气管插管连接人工呼吸机辅助或控制呼吸。喉头水肿导致窒息时，应尽快施行气管切开术。

(4) 根据医嘱静脉注射地塞米松 5~10 mg 或氢化可的松 200~400 mg 加入 5%~10% 葡萄糖溶液 500 mL 内静脉滴注；应用抗组胺类药物，如肌内注射盐酸异丙嗪 25~50 mg 或苯海拉明 40 mg。

(5) 静脉滴注 10% 葡萄糖溶液或平衡溶液扩充血容量。如血压仍不回升，可按医嘱加入多巴胺或去甲肾上腺素静脉滴注。

(6) 若发生呼吸心跳骤停，立即进行心肺复苏及气管切开等急救措施。

(7) 密切观察病情，记录患者生命体征、神志和尿量等病情变化；不断评价治疗与护理的效果，为进一步处置提供依据。

二、链霉素过敏试验及过敏反应的处理

链霉素主要对革兰阴性细菌及结核分枝杆菌有较强的抗菌作用。因链霉素本身具有毒性作用，主要损害第八对脑神经，还可导致皮疹、发热、荨麻疹、血管性水肿等过敏反应。过敏性休克发生率虽较青霉素低，但死亡率很高，故使用链霉素时，应做皮肤过敏试验。

(一)链霉素过敏试验法

试验用物：准备除链霉素制剂、10%葡萄糖酸钙或5%氯化钙外，其他用物同青霉素过敏试验法。

(1)试验液的配制：以每毫升试验液含链霉素2500U为标准配制，皮内剂量试验的剂量0.1 mL(含250U)(表10-14)。

表10-14　链霉素皮肤试验液的配制

步骤	链霉素	加生理盐水(mL)	药物浓度(U/mL)	要求
溶解药液	100万 U/支	3.5	25万	充分溶解
1次稀释	取上液0.1 mL	0.9	2.5万	混匀
2次稀释	取上液0.1 mL	0.9	2500	混匀

(2)试验方法：取上述皮试药液0.1 mL(含链霉素250U)作皮内注射，注射后观察20分钟，20分钟后判断皮试结果，其结果判断标准与青霉素相同。

(3)结果判断：同青霉素过敏皮内试验法。

(二)链霉素过敏反应的临床表现及处理

链霉素过敏反应的临床表现与青霉素过敏反应大致相同。轻者表现为发热、皮疹、荨麻疹，重者可致过敏性休克。一旦发生过敏性休克，其救治措施与青霉素过敏性休克基本相同。链霉素的毒性反应比过敏反应更常见、更严重，可出现全身麻木、抽搐、肌无力、眩晕、耳鸣、耳聋等症状。患者若有抽搐，可用10%葡萄糖酸钙或5%氯化钙10 mL，静脉缓慢推注，小儿酌情减量；患者若有肌无力、呼吸困难，宜用0.5~1 mL新斯的明皮下注射或给予0.25 mg静脉注射。

◈ 三、破伤风抗毒素过敏试验及脱敏注射法

破伤风抗毒素是用马的免疫血清经物理、化学方法精制而成，是一种特异性抗体，能中和患者体液中的破伤风毒素。常在救治破伤风患者时应用，有利于控制病情发展；并常用于有潜在破伤风危险的外伤伤员，作为被动免疫的预防注射。

破伤风抗毒素(TAT)对于人体来说是一种异型蛋白，具有抗原性，注射后易出现过敏反应。主要表现为发热、速发型或迟缓型血清病。反应一般不严重，但偶尔可见过敏性休克，抢救不及时可导致死亡。故首次使用TAT前，必须作过敏试验。如果结果阴性，方可把所需剂量一次注射完。若皮试结果为阳性，可采用脱敏注射法或注射人破伤风免疫球蛋白，注射过程中要密切观察，一旦发现异常，立即采取有效的处理措施。

(一)TAT过敏试验

(1)TAT皮试液配制：用1 mL注射器吸取TAT药液(1500U/mL)0.1 mL，加生理盐水稀释至1 mL(1 mL内含TAT 150U)，即可供皮试使用。

(2)皮内试验方法：取上述皮试液0.1 mL(内含TAT 15U)作皮内注射，20分钟后判断皮

试结果。皮试结果判断标准:

阴性:局部无红肿、全身无异常反应。

阳性:皮丘红肿,硬结,直径大于 1.5 cm,红晕范围直径超过 4 cm,有时出现伪足或伴有痒感,全身过敏性反应表现与青霉素过敏反应相类似,以血清病型反应多见。如皮试结果为阴性,可把所需剂量一次进行肌内注射。如结果为阳性,则需采用脱敏注射法。

(二) TAT 脱敏注射法

脱敏注射法是将所需要的 TAT 剂量分次少量注入体内。脱敏的基本原理是:小剂量注射时变应原所致生物活性介质的释放量少,不至于引起临床症状;短时间内连续多次药物注射,可以逐渐消耗体内已经产生的 IgE,最终可以全部注入所需药量而不致发病。但这种脱敏只是暂时的,经过一定时间后,IgE 会再产生而重建致敏状态。故日后如再用 TAT,还需重做皮内试验。

采用 TAT 脱敏注射时(表 10-15),预先应按抢救过敏性休克的要求准备好急救物品。

表 10-15　破伤风抗毒素脱敏注射法

次数	TAT(mL)	加生理盐水(mL)	注射途径	间隔时间(分钟)
1	0.1	至 1	肌内注射	20
2	0.2	至 1	肌内注射	20
3	0.3	至 1	肌内注射	20
4	余量	至 1	肌内注射	20

按上表,每隔 20 分钟肌内注射 TAT 一次,直至完成总剂量注射(TAT 1500U)。在脱敏注射过程中,应密切观察患者的反应。如发现患者有面色苍白、发绀、荨麻疹及头晕、心慌等不适或过敏性休克时,应立即停止注射并通知医生进行抢救。如过敏反应轻微,可待症状消退后,酌情将剂量减少,增加注射次数,在密切观察患者情况下,使脱敏注射顺利完成。

四、普鲁卡因与碘过敏试验

(一) 普鲁卡因过敏试验

凡首次应用普鲁卡因,或注射普鲁卡因者均须做过敏试验。

(1) 过敏试验方法:皮内注射 0.25% 普鲁卡因溶液 0.1 mL,20 分钟后观察试验结果并记录。

(2) 结果的判断和过敏反应的处理:同青霉素过敏试验及过敏反应的处理。

(二) 碘过敏试验

临床上常用碘化物造影剂作肾脏、胆囊等脏器造影,此类药物也会发生过敏反应,凡首次用药者应在造影前 1~2 天做过敏试验,结果为阴性时方可做碘造影检查。

1. 过敏试验方法

(1) 口服法:口服 5%~10% 碘化钾 5 mL,每日 3 次,共 3 天,观察结果。

（2）皮内注射法：皮内注射碘造影剂 0.1 mL，20 分钟后观察结果。

（3）静脉注射法：静脉注射碘造影剂（30%泛影葡胺）1 mL，5~10 分钟后观察结果。

在静脉注射造影剂前，必须先作皮内注射，然后再行静脉注射，结果阴性时方可进行碘剂造影。

2. 结果判断

（1）口服法：有口麻、头晕、心慌、恶心呕吐、流泪、流涕、荨麻疹等症状为阳性。

（2）皮内注射法：局部有红肿、硬块，皮丘直径超过 1 cm 为阳性。

（3）静脉注射法：有血压、脉搏、呼吸及面色等改变为阳性。

有少数患者虽过敏试验阴性，但在注射碘造影剂时也会发生过敏反应，故造影时仍需备好急救药品。过敏反应的处理同青霉素过敏反应的处理。

◆ 五、细胞色素 C 过敏试验法

细胞色素 C 是一种细胞呼吸激活剂，常作为组织缺氧治疗的辅助用药。偶见过敏反应发生，用药前须做过敏试验。过敏试验常用方法有两种：

（1）皮内试验：取细胞色素 C 溶液（每支 2 mL，内含 15 mg）0.1 mL 加 0.9%氯化钠注射液至 1 mL（1 mL 内含细胞色素 C 0.75 mg），皮内注射 0.1 mL（含细胞色素 C 0.075 mg）。20分钟后观察结果。局都发红、皮丘直径大于 1 cm，出现丘疹者为阳性。

（2）划痕试验：在前臂下段内侧，用 75%乙醇常规消毒皮肤。取细胞色素 C 原液（每 1 mL含细胞色素 C 7.5 mg）1 滴，滴于皮肤上，用无菌针头在表皮上划痕两道、长度约 0.5 cm；深度以有微量渗血为度。20 分钟后观察结果，结果判断同上述皮内试验法。

◆ 五、头孢菌素类药物过敏试验法

头孢菌素类药物是一类高效、低毒、广谱的抗生素，因会导致过敏反应，故用药前需做皮肤过敏试验。此外，应注意头孢菌素类和青霉素之间可呈现不完全的交叉过敏反应，对青霉素过敏者约有 10%~30%对头孢菌素过敏，而对头孢菌素过敏者，绝大多数对青霉素过敏。

1. 方法

头孢菌素类药物过敏试验以先锋霉素Ⅵ为例，皮试液以 0.9%氯化钠注射液含先锋霉素Ⅵ500 μg/mL 的溶液为标准，皮试注入剂量为 0.1 mL（含先锋霉素 50 μg，表 10-16）。

2. 注意事项

（1）头孢菌素类药物皮肤试验前应详细询问患者的用药史、药物过敏史和家族过敏史。

（2）凡初次用药、停药 3 天后再用，以及更换批号时，均须按常规做过敏试验。

（3）皮肤试验液必须现配现用，浓度与剂量必须准确。

（4）严密观察患者的反应，首次注射后须观察 30 分钟，注意局部和全身反应，倾听患者的主诉，做好急救准备工作。

（5）皮肤试验结果阳性者不可使用头孢菌素类药物，应及时报告医生，同时在病历、体温单、医嘱单、床头床尾卡、腕带和注射本上加以注明，并将结果及时告知患者及其家属。有关皮试的评估、准备、结果的判断以及过敏反应的处理，参见青霉素皮内试验有关内容。

表 10-16　先锋霉素皮肤试验液的配制

步骤	先锋霉素	加生理盐水(mL)	药物浓度	要求
溶解药液	0.5g/支	2	250 mg/mL	充分溶解
1 次稀释	取上液 0.2 mL	至 1	50 mg/mL	混匀
2 次稀释	取上液 0.1 mL	至 1	5 mg/mL	混匀
3 次稀释	取上液 0.1~0.25 mL	至 1	500 μg/mL	混匀

第六节　局部给药

除前面介绍的主要给药途径外,根据临床各专科特殊治疗的需要,还可采用以下一些局部用药的方法。

一、滴药法

滴药法包括滴眼药法、滴耳药法和滴鼻药法三种局部用药法,其具体方法详见《眼耳鼻咽喉口腔科护理学》相关章节。

二、插入法

常用药物为栓剂,包括直肠栓剂和阴道栓剂。栓剂是药物与适宜基质制成的供腔道给药的固体制剂。其熔点为 37℃左右,插入体腔后缓慢融化而产生药效。

(一)直肠栓剂插入法

【目的】

(1)直肠插入甘油栓,软化粪便,以利于排出。

(2)栓剂中有效成分被直肠黏膜吸收,而达到全身治疗作用,如解热镇痛栓剂。

【操作前准备】

(1)评估患者并解释

1)评估:患者的年龄、病情、用药的目的、自理能力,以及对用药计划的了解、认识和遵医依从性。

2)解释:向患者及家属解释用药目的和用药后需平卧的时间。

(2)患者准备:了解用药目的,掌握放松和配合的方法。

(3)护士准备:衣帽整齐,修剪指甲,洗手,手消毒,戴口罩。

(4)用物准备:直肠栓剂,指套或手套,卫生纸。

(5)环境准备：需要时用屏风或围帘遮挡患者。

【操作步骤】直肠栓剂插入法操作步骤见表 10-17。

表 10-17　直肠栓剂插入法

操作流程	操作步骤	操作要领
1. 准备用物	准备好相关用物	
2. 核对解释	携用物至患者床旁，核对患者床号，姓名，腕带	• 严格执行查对制度 • 确认患者
3. 取合适体位	协助患者取侧卧位，膝部弯曲	• 避免污染手指 • 暴露肛门使肛门括约肌松弛
4. 用药	戴上指套或手套，将栓剂插入肛门，并用示指将栓剂沿直肠壁朝脐部方向送入 6~7 cm，确保用药效果	• 必须插至肛门内括约肌以上，并确定栓剂靠在直肠黏膜上，若插入粪块，则不起作用 • 让患者放松，张口深呼吸，尽量防止栓剂滑脱或融化后渗出肛门外 • 保持侧卧位置入栓剂后，保持侧卧位 5~10 分钟左右，不能下床者，将便器、卫生纸、呼叫器置于患者便于取用处 • 若栓剂滑脱出肛门外，应予重新处插入
5. 整理记录	(1)协助患者穿裤子，取舒适体位，整理床单位和用物； (2)清理用物； (3)洗手，手消毒，记录	• 注意观察患者用药后的反应，并记录

【注意事项】

(1)严格执行查对制度。

(2)注意保护患者隐私部位。

(3)指导患者放松以及配合的方法，采取提高用药效果的措施。

【健康教育】教会患者自行操作的方法，说明在置入药物后至少平卧 5~10 分钟的目的。

(二)阴道栓剂插入法

【目的】自阴道插入栓剂，以起到局部治疗的作用，如插入消炎、抗菌药物治疗阴道炎。

【操作前准备】

(1)评估患者并解释

1）评估：①患者的年龄、病情；②对用药计划的了解；③对隐私部位用药的接受度和遵医依从性；④用药的自理能力。

2）解释：向患者及家属解释用药目的和用药后需平卧的时间。

（2）患者准备：了解用药目的，掌握放松和配合的方法。

（3）护士准备：护士应衣帽整齐，修剪指甲，洗手，手消毒，戴口罩。

（4）用物准备：阴道栓剂、栓剂置入器或手套、卫生纸、一次性护理垫。

（5）环境准备：注意用屏风或围帘遮挡患者。

【操作步骤】协助患者取屈膝仰卧位，分开双腿露出会阴部。护士一只手戴指套或手套，以示指或置入器将栓剂以向下向前的方式，置入阴道内 5 cm 以上，并将患者体位改变为仰卧位，尽量仰卧 15 分钟以上，方可改变体位。

操作时注意保护患者隐私，准确判断阴道口位置，必须置入足够深度。为延长药物作用时间，尽量晚上用药。指导患者治疗期间避免性生活及盆浴，保持内裤清洁。阴道出血和月经期禁用。

【注意事项】

（1）严格执行查对制度。

（2）注意保护患者隐私部位。

（3）准确判断阴道口，必须置入足够深度。

（4）做好提高用药效果的措施。

【健康教育】嘱患者在置入药物后，至少平卧 15 分钟，并指导患者在治疗期间避免性生活，同时教会患者自行操作的方法。

三、皮肤给药

皮肤给药是将药物直接涂于皮肤，以起到局部治疗的作用。皮肤用药有溶液、油膏、粉剂、糊剂、混悬剂等多种剂型。

【操作前准备】

（1）评估患者并解释

1）评估：①患者的年龄、病情、自理能力；②局部皮肤情况；③对局部用药计划的了解、认识和遵医依从性。

2）解释：向患者及家属解释用药目的和相应剂型用药的特点。

（2）患者准备：了解用药目的和注意事项，清洁局部皮肤。

（3）护士准备：护士应衣帽整齐，修剪指甲，洗手，手消毒，戴口罩。

（4）用物准备：皮肤用药品、棉签、弯盘，需要时备清洁皮肤用物。

（5）环境准备：用屏风或围帘遮挡患者。

【操作步骤】

（1）涂擦药物前先用温水与中性肥皂清洁皮肤，如有皮炎则仅用清水清洁。

(2)根据药物剂型的不同，采用相应的护理方法。

1)溶液剂：一般为非挥发性药物的水溶液，如 3% 硼酸溶液、利凡诺溶液，有清洁、收敛、消炎等作用。主要用于急性皮炎伴有大量渗液或脓液者。方法如下：用一次性护理垫垫于患处下面，用钳子夹持沾湿药液的棉球洗抹患处，至清洁后，用干棉球抹干。亦可用湿敷法给药。

2)糊剂：为含有多量粉末的半固体制剂，如氧化锌糊、甲紫糊等，有保护受损皮肤、吸收渗液和消炎等作用。适用于亚急性皮炎，有少量渗液或轻度糜烂者用法：用棉签将药糊直接涂于患处，药糊不宜涂得太厚，亦可将糊剂涂在纱布上，然后贴在受损皮肤处，外加包扎。

3)软膏：为药物与适宜基质制成有适当稠度的膏状制剂，如硼酸软膏等。具有保护、润滑和软化病皮等作用。一般用于慢性增厚性皮损。方法：用擦药棒或棉签将软膏涂于患处，不必过厚，如为角化过度的皮损，应增加涂擦，除用于溃疡或大片糜烂受损皮肤外，一般不需包扎。

4)乳膏剂：药物与乳剂型基质制成的软膏。分霜剂(如樟脑霜)和脂剂(如尿素脂)两种，具有止痒、保护、消除轻度炎症的作用。方法：用棉签将乳膏剂涂于患处，禁用于渗出较多的急性皮炎。

5)酊剂和酯剂：不挥发性药物的乙醇溶液为酊剂，如碘酊；挥发性药物的乙醇溶液为酯剂，如樟脑酯。两者均具有杀菌、消毒、止痒等作用。适用于慢性皮炎苔藓样变。方法：用棉签蘸药涂于患处，注意因药物有刺激性，不宜用于有糜烂面的急性皮炎，黏膜以及眼、口的周围。

6)粉剂：为一种或数种药物的极细粉均匀混合制成的干燥粉末样制剂，如滑石粉、痱子粉等。能起干燥，保护皮肤的作用。适用于急性或亚急性皮炎而无糜烂渗液的受损皮肤。方法：将药粉均匀地扑撒在受损皮肤处。注意粉剂多次应用后常有粉块形成，可用生理盐水湿润后除去。注意观察用药后局部皮肤反应并了解患者主观感觉(如痒感是否减轻或消除)，动态评价用药效果。

【注意事项】

(1)观察用药后局部皮肤反应情况，尤其注意对小儿和老年患者的观察。

(2)了解患者对局部用药处的主观感觉，并有针对性地做好解释工作。

(3)动态评价用药效果，并实施提高用药效果的措施。

【健康教育】说明用药的目的，在了解患者对用药顾虑的基础上进行有针对性的解释，强调相应剂型用药的注意点。

◇ 四、舌下用药

药物通过舌下口腔黏膜丰富的毛细血管吸收，可避免胃肠刺激、吸收不全和首过消除作用，而且生效快。如目前常用的硝酸甘油剂，舌下含服一般 2~5 分钟即可发挥作用，用药后患者心前区压迫感或疼痛感可减轻或消除。指导患者此类药物应放在舌下，让其自然溶解吸收，不可嚼碎吞下，否则会影响药效。

第十一章

静脉输液与输血

考点

序号	主要考点
1	静脉输液常用溶液的种类及作用、补液的原则
2	静脉输液的目的及注意事项
3	输液速度的计算
4	常见的输液反应及预防
5	静脉输血的目的及原则
6	输血前的准备及注意事项
7	常见的输血反应及预防

习题二维码11-1

学习目标

识记：
1. 能正确陈述静脉输液的目的。
2. 能正确描述静脉输血的目的和原则。

理解：
1. 能正确说出静脉补液应遵循的原则及补钾的"四不宜"原则。
2. 能正确列出常见输液障碍的种类。

运用：
运用所学的知识，正确实施静脉输液与静脉输血。

预习案例

刘某，男性，72岁，因慢性阻塞性肺疾病入院。于上午9点开始静脉输入5%葡萄糖溶液500 mL及0.9%氯化钠溶液500 mL。滴速为70滴/分。10点左右，患者出现咳嗽、咳粉红色泡沫痰，呼吸急促，大汗淋漓。

思考：
(1)此患者出现了什么问题？
(2)此时护士该怎么做？
(3)给予何种给氧方式？
(4)采取何种体位？

静脉输液与输血是临床上用于纠正人体水、电解质及酸碱平衡失调，恢复内环境稳定并维持机体正常生理功能的重要治疗和抢救措施。正常情况下，人体内水、电解质、酸碱度均保持在恒定的范围内，以维持机体内环境的相对平衡状态，保证机体正常的生理功能。但在疾病和创伤时，水、电解质及酸碱平衡会发生紊乱。通过静脉输液与输血，可以迅速、有效地补充机体丧失的体液和电解质，增加血容量，改善微循环，维持血压。此外，通过静脉输注药物，还可以达到治疗疾病的目的。因此，护士必须熟练掌握有关输液、输血的理论知识和操作技能，以便在治疗疾病、保证患者安全和挽救患者生命过程中发挥积极、有效的作用。

第一节　静脉输液

静脉输液是将大量无菌溶液或药物直接输入静脉的治疗方法。对于静脉输液，护士的主要职责是遵医嘱建立静脉通道、监测输液过程以及输液完毕的处理。同时，还要了解治疗目的、输入药物的种类和作用、预期效果、可能发生的不良反应及处理方法以及静脉输液的原理及目的。

一、静脉输液的原理

静脉输液是利用大气压和液体静压形成的输液系统内压高于人体静脉压的原理将液体输入静脉内。

二、静脉输液的目的

(1)补充水分及电解质，预防和纠正水、电解质及酸碱平衡紊乱。常用于各种原因引起的脱水、酸碱平衡失调患者，如腹泻、剧烈呕吐、大手术后的患者。

(2)增加循环血量，改善微循环，维持血压及微循环灌注量。常用于严重烧伤大出血、休克等患者。

(3)供给营养物质，促进组织修复，增加体重，维持正氮平衡。常用于慢性消耗性疾病、胃肠道吸收障碍及不能经口进食(如昏迷、口腔疾病)的患者。

(4)输入药物，治疗疾病。如输入抗生素控制感染；输入解毒药物达到解毒作用；输入脱水剂降低颅内压等。

三、静脉输液的常用溶液及作用

(一)晶体溶液

晶体溶液分子量小，在血管内存留时间短，对维持细胞内外水分的相对平衡具有重要作用，可有效纠正体液及电解质平衡失调。常用的晶体溶液包括：

1. 葡萄糖注射液

葡萄糖注射液用于补充水分及热量，减少蛋白质消耗，防止酮体产生，促进钠(钾)离子进入细胞内。每克葡萄糖在体内氧化可产生 16.480J(4cal)的热量。葡萄糖进入人体后,迅速分解,通常作为静脉给药的载体和稀释剂,一般不产生高渗作用,也不引起利尿作用。常用溶液有 5%葡萄糖溶液和 10%葡萄糖溶液。

2.等渗电解质溶液

等渗电解质溶液用于补充水分和电解质,维持体液和渗透压平衡。体液丢失时往往伴有电解质的紊乱,血浆容量与血液中钠离子水平密切相关,缺钠时血容量往往也下降。因此,补充液体时应兼顾水与电解质的平衡。常用溶液有 0.9%氯化钠溶液、复方氯化钠溶液(林格氏等渗溶液)和 5%葡萄糖氯化钠注射液。

3.碱性溶液

碱性溶液用于纠正酸中毒,调节酸碱平衡失调。

(1)碳酸氢钠(NaHCO_3)溶液:NaHCO_3 进入人体后,解离成钠离子和碳酸氢根离子,碳酸氢根离子可以和体液中剩余的氢离子结合生成碳酸,最终以二氧化碳和水的形式排出体外。另外,NaHCO_3 还可以直接提升血中二氧化碳结合力。其优点是补碱迅速,且不易加重乳酸血症。但需注意的是,NaHCO_3 在中和酸以后生成的碳酸(H_3CO)必须以二氧化碳(CO_2)的形式经肺呼出,因此对呼吸功能不全的患者,此溶液的使用受到限制。常用的有 5%碳酸氢钠溶液和 1.4%碳酸氢钠溶液两种。

(2)乳酸钠溶液:乳酸钠进入人体后,可解离为钠离子和乳酸根离子,钠离子在血中与碳酸氢根离子结合形成碳酸氢钠。乳酸根离子可与氢离子生成乳酸,但值得注意的是,某些情况下,如休克、肝功能不全缺氧、右心衰竭患者或新生儿,对乳酸的利用能力相对较差,易加重乳酸血症,故不宜使用。常用的有 1.2%乳酸钠溶液和 1.84%乳酸钠溶液两种。

4.高渗溶液

高渗溶液用于利尿脱水,可以在短时间内提高血浆渗透压,回收组织水分进入血管,消除水肿,同时可以降低颅内压,改善中枢神经系统的功能。常用的溶液有 20%甘露醇、25%山梨醇和 25%~50%葡萄糖溶液。

(二)胶体溶液

胶体溶液分子量大,其溶液在血管内存留时间长,能有效维持血浆胶体渗透压,增加血容量改善微循环,提高血压。临床上常用的胶体溶液包括:

(1)右旋糖酐:为水溶性多糖类高分子聚合物。常用溶液有中分子右旋糖酐和低分子右旋糖酐两种。中分子右旋糖酐(平均相对分子量为 7.5 万左右)有提高血浆胶体渗透压和扩充血容量的作用;低分子右旋糖酐(平均相对分子量为 4 万左右)的主要作用是降低血液黏稠度,减少红细胞聚集,改善血液循环和组织灌注量,防止血栓形成。

(2)代血浆:作用与低分子右旋糖酐相似,扩容效果良好,可使循环血量和心排出量显著增加,在体内停留时间较右旋糖酐长,且过敏反应少,急性大出血时可与全血共用。常用的有羟乙基淀粉(706 代血浆)、氧化聚明胶、聚乙烯吡咯酮等。

(3)血液制品:能提高胶体渗透压,扩大和增加循环血容量,补充蛋白质和抗体,有助于组织修复和提高机体免疫力。常用的有 5%人血白蛋白和血浆蛋白等。

(三)静脉高营养液

高营养液能提供热量,补充蛋白质,维持正氮平衡,并补充各种维生素和矿物质。主要成分包括氨基酸、脂肪酸、维生素、矿物质、高浓度葡萄糖或右旋糖酐以及水分。凡是营养摄入不足或不能经消化道供给营养的患者均可使用静脉插管输注高营养溶液的方法来维持营养的供给。常用的高营养液包括复方氨基酸、脂肪乳等。

(四)临床补液原则

输入溶液的种类和量应根据患者体内水、电解质及酸碱平衡紊乱的程度来确定,通常遵循"先晶后胶""先盐后糖""宁酸勿碱"的原则。在给患者补钾过程中,应遵循"四不宜"原则,即:不宜过浓(浓度不超过0.3%);不宜过快(成人不超过30~40滴/分);不宜过多(成人每日总量不超过5g,小儿每日不超过0.1~0.3 g/kg)。不宜过早(见尿补钾)。输液过程中应严格握输液速度,随时观察患者的反应,并根据患者的病情变化做相应的调整。

◇ 四、常用输液部位

输液时应根据患者的年龄、神志、体位、病情状况、病程长短溶液种类、输液时间静脉情况或即将进行的手术部位等情况来选择穿刺的部位。常用的输液部位包括(图11-1):

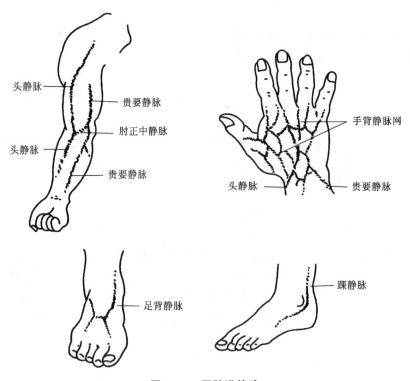

图11-1　四肢浅静脉

(1)周围浅静脉:周围浅静脉是指分布于皮下的肢体末端的静脉。上肢常用的浅静脉有肘正中静脉、头静脉、贵要静脉、手背静脉网。手背静脉网是成人患者输液时的首选部位;肘正中静脉、贵要静脉和头静脉可以用来采集血标本、静脉推注药液或作为经外周中心静脉置管的穿刺部位。

（2）下肢常用的浅静脉：有大隐静脉、小隐静脉和足背静脉网，但下肢的浅静脉不作为静脉输液时的首选部位，因为下肢静脉有静脉瓣，容易形成血栓。小儿常用足背静脉，但成人不主张用足背静脉，因其容易引起血栓性静脉炎(图11-1)。

（3）头皮静脉：由于头皮静脉分布较多，互相沟通，交错成网，且表浅易见，不宜滑动，便于固定，因此，常用于小儿的静脉输液。较大的头皮静脉有颞浅静脉、额静脉、枕静脉和耳后静脉(图11-2)。

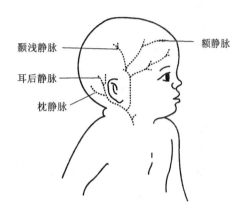

图 11-2　小儿头皮静脉分布

（4）锁骨下静脉和颈外静脉：常用于进行中心静脉插管。需要长期持续输液或需要静脉高营养的患者多选择此部位。将导管从锁骨下静脉或颈外静脉插入，远端留置在右心室上方的上腔静脉。

护士在为患者进行静脉输液前要认真选择合适的穿刺部位。在选择穿刺部位时要注意以下几个问题：第一，因为老年人和儿童的血管脆性较大，应尽量避开易活动或凸起的静脉，如手背静脉。第二，穿刺部位应避开皮肤表面有感染、渗出的部位，以免将皮肤表面的细菌带入血管。第三，禁止使用血管透析的端口或瘘管的端口进行输液。第四，如果患者需要长期输液，应注意有计划地更换输液部位，以保护静脉。通常静脉输液部位的选择应从远心端静脉开始，逐渐向近心端使用。

五、常用静脉输液法

按照输入的液体是否与大气相通，可以将静脉输液法划分为密闭式静脉输液法和开放式静脉输液法；按照进入血管通道器材所到达的位置，又可将静脉输液法划分为周围静脉输液法和中心静脉输液法。

开放性静脉输液法是将溶液倒入开放式输液器吊瓶内进行输液的方法。此方法优点是能灵活更换体液种类及数量，并可随时添加药物。然而由于采用开放式静脉输液法时药液易被污染，故目前临床上较少应用。

密闭式静脉输液法是将一次性输液器插入原装密封瓶或软包装密封袋进行输液的方法，因污染机会少，故目前临床广泛应用。

(一)密闭式周围静脉输液法

【目的】同"静脉输液的目的"。

【操作前准备】

1.评估患者并解释

（1）评估：患者的年龄、病情、意识状态及营养状况等；心理状态及配合穿刺部位的皮肤、血管状况及肢体活动度。

(2)解释：向患者及其亲属解释输液的目的、方法、注意事项及配合要点。

2.患者准备

(1)了解静脉输液的目的、方法、注意事项及配合要点。

(2)输液前排尿或排便。

(3)取舒适位。

3.护士准备

护士应衣帽整洁，修剪指甲，洗手，戴口罩。

4.用物准备

(1)治疗车上层：注射盘用物一套、弯盘、液体及药物(按医嘱准备)、加药用注射器及针头、止血带、胶布、小垫枕、治疗巾、瓶套、砂轮、开瓶器、输液器一套、输液贴、输液卡、输液记录单、手消毒液。静脉留置针输液法需另备静脉留置针一套、封管液(无菌生理盐水或稀释肝素溶液)。

(2)治疗车下层：锐器收集盒、生活垃圾桶、医用垃圾桶。

(3)其他：输液架，必要时备小夹板、绷带、输液泵。

5.环境准备

环境必须整洁、安静、舒适、安全。

【操作步骤】密闭式周围静脉输液法操作步骤见表11-1。

表11-1　密闭式周围静脉输液法

操作流程	操作步骤	操作要领
1.核对备药	(1)核对药液瓶签(药名、浓度、剂量)及给药时间和给药方法。 (2)检查药液的质量，检查药液是否过期，瓶盖有无松动，瓶身有无裂痕。将输液瓶上下摇动，对光检查药液有无浑浊、沉淀及絮状物等。 (3)根据医嘱(输液卡上的内容)填写输液贴，并将填好的输液贴倒贴于输液瓶上。 (4)常规消毒瓶塞。 (5)按医嘱加入药物	• 操作前查对：根据医嘱严格执行查对制度，避免差错事故发生 • 注意输液贴勿覆盖原有的标签 • 加入的药物应合理分配，并注意药物之间配伍禁忌
2.备输液器	检查输液器质量，无问题后取出输液器，将输液器的针头插入瓶塞直至针头根部，关闭调节夹	• 插入时注意保持无菌
3.核对解释	携用物至患者床旁，核对患者床号、姓名，洗手	• 严格执行查对制度和无菌操作原则，确认患者

续表11-1

操作流程	操作步骤	操作要领
4. 挂瓶排气	(1)将输液瓶挂于输液架上。 (2)倒置茂菲滴管,打开调节器使输液瓶内的液体流出。当茂菲管内的液面达到滴管的1/2~2/3满时,迅速转正滴管,将调节器关小,使液平面缓慢下降,直至排尽导管和针头内的空气,如茂菲滴管下端的输液管内有小气泡不易排除时,可以轻弹输液管,输液管的下段无气泡时,关闭调节器(图11-3)。 (3)将输液管末端放入输液器包装袋内,置于治疗盘中	• 高度适中,保证液体压力超过静脉压,以促使液体进入静脉 • 输液前排尽输液管及针头内的气体,防止发生空气栓塞 • 保证输液装置无菌
5. 选择静脉	将小垫枕置于穿刺肢体下,铺治疗巾,在穿刺点上方6~8 cm处扎止血带	• 根据选择静脉的原则选择穿刺部位,止血带的松紧度以能阻断静脉血流而不阻断动脉血流为宜 • 如果静脉充盈不良,可以采取下列方法:按摩血管嘱患者反复进行握、松拳几次;热敷等
6. 消毒皮肤	按常规消毒穿刺部位的皮肤消毒范围大于5 cm,待干,备胶布	• 保证穿刺点及周围皮肤的无菌状态防止感染
7. 二次核对	再次核对患者床号、姓名,所用药液的药名、浓度、剂量及给药时间和方法	• 操作中查对:避免差错事故的发生
8. 静脉穿刺	(1)嘱患者握拳; (2)再次排气; (3)穿刺:取下护针帽,按静脉注射法穿刺,见回血后,将针头与皮肤平行再进入少许,沿静脉方向潜行进针,防止刺破血管,见回血后再进针少许	• 使静脉充盈,确保穿刺前滴管下端输液管内无气泡 • 注意排液于弯盘内

续表11-1

操作流程	操作步骤	操作要领
9. 固定针柄	一手拇指固定好针柄, 另一手松开止血带, 嘱患者松拳, 可防止由于患者活动导致针头刺破血管, 打开调节器。待液体滴入通畅、患者无不舒适后, 用输液敷贴(或胶布)固定针柄, 固定针眼部位, 最后将针头附近的输液管环绕后固定, 必要时用小夹板固定关节(图11-4)	• 穿刺点保持无菌 • 将输液管环绕后固定可以防止牵拉输液管
10. 调节滴数	根据患者年龄、病情及药液性质调节输液滴速	• 通常情况下, 成人 40~60 滴/分, 儿童 20~40 滴/分
11. 再次核对	核对患者的床号、姓名, 药物名称、浓度、剂量, 给药时间和方法	• 操作后查对: 避免差错事故的发生
12. 整理记录	(1)安置卧位: 撤去治疗巾, 取出止血带和小垫枕, 整理床单位, 协助患者取舒适卧位。 (2)将呼叫器放于患者易取处。 (3)整理用物, 洗手。 (4)记录	• 在输液记录单上记录输液开始的时间、滴入药液的种类、滴速、患者的全身及局部状况, 并签全名
13. 更换液体	如果多瓶液体连续输入, 则在第一瓶液体输尽前开始准备第二瓶 (1)核对第二瓶液体, 确保无误。 (2)除去第二瓶液体拉环, 常规消毒。 (3)确认滴管中的高度至少 1/2 满, 拔出第一瓶内输液插头, 迅速插入第二瓶内。 (4)检查滴管液面高度是否合适、输液管中有无气泡, 待点滴通畅后方可离去	• 持续输液应及时更换输液瓶, 以防空气进入导致空气栓塞 • 更换输液瓶时, 注意严格无菌操作, 防止污染 • 对需要 24 小时持续输液者, 应每日更换输液器。更换时应严格无菌操作
14. 拔针按压	(1)确认全部液体输入完毕后, 关闭输液器, 轻揭输液敷贴(或胶布), 用无菌干棉签或无菌棉球轻压穿刺点上方, 快速拔针, 局部按压 1~2 分钟(至无出血为止), 防止皮下出血。 (2)协助患者适当活动穿刺肢体, 并协助取舒适卧位。 (3)整理床单位, 清理用物。 (4)洗手, 做好记录	• 输液完毕后及时拔针, 以防空气进入导致空气栓塞, 拔针时勿用力按压局部, 以免引起疼痛; 按压部位应稍靠皮肤穿刺点以压迫静脉进针 • 记录输液结束的时间, 液体和药物滴入的总量, 患者有无全身和局部反应

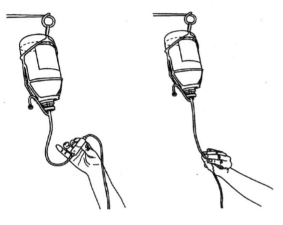
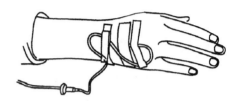

图 11-3　静脉输液排气法　　　　　　　　图 11-4　胶布固定法

(二)静脉留置针输液法

可保护静脉,减少因反复穿刺造成的痛苦和血管损伤,保持静脉通道畅通,利于抢救和治疗。适用于需长期输液、静脉穿刺较困难的患者(表 11-2)。

表 11-2　静脉留置针输液法

操作流程	操作步骤	要点说明
1.核对备药	(1)核对药液瓶签(药名、浓度、剂量)及给药时间和给药方法。 (2)检查药液的质量,检查药液是否过期,瓶盖有无松动,瓶身有无裂痕。将输液瓶上下摇动,对光检查药液有无浑浊、沉淀及絮状物等。 (3)根据医嘱(输液卡上的内容)填写输液贴,并将填好的输液贴倒贴于输液瓶上。 (4)常规消毒瓶塞。 (5)按医嘱加入药物	● 操作前查对:根据医嘱严格执行查对制度,避免差错事故发生 ● 注意输液贴勿覆盖原有的标签 ● 加入的药物应合理分配,并注意药物之间配伍禁忌
2、备输液器	检查输液器质量,无问题后取出输液器,将输液器的针头插入瓶塞直至针头根部,关闭调节夹	● 插入时注意保持无菌
3、核对解释	携用物至患者床旁,核对患者床号、姓名,洗手	● 严格执行查对制度和无菌操作原则 ● 确认患者

续表11-2

操作流程	操作步骤	要点说明
4. 检查用物	(1)检查留置针的包装、型号、生产日期、有效期后,取出确认针尖及套管尖端完好可使用(图11-5)。 (2)检查无菌透明敷贴外包装并打开,写明留置日期	• 针尖无倒勾、边缘无毛刺可使用
5. 查对排气	(1)核对床号、姓名、药液。 (2)将输液器上的针头全部插入留置针的肝素帽内,打开输液器的调节器,排尽输液管内针头及留置针头皮式套管针内的空气,关闭调节器,将留置针放回留置针盒内	• 避免输液器针头暴露污染 • 防止发生空气栓塞
6. 扎带消毒	扎好止血带,常规消毒皮肤,消毒直径 8 cm×8 cm	• 止血带距穿刺点上方 8~10 cm,以防发生感染
7. 旋转套管	旋转松动外套管,调整针头斜面向上,除去留置针护针套	• 避免外套管与针芯粘连
8. 二次核对	再次核对患者床号、姓名,所用药液的药名、浓度、剂量及给药时间和方法	• 操作中查对:避免差错事故的发生
9. 静脉穿刺	(1)取下针套,旋转松动外套管(转动针芯)(图11-6)。 (2)右手拇指与示指夹住两翼,再次排气于弯盘中。 (3)进针:嘱患者握拳,绷紧皮肤,固定静脉,右手持留置针,在血管的上方,使针头与皮肤呈15°~30°进针。见回血后压低角度(放平针翼),顺静脉走行再继续进针 2~3 mm。 (4)送外套管:左手持 Y 接口,右手后撤针芯约 0.5 cm,持针座将针芯与外套管一起送入静脉内。 (5)撤针芯:左手固定两翼,右手迅速将针芯抽出,放于锐器收集盒中	• 防止套管与针芯粘连 • 固定静脉便于穿刺,并可减轻患者的疼痛 • 避免针芯刺破血管 • 确保外套管在静脉 • 避免将外套管带出 • 将针芯放入锐器收集盒中,防止刺破皮肤
10. 固定调速	(1)松开止血带,打开调节器,嘱患者松拳。 (2)用无菌透明敷贴对留置针管作密闭式固定,注明置管日期和时间,再用胶布固定插肝素帽内的输液器针头、三叉接口及输液管。 (3)根据患者的年龄、病情及药物性质调节滴速(图 11-7)	• 使静脉恢复通畅 • 固定牢固,避免过松或过紧 • 用无菌透明敷贴是避免穿刺点及周围被污染 • 通常情况下,成人 40~60 滴/分,儿童 20~40 滴/分

续表11-2

操作流程	操作步骤	要点说明
11. 再次核对	核对患者的床号、姓名，药物名称、浓度、剂量，给药时间和给药方法	• 操作后查对：避免差错事故的发生
12. 整理记录	(1)安置卧位：撤去治疗巾，取出止血带和小垫枕，整理床单位，协助患者取舒适卧位； (2)将呼叫器放于患者易取处； (3)整理用物，洗手； (4)记录	• 在输液记录单上记录输液的时间、滴入药液的种类、滴速、患者的全身及局部状况并签全名
13. 拔针封管	(1)拔出输液器针头。 (2)常规消毒输液接头。 (3)用注射器向输液接头内注入封管液边推注边退针，直至针头完全退出为止，脉冲式正压封管。 常用的封管液有：①无菌生理盐水，每次用5~10 mL，每隔6~8小时重复冲管一次；②稀释肝素溶液，每毫升生理盐水含肝素10~100U，每次用量2~5 mL	• 脉冲式封管可以保证静脉输液管道的通畅，并可以将残留的刺激性药液冲入血流，避免刺激局部血管 • 若使用可来福接头，则不需封管（因其能维持正压状态）
14. 再次输液	(1)常规消毒肝素帽胶塞。 (2)将静脉输液针头插入肝素帽内完成输液	• 注意无菌操作
15. 拔针记录	(1)关闭调节； (2)揭开胶布及无菌敷贴； (3)无菌干棉签或无菌棉球轻压穿刺点上方，快速拔出套管针，局部按压至无出血为止； (4)协助患者适当活动穿刺肢体，并协助取舒适卧位，整理床单位，清理用物； (6)洗手，做好记录	• 输液完毕后及时拔针，以防空气进入导致空气栓塞 • 拔针时勿用力按压局部，以免引起疼痛，按压部位应稍靠皮肤穿刺点以压迫静脉进点，防止皮下出血 • 记录输液结束的时间，液体和药物滴入的总量，患者有无全身和局部反应

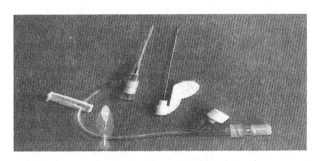

图11-5 静脉留置针

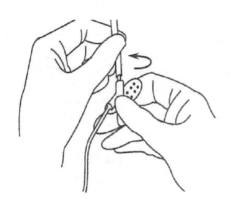

图 11-6　旋转松动外套管

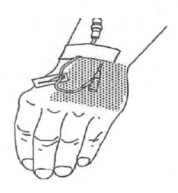

图 11-7　静脉留置针固定法

【注意事项】

（1）严格执行无菌操作及查对制度，预防感染及差错事故的发生。

（2）根据病情需要合理安排输液顺序，并根据治疗原则，按急、缓及药物半衰期等情况合理分配药物。

（3）对需要长期输液的患者，要注意保护和合理使用静脉，一般从远端小静脉开始穿刺（抢救时可例外）。

（4）输液前要排尽输液管及针头内的空气，药液滴尽前要及时更换输液瓶或拔针，严防造成空气栓塞。

（5）注意药物的配伍禁忌，对于刺激性或特殊药物，应在确认针头已刺入静脉内时再输入。

（6）严格掌握输液的速度。对有心、肺、肾疾病的患者、老年患者、婴幼儿以及输注高渗、含钾或升压药液的患者，要适当减慢输液速度；对严重脱水，心肺功能良好者可适当加快输液速度。

（7）输液过程中要加强巡视，注意观察下列情况：

1）滴入是否通畅，针头或输液管有无漏液，针头有无脱出、阻塞或移位，输液管有无扭曲、受压。

2）有无溶液外溢，注射局部有无肿胀或疼痛。有些药物如甘露醇、去甲肾上腺素等外溢后会引起局部组织坏死，如发现上述情况，应立即停止输液并通知医生予以处理。

3）密切观察患者有无输液反应，如患者出现心悸、畏寒、持续性咳嗽等情况，应立即减慢或停止输液，并通知医生，及时处理。每次观察巡视后，应做好记录（记录在输液巡视卡或护理记录单上）。

（8）若采用静脉留置针输液法，要严格掌握留置时间。一般静脉留置针可以留 3~5 天，最好不要超过 7 天。严格按照产品说明执行。

【健康教育】

（1）向患者说明年龄、病情及药物性质是决定输液速度的主要因素，嘱患者不可自行随意调节输液滴速以免发生意外。

（2）向患者介绍常见输液反应的症状及防治方法，告知患者一旦出现输液反应的表现，应及时使用呼叫器。

（3）对于需要长期输液的患者，护士应做好患者的心理护理，消除其焦虑和厌烦情绪。

（二）密闭式中心静脉输液法

密闭式中心静脉输液法包括颈外静脉穿刺置管输液法、锁骨下静脉穿刺置管输液法及经外周静脉置入中心静脉导管（PICC）输液法。临床上，前两种密闭式中心静脉输液法的操作多由医生完成，护士的主要职责是术中配合以及插管后的输液及护理，而 PICC 的操作多由临床专科护士完成。

1. 颈外静脉穿刺置管输液法

颈外静脉是颈部最大的浅静脉，由下颌后静脉和耳后静脉汇合形成，在下颌角后方垂直下降，越过胸锁乳突肌后缘，于锁骨上方穿过深筋膜，最后汇入锁骨下静脉。颈外静脉行径表浅且位置恒定，易于穿刺。适用于需长期输液而周围静脉不宜穿刺者，周围循环衰竭而需测中心静脉压者以及长期静脉内滴注高浓度、刺激性强的药物或行静脉内高营养治疗的患者。

（1）目的：除"静脉输液的目的"外，另一个目的是测量中心静脉压（CVP）。

（2）用物准备：除头皮针静脉输液法的用物外，还包括：

1）无菌穿刺包：内装穿刺针 2 根（长约 6.5 cm，内径 2 mm，外径 2.6 mm）、硅胶管 2 条（长约 25~30 cm，内径 1.2 mm，外径 1.6 mm）、5 mL 和 10 mL 注射器各 1 个、6 号针头 2 枚、平针头 1 个、尖头刀片、镊子、无菌纱布 2~4 块、孔巾、弯盘。

2）另备：无菌生理盐水、2%利多卡因、无菌手套、无菌敷贴、0.4%枸橼酸钠生理盐水或肝素稀释液。

（3）操作步骤

1）选择体位：协助患者去枕平卧，头偏向一侧，肩下垫一薄枕，使患者头低肩高，颈部伸展平直，充分暴露穿刺部位。

2）选择穿刺点并消毒：术者立于床头，取下颌角与锁骨上缘中点连线的上 1/3 处颈外静脉外缘为穿刺点（图 11-8），常规消毒皮肤。

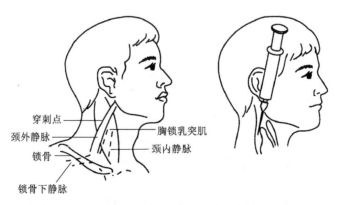

图 11-8　颈外静脉穿刺点示意图

3) 开包铺巾：打开无菌穿刺包，戴无菌手套，铺孔巾，布置一个无菌区，便于术者操作。

4) 局部麻醉：由助手协助，术者用 5 mL 注射器抽吸 2% 利多卡因，在穿刺部位行局部麻醉；用 10 mL 注射器吸取无菌生理盐水，以平针头连接硅胶管，排尽空气备插管时用。

5) 穿刺：先用刀片尖端在穿刺点上划破皮肤做引导，以减少进针时皮肤阻力。穿刺时助手用手指按压颈静脉三角处（阻断血流时静脉充盈，便于穿刺），术者左手绷紧穿刺点上方皮肤，右手持穿刺针与皮肤呈 45° 角进针，入皮后呈 25° 角沿静脉方向穿刺。

6) 插管：见回血后，立即抽出穿刺针内芯，左手拇指用纱布堵住针栓孔，右手持备好的硅胶管送入针孔内 10 cm 左右。插管时由助手一边抽回血，一边缓慢注入生理盐水。当插入过深，较难通过锁骨下静脉与颈外静脉汇合角处时，可改变插管方向，再试通过。插管动作要轻柔，以防盲目插入使硅胶管在血管内打折或硅胶管过硬刺破血管发生意外。

7) 接输液器输液：确定硅胶管在血管内后，缓慢退出穿刺针；再次抽回血，注入生理盐水，检查导管是否在血管内；确定无误后，移开孔巾，接输液器输入备用液体。如输液不畅，应观察硅胶管有无弯曲，是否滑出血管外。

8) 固定并调节滴速：用无菌敷贴覆盖穿刺点并固定硅胶管；硅胶管与输液管接头处用无菌纱布包扎并用胶布固定在颌下。固定要牢固，防止硅胶管脱出。根据患者的年龄、病情及药物性质调节滴速。

9) 暂停输液的处理：暂停颈外静脉输液时，为防止血液凝集在输液管内，可用 0.4% 枸橼酸钠加 0.9% 氯化钠注射液 1~2 mL 或肝素稀释液 2 mL 注入硅胶管进行封管，用无菌静脉帽塞住针栓孔，再用安全别针固定在敷料上。每天更换穿刺点敷料，用 0.9% 过氧乙酸溶液擦拭消毒硅胶管，常规消毒局部皮肤。

10) 再行输液的处理：如需再次输液，取下静脉帽，消毒针栓孔，接上输液装置即可。

11) 输液完毕的处理：停止输液时，硅胶管末端接上注射器，边抽吸边拔硅胶管，拔管后，局部加压数分钟，75% 乙醇消毒穿刺局部，无菌纱布覆盖。

(4) 注意事项

1) 严格执行无菌操作及查对制度，预防感染及差错事故的发生。

2) 仔细选择穿刺点。穿刺点的位置不可过高或过低，过高因近下颌角而妨碍操作，过低则易损伤锁骨下胸膜及肺尖而导致气胸。

3) 输液过程中加强巡视，如发现硅胶管内有回血，应及时用 0.4% 枸橼酸生理盐水冲注，以免血块阻塞硅胶管。

4) 防止硅胶管内发生凝血，每天暂停输液时，用 0.4% 枸橼酸钠生理盐水 1~2 mL 或肝素稀释液 2 mL 注入硅胶管进行封管。若发现硅胶管内有凝血，应用注射器将凝血块抽出，切忌将凝血块推入血管造成栓塞。

5) 每天输液前要先检查导管是否在静脉内。穿刺点上的敷料应每日更换，潮湿后要立即更换敷料，并按正确的方法进里数料时应注意观察局部的皮肤有无红肿，一旦出现红、肿、热、痛等炎症表现，应做相应的抗炎处理。

2. 锁骨下静脉穿刺置管输液法

锁骨下静脉自第一肋外缘处续腋静脉，位于锁骨后下方，向内至胸锁关节后方与颈内静脉汇合成无名静脉，左右无名静脉汇合成上腔静脉入右心房。此静脉较粗大，成人的管腔直径可达 2 cm，位置虽不很表浅，但常处于充盈状态，周围还有结缔组织固定，使血管不易塌陷,也较易穿刺,硅胶管插入后可以保留较长时间。此外,锁骨下静脉距离右心房较近,血量多,当输入大量高浓度或刺激性较强的药物时,注入的药物可以迅速被稀释,对血管壁的刺激性较小。锁骨下静脉穿刺置管输液法适用于下列患者:①长期不能进食或丢失大量液体,需补充大量高热量、高营养液体及电解质的患者;②各种原因所致的大出血,需迅速输入大量液体,以纠正血容量不足或提升血压;③需较长时间接受化疗的患者(输入刺激性较强的抗癌药物);④需测定中心静脉压或需要紧急放置心内起搏导管的患者。

(1)目的:除"静脉输液的目的"外,其他目的包括测量中心静脉压、紧急放置心内起搏导管。

(2)用物准备:除头皮针静脉输液法的用物外,还包括:

1)无菌穿刺包:内有穿刺针(20号)2枚、硅胶管2条、射管水枪1个、平针头(8~9号)2个、5 mL注射器、纱布2块、镊子、结扎线、弯盘、无菌孔巾2块。

2)另备:2%利多卡因、0.4%枸橼酸钠生理盐水或肝素稀释液、1%甲紫、无菌手套、无菌敷贴。

(3)操作步骤

1)选择体位:协助患者去枕平卧,头偏向一侧,肩下垫一薄枕,使患者头低肩高,充分暴露穿刺部位。

2)选择穿刺点并消毒:术者立于床头,选择穿刺点,穿刺点位于胸锁乳突肌的外侧缘与锁骨所形成的夹角的平分线上,距顶点0.5~1 cm处,并用1%甲紫标记进针点及锁关节(体外标记进针点和方向可避免覆盖孔巾后不易找到事先确定的位置,以静脉输液与输血提高穿刺的成功率并避免发生气胸等并发症)。常规消毒皮肤。

3)开包铺巾:打开无菌穿刺包,戴无菌手套,铺孔巾布置一个无菌区,便于操作者操作。

4)备水枪及硅胶管:准备好射管水枪及硅胶管,并抽吸0.4%枸橼酸钠生理盐水,连接穿刺针头,备穿刺射管用。

5)局部麻醉:由助手协助,术者用5 mL注射器抽吸2%利多卡因在预定穿刺部位行局部麻醉。

6)穿刺:将针头指向胸锁关节与皮肤呈30°~40°角进针,边进针边抽回血(试穿锁骨下静脉,以探测进针方向、角度和深度),通过胸锁筋膜有落空感时,继续进针,直至穿刺成功。

7)射管:术者持射管水枪,按试穿方向刺入锁骨下静脉,同时抽回血,如抽出暗红色血液,表明进入锁骨下静脉。嘱患者屏气,术者一手按住水枪的圆孔及硅胶管末端,另一手快速推动活塞,硅胶管即随液体进入锁骨下静脉。一般射入长度为左侧16~19 cm,右侧12~15 cm。压住穿刺针顶端,将针退出。待针头退出皮肤后,将硅胶管轻轻从水枪中抽出。

8)连接输液器输液:将已备好的输液器导管连接平针头插入硅胶管内,进行静脉输液。

9)固定并调节滴速:常规消毒后用无菌敷贴覆盖穿刺点并固定硅胶管;在距离穿刺点约1 cm处,将硅胶管缝合固定在皮肤上(一般缝合两针,两个结间距为1cm),覆盖无菌纱布并用胶布固定。根据患者的年龄、病情及药物性质调节滴速。

10)暂停输液的处理:暂停锁骨下静脉输液时,为防止血液凝集在输液管内,可用0.4%枸橼酸钠生理盐水1~2 mL或肝素稀释液2 mL注入硅胶管进行封管,用无菌静脉帽塞住针栓孔,再用无菌纱布覆盖固定。每天更换穿刺点敷料,用0.9%过氧乙酸溶液擦拭消毒硅胶管,常规消毒局部皮肤。

11）再行输液的处理：如需再次输液，取下静脉帽，消毒针栓孔，接上输液装置即可。

12）输液完毕的处理：停止输液时，硅胶管末端接上注射器，边抽吸边拔出硅胶管（边抽吸边拔管可防止残留的小血块和空气进入血管，形成血栓），局部加压数分钟，用75%乙醇消毒穿刺局部，无菌纱布覆盖。

（4）注意事项

1）操作前要先叩诊患者两侧背部肺下界，并听诊两侧呼吸音，以便在术后适时作为对照。

2）严格执行无菌操作及查对制度，预防感染及差错事故的发生。

3）准确选择穿刺点，在铺孔巾前将确定好的穿刺点及穿刺方向进行标记，避免因进针方向过度向外偏移而刺破胸膜产生气胸。

4）射管时，一定要用手压住水枪圆孔处及硅胶管末端，以免硅胶管全部射入体内。另外，射管时推注水枪活塞应迅速，使水枪内压力猛增而射出硅管，如果缓慢推注，即使水枪内的液体注完，仍不能射出硅胶管。

5）退针时，切勿来回转动针头，以防针头斜面割断硅胶管。并且在穿刺针未退出血管时，不可放开按压圆孔处的手指，防止硅胶管吸入。

6）输液过程中加强巡视，如发现硅胶管内有回血，应及时用0.4%枸橼酸钠生理盐水冲注，以免血块阻塞硅胶管。

7）每天输液前要先检查导管是否在静脉内。

8）防止硅胶管内发生凝血，每天暂停输液时，用0.4%枸橼酸钠生理盐水1~2 mL或肝素稀释液2 mL注入硅胶管进行封管。若发现硅胶管内有凝血，应用注射器将凝血块抽出，切忌将凝血块推入血管造成栓塞。

9）如输注不畅，可用急速负压抽吸，不能用力推注液体，以防将管内的凝血块冲入血管形成栓子。输液不畅可能与下列情况有关：硅胶管弯曲受压或滑出血管外；头部体位不当；固定硅胶管的线结扎过紧。出现上述情况应及时处理。

10）穿刺点上的敷料应每日更换，潮湿后要立即更换，并按正确的方法进行消毒。更换敷料时应注意观察局部的皮肤有无红肿，一旦出现红、肿、热、痛等炎症表现，应做相应的抗炎处理。

3. 经外周中心静脉置管（PICC）输液法

经外周中心静脉置管（PICC）输液法是由周围静脉穿刺置管，并将导管末端置于上腔静脉中下1/3或锁骨下静脉进行输液的方法。此法具有适应证广、创伤小、操作简单、保留时间长、并发症少的优点，常用于中、长期的静脉输液或化疗用药等，一般静脉留置导管可在血管内保留7天至1年。目前临床PICC导管大多采用硅胶材质，柔软，有弹性；导管全长可放射显影；总长度通常为65 cm，可根据患者个体需要进行修剪。常用的PICC导管有两种：一种是三向瓣膜式PICC导管，另一种是末端开放式PICC导管。三向瓣膜式PICC导管的三向瓣膜具有减少血液反流、防止空气进入的功能，穿刺成功后，根据患者个体需要进行修剪。末端开放式PICC导管可进行中心静脉压的测定，穿刺前，预先根据患者个体需要进行修剪。经外周中心静脉置管输液法主要适用于下列患者：①需要给予化疗药物等刺激性溶液的患者；②需要给予静脉营养液等高渗溶液的患者；③需要中长期静脉输液治疗的患者；④外周静脉条件差且需用药的患者。但患有严重出血性疾病、上腔静脉压迫综合征及不合作或躁动的患者；穿刺部位或附近组织有感染、皮炎、蜂窝织炎、烧伤等情况的患者；乳腺癌根治术后患者；以及预插管位置有放射性治疗史、血栓形成史、血管外科手术史或外伤者等应禁忌使用经外周中心静脉置管输液法。

(1)目的：目的除"静脉输液的目的"外，其他目的包括测量中心静脉压。

(2)用物

1)PICC穿刺套件：PICC导管，延长管，链接器，思乐扣，皮肤保护剂，肝素帽或正压接头。

2)PICC穿刺包：治疗巾3块，孔巾，止血钳或镊子2把，直剪刀，3 cm×5 cm小纱布3块，6 cm×8 cm纱布5块，大棉球6个，弯盘2个。

3)其他物品：注射盘，无菌手套2副，0.9%氯化钠溶液500 mL，20 mL注射器2个，10 cm×12 cm透明敷贴，皮肤消毒液(0.5%氯己定溶液，或75%乙醇+碘伏，或2%碘酊+75%乙醇)，抗过敏无菌胶布，皮尺、止血带。

4)视需要准备：2%利多卡因，1 mL注射器，弹力或自粘绷带。

(3)操作步骤(以三向瓣膜式导管为例)

1)评估并选择静脉：常在肘部以贵要静脉、肘正中静脉和头静脉为序选择静脉，首选右侧。

2)知情同意：向患者及家属充分告知相关事宜，并签署知情同意书。

3)摆放体位：协助患者采取平仰卧位，暴露穿刺区域，穿刺侧上肢外展与躯干呈90°。

4)确定穿刺点并测量导管预置长度及臂围：根据上臂皮肤及血管的情况选择穿刺点。皮肤完整、静脉弹性佳时易于穿刺成功。自穿刺点到右胸锁关节，向下至第3肋间隙的长度即为预置达上腔静脉的长度，如将此长度减去2 cm即为达锁骨下静脉的长度。在肘窝上9 cm处测双臂臂围并记录。

5)皮肤消毒：打开PICC穿刺包，戴无菌手套，将一块治疗巾铺于穿刺肢下。用0.5%氯己定溶液消毒3遍(或用75%乙醇和碘伏分别消毒3遍；或用2碘酊和75%乙醇分别消毒3遍)，注意消毒范围上下直径20 cm，两侧至臂缘，且每次消毒方向需与上次相反，待干。

6)建立无菌区：更换无粉无菌手套(若为有粉手套，需先将滑石粉冲干净)，铺孔巾及治疗巾，并将PICC穿刺套件及所需无菌用物置于无菌区域中。

7)预冲导管：用注射器抽吸0.9%氯化钠溶液20 mL冲洗导管，检查导管是否通畅，再将导管置于0.9%氯化钠溶液中(图11-9)。

8)系止血带：由助手协助系止血带，注意止血带的末端反向于穿刺部位。

9)穿刺：视情况可于穿刺前先由助手用2%利多卡因在穿刺部位行局部麻醉。左手绷紧皮肤，右手以15°~30°进针，见回血后立即放低穿刺针以减小穿刺角度，再推进少许，以保持插管鞘留在血管不易脱出。嘱助手松开止血带后，再用右手保持钢针针芯位置，左手单独向前推进外插管鞘，并用拇指固定，再用左手示指和中指按压并固定插管上方的静脉以减少出血，右手撤出针芯。

10)送管：将导管缓慢、匀速送入，当导管置入约15 cm即导管尖端到达患者时，嘱患者将头转向穿刺侧贴近肩部，以防止导管误入颈静脉，直至置入预定长度。

11)抽回血：用盛有0.9%氯化钠溶液的注射器抽吸回血。

12)撤出插管鞘及支撑导丝：用无菌纱布块在穿刺点上方6 cm处按压固定导管，将插管

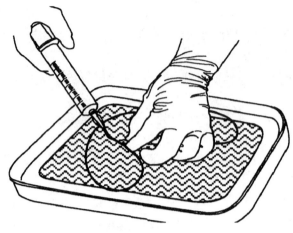

图 11-9　预冲导管

鞘从静脉管腔内撤出，远离穿刺点。将支撑导丝与导管分离，并与静脉走行相平行撤出支撑导丝。

13）修剪导管长度：用无菌生理盐水纱布清洁导管上血迹，确认置入长度后，保留体外导管 5 cm，用锋利的无菌剪刀与导管成直角，小心地剪断导管，注意勿剪出斜面与毛碴。如果留在外面的导管长度≤5 cm，应轻轻将置入的导管外拉，拉出的长度以保证剪去 1 cm 后体外导管长度达 5 cm 为度。

14）安装连接器：将减压套筒安装到导管上，再将导管与连接器相连，并确认导管推至根部，但不可出皱褶。

15）脉冲式正压封管：连接肝素帽或正压接头，再用 0.9%氯化钠溶液 20 mL 行脉冲式冲管。如为肝素帽，当 0.9%氯化钠溶液推至最后 5 mL 时，则需行正压封管，即边推边退针（冲净肝素帽）。

16）固定：用生理盐水纱布清洁穿刺点周围皮肤，然后涂以皮肤保护剂，注意勿触及穿刺点。在近穿刺点约 0.5 cm 处放好白色固定护翼，导管出皮肤处逆血管方向摆放"L"或"U"弯，使用无菌胶布横向固定连接器翼形部分，穿刺点上方放置无菌纱布块，用 10 cm×12 cm 透明敷贴无张力粘贴，用已注明穿刺日期、时间及操作者的指示胶带固定透明敷贴下缘，再用无菌脱敏胶布固定延长管（图 11-10）。

17）X 线确认：经 X 线确认导管在预置位置后即可按需要进行输液。

18）记录：操作结束后，应将相关信息记录在护理病历中，内容包括：穿刺日期、穿刺时间、操作者、导管规格和型号、所选静脉及穿刺部位、操作过程等。

19）导管的维护：穿刺后第一个 24 小时更换敷料，以后每周更换敷料 1~2 次。每次进行导管维护前，先确认导管体外长度，并询问患者有无不适。再抽回血以确定导管位置，再将回血注回静脉。注意揭敷贴时应由下至上，防止导管脱出。观察并记录导管体内外刻度。消毒时以导管为中心，直径 8~10 cm，用 0.5%氯定（洗必泰）溶液消毒 3 遍，或用 75%乙醇和聚维酮碘（碘伏）各消毒 3 遍，再覆盖透明敷贴。

20）拔管：拔管时应沿静脉走向，轻轻拔出，拔出后立即压迫止血（有出血倾向的患者，压迫止血时间要超过 20 分钟），并用无菌纱布块覆盖伤口，再用透明敷贴粘贴 24 小时，以免

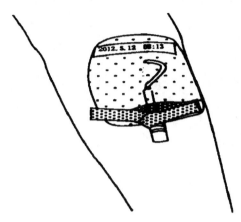

图 11-10　固定 PICC 导管

发生空气栓塞和静脉炎。并对照穿刺记录观察导管有无损伤、断裂、缺损。

（4）注意事项

1）送管时速度不宜过快，如有阻力，不能强行置入，可将导管退出少许再行置入。

2）勿将导管放置或滞留在右心房或右心室内。如导管插入过深，进入右心房或右心室，可发生心律失常；如导管质地较硬，还可能造成心肌穿孔，引起心包积液，甚至发生急性心包填塞。

3）乙醇和丙酮等物质会对导管材质造成损伤，因此当使用含该类物质的溶液清洁护理穿刺部位时，应等待其完全干燥后再加盖敷料。

4）置管后应密切观察穿刺局部有无红、肿、热、痛等症状，如出现异常，应及时测量臂围并与置管前臂围相比较。观察肿胀情况，必要时行 B 超检查。

5）置管后应指导患者：①进行适当的功能锻炼，如置管侧肢体做松握拳、屈伸等动作，以促进静脉回流，减轻水肿。但应避免置管侧上肢过度外展、旋转及屈肘运动。②勿提重物。③应尽量避免物品及躯体压迫置管侧肢体。

6）输血或血制品、抽血、输脂肪乳等高黏性药物后应立即用 0.9% 氯化钠溶液 20 mL 脉冲式冲管，不可用重力式冲管。冲管时禁止使用小于 10 mL 的注射器，勿用暴力，以免压强过大导致导管破损。

7）疑似导管移位时，应再行 X 线检查，以确定导管尖端所处位置；禁止将导管体外部分移入体内。

六、输液速度及时间的计算

在输液过程中，每毫升溶液的滴数称为该输液器的点滴系数。目前常用静脉输液器的点滴系数有 10、15、20 三种。静脉点滴的速度和时间可按下列公式计算。

已知每分钟滴数与输液总量，计算输液所需用的时间。

$$输液时间（小时）= \frac{液体总量（毫升）×点滴系数}{每分钟滴数×60（分）}$$

例如：患者需输入 1000 mL 液体，每分钟滴数为 50 滴，所用输液器的点滴系数为 15，请问需用多长时间输完？

$$输液时间（小时）=\frac{1000×15}{50×60}=5\ 小时$$

已知输入液体总量与计划所用的输液时间，计算每分钟滴数。

$$每分钟滴数=\frac{液体总量（毫升）×点滴系数}{输液时间（分钟）}$$

例如：某患者需输液体 1500 毫升，计划 10 小时输完。已知所用输液器的点滴系数为 20，求每分钟滴数？

$$每分钟滴数=\frac{1500×20}{10×60}=50（滴/分）$$

七、常见输液故障及排除方法

(一) 溶液不滴

(1)针头滑出血管外，液体注入皮下组织，可见局部肿胀并有疼痛。处理：将针头拔出，另选血管重新穿刺。

(2)针头斜面紧贴血管壁妨碍液体顺利滴入血管。处理：调整针头位置或适当变换肢体位置，直到点滴通畅为止。

(3)针头阻塞。一手捏住滴管下端输液管，另一手轻轻挤压靠近针头端的输液管，若感觉有阻力，松手又无回血，则表示针头可能已阻塞。处理：更换针头，重新选择静脉穿刺。切忌强行挤压导管或用溶液冲注针头，以免凝血块进入静脉造成栓塞。

(4)压力过低。由于输液瓶位置过低或患者肢体抬举过高或患者周围循环不良所致。处理：适当抬高输液瓶或放低肢体位置。

(5)静脉痉挛。由于穿刺肢体暴露在冷的环境中时间过长或输入的液体温度过低所致。处理：局部进行热敷以缓解痉挛。

(二) 茂菲滴管液面过高

(1)滴管侧壁有调节孔时，可先夹紧滴管上端的输液管，然后打开调节孔，待液面下降至露出液面，见到点滴时，再关闭调节孔，松开滴管上端的输液管即可。

(2)滴管侧壁没有调节孔时，可将输液瓶取下，倾斜输液瓶，使插入瓶内的针头露出液面，待滴管内液体缓缓下流至露出液面，再将输液瓶挂回输液架上继续点滴。

(三) 茂菲滴管内液面过低

(1)滴管侧壁有调节孔时，先夹紧滴管下端的输液管，然后打开调节孔，待滴管内液面升至所需高度(一般为 1/2~2/3 滴管高度)时，再关闭调节孔，松开滴管下端的输液管即可。

(2)滴管侧壁无调节孔时，可先夹紧滴管下端的输液管，用手挤压滴管，迫使输液瓶内的液体下流至滴管内，当液面升至所需高度(一般为 1/2~2/3 滴管高度)时，停止挤压，松开滴管下端的输液管即可。

（四）茂菲滴管液面自行下降

输液过程中，茂菲滴管内液面自行下降输液过程中，如果茂菲滴管内的液面自行下降，应检查滴管上端输液管与滴管的衔接是否松动、滴管有无漏气或裂隙，必要时更换输液器。

八、常见输液反应及护理

（一）发热反应

1. 原因

发热反应主要因输入致热物质引起。多由于用物清洁灭菌不彻底，输入的溶液或药物制品不纯、消毒保存不良，输液器消毒不严或被污染，输液过程中未能严格执行无菌操作技术。

2. 临床表现

发热反应多发生于输液后数分钟至 1 小时。患者表现为发冷、寒战、发热。轻者体温在38℃左右，停止输液后数小时内可自行恢复正常；严重者初起寒战，继之高热，体温可达41℃以上，并伴有头痛、恶心、呕吐、脉速等全身症状。

3. 护理

（1）预防：①输液前认真检查药液的质量，输液用具的包装及灭菌日期、有效期；②严格无菌操作。

（2）处理：①发热反应轻者，应立即减慢输液，并及时通知医生；②发热反应严重者，应立即停止输液。必要时将输液器及输注药液送检验科做细菌培养，以查找发热反应的原因；③对高热患者，应给予物理降温，严格观察生命体征的变化，必要时遵医嘱给予抗过敏药物或激素治疗。

（二）循环负荷过重反应

循环负荷过重反应也称为急性肺水肿。

1. 原因

（1）由于输液速度过快，短时间内输入过多液体，使循环血容量急剧增加，心脏负荷过重引起。

（2）患者原有心肺功能不良，尤多见于急性左心功能不全者。

2. 临床表现

患者突然出现呼吸困难、胸闷、咳嗽、咳粉红色泡沫样痰，严重时痰液可从口、鼻腔涌出。听诊肺部布满湿啰音，心率快且节律不齐。

3. 护理

（1）预防：输液过程中，密切观察患者情况，注意控制输液的速度和输液量，尤其对老年人、儿童及心肺功能不全的患者更需慎重。

（2）处理：①出现上述表现，应立即停止输液并迅速通知医生，进行紧急处理。如果病情允许，可协助患者取端坐位，双腿下垂，以减少下肢静脉回流，减轻心脏负担。同时安慰患者以减轻其紧张心理。②给予高流量氧气吸入，一般氧流量为 6~8 L/min，以提高肺泡内压力，减少肺泡内毛细血管渗出液的产生。同时湿化瓶内加入 20%~30% 的乙醇溶液，以减低肺泡内泡沫表面的张力，使泡沫破裂消散，改善气体交换，减轻缺氧症状。③遵医嘱给予镇静、平喘、强心、利尿和扩血管药物，以稳定患者紧张情绪，扩张周围血管，加速液体排出，减少回心血量，减轻心脏负荷。④必要时进行四肢轮扎。用橡胶止血带或血压计袖带适当加压四肢以阻断静脉血流，但动脉血仍可通过。每 5~10 分钟轮流放松一个肢体上的止血带，可有效地减少回心血量。待症状缓解后，逐渐解除止血带。⑤此外，静脉放血 200~300 mL 也是一种有效减少回心血量的最直接的方法，但应慎用，贫血者应禁忌采用。

(三) 静脉炎

1. 原因

(1) 主要原因是长期输注高浓度、刺激性较强的药液，或静脉内放置刺激性较强的塑料导管时间过长，引起局部静脉壁发生化学炎性反应。

(2) 也可由于在输液过程中未能严格执行无菌操作，导致局部静脉感染。

2. 临床表现

沿静脉走向出现条索状红线，局部组织发红、肿胀、灼热、疼痛，有时伴有畏寒、发热等全身症状。

3. 护理

(1) 预防：严格执行无菌技术操作，对血管壁有刺激性的药物应充分稀释后再应用，放慢点滴速度，并防止药液漏出血管外。同时，有计划地更换输液部位以保护静脉。

(2) 处理：①停止在此部位静脉输液，并将患肢抬高、制动。局部用 50% 硫酸镁或 95% 乙醇溶液行湿热敷，每日 2 次，每次 20 分钟，②超短波理疗，每日 1 次每次 15~20 分钟。③中药治疗。将如意金黄散加醋调成糊状，局部外敷，每日 2 次，具有清热、止痛、消肿的作用。④如合并感染，遵医嘱给予抗生素治疗。

(四) 空气栓塞

1. 原因

(1) 输液导管内空气未排尽；导管连接不紧，有漏气。

(2) 拔出较粗的、近胸腔的深静脉导管后，穿刺点封闭不严密。

(3) 加压输液、输血时无人守护；液体输完未及时更换药液或拔针，均有发生空气栓塞的危险。进入静脉的空气，随血流(经上腔静脉或下腔静脉)首先被带到右心房，然后进入右心室。如空气量少，则随血液被右心室压入肺动脉并分散到肺小动脉内，最后经毛细血管吸收，因而损害较小。如空气量大，空气进入右心室后阻塞在肺动脉入口，使右心室内的血液(静脉血)不能进入肺动脉，因而从机体组织回流的静脉血不能在肺内进行气体交换，引起机体严重缺氧而死亡。小气泡在肺动脉右心室空气在右心室内阻塞肺动脉入口(图 11-11)。

2. 临床表现

患者感到胸部异常不适或有胸骨后疼痛，随即发生呼吸困难和严重的发绀，并伴有濒死感。听诊心前区可闻及响亮的持续的"水泡声"。心电图呈现心肌缺血和急性肺心病的改变。

3. 护理

(1) 预防：①输液前认真检查输液器的质量，排尽输液导管内的空气。②输液过程中加强巡视，及时添加药液或更换输液瓶。输液完毕及时拔针。加压输液时应安排专人在旁守护。③拔出较粗的、近胸腔的深静脉导管后，必须立即严密封闭穿刺点。加压输液时，应专人守护。

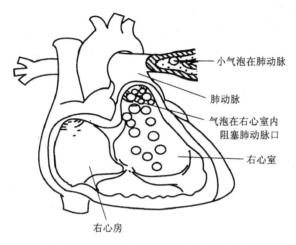

图 11-11　空气在右心室内阻塞肺动脉入口

（2）处理：①如出现上述临床表现，应立即将患者置于左侧卧位，并保持头低足高位。该体位有助于气体浮向右心室尖部，避免阻塞肺动脉入口（图 11-12）。随着心脏的舒缩，空气被血液打成泡沫，可分次小量进入肺动脉内，最后逐渐被吸收。②给予高流量氧气吸入，以提高患者的血氧浓度，纠正缺氧状态。③有条件时可使用中心静脉导管抽出空气。④严密观察患者病情变化，如有异常及时对症处理。

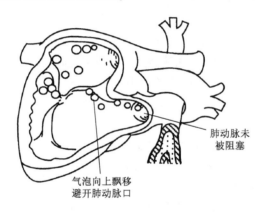

图 11-12　置患者于左侧头低足高位,使气泡避开肺动脉口

九、输液微粒污染

输液微粒是指输入液体中的非代谢性颗粒杂质，其直径一般为 1~15 μm，少数较大的输液微粒直径可达 50~300 μm。输入溶液中微粒的多少决定着液体的透明度，因此，可由此判断液体的质量。输液微粒污染是指在输液过程中，将输液微粒带入人体，对人体造成严重危害的过程。

(一)输液微粒的来源

(1)药液生产制作工艺不完善,混入异物与微粒,如水、空气、原材料的污染等。

(2)溶液瓶橡胶塞不洁净,液体存放时间过长,玻璃瓶内壁和橡胶塞被药液浸间过久,腐蚀剥脱形成输液微粒。

(3)输液器及加药用的注射器不洁净。

(4)输液环境不洁净,切割安瓿,开瓶塞、加药时反复穿刺橡胶塞导致橡胶塞撕裂等,均可导致微粒进入液体内,产生输液微粒污染。

(二)输液微粒污染的危害

输液微粒污染对机体的危害主要取决于微粒的大小、形状、化学性质以及微粒堵塞血管的部位、血流阻断的程度及人体对微粒的反应等。肺、脑、肝及肾脏等是最容易被微粒损害的部位。输液微粒污染对机体的危害包括:

(1)直接阻塞血管,引起局部供血不足,组织缺血、缺氧,甚至坏死。

(2)红细胞聚集在微粒上,形成血栓,引起血管栓塞和静脉炎。

(3)微粒进入肺毛细血管,可引起巨噬细胞增殖,包围微粒形成肺内肉芽肿,影响肺功能。

(4)引起血小板减少症和过敏反应。

(5)微粒刺激组织而产生炎症或形成肿块。

(三)防止和消除微粒污染的措施

1.制剂生产方面

严把制剂生产过程中的各个环节,如改善车间的环境卫生条件,安装空气净化装置,防止空气中悬浮的尘粒与细菌污染。严格执行制剂生产的操作规程,工作人员要穿工作服、工作鞋,戴口罩,必要时戴手套。选用优质材料,采用先进工艺,提高检验技术,确保药液质量。

2.输液操作方面

(1)采用密闭式一次性医用输液器以减少污染机会。

(2)输液前认真检查液体的质量,注意其透明度、有效期以及溶液瓶有无裂痕、瓶盖有无松动、瓶签字迹是否清晰等。

(3)净化治疗室空气。有条件者可采用超净工作台进行输液前的配液准备工作或药物的添加。

(4)在通气针头或通气管内放置空气过滤器,防止空气中的微粒进入液体中。

(5)严格执行无菌技术操作,遵守操作规程。药液应现用现配,避免污染。

(6)净化病室内空气。有条件的医院在一般病室内也安装空气净化装置,减少病原微生物和尘埃的数量,创造洁净的输液环境。

◇ 十、输液泵的应用

输液泵是机械或电子的输液控制装置,它通过作用于输液导管达到控制输液速度的目的。常用于需要严格控制输液速度和药量的情况,如应用升压药物、抗心律失常药物以及婴幼儿的静脉输液或静脉麻醉时(图 11-13)。

（一）输液泵的分类及特点

按输液泵的控制原理，可将输液泵分为活塞型注射泵与蠕动滚压型输液泵两种，后者又可以分为容积控制型(mL/h)和滴数控制型(滴/分)两种。

1. 活塞型注射泵

其特点是输注药液流速平稳、均衡、精确，速率调节幅度为 0.1 mL/h，而且体积小、充电系统好、便于携带，便于急救中使用。多用于危重患者、心血管疾病患者及患儿的治疗和抢救。也应用于注入需避光的或半衰期极短的药物。

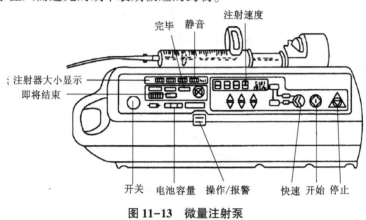

图 11-13　微量注射泵

2. 输液泵

（1）容积控制型输液泵：只测定实际输入的液体量，不受溶液的浓度、黏度及导管内径的影响，输注剂量准确。速率调节幅度为 1 mL/h，速率控制范围为 1~90 mL/h，实际工作中只需选择所需输液的总量及每小时的速率，输液泵便会自动按设定方式工作，并能自动进行各参数的监控。

（2）滴数控制型输液泵：利用控制输液的滴数调整输入的液体量，可以准确计算滴数，但因滴数的大小受输注溶液的黏度、导管内径的影响，故输入液量不够精确。

（二）输液泵的使用方法

输液泵的种类很多，其主要结构与功能大致相同。简单介绍输液泵的使用方法。

（1）将输液泵固定在输液架上。

（2）接通电源，打开电源开关。

（3）按常规排尽输液管内的空气。

（4）打开"泵门"，将输液管呈"S"形放置在输液泵的管道槽中，关闭"泵门"。

（5）设定每毫升滴数以及输液量限制。

（6）按常规穿刺静脉后，将输液针与输液泵连接。

（7）确认输液泵设置无误后，按压"开始/停止"键，启动输液。

（8）输液接近完毕时，"输液量显示键"闪烁，提示输液结束。

（9）输液结束时，再次按压"开始/停止"键，停止输液。

（10）按压"开关"键，关闭输液泵，打开"泵门"，取出输液管。

(三)使用输液泵的注意事项

(1)护士应了解输液泵的工作原理,熟练掌握其使用方法。

(2)在使用输液泵控制输液的过程中,护士应加强巡视。如输液泵出现报警应查找可能的原因,如有气泡输液管堵塞或输液结束等,给予及时的处理。

(3)对患者进行正确的指导:

1)告知患者,在护士不在场的情况下,一旦输液泵出现报警,应及时打信号灯求助护士,以使及时处理出现的问题。

2)患者、家属不要随意搬动输液泵,防止输液泵电源线因牵拉而脱落。

3)患者输液侧肢体不要剧烈活动,防止输液管道被牵拉脱出。

4)告知患者,输液泵内有蓄电池,患者如需如厕,可以打信号灯请护士帮忙时拔掉电源线,返回后再重新插好。

第二节　静脉输血

静脉输血是将全血或成分血如血浆、红细胞、白细胞或血小板等通过静脉输入体内的方法。输血是急救和治疗疾病的重要措施之一,在临床上广泛应用。近年来,输血理论与技术发展迅速,无论是在血液的保存与管理、血液成分的分离还是在献血员的检测以及输血器材的改进等方面,都取得了明显的进步,为临床安全、有效、节约用血提供了保障。

◆ 一、静脉输血的目的及原则

(一)输血的目的

(1)补充血容量。增加有效循环血量,改善心肌功能和全身血液灌流,提升血压增加心排出量,促进循环。用于失血、失液引起的血容量减少或休克患者。

(2)纠正贫血。增加血红蛋白含量,促进携氧功能。用于血液系统疾病引起的严重贫血和某些慢性消耗性疾病的患者。

(3)补充血浆蛋白。增加蛋白质,改善营养状态,维持血浆胶体渗透压,减少渗出和水肿,保持有效循环血量。用于低蛋白血症以及大出血、大手术的患者。

(4)补充各种凝血因子和血小板,改善凝血功能,有助于止血。用于凝血功能障碍(如血友病)及大出血的患者。

(5)补充抗体、补体等血液成分增强机体免疫力,提高机体抗感染的能力,用于严重感染的患者。

(6)排除有害物质,改善组织器官的缺氧状况,用于一氧化碳、苯酚等化学物质中毒。因为上述物质中毒时,血红蛋白失去了运氧能力或不能释放氧气以供机体组织利用。此外,溶血性输血反应及重症新生儿溶血病时,可采用换血法;也可采用换血浆法以达到排除血浆中的自身抗体的目的。

(二)静脉输血的原则

(1)输血前必须做血型鉴定及交叉配血试验。

(2)无论是输全血还是输成分血,均应选用同型血液输注。但在紧急情况下,如无同型血,可用 O 型血输给患者。AB 型血的患者除可接受 O 型血外,还可以接受其他异型血型的血(A 型血和 B 型血),但要求直接交叉配血试验阴性(不凝集),而间接交叉试验可以阳性(凝集)。因为输入的量少,输入的血清中的抗体可被受血者体内大量的血浆稀释,而不足以引起受血者的红细胞的凝集,故不出现反应,因此,在这种特殊情况下,必须一次只能输入少量血,一般最多不超过 400 mL。

(3)患者如果需要再次输血,放慢输入速度,则必须重新做交叉配血试验,以排除机体已产生抗体的情况。

二、血液制品的种类

(一)全血

全血指采集的血液未经任何加工而全部保存备用的血液。全血可分为新鲜血和库存血两类。

(1)新鲜血:指在 4℃ 常用抗凝保养液中保存 1 周的血液,它基本上保留了血液的所有成分,可以补充各种血细胞、凝血因子和血小板。主要适用于血液病患者。

(2)库存血:库存血在 4℃ 环境下可以保存 2~3 周。库存血用于血液病患者虽含有血液的所有成分,但其有效成分随保存时间的延长而发生变化。其中白细胞、血小板和凝血酶原等成分破坏较多。含保存液的血液 pH 为 7.0~7.25,随着保存时间延长,葡萄糖分解,乳酸增高,pH 逐渐下降。此外,由于红、白细胞逐渐破坏,细胞内钾离子外溢,使血浆钾离子浓度升高,酸性增强。因此,大量输注库存血可以导致酸中毒和高血钾的发生。库存血主要适用于各种原因引起的大出血。

(二)成分血

1. 血浆

是全血经分离后所得到的液体部分。主要成分是血浆蛋白,不含血细胞,无凝集原。无需做血型鉴定和交叉配血试验,可用于补充血容量、蛋白质和凝血因子。血浆可分为以下四种:

(1)新鲜血浆:含所有凝血因子,适用于凝血因子缺乏的患者。

(2)保存血浆:适用于血容量及血浆蛋白较低的患者。

(3)冰冻血浆:在 -30℃ 的环境下保存,有效期为 1 年,使用前需将其放在 37℃ 的温水中融化,并于 6 小时内输入。

(4)干燥血浆:是将冰冻血浆放在真空装置下加以干燥制成的,有效期为 5 年,使用时可加适量的等渗盐水或 0.1% 枸橼酸钠溶液溶解。

2. 红细胞

可增加血液的携氧能力,用于贫血、失血多的手术或疾病,也可用于心功能衰竭的患者补充红细胞,以避免心脏负荷过重。一般以 100 mL 为一个单位,每个单位红细胞可以增加血球容积约 4%。红细胞包括以下三种：

(1)浓缩红细胞：是新鲜血经离心或沉淀去除血浆后的剩余部分。适用于携氧功能缺陷和血容量正常的贫血患者。

(2)洗涤红细胞：红细胞经生理盐水洗涤数次后，再加适量生理盐水，含抗体物质少，适用于器官移植术后患者及免疫性溶血性贫血患者。

(3)红细胞悬液：提取血浆后的红细胞加入等量红细胞保养液制成。适用于急救及中小手术者。

3. 白细胞浓缩悬液

新鲜全血离心后取其白膜层的白细胞，于 4℃ 环境下保存，48 小时内有效。新鲜全血离心后如添加羟乙基淀粉注射液，可增加粒细胞的获得率。用于粒细胞缺乏伴严重感染的患者。

4. 血小板浓缩悬液

全血离心所得，2℃ 环境下保存，24 小时内有效。用于血小板减少或功能障碍性出血的患者。

5. 各种凝血制剂

可有针对性地补充某些凝血因子的缺乏，如凝血酶原复合物等，适用于各种原因引起的凝血因子缺乏的出血性疾病。

(三) 其他血液制品

1. 白蛋白制剂：从血浆中提纯而得，能提高机体血浆蛋白及胶体渗透压。临床上常用 5% 的白蛋白制剂，用于治疗由各种原因引起的低蛋白血症的患者，如外伤、肝硬化、肾病及烧伤等。

2. 纤维蛋白原：适用于纤维蛋白缺乏症和弥散性血管内凝血(DIC)患者。

3. 抗血友病球蛋白浓缩剂：适用于血友病患者。

三、静脉输血的适应证与禁忌证

(一) 静脉输血的适应证

(1)各种原因引起的大出血：为静脉输血的主要适应证。一次出血量<500 mL 时，机体可自我代偿，不必输血。失血量在 500~800 mL 时，需要立即输血，一般首选晶体溶液、胶体溶液或少量血浆增量剂输注。失血量>1000 mL 时，应及时补充全血或血液成分。值得注意的是，血或血浆不宜用做扩容剂，晶体结合胶体液扩容是治疗失血性休克的主要方案。血容量补足之后，输血目的是提高血液的携氧能力，此时应首选红细胞制品。

(2)贫血或低蛋白血症：输注浓缩红细胞、血浆、白蛋白。

(3)严重感染：输入新鲜血以补充抗体和补体，切忌使用库存血。

(4)凝血功能障碍：输注相关血液成分。

(二) 静脉输血的禁忌证

静脉输血的禁忌证包括：急性肺水肿、充血性心力衰竭、肺栓塞、恶性高血压、真性红细胞增多症、肾功能极度衰竭及对输血有变态反应者。

四、血型及交叉配血试验

(一) 血型与红细胞凝集

血型通常是指红细胞膜上特异性抗原的类型。若将血型不相容的两个人的血液滴加在载玻片上并使之混合,则红细胞可凝集成簇,这个现象称为红细胞凝集。在补体的作用下,凝集的红细胞破裂,发生溶血。当输入与患者血型不相容的血液时,其血管内可发生红细胞凝集和溶血反应,甚至可危及患者的生命。红细胞凝集的实质是抗原抗体反应。由于红细胞膜上的特异性抗原(一些特异蛋白质或糖脂)能促使红细胞凝集,在凝血反应中起抗原作用,故又称为凝集原。能与红细胞膜上的凝集原起反应的特异性抗体则称为凝集素,凝集素为 γ 球蛋白,存在于血浆中。

根据红细胞所含的凝集原不同,可把人的血型分成若干类型。迄今为止,世界上已经发现了 25 个不同的红细胞血型系统,然而与临床关系最密切的是 ABO 血统和 Rh 血型系统。

1. ABO 血型系统

人的红细胞内含有 A、B 两种类型的凝集原,根据 ABO 血型系统和 Rh 血型系统胞内所含凝集原的不同,将人的血液分为 A、B、AB、O 四型。红细胞膜上仅含有 A 凝集原者,为 A 型血;仅含 B 凝集原者,为 B 型血;同时含 A、B 两种凝集原者,为 AB 型血;既不含 A 也不含 B 凝集原者,为 O 型血。不同血型的人的血清中含有不同的抗体,但不会含有与自身红细胞抗原相应的抗体。在 A 型血者的血清中只含有抗 B 抗体(凝集素);B 型血者的血清中只含有抗 A 抗体(凝集素);O 型血者的血清中含有抗 A 和抗 B 两种抗体(凝集素);而 AB 型血者的血清中不含抗体(凝集素),这也是 AB 型血的人可以接受任何血型的血液的原因。

血型系统的抗体包括天然抗体和免疫性抗体两类。ABO 血型系统存在天然抗体。新生儿的血液尚无 ABO 血型系统的抗体,出生后 2~8 个月开始产生,8~10 岁时达高峰。天然抗体多属 IgM,分子量大,不能通过胎盘。因此,血型与胎儿血型不合的孕妇,体内的天然 ABO 血型抗体一般不能通过胎盘到达胎儿体内,不会使胎儿的红细胞发生凝集破坏。免疫性抗体是机体接受了自身所不存在的红细胞抗原的刺激而产生的。免疫性抗体属于 IgG 抗体,分子量小,能够通过胎盘进入胎儿体内。因此,若母体过去因外源性 A 或 B 抗原进入体内而产生免疫性抗体则与胎儿 ABO 血型不合的孕妇可因母体内免疫性血型抗体进入胎儿体内而引起胎儿红细胞的破坏,发生新生儿溶血病。

2. Rh 血型系统

(1) Rh 血型系统的抗原与分型:人类红细胞除含有 A、B 抗原外,还有 C、c、D、d、E、e 六种抗原。其中 D 抗原的抗原性最强,故凡红细胞含有 D 抗原者称为 Rh 阳性。汉族人中 99% 为 Rh 阳性,1% 为 Rh 阴性。Rh 阴性的人输入 Rh 阳性血液,或 Rh 阳性胎儿的红细胞从胎盘进入了 Rh 阴性的母体,就会使 Rh 阴性者产生抗 Rh 抗体,当再次输入 Rh 阳性血液时,就会出现不同程度的溶血反应。

(2) Rh 血型系统的分布:在我国各族人群中,汉族和其他大部分民族的人阳性者约为 99%,Rh 阴性者仅占 1% 左右。在有些民族的人群中,Rh 阴性多,如塔塔尔族为 15.8%,苗族为 12.3%,布依族和乌孜别克族为 8.7%。在这些民族居住的地区,血型的问题应受到特别重视。

（3）Rh 血型的特点及临床意义：与 ABC 血型系统不同，人的血清中不存在抗 Rh 的天然抗体，只有当 Rh 阴性者在接受 Rh 阳性者的血液后，才会通过体液性免疫产生抗 Rh 的免疫性抗体，通常于输血后 2~4 个月血清中抗 Rh 的抗体水平达到高峰。因此，Rh 阴性的受血者在第一次接受 Rh 阳性血液的输血后，一般不产生明显的输血反应，但在第二次或多次再输入 Rh 阳性的血液时，即可发生抗原抗体反应，输入的红细胞会被破坏而发生溶血。

（二）血型鉴定和交叉配血试验

为避免输入不相容的红细胞，献血者与受血者之间必须进行血型鉴定和交叉配血试验。血型鉴定主要是鉴定 ABO 血型和 Rh 因子，交叉配血试验是检验其他次要的抗原与其相应抗体的反应情况。

1. 血型鉴定（blood grouping）

（1）ABO 血型鉴定：通常是采用已知的抗 A、抗 B 血清来检测红细胞的抗原并确定血型。若被检血液在抗 A 血清中发生凝集，而在抗 B 血清中不发生凝集，说明被检血液为 A 型；若被检血液在抗 B 血清中发生凝集，而在抗 A 血清中不发生凝集，说明被检血液为 B 型；若被检血液在抗 A 血清和抗 B 血清中均凝集，说明被检血液为 AB 型；若被检血液在抗 A 血清和抗 B 血清中均不凝集，则被检血液为 O 型。ABO 血型也可以采用正常人的 A 型和 B 型红细胞作为指示红细胞，检查血清中的抗体来确定血型。

（2）Rh 血型鉴定：Rh 血型主要是用抗 D 血清来鉴定。若受检者的红细胞遇抗 D 血清后发生凝集，则受检者为 Rh 阳性；若受检者的红细胞不发生凝聚，则受检者为 Rh 阴性。。

2. 交叉配血试验

为了确保输血安全，输血前除做血型鉴定外，还必须做交叉配血试验，其目的是检查两者之间有无不相容抗体。交叉配血试验包括直接交叉配血试验和间接交叉配血试验。

（1）直接交叉配血试验：用受血者血清和供血者红细胞进行配合试验，检查受血者血清中有无破坏供血者红细胞的抗体。检验结果要求绝对不可以有凝集或溶血现象。

（2）间接交叉配血试验：用供血者血清和受血者红细胞进行配合试验，检查供血者血清中有无破坏受血者红细胞的抗体。如果直接交叉和间接交叉试验结果都没有凝集反应，即交叉配血试验阴性，为配血相合，方可进行输血。

五、静脉输血的方法

（一）输血前的准备

1. 备血

根据医嘱认真填写输血申请单，并抽取患者静脉血标本 2 mL，将血标本和输血申请单一起送血库作血型鉴定和交叉配血试验。采血时禁止同时采集两个患者的血标本，以免发生混淆。

2. 取血

根据输血医嘱，护士凭取血单到血库取血，并和血库人员共同认真做好"三查八对"。三查：查血液的有效期（采血日期）、血液的质量以及血液的包装（输血装置）是否完好。八对：对姓名、床号、住院号、血袋（瓶）号（储血号）、血型、交叉配血试验的结果、血液的种类、血量。核对完毕，确认血液没有过期，血袋完整无破漏或裂缝，血液分为明显的两层(上层为浅黄色的血浆，下层为暗红色的红细胞，两者边界清楚，无红细胞溶解)，血液无变色、浑浊，无血凝块、气泡或其他异常物质，护士在交叉配血试验单上签字后方可提血。

3. 取血后注意事项

血液自血库取出后，勿剧烈振荡，以免红细胞破坏而引起溶血。库存血不能加温，以免血浆蛋白凝固变性而引起不良反应。如为库存血需在室温下放置15~20分钟后再输入。

4. 核对

输血前，需与另一个护士再次进行核对，确定无误并检查血液无凝块后方可输血。

5. 知情同意

输血前，应先取得患者的理解并征求患者的同意，签署知情同意书。

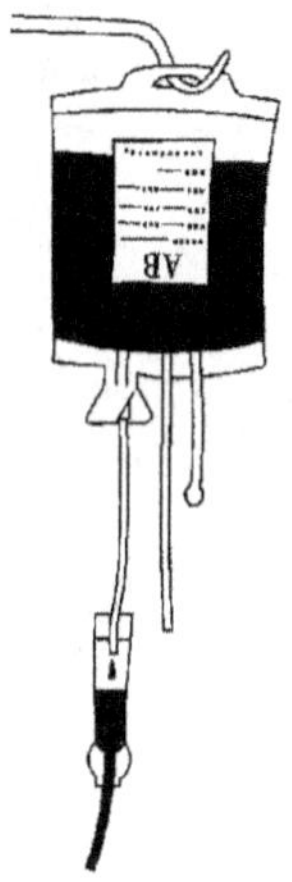

图 11-14 输血器插入血袋内

(二)输血法

目前临床均采用密闭式输血法，密闭式输血法有间接静脉输液法和直接静脉输液法两种。

【目的】详见输血的目的。

【操作前准备】

(1)评估患者并解释

1)评估：①患者的病情、治疗情况(作为合理输血的依据)；②血型、输血史及过敏史(作为输血时查对及用药的参考)；③心理状态及对输血相关知识的了解程度(为心理护理及健康教育提供依据)；④穿刺部位皮肤、血管状况：根据病情、输血量、年龄选择静脉，并避开破损、发红、硬结、皮疹等部位的血管。一般采用四肢浅静脉急症输血时多采用肘部静脉，周围循环衰竭时，可采用颈外静脉或锁骨下静脉。

2)解释：向患者及家属解释输血的目的、方法、注意事项及配合要点。

(2)患者准备

1)了解输血的目的、方法、注意事项和配合要点。

2)采血标本以验血型和做交叉配血试验。

3)签写知情同意书。

4)排空大小便，取舒适卧位。

(3)护士准备：护士应衣帽整洁、修剪指甲、洗手、戴口罩。

(4)用物准备

1)间接静脉输血法：同密闭式输液法，仅将一次性输液器换为一次性输血器(滴管内有滤网，可去除大的细胞碎屑和纤维蛋白等微粒，而血细胞、血浆等均能通过滤网)；静脉穿刺针头为 9 号针头。

2)直接静脉输血法:同静脉注射,另备 50 mL 注射器及针头数个(根据输多少而定)、3.8%枸橼酸钠溶液、血压计袖带。

3)生理盐水、血液制品(根据医嘱准备)、一次性手套。

(5)环境准备:整洁、安静、舒适、安全。

【操作步骤】

1. 间接输血法

间接输血法是将血液制品按密闭式静脉输液法输给患者的方法(表 11-3)。

表 11-3　密闭式间接静脉输血法

操作流程	操作步骤	操作要领
1~7	同头皮针密闭式周围静脉输液法	
8. 二次核对	将用物携至患者床旁,与另一位护士一起再次核对和检查,按取血时的"三查八对"内容逐项进行核对和检查,确保无误	● 严格执行查对制度,避免差错事故的发生
9. 摇匀血液	以手腕旋转动作将血袋内的血液轻轻摇匀	● 避免剧烈震荡,以防止红细胞破坏
10. 消毒输血	戴手套,打开储血袋封口,常规消毒或用安尔碘消毒开口处塑料管,将输血器针头从生理盐水瓶上拔下,插入已经消毒的血袋开口处的塑料管,缓慢挂血袋于输液架上(图 11-14)	● 戴手套是为了医务人员自身的保护
11. 再次查对	核对患者的床号、姓名、住院号、血袋(瓶)号(储血号)、血型、交叉配血试验的结果、血液的种类、血量	
12. 调节滴速	开始输入时速度宜慢,如无不良反应后再根据病情及年龄调节滴数	● 开始滴速不要超过 20 滴/分,成人一般 40~60 滴/分
13. 整理记录	(1)安置卧位:撤去治疗巾,取出止血带和小垫枕,整理床单位,协助患者取舒适卧位; (2)将呼叫器放于患者易取处; (3)整理用物,洗手; (4)记录	● 告知患者如有不适及时使用呼叫器通知 ● 在输血卡上记录输血的时间、滴速、患者的全身及局部情况,并签全名

续表11-3

操作流程	操作步骤	操作要领
14.续血方式	如果需要输入2袋以上的血液时,应在上一袋血液即将滴尽时,常规消毒或用安尔碘消毒生理盐水瓶塞,然后将针头从储血袋中拔出,插入生理盐水瓶中,输入少量生理盐水,然后再按与第一袋血相同的方法连接血袋继续输血,如为双插头血袋,则用锁扣锁住,然后将针头从储血袋中拔出,插入生理盐水瓶(或用止血钳夹住输血通路),打开生理盐水瓶,输入少量生理盐水,直至输血器内的血液全部输入体内,拔针或更换另一袋血液继续输入。输完血的血袋要保留,以备出现输血反应时查找原因	● 两袋血之间用生理盐水冲洗是为了避免两袋血之间发生输血反应,用安尔碘消毒生理盐水瓶塞
15.输血完毕	(1)用上述方法继续滴入生理盐水,直到将输血器内的血液全部输入体内再拔针。 (2)拔针方式同密闭式输液法。 (3)输血袋及输血器的处理:输血完毕后,用剪刀将输血器针头剪下放入锐器收集盒中;将输血管道放入医用垃圾桶中;将输血袋送至输血科保留24小时,以备患者在输血后发生输血反应时查找原因	● 最后滴入生理盐水是保证输血器内的血液全部输入体内,保证输血量准确 ● 避免针刺伤
16.整理记录	(1)协助患者取舒适卧位; (3)整理床单位,清理用物; (4)洗手,做好记录	● 记录输血时间、种类、血量、血型、血袋号、有无输血反应

2. 直接输血法

直接输血法是将供血者的血液抽出后立即输给患者的方法,适用于无库存血而患者又急需输血及幼儿的少量输血时(表11-4)。

表 11-4　直接静脉输血法

操作流程	操作步骤	操作要领
1.准备卧位	请供血者和患者分别卧于相临的两张床上,露出各自供血或受血的一侧肢体	● 方便操作
2.认真核对	核对供血者和患者的姓名、血型及交叉配血结果	● 严格执行查对制度,避免差错事故发生

续表11-4

操作流程	操作步骤	操作要领
3. 抽抗凝剂	用备好的注射器抽取一定量的抗凝剂	• 避免抽出的血液凝固，一般 50 mL 血中需加入 3.8%枸橼酸钠溶液 5 mL
4. 抽、输血液	(1)将血压计袖带于供血者上臂并充气。 (2)选择穿刺静脉，常规消毒皮肤，一般选择粗大静脉，常用肘正中静脉。 (3)用加入抗凝剂的注射器抽取供血者的血液，然后立即行静脉注射将抽出的血液输给患者	• 使静脉充盈，易于操作，压力维持在 13.3kPa(100 mmHg)左右 • 抽输血液时需三人配合：一人抽血，一人传递，另一人输注，如此连续进行 • 从供血者血管内抽血时不可过急过快，并注意观察其面色、血压等变化，并询问有无不适 • 推注速度不可过快，随时观察患者的反应，连续抽血时，不必拔出针头，只需更换注射器，在抽血间期放松袖带，并用手指压迫穿刺部位前端静脉，以减少出血
5. 拔针按压	输血完毕，拔出针头，用无菌纱布块按压穿刺点至无出血，方式同密闭式静脉输液	
6. 整理记录	(1)协助患者取舒适卧位； (3)整理床单位，清理用物； (4)洗手，做好记录	• 记录输血时间、种类、血量、血型、血袋号、有无输血反应

【注意事项】

(1)在取血和输血过程中，要严格执行无菌操作及查对制度。在输血前，一定要由两名护士根据需查对的项目再次进行查对，避免差错事故的发生。

(2)输血前后及两袋血之间需要滴注少量生理盐水，以防发生不良反应。

(3)血液内不可随意加入其他药品，如钙剂、酸性及碱性药品、高渗或低渗液体，以防血液凝集或溶解。

(4)输血过程中，一定要加强巡视，观察有无输血反应的征象，并询问患者有无任何不适反应。一旦出现输血反应，应立刻停止输血，并按输血反应进行处理(详见本节的常见输血反应及护理)。

(5)严格掌握输血速度，对年老体弱、严重贫血、心衰患者应谨慎，滴速宜慢。

(6)输完的血袋送回输血科保留 24 小时，以备患者在输血后发生输血反应时检查分析原因。

【健康教育】

(1)向患者说明输血速度调节的依据，告知患者勿擅自调节滴数。

(2)向患者介绍常见输血反应的症状和防治方法。并告知患者，一旦出现不适症状，应及时使用呼叫器。

(3)向患者介绍输血的适应证和禁忌证。

(4)向患者介绍有关血型的知识及做血型鉴定及交叉配血试验的意义。

六、自体输血和成分输血

(一)自体输血

自体输血是指术前采集患者体内血液或手术中收集自体失血经过洗涤、加工，在术后或需要时再输回给患者本人的方法，即回输自体血。自体输血是最安全的输血方法。

1. 优点

(1)无需做血型鉴定和交叉配血试验，不会产生免疫反应，避免了抗原抗体反应所致的溶血、发热和过敏反应。

(2)节省血源。

(3)避免了因输血而引起的疾病传播。

2. 适应证与禁忌证

(1)适应证：①胸腔或腹腔内出血，如脾破裂、异位妊娠破裂出血者；②估计出血量在1000 mL 以上的大手术，如肝叶切除术；③手术后引流血液回输，一般仅能回输术后 6 小时内的引流血液；④体外循环或深低温下进行心内直视手术；⑤患者血型特殊，难以找到供血者时。

(2)禁忌证：①胸腹腔开放性损伤达 4 小时以上者；②凝血因子缺乏者；③合并心脏病、阻塞性肺部疾患或原有贫血的患者；④血液在术中受胃肠道内容物污染；⑤血液可能受癌细胞污染者；⑥有脓毒血症和菌血症者。

3. 自体输血有三种形式

(1)术前预存自体血：对符合条件的择期手术的患者，在术前抽取患者的血液，并将其放于血库在低温下保存，待手术时再输还给患者。一般于手术前 3~5 周开始，每周或隔周采血一次，直至手术前 3 天为止，以利机体应对因采血引起的失血，使血浆蛋白恢复正常水平。

(2)术前稀释血液回输：于手术日手术开始前采集患者血液，并同时自静脉输入等量的晶体或胶体溶液，使患者的血容量保持不变，并降低了血中的红细胞压积，使血液处于稀释状态，减少了术中红细胞的损失，所采集的血液在术中或术后输给患者。

(3)术中失血回输：在手术中收集患者血液，采用自体输血装置，抗凝和过滤后再将血液回输给患者。多用于脾破裂、输卵管破裂，血液流入腹腔 6 小时内无污染或无凝血者。自体失血回输的总量应限制在 3500 mL 以内，大量回输自体血时，应适当补充新鲜血浆和血小板。

(二)成分输血

1. 成分输血的概念

成分输血是指输入血液的某种成分。它是根据患者的需要，使用血液分离技术，将新鲜血液快速分离成各种成分，然后根据患者需要，输入一种或多种成分。由于患者很少需要输入血液的所有成分，因此只输入其身体所需要的血液成分是十分有意义的。这种疗法又称"血液成分疗法"，起到一血多用、减少输血反应的作用。通常一份血可以分离出一种或多种成分，输给不同的患者，而一个患者可接受来自不同供血者的同一成分，这样可以发挥更大的临床治疗作用。随着现代科学技术的发展，根据血液各种成分的不同比重，将其分离提纯已变得很容易。多数情况下，患者输入所需的特定成分血比输入全血更合适。特定的成分血如红细胞、血小板、血浆、白细胞、白蛋白和凝血制剂等常被用于血液中缺乏这些成分的患者。这种现代输血技术，无论从医学生理学理论或从免疫学角度均体现出极大的优越性，是输血领域中的新进展。

2. 成分输血的特点

(1)成分血中单一成分少而浓度高，除红细胞制品以每袋 100 mL 为一单位外，其余制品如白细胞、血小板凝血因子等每袋规格均以 25 mL 为一单位。

(2)成分输血每次输入量为 200~300，即需要 8~12 单位(袋)的成分血，意味着一次给患者输入 8~12 位供血者的血液。

3. 成分输血的注意事项

(1)某些成分血，如白细胞、血小板等(红细胞除外)，存活期短，为确保成分输血的效果，以新鲜血为宜，且必须在 24 小时内输入体内(从采血开始计时)。

(2)除血浆和白蛋白制剂外，其他各种成分血在输入前均需进行交叉配血试验。

(3)成分输血时，由于一次输入多个供血者的成分血，因此在输血前应根据医嘱给予患者抗过敏药物，以减少过敏反应的发生。

(4)由于一袋成分血液只有 25 mL，几分钟即可输完，故成分输血时，护士应全程守护在患者身边，进行严密的监护，不能擅自离开患者，以免发生危险。

(5)如患者在输成分血的同时，还需输全血，则应先输成分血，后输全血，以保证成分血能发挥最好的效果。

◇ 七、常见输血反应及护理

输血是具有一定危险性的治疗措施，会引起输血反应，严重者可以危及患者的生命。因此，为了保证患者的安全，在输血过程中，护士必须严密观察患者，及时发现输血反应的征象，并积极采取有效的措施处理各种输血反应。

(一)发热反应

发热反应是输血反应中最常见的。

1. 原因

(1)由致热原引起，如血液、保养液或输血用具被致热原污染。

(2)多次输血后，受血者血液中产生白细胞和血小板抗体，当再次输血时，受血者体内产生的抗体与供血者的白细胞和血小板发生免疫反应，引起发热。

（3）输血时没有严格遵守无菌操作原则，造成污染。

2. 临床表现

发热反应可发生在输血过程中或输血后 1~2 小时内，患者先有发冷、寒战，继之出现高热，体温可达 38~41℃，可伴有皮肤潮红、头痛、恶心、呕吐、肌肉酸痛等全身症状，一般不伴有血压下降。发热持续时间不等，轻者持续 1~2 小时即可缓解，缓解后体温逐渐降至正常。

3. 护理

（1）预防：严格管理血库保养液和输血用具，有效预防致热原污染，严格执行无菌操作。

（2）处理：①反应轻者减慢输血速度，症状可以自行缓解；②反应重者应立即停止输血，密切观察生命体征，给予对症处理（发冷者注意保暖、高热者给予物理降温），并及时通知医生；③必要时遵医嘱给予解热镇痛药和抗过敏药，如异丙嗪或肾上腺皮质激素等；④将输血器、剩余血连同贮血袋一并送检。

（二）过敏反应

1. 原因

（1）患者为过敏体质，对某些物质易引起过敏反应。输入血液中的异体蛋白质与患者机体的蛋白质结合形成全抗原而使机体致敏。

（2）输入的血液中含有致敏物质，如供血者在采血前服用过可致敏的药物或进食了可致敏的食物。

（3）多次输血的患者，体内可产生过敏性抗体，当再次输血时，抗原抗体相互作用而发生输血发应。

（4）供血者血液中的变态反应性抗体随血液传给受血者，一旦与相应的抗原接触，即可发生过敏反应。

2. 临床表现

过敏反应大多发生在输血后期或即将结束输血时，其程度轻重不一，通常与症状出现的早晚有关。症状出现越早，反应越严重。

（1）轻度反应：输血后出现皮肤瘙痒，局部或全身出现荨麻疹。

（2）中度反应：出现血管神经性水肿，多见于颜面部，表现为眼睑、口唇高度水肿。也可发生喉头水肿，表现为呼吸困难，两肺可闻及哮鸣音。

（3）重度反应：发生过敏性休克。

3. 护理

（1）预防：①正确管理血液和血制品；②选用无过敏史的供血者；③供血者在采血前 4 h 内不宜吃高蛋白和高脂肪的食物，宜用清淡饮食或饮糖水，以免血中含有过敏物质；③对有过敏史的患者，输血前根据医嘱给予抗过敏药物。

（2）处理：根据过敏反应的程度给予对症处理。①轻度过敏反应，减慢输血速度，给予抗过敏药物，如苯海拉明、异丙嗪或地塞米松，用药后症状可缓解；②中重度过敏反应，应立即停止输血，通知医生，根据医嘱皮下注射 1：1000 肾上腺素 0.5~1 mL 或静脉滴注氢化可的松或地塞米松等抗过敏药物；③呼吸困难者给予氧气吸入，严重喉头水肿者行气管切开；④循环衰竭者给予抗休克治疗；⑤监测生命体征变化。

(三)溶血反应

溶血反应是受血者或供血者的红细胞发生异常破坏或溶解引起的一系列临床症状。溶血反应是最严重的输血反应,分为血管内溶血和血管外溶血。

1. 血管内溶血

(1)原因:①输入了异型血液:供血者和受血者血型不符而造成血管内溶血反应发生快,一般输入 10~15 mL 血液即可出现症状,后果严重;②输入了变质的血液:输血前红细胞已经被破坏溶解,如血液贮存过久、保存温度过高、血液被剧烈震荡或被细菌污染、血液内加入高渗或低渗溶液或影响 pH 的药物等,均可导致红细胞破坏溶解。

(2)临床表现:轻重不一,轻者与发热反应相似,重者在输入 10~15 mL 血液时即可出现症状,病死率高。通常可将溶血反应的临床表现分为以下三个阶段。第一阶段:受血者血清中的凝集素与输入血中红细胞表面的凝集原发生凝集反应,使红细胞凝集成团,阻塞部分小血管。患者出现头部胀痛,面部潮红,恶心呕吐,心前区压迫感,四肢麻木,腰背部剧烈疼痛等反应。第二阶段:凝集的红细胞发生溶解,大量血红蛋白释放到血浆中出现黄疸和血红蛋白尿(尿呈酱油色),同时伴有寒战、高热,呼吸困难、发绀和血压下降等。第三阶段:一方面,大量血红蛋白从血浆进入肾小管,遇酸性物质后形成结晶阻塞肾小管。另一方面,由于抗原、抗体的相互作用,又可引起肾小管内皮缺血、缺氧而坏死脱落,进一步加重了肾小管阻塞,导致急性肾衰竭,表现为少尿或无尿,管型尿和蛋白尿,高钾血症、酸中毒,严重者可致死亡。

(3)护理

1)预防:①认真做好血型鉴定与交叉配血试验;②输血前认真查对,杜绝差错事故的发生;③严格遵守血液保存规则,不可使用变质血液。

2)处理:一旦发生输血反应,应进行以下处理:①立即停止输血,并通知医生。②给予氧气吸入,建立静脉通道,遵医嘱给予升压药或其他药物治疗。③将剩余血、患者血标本和尿标本送化验室进行检验。④双侧腰部封闭,并用热水袋热敷双侧肾区,解除肾小管痉挛,保护肾脏。⑤碱化尿液:静脉注射碳酸氢钠,增加血红蛋白在尿液中的溶解度,减少沉淀,避免阻塞肾小管。⑥严密观察生命体征和尿量:插入导尿管,检测每小时尿量,并做好记录。若发生肾衰竭,行腹膜透析或血液透析治疗。⑦若出现休克症状,应进行抗休克治疗。⑧心理护理:安慰患者,消除其紧张、恐惧心理。

2. 血管外溶血

血管外溶血多由 Rh 系统内的抗体(抗 D、抗 C 和抗 E)引起。临床常见 Rh 系统血型反应中,绝大多数是由 D 抗原与其相应的抗体相互作用产生抗原抗体免疫反应所致。反应的结果使红细胞破坏溶解,释放出的游离血红蛋白转化为胆红素,经血液循环至肝脏后迅速分解,然后通过消化道排出体外。Rh 阴性患者首次输入 Rh 阳性血液时不发生溶血反应,但输血 2~3 周后体内即产生抗 Rh 因子的抗体。如再次接受 Rh 阳性的血液,即可发生溶血反应。Rh 因子不合所引起的溶血反应较少见,且发生缓慢,可在输血后几小时至几天后才发生,症状较轻,有轻度的发热伴乏力、血红蛋白升高等。对此类患者应查明原因,确诊后,尽量避免再次输血。

(四)与大量输血有关的反应

大量输血一般是指在 24 小时内紧急输血量相当于或大于患者总血容量。与大量输血有关的反应有循环负荷过重的反应、出血倾向及枸橼酸钠中毒等。

1. 循环负荷过重

循环负荷过重即肺水肿，其原因、临床表现和护理同静脉输液反应。

2. 出血倾向

(1)原因：长期反复输血或超过患者原血液总量的输血，由于库存血中的血小板破坏较多，使凝血因子减少而引起出血。

(2)临床表现：表现为皮肤、黏膜瘀斑，穿刺部位大块瘀血或手术伤口渗血。

(3)护理：①短时间输入大量库存血时，应密切观察患者的意识、血压、脉搏等变化，注意皮肤、黏膜或手术伤口有无出血；②严格掌握输血量，每输库存血 3~5 个单位，应补充 1 个单位的新鲜血；③根据凝血因子缺乏情况补充有关成分。

3. 枸橼酸钠中毒反应

(1)原因：大量输血使枸橼酸钠大量进入体内，如果患者的肝功能受损，则枸橼酸钠不能完全氧化和排出，而与血中的游离钙结合使血钙浓度下降。

(2)临床表现：患者出现手足抽搐，血压下降，心率缓慢。心电图出现 Q-T 间期延长，甚至心脏骤停。

(3)护理：遵医嘱常规每输库存血 1000 mL，静脉注射 10% 葡萄糖酸钙 10 mL，预防发生低血钙。

(五)输血相关传染性疾病

(1)原因：供血者和输血用具为主要的传染源，最常见的为乙型肝炎、丙型肝炎，其次为艾滋病、梅毒和疟疾。

(2)临床表现：因病种不同有不同的临床表现。

(3)预防：加强对血液制品的管理，严格把握采血、储存血和输血操作的各个环节，净化血液并筛选符合标准的献血者。

(4)护理：根据不同的疾病采取不同的隔离措施。

第十二章

冷热疗法

考点

序号	主要考点
1	冷疗的作用
2	冷疗的禁忌证
3	冷疗的禁忌部位
4	冷疗方法
5	热疗的作用
6	热疗的禁忌证
7	热疗方法

习题二维码12-1

学习目标

1. 识记：
2. 能正确叙述冷热疗法的禁忌。
能正确叙述冷热疗法的生理效应和继发效应。
理解：
1. 能正确理解影响冷热疗法效果的因素。
2. 能比较各种冷、热疗技术的目的和方法。
应用：
1. 能根据患者需要，运用所学知识，正确选择冷、热疗技术。
2. 操作规范，正确、认真，牢记注意事项。

预习案例

小刚在篮球比赛中扭伤了脚，局部红肿，不能行走。2小时后，同学将他送至医院就诊。医生在局部检查后嘱护士先给予冰袋冷敷。

思考
1. 护士给予该患者冷敷的目的是什么？为什么？
2. 举例说明临床上还有哪些用冷疗法的情况？

冷、热疗法是通过用冷或热作用于人体的局部或全身，以达到止血、镇痛、消炎、降温和增进舒适的作用，是临床上常用的物理治疗方法。作为冷、热疗法的实施者，护士应了解冷、热疗法的效应，掌握正确的使用方法，观察患者的反应，并对治疗效果进行及时的评价，以达到促进疗效、减少损伤发生的目的。

第一节　概述

一、概念

冷、热疗法是利用低于或高于人体温度的物质作用于人体表面，通过神经传导引起皮肤和内脏器官血管的收缩和舒张，改变机体各系统体液循环和新陈代谢，达到减轻痛苦、增加舒适的目的。

人体皮肤分布着多种感受器，能产生各种感觉，如痛觉感受器、温觉感受器、冷觉感受器等。痛觉感受器广泛分布于皮肤的表层，温觉感受器位于真皮下层，而冷觉感受器位于真皮上层，比较集中于躯干上部和四肢，数量较温觉感受器多4~10倍。因此机体对冷刺激的反应比热刺激敏感。当温觉感受器和冷觉感受器受到强烈刺激时，痛觉感受器也会兴奋，使机体产生疼痛。

二、冷热疗法的效应

(一)生理效应

冷热疗法的应用可以使机体产生一系列生理反应(表12-1)。

表12-1　冷热疗法的生理效应

生理指标	生理效应	
	用热	用冷
血管	扩张	收缩
细胞代谢率	增加	减少
需氧量	增加	减少
毛细血管通透性	增加	减少
血液黏稠度	降低	增加
血液流动速度	增快	减慢
淋巴流动速度	增快	减慢
结缔组织伸展性	增强	减弱
神经传导速度	增快	减慢
体温	上升	下降

(二)继发效应

继发效应是指用冷或用热超过一定时间，所产生的与生理效应相反的作用，是机体为了组织免受损伤而产生的一种防御反应。冷热治疗时，在一定的时间内机体的反应随时间的增加而增强，但持续用冷 1 小时后，会出现 10~15 分钟的小动脉扩张；相反，持续用热 1 小时后，扩张的小动脉会收缩。因此，应用冷热疗法以 10~30 分钟为宜。如果需要长时间使用冷疗或热疗法时，应间隔 1 小时，使组织复原后再继续使用，以防止因继发效应而减弱原有的生理效应，或造成组织损伤。

第二节　冷疗法的应用

冷疗法是一种利用低于人体温度的物质，作用于机体的局部或全身，以达到止血、止痛、消炎和退热的治疗目的。

一、冷疗法的目的

(1)减轻疼痛与肿胀：用冷可以抑制组织细胞的活力，降低神经末梢的敏感性，从而减轻疼痛；同时冷可以使血管收缩，通透性降低，渗出减少，局部组织内的张力减轻，起到减轻肿胀和疼痛的作用。适用于牙痛、烫伤及急性损伤初期(48 小时内)，如踝关节扭伤 48 小时内用冷湿敷，以减轻踝关节软组织出血和疼痛。

(2)减轻局部充血或出血：用冷可以使毛细血管收缩，血管通透性降低，减轻局部组织的充血和水肿；冷还可以使血液循环减慢，血液黏稠度增加，促进血液凝固而控制出血。适用于软组织损伤的早期及体表组织的出血，如鼻出血、扁桃体摘除术后等。

(3)控制炎症扩散：用冷可使毛细血管收缩，血流减慢，细菌的活力和细胞的新陈代谢降低，可抑制炎症的扩散。适用于炎症早期，如鼻部软组织发炎早期，可采用鼻部冰敷，以控制炎症扩散。

(4)降低体温：冷直接与皮肤接触，通过传导与蒸发的物理作用，使体温降低，如将冰袋置于颈部或腋下，适用于高热或中暑患者降温。头部用冷，可降低脑细胞的代谢，减少其耗氧量，提高脑组织对缺氧的耐受性，减少脑细胞的损害，如冰帽，适用于脑外伤、脑缺氧的患者。

二、冷疗的禁忌

(1)慢性炎症或深部化脓病灶：冷可以使局部血管收缩，血流量减少，妨碍炎症吸收。

(2)局部血液循环不良：冷可以使血液循环障碍加重，甚至导致组织缺血、缺氧而变性、坏死。对大面积组织受损、局部组织血液循环不良、休克、微循环障碍、皮肤颜色青紫者，均禁忌采用冷疗。

(3)慎用人群：对冷过敏者应用冷疗时，可以引起红斑、荨麻疹、关节疼痛、肌肉痉挛等过敏症状。婴幼儿、老年人、感觉功能损伤或减退、心脏病及体质虚弱者均应慎用冷疗。如需使用应加强观察。

(4)组织损伤、破裂或有开放性伤口:冷会加重血液循环障碍,从而加重组织损伤,且影响伤口愈合,尤其是大范围组织损伤绝对禁止。

(5)禁忌冷疗的部位

1)枕后、耳郭、阴囊等处禁忌用冷,易引起冻伤。

2)心前区用冷易引起反射性心率减慢、心房纤维性颤动、心室纤维性颤动、房室传导阻滞。

3)腹部用冷易引起腹痛、腹泻。

4)足底用冷易引起反射性末梢血管收缩影响散热,或引起反射性冠状动脉收缩。

三、影响冷疗的因素

(1)方法:用冷的方式不同,效果也不同。干冷疗法温度通过空气或媒介物传导,湿冷疗法温度通过水传导。因水的传导性能比空气好,渗透力强,速度快,所以湿冷疗法的效果优于干冷疗法。在临床应用中可根据患者的病情需要选择。

(2)面积:冷疗面积越大,对身体血量、温度的影响就越大,疗效越强;反之则越弱。但冷疗的面积过大,患者的耐受性会下降,引起不良反应。因此,在为患者使用大面积的冷疗时,应密切观察患者局部及全身反应,以保证治疗安全、有效。

(3)时间:在一定的治疗时间内,机体的反应随冷疗时间的延长而增强,但如持续用冷超过1小时,已收缩的小动脉会扩张而出现继发效应,甚至引起不良反应,如皮肤苍白、冻伤。

(4)温度:用冷的温度与体表的温度相差越大,机体反应越强;反之则越弱。其次,环境温度也会影响冷疗效果,如室温过低,冷疗效果增强;室温过高,冷疗效果降低。

(5)部位:冷疗的部位不同,疗效也不相同。血管粗大、血流较丰富的体表部位、皮肤较薄或不经常暴露的部位对冷刺激的反应明显,冷疗的效果较好。因此,为高热患者行物理降温时,将冰袋、冰囊放置在颈部、腋下、腹股沟等体表大血管处,可增强降温效果。

(6)个体差异:老年人因体温调节能力较差,对冷刺激的敏感性降低;婴幼儿体温调节中枢发育不完善,对冷刺激的适应能力有限。昏迷、瘫痪、血液循环不良、血管硬化、感觉迟钝等患者,对冷刺激的敏感性也降低。在为这些患者进行冷疗时应特别注意温度的选择,防止发生冻伤。

四、冷疗技术

根据冷疗面积及方式不同,可分为局部冷疗法和全身冷疗法两种。常用的局部冷疗法有冰袋、冰囊、冰帽、冰槽、冷湿敷和化学致冷袋等;全身冷疗法有乙醇拭浴、温水拭浴等。

(一)冰袋(冰囊)的使用

【目的】降温、消炎、止血、镇痛。

【操作前准备】

(1)评估并解释

1)评估：患者的年龄、病情、意识状态、部皮肤状况、有无感觉障碍及配合程度等。

2)解释：向患者及家属解释使用冰袋(冰囊)的目的、方法、注意事项及配合要点。

(2)患者准备：了解冰袋目的、方法、注意事项及配合要点；排空大小便，取舒适卧位。

(3)护士准备：护士应着装整洁，洗手，戴口罩。

(4)用物准备：治疗盘内备冰袋或冰囊、布套、毛巾、帆布袋、木槌。治疗盘外备冰块、盆及冷水、漏勺、手消毒液。

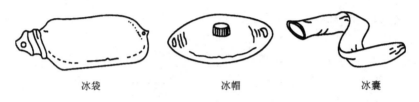

冰袋　　　　　　冰帽　　　　　　冰囊

图 12-1　冰袋、冰帽、冰囊

(5)环境准备：整洁、安静、舒适、安全。酌情关闭门窗，必要时用床帘或屏风遮挡患者。

【操作步骤】冰袋使用法操作步骤见表 12-2。

表 12-2　冰袋使用法

操作流程	操作步骤	操作要领
1. 核对解释	认真核对、评估患者，并做好解释	• 解释目的，患者愿意接受
2. 备好用物	(1)备齐所需用物，检查冰袋有无破损漏气。 (2)将冰块装入帆布袋，用木槌敲成核桃大小，放入盆内用冷水冲去棱角。用漏勺将小冰块装入冰袋 1/2 ~ 2/3 满，驱出袋内空气，夹紧袋口。用毛巾擦干冰袋，倒提抖动检查无漏水后套上布套	• 确保冰袋可正常使用 • 防止冰块棱角损坏冰袋，发生漏水 • 空气可加速冰的融化 • 防止冰袋漏水，冻伤患者，或引起不适感
3. 再次核对	将冰袋携至病床旁，认真核对患者，并做好解释	确认患者，取得合作
4. 放置冰袋	将冰袋置于冷敷部位(或将冰袋悬挂吊起，仅底部与治疗部位皮肤接触)；高热患者降温时冰袋置于患者前额或头顶(冰囊可置于体表大血管分布处)；鼻出血者将冰囊置于鼻部；扁桃体摘除术后将冰囊置于颈前颌下	• 避免压迫局部组织，阻碍血液循环 • 冰快已融化应及时更换，以保证疗效
5. 严密观察	注意观察皮肤及患者反应，冰袋有无异常，倾听患者主诉	• 防止发生血液循环障碍或冻伤

续表12-2

操作流程	操作步骤	操作要领
6. 撤除冰袋	30分钟后撤除冰袋，协助患者取舒适卧位，整理病床单位	• 防止产生继发效应
7. 整理用物	整理用物，倒空冰袋，倒挂晾干，吹入少量空气后夹紧袋口，置阴凉处备用；布套清洁后晾干备用	• 防止冰袋内面相互粘连
8. 准确记录	洗手，记录	• 记录用冷部位、时间、效果、局部反应及病

【评价】

(1)患者无冻伤，无不良反应，达到冷疗目的。

(2)护士操作熟练，动作轻巧。

(3)护士能与患者或家属有效沟通，得到理解与配合。

【注意事项】

(1)注意观察用冷部位皮肤变化，每10分钟查看一次局部皮肤颜色，如皮肤出现苍白、青紫、麻木等情况，应立即停止用冷并给予相应处理。

(2)合理掌握用冷的时间，最长不超过30分钟，休息1小时后再重复使用，以防发生不良反应。

(3)用于高热患者降温时，用冷30分钟后应测量体温并记录，当体温降至39℃以下可停止用冷。

(4)扁桃体摘除术后可将冰袋置于颈前颔下，用于止血。

(二)冰帽(冰槽)的使用

【目的】头部降温，预防脑水肿，减轻脑细胞损害。

【操作前准备】

(1)评估并解释

1)评估：患者的年龄、病情、治疗情况、意识状态、心理状态、活动能力及配合程度。

2)解释：向患者及家属解释冰帽(冰槽)冷疗的目的、方法、注意事项及配合要点。

(2)患者准备

1)了解冰帽(冰槽)冷疗的目的、方法、注意事项及配合要点；

2)排空大小便，取舒适卧位。

(3)护士准备：护士应着装整洁，洗手，戴口罩。

(4)用物准备

1)治疗车上层：治疗盘内备帆布袋、木槌、海绵垫、不脱脂棉球、凡士林纱布、肛表。治疗盘外冰帽或冰槽(图12-1)、冰块、盆及冷水、勺,手消毒液。

2)治疗车下层:水桶、生活垃圾桶、医用垃圾桶。

(5)环境准备:整洁、安静、舒适、安全。酌情关闭门窗,必要时用床帘或屏风遮挡患者。

【**操作步骤**】冰帽的使用法操作步骤见表12-3。

表12-3　冰帽的使用法

操作流程	操作步骤	操作要领
1.核对解释	认真核对、评估患者并做好解释	• 患者或家属理解使用冰帽的意义,愿意接受
2.备好用物	(1)备齐所需用物,检查冰帽有无破损、漏水。 (2)将冰块敲成小块、冲去棱角(方法同冰袋)。用勺将小冰块装入冰帽约2/3满,驱出帽内空气,旋紧冰帽口,用毛巾擦干冰帽,检查漏水	• 确保冰帽可正常使用 • 防止冰块棱角损坏冰帽发生漏水 • 防止冰帽漏水,冻伤患者,或引起不适感
3.再次核对	将冰帽携至床旁,再次核对患者	• 确认患者
4.放置冰帽	(1)在患者后颈部、双耳外侧与冰帽接触的部位垫海绵垫(使用冰槽者需在耳内塞不脱脂棉球,双眼盖凡士林纱布) (2)将患者头部置于冰帽中,冰帽的引水管置水桶中,注意水流情况	• 防止冰水流入耳内,保护后颈及角膜
5.严密观察	(1)每30分钟测一次生命体征并记录,肛温维持在33℃左右 (2)注意观察皮肤颜色,心率,冰帽有无异常等	• 肛温不宜低于30℃,以防发生心房、心室纤维颤动或房室传导阻滞
6.撤除冰帽	30分钟后撤除冰帽,协助患者取舒适卧位,整理病床单位	• 防止继发效应
7.整理用物	整理用物,冰帽处理同冰袋,将冰水倒空,消毒备用	• 防止粘连
8.准确记录	洗手,记录	• 记录用冷部位、时间、效果、局部反应及患者反应

【评价】

(1)患者无冻伤,无不良反应,达到冷疗目的。

(2)护士操作熟练,动作轻巧。

(3)护士能与患者或家属有效沟通,得到理解与配合。

【注意事项】

(1)观察患者病情、体温及心率变化,防止发生心房纤维性颤动、心室纤维性颤动或房室传导阻滞等。每30分钟测量生命体征一次,肛温不能低于30℃。

(2)观察头部皮肤变化,每10分钟查看一次局部皮肤颜色,尤其注意患者耳廓部位有无发紫、麻木及冻伤发生。

(3)用冷时间不可超过30分钟,如需再使用,应休息1小时,让局部组织复原后再重复使用,以防发生不良反应。

(三)冷湿敷法

【目的】降温,早期扭伤、挫伤的消肿、止痛。

【操作前准备】

(1)评估并解释

1)评估:患者的年龄、病情、治疗情况、意识状态、心理状态、活动能力及配合程度。

2)解释:向患者及家属解释使用冷湿敷法的目的、方法、注意事项及配合要点。

(2)患者准备

1)了解冷湿敷使用的目的、方法、注意事项及配合要点;

2)取舒适卧位,愿意合作。

(3)护士准备:护士应着装整洁,洗手,戴口罩。

(4)用物准备

1)治疗车上层:治疗盘内备敷布2块、钳子2把、凡士林、纱布、棉签、弯盘、塑料薄膜、棉垫或毛巾、橡胶单、治疗巾。治疗盘外备小盆(内置冰水),手消毒液。

2)治疗车下层:生活垃圾桶、医用垃圾桶。

3)其他:必要时备换药用物、屏风。

(5)环境准备:整洁、安静、舒适、安全。酌情关闭门窗,必要时用床帘或屏风遮挡患者。

【操作步骤】冷湿敷法操作步骤见表12-4。

表12-4　冷湿敷法

操作流程	操作步骤	操作要领
1.核对解释	认真核对、评估患者,并做好解释	● 患者或家属理解冷湿敷的意义,愿意接受
2.备好用物	根据患者局部情况备齐所需用物	● 伤口处冷敷,应备无菌用物及换药用物
3.再次核对	携用物至病床旁,再次核对患者	● 确认患者

续表12-4

操作流程	操作步骤	操作要领
4.安置体位	协助患者取舒适卧位,暴露治疗部位,必要时用床帘或屏风遮挡	• 保护患者自尊
5.湿敷患处	(1)在治疗部位下垫橡胶单及治疗巾,将凡士林涂于患处(范围略大于患处),并在其上盖一单层纱布 (2)将敷布浸入冰水盆中,双手各持一把钳子将敷布拧至不滴水。 (3)抖开敷布,折叠敷布敷于患处,上盖塑料薄膜及棉垫或毛巾,为高热患者降温时敷于前额。 (4)每2~3分钟更换一次敷布,及时更换盆内冰水,治疗时间以15~20分钟为宜	• 凡士林能减缓冷传导,防止冻伤,保持冷疗效果 • 盖纱布可防凡士林粘在敷布上敷,布需浸透 • 塑料薄膜可防止棉垫或毛巾潮湿;棉垫或毛巾等可维持冷疗温度 • 确保冷敷效果,防止继发效应
6.严密观察	注意观察局部皮肤及患者反应,倾听患者主诉	
7.整理用物	(1)治疗毕,撤去用物,用纱布擦去凡士林,协助患者卧于舒适卧位,整理病床单位。 (2)整理用物,按规定消毒处理后,放回原处	
8.准确记录	洗手,记录	• 记录冷湿敷的部位、时间、效果、局部反应及患者反应

【评价】

(1)患者无冻伤,无不良反应,达到冷湿敷的目的。

(2)护士操作熟练,动作轻巧。

(3)护士能与患者或家属有效沟通,得到理解与配合。

【注意事项】

(1)注意观察局部皮肤变化,每10分钟查看一次局部皮肤颜色。

(2)使用过程中检查湿敷情况,及时更换敷布。如湿敷部位为开放性伤口,按无菌技术操作处理伤口。

(3)敷布湿度得当,以不滴水为宜。

(四)乙醇或温水拭浴

全身冷疗法是利用乙醇或温水接触身体皮肤,通过乙醇或温水的蒸发和传导作用来增加机体的散热,达到降温目的。

【目的】 为高热患者降温。

【操作前准备】

(1)评估并解释

1)评估：患者年龄、病情、意识状态、体温及皮肤状况、循环状况、有无感觉障碍等。

2)解释：向患者及家属解释乙醇或温水拭浴法的目的、方法、注意事项及配合要点。

(2)患者准备

1)了解乙醇或温水拭浴法的目的、方法、注意事项及配合要点；

2)排空大小便，取舒适卧位。

(3)护士准备：着装整洁，洗手，戴口罩。

(4)用物准备

1)治疗车上层：治疗盘内备热水袋及套、冰袋及布套、小毛巾 2 块、大浴巾。治疗盘外备小盆(内盛 25~35% 乙醇 200~300 mL 或温水 2/3 满，水温 32℃~34℃)，手消毒剂。

2)治疗车下层：便盆及便盆巾、生活垃圾桶、医用垃圾桶。

3)其他：必要时备干净衣裤、大单、被套、屏风。

(5)环境准备：整洁、安静、舒适、安全。酌情关闭门窗，必要时用床帘或屏风遮挡患者。

【操作步骤】乙醇或温水拭浴法操作步骤见表 12-5。

表 12-5　乙醇或温水拭浴法

操作流程	操作步骤	操作要领
1.核对解释	认真核对、评估患者并做好解释	● 患者或家属理解乙醇或温水拭浴的意义，愿意接受
2.备好用物	备齐用物，按热水袋、冰袋使用法，备好热水袋、冰袋	
3.再次核对	(1)携用物至床旁，再次核对患者。 (2)用床帘或屏风遮挡，松开床尾盖被，按需给予便器，协助患者脱去上衣，松解裤带	● 确认患者 ● 注意保暖，保护患者自尊，尽量减少暴露
4.安置冰袋	置冰袋于头部	● 冰袋置头部有助降温，并可防止拭浴时表皮血管收缩、头部充血
5.置热水袋	置热水袋于足底	● 热水袋置足底可促进足底血管扩张，减轻头部充血，并使患者感觉舒适
6.拍拭上肢	(1)将大浴巾垫于拭浴部位下，小毛巾浸入小盆、拧至半干，缠于手上，以离心方向拍拭； (2)侧颈、肩、上臂外侧、前臂外侧、手背； (3)侧胸、腋窝、上臂内侧、肘窝、前臂内侧、手心； (4)用浴巾擦干皮肤； (5)同法拍拭对侧上肢	● 每拍拭一个部位更换一次小毛巾，以维持拭浴温度 ● 每侧肢体或背部拍拭 3 分钟，拭浴全过程不宜超过 20 分钟，防止发生继发效应 ● 拭浴时在大血管处，如腋窝、肘窝、手心、腹股沟、腘窝处可稍用力拍拭，并适当延长拍拭时间，以促进散热

续表12-5

操作流程	操作步骤	操作要领
7. 拍拭背部	将浴巾垫于拭浴部位下，小毛巾浸入小盆、拧至半干，协助患者侧卧，分上、中、下三部分纵向拍拭背部：颈下肩部—背部—臀部；用浴巾擦干皮肤；协助患者穿衣、仰卧	
8. 拍拭下肢	协助患者脱裤，将浴巾垫于拭浴部位下，小毛巾浸入小盆，拧至半干，依次拍拭：髋部—下肢外侧—足背；腹股沟—下肢内侧—内踝；臀下沟—下肢后侧—腘窝—足跟，用浴巾擦干皮肤。同法拍拭对侧下肢。协助患者穿好裤子，舒适卧位。	
9. 严密观察	注意观察局部皮肤及患者反应，倾听患者主诉	
10. 撤热水袋	拭浴毕，取下热水袋，整理病床单位	
11. 整理用物	整理用物，按规定消毒处理后，放回原处	
12. 撤去冰袋	30分钟后测体温，若体温降至39℃以下，取下头部冰袋	• 取下冰袋后，可酌情给予热饮料，帮助升温，防止患者虚脱
13. 准确记录	洗手，记录	• 记录拭浴时间、效果、局部反应及患者反应

【评价】

(1)患者无畏冷、寒战、不适等不良反应。30分钟后体温有所下降，达到乙醇或温水拭浴法的目的。

(2)护士操作熟练，动作轻巧。

(3)护士能与患者或家属有效沟通，得到理解与配合。

【注意事项】

(1)禁忌拍拭胸前区、腹部、后颈、足心等部位，以免引起不良反应。

(2)安全拭浴全过程不要超过20分钟，避免患者着凉。

(3)拭浴过程中应随时观察患者情况，注意皮肤表面有无发红、苍白、出血点。如患者出现寒战、面色苍白、脉搏及呼吸异常等，应立即停止操作，报告医生给予处理。

(4)乙醇刺激性较强，新生儿、婴幼儿擦浴后易造成中毒，甚至昏迷和死亡，故不宜使用；血液病患者使用乙醇擦浴后会导致或加重出血，故也不宜使用。

第三节 热疗法

热疗法是一种利用高于人体温度的物质，作用于机体的局部或全身，以达到促进血液循环、消炎、解痉和缓解疲劳的治疗方法。

一、热疗法的目的

(1)促进表浅炎症的消散或局限：用热可使局部血管扩张，血液循环加快，增强新陈代谢和白细胞的吞噬功能，促进毒素的排出。炎症早期用热，可促进炎性渗出物的吸收与消散；炎症后期用热，可促使白细胞释放蛋白溶解酶，溶解坏死组织，促进炎症局限，如踝关节扭伤48小时后，用热湿敷促进踝关节软组织淤血的吸收和消散。

(2)减轻深部组织充血：用热可使局部体表血管扩张，血流量增加，全身循环血量重新分布，深部组织血流量减少，减轻深部组织(如肌肉)的充血和肿胀。

(3)减轻疼痛：用热可以降低痛觉神经的兴奋性，提高疼痛阈值；用热还可以改善血液循环，加速致痛物质的排出及炎性渗出物的吸收，解除对神经末梢的刺激和压迫，达到减轻疼痛的目的。同时，用热能使肌肉组织和结缔组织伸展性增加，增强关节的活动范围，减轻肌肉痉挛及关节强直僵硬引起的疼痛。

(4)保暖与舒适：用热可以使局部血管扩张，促进血液循环，使患者感到温暖、舒适。适用于年老体弱、危重、末梢循环不良的患者及早产儿。

二、热疗的禁忌

(1)急性炎症：如牙龈炎、中耳炎、结膜炎、面部肿胀等，用热可因局部温度升高，循环血量增加，有利于细菌的生长、繁殖，而使病情加重。

(2)面部危险三角区感染：面部"危险三角区"血管丰富，无静脉瓣，且与颅内海绵窦相通。用热可使该处血流量增多，细菌及其毒素易扩散至颅内，造成颅内感染和败血症。

(3)脏器出血：热可使局部血管扩张，增加脏器的血流量和血管的通透性而加重脏器出血。

(4)未明确诊断的急腹症：对原因不明的急性腹痛患者用热时，可因疼痛被缓解而掩盖病情真相，贻误疾病的诊断和治疗；同时也会有因血液循环加快而引发腹膜炎的危险。

(5)软组织损伤：早期在软组织损伤早期(48小时内)使用热疗，可因局部血管扩张，通透性增加而加重软组织出血、肿胀及疼痛。

(6)恶性肿瘤部位：热可使血管扩张，血流量增加，有助于细胞的生长及新陈代谢。在恶性肿瘤部位使用热疗，可加速肿瘤细胞的生长、转移和扩散，使病情加重。

(7)感觉功能损伤、意识不清的患者慎用用热可能会造成烫伤，这类患者应在严密监视下使用热疗。

(8)金属移植物：金属是热的良导体，用热易造成烫伤，故治疗部位有金属移植物者禁用。

三、影响热疗的因素

(1)方法：热疗的应用方式不同效果也不同。干热疗法温度通过空气或媒介物传导，湿热疗法温度通过水传导。因水的传导性能比空气好，渗透力强，速度快，所以湿热疗法的效果优于干热疗法。相同状态下，干热50℃~70℃可达到治疗效果，而湿热只需40℃~60℃即可达到治疗效果。

(2)面积：热疗的效果与应用面积成正比，应用面积越大，疗效越强；反之则越弱。但热疗的面积越大，患者的耐受性也越差。在使用大面积的热疗时，应密切观察患者局部及全身反应，以保证热疗安全、有效。

(3)时间：在一定的治疗时间内，机体的反应随热疗时间的增加而增强，但持续用热超过1小时，已扩张的小动脉会收缩而出现继发效应。

(4)温度：用热疗法的温度与体表的温度相差越大，机体反应越强；反之则越弱。另外，环境温度也会影响热疗的效果，当环境温度高于或等于身体温度时，热疗效果增强。

(5)部位：血管粗大、血流较丰富的体表部位，皮肤较薄或不经常暴露的部位，对热刺激的反应较明显，效果较好。皮肤较厚的部位(如手掌、脚掌)对热的耐受性强，则用热的效果差。

(6)个体差异：因机体的状态、年龄、性别、神经系统的调节功能以及经验等不同，对热的耐受性也会有差异，同一温度的刺激会产生不同的效应。老年人因体温调节能力较差，对热刺激的敏感性降低；婴幼儿体温调节中枢发育不完善，对热刺激的适应能力有限；昏迷、瘫痪、血液循环不良、血管硬化、感觉迟钝等患者，对热刺激的敏感性也降低。在为这些患者进行热疗时，应特别注意温度的选择，防止烫伤。

四、热疗技术

热疗法可分为干热疗法和湿热疗法两种。常用的干热疗法有热水袋、烤灯等，湿热疗法有热湿敷、热水坐浴、局部温水浸泡等。

(一)热水袋的使用

【目的】保暖、解痉、镇痛。

【操作前准备】

(1)评估并解释
1)评估：患者的年龄、病情、治疗情况、意识状态以及局部皮肤状况、配合程度等。
2)解释：向患者及家属解释热水袋热疗的目的、方法、注意事项及配合要点。
(2)患者准备
1)了解热水袋热疗的目的、方法、注意事项及配合要点。
2)排空大小便，取舒适卧位。

（3）护士准备：着装整洁，洗手，戴口罩。

（4）用物准备：治疗盘内备热水袋及布套、水温计、大毛巾（必要时）。治疗盘外备量杯、热水（60℃~70℃），手消毒液。

（5）环境准备：整洁、温度适宜，酌情关闭门窗。

【操作步骤】热水袋使用法操作步骤见表12-6。

表12-6 热水袋使用法

操作流程	操作步骤	操作要领
1. 核对解释	认真核对、评估患者，并做好解释	• 患者或其亲属理解用热的意义，愿意接受
2. 备好用物	（1）检查热水袋有无破损、漏气。 （2）用水温计测量水温，调节水温在60℃~70℃。 （3）旋开塞子，放平热水袋，一手持热水袋口缘，另一手向袋内灌水至1/2~2/3满。 （4）将热水袋口逐渐放平，驱出袋内空气。旋紧塞子，擦干热水袋外壁水迹，倒提并轻轻抖动，检查无漏水后装入布套内	• 确认热水袋能正常使用 • 防止漏水烫伤患者 • 婴幼儿、老年人、末梢循环不良、感觉迟钝、麻醉未清醒、昏迷等患者，水温调节在50℃以内 • 边灌水边提高热水袋口边缘，使水不致溢出 • 若水灌入过多，热水袋膨胀变硬，柔软舒适感降低 • 排尽空气，以防影响热的传导 • 防止烫伤患者
3. 再次核对	将热水袋携至床旁，再次核对患者	• 确认患者
4. 置热水袋	置热水袋于所需部位	• 热水袋外面可用毛巾包裹，或将热水袋置于两层盖被之间，防止烫伤患者
5. 严密观察	注意观察局部皮肤及患者反应，倾听患者主诉	
6. 撤热水袋	用热30分钟后撤去热水袋，协助患者舒适卧位，整理病床单位	• 防止发生继发效应。若用于保暖可持续使用，但应及时更换热水，并做好交接班
7. 整理用物	倒空热水袋，倒挂晾干，吹入少量空气后旋紧塞子，置阴凉处备用；布套清洁后晾干备用	• 防止热水袋内面粘连
8. 准确记录	洗手，记录	• 记录用热部位、时间、效果及患者反应，要时应做好床边交班

【评价】

（1）患者感觉温暖、舒适，局部皮肤无烫伤，达到热水袋使用的目的。患者或家属会正确使用热水袋。

（2）护士操作熟练，动作轻巧。

(3)护士能与患者或家属有效沟通,得到理解与配合。

【注意事项】

(1)婴幼儿、老年人、昏迷、肢体麻痹、麻醉未清醒的患者使用热水袋时,温度应在50℃以内,避免感觉功能差而发生烫伤。

(2)注意观察局部皮肤情况,如发现皮肤潮红、疼痛等反应立即停止使用,并在局部涂上凡士林以保护皮肤。

(3)若要持续使用热水袋时,应每30分钟检查水温一次,及时更换热水,并严格执行交接班制度。

(4)检查热水袋有无破损,热水袋口与塞子是否配套,以防漏水;忌用冰袋代替热水袋使用,以免袋口漏水烫伤患者。

(5)炎症部位热敷时,热水袋灌水2/3满,以免压力过大,引起疼痛。

(二)烤灯的使用

烤灯是利用热的辐射作用于人体,使人体局部温度升高、血管扩张、局部血液循环加速,促进组织代谢,改善局部组织营养状况。可用于手术切口、会阴部伤口及植皮供皮区等的照射治疗。

【目的】消炎、消肿、解痉、镇痛,使创面干燥、结痂,保护肉芽组织生长,促进伤口愈合。

【操作前准备】

(1)评估并解释

1)评估:患者的年龄、病情、治疗情况、意识状态、局部皮肤状况及配合程度。

2)解释:向患者及家属解释烤灯热疗的目的、方法、注意事项及配合要点。

(2)患者准备

1)了解烤灯热疗的目的、方法、注意事项及配合要点。

2)排空大小便,取舒适卧位。

(3)护士准备:护士应着装整洁,洗手,戴口罩。

(4)用物准备:红外线灯或鹅颈灯,必要时备有色眼镜(或湿纱布)。

(5)环境准备:整洁、温度适宜,酌情关闭门窗,必要时用床帘或屏风遮挡患者。

【操作步骤】烤灯使用法操作步骤见表12-7。

表12-7　烤灯使用法

操作流程	操作步骤	操作要领
1.核对解释	认真核对、评估患者,并做好解释	• 患者或家属理解使用烤灯的意义,愿意接受
2.备好用物	检查烤灯的性能	• 确认烤灯功能正常
3.再次核对	将烤灯携至床旁,再次核对患者	• 确认患者

续表12-7

操作流程	操作步骤	操作要领
4.安置体位	协助患者取舒适卧位,暴露治疗部位,必要时用床帘或屏风遮挡	• 保护患者自尊
5.放置烤灯	(1)照射面部、颈部、前胸部时,给患者戴有色眼镜或用湿纱布遮盖双眼 (2)将烤灯灯头移至治疗部位上方或侧方,有保护罩的灯头可垂直照射,灯距30~50 cm,以患者感觉温热为宜,照射时间20~30分钟	• 防止眼睛受红外线伤害 • 防止继发效应
6.严密观察	注意观察局部皮肤反应及患者反应,倾听患者主诉	• 以皮肤出现均匀红斑为合适剂量
7.撤除烤灯	照射完毕,关闭开关,移开烤灯,协助患者取舒适卧位,整理病床单位	• 嘱患者15分钟内不要外出,防止感冒
8.整理用物	整理用物	
9.准确记录	洗手,记录	• 记录照射部位、时间、效果,局部反应及患者反应

【评价】

(1)患者感觉温暖、舒适,局部皮肤无烫伤,达到烤灯使用目的。

(2)护士操作熟练,动作轻巧。

(3)护士能与患者或家属有效沟通,得到理解与配合。

【注意事项】

(1)照射过程中注意观察病情,如患者发热、心悸、头晕等不适,或照射部位皮肤出现紫红色,应立即停止照射,并在发红处涂凡士林保护皮肤。

(2)照射前胸、面、颈部时,注意保护患者眼睛,可用湿纱布遮盖或戴有色眼镜。

(3)烤灯距离治疗部位约30~50 cm,每次照射时间20~30分钟。

(4)治疗完毕,嘱患者在室内休息15分钟后方可外出,防止感冒。

(三)热湿敷法

【目的】解痉、消炎、消肿、镇痛。

【操作前准备】

(1)评估并解释

1)评估:患者的年龄、病情、治疗情况、意识状态、局部皮肤状况、活动能力。

2)解释:向患者及家属解释热湿敷的目的、方法、注意事项及配合要点。

（2）患者准备

1）了解热湿敷的目的、方法、注意事项及配合要点。

2）排空大小便，取舒适体位。

（3）护士准备：护士应着装整洁，洗手，戴口罩。

（4）用物准备

1）治疗车上层：治疗盘内备敷布（大于患处面积）2块、长把钳子2把、凡士林、棉签、纱布、弯盘、塑料薄膜、棉垫或毛巾、橡胶单及治疗巾、水温计。治疗盘外备热水瓶、小盆（内盛热水50℃~60℃），手消毒液，必要时备热水袋、大毛巾，有伤口者备换药用物。

2）治疗车下层：生活垃圾桶、医用垃圾桶。

（5）环境准备：整洁、温度适宜，酌情关闭门窗。

【操作步骤】热湿敷法操作步骤见表12-8。

表 12-8　热湿敷法

操作流程	操作步骤	操作要领
1. 核对解释	认真核对、评估患者，并做好解释	• 患者或家属理解热湿敷的意义，愿意接受
2. 备好用物	根据患者病情备齐用物	• 伤口处湿敷，应备无菌用物及换药用物
3. 再次核对	将用物携至床旁，再次核对患者	• 确认患者
4. 安置体位	协助患者取舒适卧位，暴露治疗部位，必要时用床帘或屏风遮挡	• 保护患者自尊
5. 局部湿敷	（1）在治疗部位下垫橡胶单及治疗巾，将凡士林涂于患处（范围略大于患处），并在其上盖一单层纱布。 （2）将敷布浸入热水中，双手各持一把钳子，将浸在热水中的敷布拧至不滴水图（12-2）。 （3）抖开敷布，护士用手腕掌侧皮肤试温，无烫感，折叠敷布敷于患处，敷布上可加盖塑料薄膜及棉垫或毛巾。若治疗部位不忌压，可在棉垫或毛巾上放置热水袋并加盖大毛巾。 （4）每3~5分钟更换一次敷布，及时更换盆内热水，治疗时间以15~20分钟为宜	• 凡士林可减缓热传导，既可防止烫伤又可保持热效 • 盖纱布可防凡士林粘在敷布上 • 塑料薄膜可防止棉垫或毛巾潮湿棉垫、毛巾等可维持热敷温度 • 若患者感觉过热，可掀起敷布一角散热 • 防止发生继发效应
6. 严密观察	观察局部皮肤及患者反应，倾听患者主诉	
7. 整理用物	（1）治疗毕，撤去用物，用纱布擦去凡士林，协助患者取舒适卧位，整理病床单位。 （2）整理用物，按规定消毒处理后放回原处	
8. 准确记录	洗手，记录	• 记录热湿敷的部位、时间、效果，局部反应及患者反应

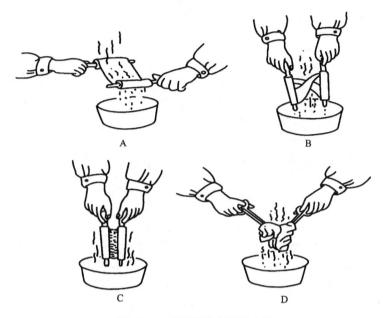

图 12-2　热湿敷敷布拧干方法

【评价】

(1)患者感觉温暖、舒适,局部皮肤无烫伤,无感染发生,达到热湿敷目的。

(2)护士无菌观念强,操作熟练,动作轻巧。

(3)护士能与患者或家属有效沟通,得到理解与配合。

【注意事项】

(1)有伤口部位热湿敷应按无菌操作进行,治疗后按外科换药法处理伤口。

(2)热湿敷过程中,随时与患者交流并检查敷布的温度及患者皮肤颜色,每3-5分钟更换一次敷布,维持适当的温度。

(3)面部热湿敷应嘱患者在室内休息15分钟后方可外出,防止感冒。

(四)热水坐浴

【目的】减轻局部疼痛、水肿、炎症,使患者清洁、舒适。用于会阴、肛门、外生殖器疾患及盆腔充血、水肿、炎症、疼痛。

【操作前准备】

(1)评估并解释

1)评估:患者的年龄、病情、治疗、意识状态、局部皮肤状况、感觉障碍、配合程度等。

2)解释:向患者及家属解释热水坐浴的目的、方法、注意事项及配合要点。

(2)患者准备

1)了解热水坐浴的目的、方法、注意事项及配合要点。

2)排空大小便,清洗坐浴部位,取舒适坐位。

(3)护士准备:着装整洁,洗手,戴口罩。

(4)用物准备

1)治疗车上层:治疗盘内备药物(遵医嘱)、水温计、无菌纱布、弯盘、浴巾。治疗盘外备热水(水温40℃~45℃)、手消毒剂,必要时备换药用物。

2)治疗车下层:生活垃圾桶、医用垃圾桶。

3)其他:坐浴椅上置消毒坐浴盆,屏风。

(5)环境准备:整洁、温度适宜,酌情关闭门窗,必要时用床帘或屏风遮挡患者。

【操作步骤】热水坐浴操作步骤见表12-9。

表12-9　热水坐浴

操作流程	操作步骤	操作要领
1. 核对解释	认真核对、评估患者,并做好解释	• 患者或家属理解热水坐浴的意义,愿意接受
2. 备好用物	根据局部情况备齐用物	• 坐浴部位有伤口者,备无菌坐浴盆、坐浴溶液及换药用物
3. 再次核对	(1)携用物至床旁,再次核对患者 (2)用床帘或屏风遮挡患者	• 确认患者 • 保护患者自尊
4. 配坐浴液	将热水倒入盆内1/2满,水温调节以患者可耐受的温度为准	• 防止烫伤患者
5. 协助坐浴	(1)协助患者脱裤至膝部,指导患者先用纱布蘸坐浴液擦拭臀部皮肤试温,待臀部皮肤适应水温后再坐入盆中,臀部应完全泡入水中,腿部用浴巾遮盖。 (2)注意保暖,及时添加热水及药物,坐浴时间以15~20分钟为宜	• 防止烫伤患者 • 添加热水时,应嘱患者臀部离开坐浴盆 • 防止继发效应
6. 严密观察	注意观察面色、脉搏、呼吸有无异常,倾听患者主诉	• 防止患者跌倒
7. 整理用物	(1)坐浴毕,用纱布擦干臀部,协助患者穿好裤子并卧床休息,整理床单位。 (2)整理用物,消毒处理后放回原处	
8. 准确记录	洗手,记录	• 记录治疗时间、药物、效果、局部反应及患者反应

【评价】

(1)患者感觉舒适,局部皮肤无烫伤,热水坐浴后,局部炎症和疼痛减轻,达到热水坐浴的效果。

(2)护士操作熟练，动作轻巧。

(3)护士能与患者或家属有效沟通，得到理解与配合。

【注意事项】

(1)会阴、肛门部位有伤口者，坐浴时应执行无菌操作，坐浴后按外科换药法处理伤口。

(2)坐浴过程中注意观察患者面色、呼吸和脉搏。如诉头晕、乏力、心慌等不适应立即停止坐浴，并通知医生。

(3)女性患者月经期、妊娠后期、产后2周内、阴道出血和盆腔急性炎症等，不宜坐浴，以免引起感染。

(4)热水坐浴前先排尿、排便，因热水可刺激肛门、会阴部，引起排尿、排便反射。

(5)冬天注意室温和保暖，防止受凉。

(五)温水浸泡法

【目的】 消炎、镇痛，清洁、消毒伤口。

【操作前准备】

(1)评估并解释

1)评估：患者的年龄、病情、治疗情况、意识状态、局部皮肤状况、配合程度。

2)解释：向患者及家属解释温水浸泡法的目的、方法、注意事项及配合要点。

(2)患者准备

1)了解温水浸泡法的目的、方法、注意事项及配合要点。

2)排空大小便，取舒适卧位。

(3)护士准备：护士应着装整洁，洗手，戴口罩。

(4)用物准备

1)治疗车上层：治疗盘内备长镊子、纱布、药物(遵医嘱)、水温计。治疗盘外备泡盆(盆内盛43℃~46℃热水)，手消毒剂，必要时备换药用物。

2)治疗车下层：生活垃圾桶、医用垃圾桶。

(5)环境准备：整洁、温度适宜，酌情关闭门窗。

【操作步骤】 温水浸泡法操作步骤见表12-10。

表 12-10 温水浸泡法

操作流程	操作步骤	操作要领
1.核对解释	认真核对、评估患者，并做好解释	• 患者或家属理解温水浸泡的意义，愿意接受
2.备好用物	根据患者病情备齐用物	• 局部有伤口者，备无菌用物及换药用物

续表12-10

操作流程	操作步骤	操作要领
3. 再次核对	携用物至床旁,再次核对患者	• 确认患者
4. 配浸泡液	将热水倒入浸泡盆内1/2满,水温调节在43℃~46℃,以患者可耐受的温度为准,加入所需药物配制成浸泡溶液	• 防止不适或烫伤 • 清洁伤口
5. 协助浸泡	(1)暴露治疗部位,指导患者将患肢慢慢浸入盆中。 (2)有伤口者,可用无菌长镊夹持无菌纱布,轻轻擦拭创面。 (3)及时添加热水及药物,添加热水时,应将患者肢体移出浸泡盆,治疗时间30分钟	• 防止烫伤患者 • 预防感染 • 保证治疗效果 • 防止继发效应
6. 严密观察	注意观察局部皮肤及患者反应,倾听患者主诉	
7. 整理用物	(1)浸泡毕,用毛巾擦干肢体。 (2)有伤口者,按无菌技术处理伤口。 (3)协助患者穿好衣裤,舒适卧位,整理病床单位。 (4)整理用物,按规定消毒处理后放回原处	• 预防感染
8. 准确记录	洗手,记录	• 记录浸泡部位、时间、药物、效果、局部反应及患者反应

【评价】

(1)患者感觉舒适,局部皮肤无烫伤,浸泡后局部炎症和疼痛减轻。

(2)护士无菌观念强,操作熟练,动作轻巧。

(3)护士能与患者或家属有效沟通,得到理解与配合。

【注意事项】

(1)浸泡部位有伤口者,浸泡盆、药液和用物必须无菌;浸泡完后按外科换药法处理伤口。

(2)浸泡过程中,注意观察局部皮肤情况,倾听患者主诉,随时调节水温,若局部出现发红、疼痛等,应立即停止浸泡并给予相应处理。

第十三章

标本采集与运送

习题二维码13-1

考点

序号	主要考点
1	血液标本的采集
2	尿液标本的采集
3	粪便标本的采集
4	痰标本的采集
5	咽拭子标本的采集
6	常用防腐剂的种类、作用与方法

学习目标

识记：

1. 能正确陈述标本采集的原则。

2. 能正确叙述采集各类标本的目的及注意事项。

理解：

1. 能正确分析标本采集的意义。

2. 能正确比较采集各类标本的目的、方法、量及容器的选择。

应用：

1. 能正确实施标本采集，操作规范，方法正确。

2. 能安全运送标本。

预习案例

患者张某，女，21岁，学生。10天前出现发热、腰疼，来院就诊。急性面容，T39℃、P140次/分、Bp105/75 mmHg，脾大，心脏听诊有杂音，全身皮肤有多处出血瘀斑，疑为亚急性细菌性心内膜炎。

思考

1. 为明确诊断，应为该患者留取何种血液标本？

2. 为患者抽取血标本时，采血量应为多少？操作中应注意什么问题？

在对患者进行临床诊疗的过程中,医生常常要借助对患者的血液、体液(如胸腔积液、腹水)、排泄物(如尿液、粪便)、分泌物(如痰、鼻咽部分泌物)、呕吐物和脱落细胞(如食管、阴道)等标本进行实验室检验,以获得反映其机体功能状态、病理变化或治疗效果的客观资料,作为疾病的判断、治疗、预防以及药物监测、健康评估等的重要依据。标本检验结果的正确与否直接影响到对患者疾病的诊断、治疗和抢救等,而高质量的检验标本是获得准确而可靠的检验结果的首要环节。因此,正确采集标本及运送是护士应掌握的基本知识和基本技能。

第一节 标本采集的意义及原则

◆ 一、标本采集的意义

各种标本检验是基本的诊断方法之一。检验标本在一定程度上反映机体正常的生理现象和病理改变,对明确诊断、病情观察、防治措施的制定及预后的判断等方面起着重要的作用。因此,标本采集非常重要,它可以协助明确疾病诊断;推测病程进展;制定治疗措施;观察病情变化。同时,检验标本的采集质量可直接影响结果,而合格的检验标本来源于临床护理人员的正确采集,因此,需要加强护理人员的相关知识培训,提高检验标本的合格率,更好地为患者服务。

◆ 二、标本采集的原则

(一)遵照医嘱执行

采集、送检各种标本均应按医嘱执行。医生填写检验申请单时,要求字迹清楚,目的明确,申请人签全名。护士对申请单有疑问时,应及时与相关医生核实,确认无误后方可执行。

(二)采集前充分准备

(1)明确标本采集的相关事宜:进行标本采集前护士应明确检验项目、检验目的、采集方法、采集标本量,及相关注意事项。

(2)护士准备:操作前,护士应修剪指甲,洗手,戴口罩、帽子、手套,必要时需穿隔离衣。评估患者的病情、检验项目、心理反应及合作程度等。

(3)患者的准备:向患者及其亲属耐心地解释留取标本的目的和要求,消除顾虑,取得患者的信任与合作。

(4)物品的准备:护士根据检验的目的准备好物品,选择适当的容器,在容器外按要求贴好标签,标签上需注明科别、床号、住院号、姓名、检验项目、标本采集的日期和时间。

(三)严格执行查对制度

严格执行查对制度是保证标本采集准确无误的重要环节之一。采集前、采集中、采集后即送检前应认真查对医嘱,核对申请单项目、患者的姓名、性别、科别、床号、住院号、采集容器及方法等。

(四)正确采集标本

为确保检验结果的准确性，保证标本质量，执行时标本容器、采集时间、标本量及抗凝剂等，都应符合检验专业分析前质量控制的要求，必须掌握正确的采集方法。如采集细菌培养标本时，应在使用抗生素前采集，严格执行无菌操作，避免污染，不可混入防腐剂、消毒剂及其他药物，培养基应足量、无混浊、变质，以确保检验结果的准确性。若已经使用抗生素及其他药物，则应选择血药浓度最低时采集，并在检验单上注明。需患者自己留取标本时，如24小时尿标本、痰标本等，应详细告知患者标本留取的正确方法及注意事项。

(五)及时送检标本

标本采集后应按时送检，不可放置过久，以免标本被污染或变质而影响检验结果。特殊标本还需注明采集时间，如血气分析等。各类标本应区分运送容器，注意容器的密闭性、安全性。运送途中应妥善放置，防止标本被污染、破坏、变质、丢失及混淆。

第二节　常用标本的采集法

一、血液标本采集法

血液在体内通过循环系统与机体各个组织器官密切联系，参与机体各项功能活动，对维持机体新陈代谢、内外环境的平衡、功能调节起着重要的作用。血液成分的变化可影响全身的组织器官，而组织器官的变化也可引起血液成分发生变化，所以，血液检查不仅反映血液系统本身的病变，也反映了组织器官的变化。故血液检查是临床上最常用的检验项目之一。

(一)毛细血管采血法

毛细血管采血法是从外周或末梢血管采集血标本的方法，常用采血部位为耳垂或手指末梢。临床多采用手指采血，该方法操作方便，可获得较多血量。采血部位成人多选左手无名指内侧，婴幼儿则选择拇指或足跟部采血。耳垂采血有疼痛轻、操作方便等特点，但由于耳垂处血液循环差、血细胞易停滞、受气温影响大，故检查结果不够恒定。

(二)静脉血标本采集法

静脉血标本采集是指自静脉抽取静脉血标本的方法。常用静脉有贵要静脉、肘正中静脉、腕部及手背静脉、大隐静脉、小隐静脉、足背静脉、颈外静脉(婴幼儿多选)、股静脉。真空采血法是目前临床上常用的静脉血采集方法，具有采血量准确、安全性能好、分离血清效果好、操作方便以及一针采多管血的特点，替代了一次性注射器采集血标本的方法。

【目的】

(1)全血标本：测定血沉、血常规及血液中某些物质，如尿酸、尿素氮、肌酸、血氨、血糖的含量等。

（2）血浆标本：加抗凝剂的血液，经离心所得的上层清液称为血浆，含有凝血因子Ⅰ，可用于内分泌激素、血栓和止血的检测。

（3）血清标本：不加抗凝剂的血液，经离心所得的上层清液称为血清，不含有凝血因子Ⅰ，多适用于生化和免疫学的测定，如血清酶、脂类、电解质和肝功能等。

（4）血培养标本：多用于检测血液中的病原体。

【操作前准备】

1. 评估解释

（1）评估：

1）患者的病情、治疗情况、意识状态、肢体活动情况。

2）患者对血标本采集的认知、合作程度。

3）患者需要做检查的项目、采血量，是否需要做特殊的准备。

4）采集部位皮肤及血管情况，如有无水肿、结节瘢痕、静脉充盈度、管壁弹性等。

5）患者有无情绪的变化，如检验前紧张、焦虑等，有无运动、饮食、吸烟、药物以及饮酒、咖啡或茶等。

（2）解释：向患者及家属解释静脉血采集的目的、方法、注意事项及配合要点。

2. 患者准备

（1）了解静脉血采集的目的、方法、注意事项及配合要点。

（2）取舒适卧位，暴露穿刺部位，穿刺部位局部皮肤清洁。

3. 护士准备

护士应着装整洁，洗手，戴口罩。

4. 用物准备

（1）治疗车上层：注射盘、一次性注射器（规格视采集量而定）、针头或头皮针及标本容器（抗凝试管、干燥试管、血培养瓶）或真空采血系统（包括真空采血管、真空采血针、持针器）、止血带、治疗巾、小垫枕、胶布、检验单（标明科室、床号、姓名、标本类型、采集时间）、手消毒液、无菌手套。

（2）治疗车下层：生活垃圾桶，医用垃圾桶、锐器回收盒。

5. 环境准备

室内环境整洁、安静，温湿度适宜，光线明亮或照明充足，必要时用屏风或围帘遮挡。

【操作步骤】静脉血标本采集法操作步骤见表13-1。

表13-1　静脉血标本采集法

操作流程	操作步骤	操作要领
1. 准备用物	根据检验目的选择适当容器。检查容器完好性，在容器外贴上检验单附联，注明科别、床号、姓名、性别、检验目的、送检日期	• 电子条码竖帖不可遮挡刻度，避免差错事故的发生 • 根据不同检验目的，计算所需的采血量

续表13-1

操作流程	操作步骤	操作要领
2.核对解释	携用物至患者床旁,认真核对患者并做好解释	• 确认患者,取得合作
3.选择静脉	协助患者取适当体位,戴手套选择合适的静脉	• 嘱患者握拳,使静脉充盈 • 常选用肘正中静脉、头静脉或贵要静脉
4.消毒皮肤	在穿刺点上方6 cm处扎止血带,常规消毒皮肤	• 严格执行无菌操作原则
5.二次核对		• 操作中查对
6.静脉采血		• 执行标准预防原则
(1)注射器采血		
1)穿刺抽血	按静脉注射法将针头或头皮针刺入静脉,见回血后,抽动活塞抽取所需血量	• 穿刺时若局部出现血肿,应立即拔出针头,按压局部,选择其他静脉重新穿刺
2)拔针按压	采血完毕,松止血带,嘱患者松拳,迅速拔出针头,用无菌干棉签按压局部1~2分钟	• 防止皮下出血或淤血 • 凝血功能障碍患者,拔针后延长按压时间至10分钟
3)注入容器	将血液注入标本容器	• 同时采集不同种类血标本时,应先注入血培养瓶,然后注入抗凝管,最后注入干燥试管
	血培养标本:除去铝盖中心部,常规消毒瓶塞,更换针头后将血液注入瓶内,轻轻摇匀	• 注意无菌操作,防止污染 • 标本应在抗生素使用前采集,如已经使用应在检验单上注明
	全血标本:取下针头,将血液沿试管壁缓缓注入盛有抗凝剂的试管内,轻轻摇匀,使血液与抗凝剂充分混匀	• 勿将泡沫注入 • 防止血液凝固
	血清标本:取下针头,将血液沿试管壁缓缓注入干燥的试管内	• 防溶血,选用干燥注射器,避免振荡, • 避免红细胞破裂出血,勿将泡沫注入
(2)真空采血器采血		

续表13-1

操作流程	操作步骤	操作要领
1)穿刺抽血	取下真空采血针护套,手持采血针,按静脉注射法将针头刺入静脉,见回血,将采血针另一端护套拔掉,刺入真空管。松开止血带,采血至所需量	• 当血液流入采血管时,即可松开止血带 • 如需多管采血,可再接入所需的真空管
2)拔针按压	抽血毕,迅速拔出针头,用无菌干棉签按压局部1~2分钟	• 采血结束,先拔真空管,然后自患者肘部拔去针头,止血
7.整理记录	(1)按医疗废物处理条例处置用物,脱手套。 (2)协助患者卧于舒适卧位,整理床单位,再次核对,清理用物。 (3)洗手,记录	• 操作后查对 • 特殊的标本需注明采集时间
8.标本送检	将血标本连同化验单及时送检	• 以免影响检验结果

【评价】

(1)患者采集部位无血肿、无感染发生。

(2)护士无菌观念强,标本留取方法正确,操作规范、保证质量。

(3)护患沟通有效,患者积极配合,彼此需要得到满足。

【注意事项】

(1)严格执行查对制度和无菌操作技术。

(2)需空腹采集血标本者,应事先通知患者禁饮、禁食,以免因进食影响检验结果。

(3)严禁在输液、输血的肢体或针头处采集血标本,应在对侧肢体采集;若女性患者做了乳腺切除术,应在手术对侧的手臂进行采血,以免影响检验结果。

(4)使用真空管采血时,不可在穿刺成功前先将真空采血管与采血针头相连;准备用物时应检查真空管盖帽是否有松动,以免试管内负压消失而影响采血。

(5)采集血培养标本时,尽可能在使用抗生素前或伤口局部治疗前、高热寒战期进行标本采集。已经使用抗生素或不能停用的药物应予以注明。一般血培养标本取血5 mL;亚急性细菌性心内膜炎患者,采血10~15 mL,以提高培养阳性率。

(6)采集血培养标本时应防止污染,严格执行无菌操作技术,抽血前应检查培养瓶是否符合要求,瓶塞是否干燥,培养液是否充足或被污染。血培养标本内不可混入药物、消毒剂、防腐剂,以免影响检验结果。

(7)肘部采血时,不要拍打患者前臂,止血带结扎不可过紧、时间不宜过长,以40秒为宜,避免结扎时间过长引起局部淤血、静脉扩张,影响检验结果。

(8)标本采集后及时送检,以免污染或丢失而影响检验结果。

（三）动脉血标本采集法

动脉血标本采集是指自动脉抽取动脉血标本的方法。常用动脉有股动脉和桡动脉。

【目的】

（1）采集动脉血标本，常用于血液气体分析。

（2）判断患者氧合及酸碱平衡情况，为诊断、治疗、用药提供依据。

（3）作乳酸和丙酮酸测定。

【操作前准备】

1. 评估并解释

（1）评估：患者的病情、意识状态、肢体活动能力、皮肤、血管状况、合作程度。

（2）解释：向患者及家属解释动脉血采集的目的、方法、注意事项及配合要点。

2. 患者准备

（1）了解动脉血采集的目的、方法、注意事项及配合要点。

（2）取舒适卧位，暴露穿刺部位，穿刺部位局部皮肤清洁。

3. 护士准备

护士应着装整洁，洗手，戴口罩。

4. 用物准备

（1）治疗车上层：注射盘、2 mL 或 5 mL 一次性注射器或动脉血气针、肝素适量、治疗巾、治疗小垫枕、无菌纱布、无菌软木塞或橡胶塞、小沙袋、检验单、手消毒液。

（2）治疗车下层：生活垃圾桶、医用垃圾桶、锐器回收盒。

5. 环境准备

室内环境整洁，温湿度适宜，光线明亮或照明充足，必要时用屏风或围帘遮挡。

【操作步骤】动脉血标本采集法操作步骤见表 13-2。

表 13-2　动脉血标本采集法

操作流程	操作步骤	操作要领
1. 准备用物	根据检验目的选择适当容器。检查容器完好性，在容器外贴上检验单附联，注明科别床号、姓名、性别、检验目的、送检日期。	
2. 核对解释	携用物至床旁，认真核对患者的床号、姓名、用物，并做好解释	• 确认患者，操作前查对，避免差错事故
3. 选择动脉	协助患者采取舒适体位，暴露穿刺部位	• 常选择桡动脉、股动脉、肱动脉、足背动脉 • 桡动脉穿刺点在前臂掌侧腕关节上 2 cm，桡动脉搏动明显处
4. 垫枕铺巾	将治疗巾铺于小垫枕上，置于穿刺部位下	

续表13-2

操作流程	操作步骤	操作要领
5.消毒皮肤	常规消毒皮肤(以动脉搏动最强点为圆心),范围大于5 cm;常规消毒操作者左手示指、中指或戴无菌手套	• 严格执行无菌操作原则
6.二次核对		• 操作中查对
7.动脉采血		• 执行标准预防原则
普通注射器采血	左手示指、中指将欲穿刺动脉搏动最明显处固定于两指间,右手持注射器在两指间垂直或与动脉走向成40度角刺入动脉,见鲜红血液涌入注射器后固定针头的方向及深度,左手抽取血液至所需量	• 穿刺前先抽吸肝素0.5 mL,湿润注射器管腔后弃去余液,以防血液凝固 • 血气分析采血量一般为0.1~1 mL采血过程中保持针尖固定
动脉血气针采血	取出并检查动脉血气针,将血气针活塞拉至所需血量的刻度,血气针筒自动形成吸引等量血液的负压。穿刺方法同上,见有鲜红色回血后,固定血气针,血气针会自动抽取所需量	
8.拔针按压	采血完毕,迅速拔出针头,同时用无菌纱布或小沙袋加压止血5~10分钟	• 凝血功能障碍的患者,拔针后延长按压时间,直至不出血为止
9.插入软木塞	拔出针头后,立即将针尖斜面刺入软木塞或橡胶塞,以隔绝空气,并轻轻搓动注射器使血液与肝素混匀	• 防止空气进入注射器,以免影响检验结果 • 防止标本凝固
10.整理记录	(1)按医疗废物处理条例处置用物,脱手套 (2)协助患者舒适卧位,整理床单位,再次核对,清理用物。 (3)洗手,记录	• 操作后查对 • 记录执行时间和患者反应
11.标本送检	将血标本连同化验单及时送检	• 以免影响检验结果

【评价】

(1)患者采集部位无血肿、感染发生。

(2)护士采集标本方法正确,标本送检及时,标本符合检验要求。

(3)护患沟通有效,患者积极配合,彼此需要得到满足。

【注意事项】

(1)严格执行查对制度和无菌操作原则。

(2)桡动脉穿刺点为前臂掌侧腕关节上2 cm,桡动脉搏动明显处;股动脉穿刺点为腹股沟股动脉搏动明显处。新生儿宜选用桡动脉,不宜选用股动脉穿刺,因股动脉穿刺垂直进针时易伤及髋关节。

(3)拔针后局部用无菌纱布或沙袋加压止血，直至不出血为止，以免出血或形成血肿。

(4)血气分析标本应与空气隔绝，采集后立即送检，以免检验结果不准确。

(5)有出血倾向者，慎用动脉采血法。

(6)患者运动、洗澡、热饮后，休息半小时再进行采血，避免影响检验结果。

二、尿标本采集法

尿液的组成和性状不仅与泌尿系统疾病直接相关，也受机体各系统功能状态的影响，并反映机体的代谢状况。临床上常采集尿标本做物理、化学、细菌学等检查，以了解病情、协助诊断和治疗。

尿标本分为以下几种：常规标本、培养标本、12 小时或 24 小时标本。

【目的】

(1)常规标本：用于检查尿液的颜色、透明度、细胞及管型、尿比重、尿蛋白及尿糖定性检测等。

(2)培养标本：用于细菌学检查或细菌敏感试验，以了解病情，协助疾病的诊断与治疗。

(3)12 小时或 24 小时尿标本：用于各种尿生化检查，如钠、钾、氯、17-羟类固醇、肌酐、肌酸及尿糖定量检查或尿浓缩查结核分枝杆菌等。

【操作前准备】

(1)评估并解释

1)评估：患者的病情、临床诊断、治疗、意识状态、心理状态及合作程度、检验目的。

2)解释：向患者及家属解释尿标本采集的目的、方法、注意事项及配合要点。

(2)患者准备：了解尿标本采集的目的、方法、注意事项及配合要点。

(3)护士准备：护士应着装整洁，洗手，戴口罩。

(4)用物准备：除检验单、手消毒剂、生活垃圾桶、医疗垃圾桶外，根据不同的检验目的，另做以下准备：

1)常规标本：一次性尿常规标本容器(容量在 100 mL 以上)，必要时备尿壶或便盆。

2)培养标本：无菌标本试管、无菌手套、长柄试管木夹、便盆、酒精灯、火柴、无菌棉球、消毒液、便盆、导尿包(必要时备)。

3)12 小时或 24 小时尿标本：集尿瓶(容量为 3000~5000 mL)、防腐剂(表 13-3)。

(5)环境准备：整洁、安全、宽敞、明亮、隐蔽。

表 13-3 常用防腐剂的作用及方法

防腐剂	作用	用法	适用范围
甲醛	防腐和固定尿中有机成分	24 小时尿液加 40% 甲醛 1~2 mL	艾迪计数(12 小时尿细胞计数)等

续表13-3

防腐剂	作用	用法	适用范围
浓盐酸	保持尿液在酸性环境, 防止尿中激素被氧化	24 小时尿液加 5~10 mL	内分泌系统的检查, 如17-酮类固醇、17-羟类固醇
甲苯	保持尿中化学成分不变	留取第一次尿液后加入, 每100 mL 尿液加入 0.5~1%甲苯 2 mL	尿生化检查, 如尿蛋白定量、尿糖定量检查

【**操作步骤**】尿标本采集法操作步骤见表 13-4。

表 13-4 尿标本采集法

操作流程	操作步骤	要点说明
1. 准备用物	根据检验目的选择适当容器。检查容器完好性, 在容器外贴上检验单附联, 注明科别、床号、姓名、性别、检验目的、送检日期	• 避免差错事故, 保证检验结果的准确
2. 核对解释	(1)携用物至床旁, 认真核对患者的床号、姓名并做好解释。 (2)告知采集的目的和配合的方法。 (3)屏风或床帘遮挡	• 确认患者, 取得合作 • 注意保护患者的隐私
3. 收集标本		• 戴防护手套
(1)常规标本	(1)能够自理的患者: 嘱其留取晨起第一次尿于标本容器内, 除测定尿比重需留尿 100 mL, 其余检验留尿 30~50 mL。 (2)不能自理的患者: 对不能自理的患者应协助床上使用便器, 并收集尿液于标本容器中 (3)留置导尿的患者: 从集尿袋下方引流孔处打开橡胶塞, 收集尿液	• 晨尿浓度较高, 未受饮食影响, 检验结果较准确 • 不可将粪便混于尿液中 • 不可将卫生纸丢入便器中 • 婴儿或尿失禁患者, 可用尿套或尿袋协助收集
(2)培养标本		
1)中段尿留取法		
①清洁消毒	按导尿术清洁、消毒外阴	• 避免外阴部细菌污染尿培养标本, 消毒从上至下, 一次使用一个棉球

续表13-4

操作流程	操作步骤	要点说明
②接取尿液	嘱患者排尿,弃去前段尿,用试管夹夹持试管于酒精灯火焰上消毒试管口后,接取中段尿5~10 mL	• 在患者膀胱充盈时留取,前段尿起到冲洗尿道作用 • 嘱患者排尿应持续不停
③消毒试管	再次于酒精灯火焰上消毒试管口和盖子后盖紧试管,熄灭酒精灯	• 留取标本时勿触及容器口 • 标本不可倒置
④整理用物	清洁外阴,协助患者穿好裤子,整理床单位及用物	
2)导尿术留取法	可通过插导尿管的方法将尿液引出,留取5~10 mL	• 适用于昏迷或尿潴留患者
(3)12 小时或24 小时尿标本		
1)容器贴签	在容器外检验单附联上注明日期、起止时间	
2)留取尿液	嘱患者于晨7时或晚7时排空膀胱后,开始留取,至次晨7时留完最后一次尿,将24小时或12小时的全部尿液留取在容器中	• 此次尿液为留取标本前已经存膀胱内的,不应留取 • 不得混入粪便
3)加防腐剂	患者第一次尿后即加入防腐剂,使之与尿液混合	• 集尿瓶应放置于阴凉处,根据检验目的加入防腐剂,避免尿液变质
4)记录总量	留取最后一次尿液后,将12小时或24小时尿液全部盛于集尿瓶内,测总量后记录于检验单上	• 充分混匀后,取适量用于检验(一般约40 mL),弃去余尿
4.操作后处理	(1)协助患者取舒适体位; (2)洗手,记录; (3)标本及时送检 (4)按常规消毒处理用物	• 记录尿液的总量、颜色、气味等确保检验结果的准确性

【评价】

(1)患者无泌尿系感染发生。
(2)护士标本留取方法准确,操作规范,标本送检及时。
(3)护患沟通有效,患者主动配合,掌握尿标本采集的正确方法。

【注意事项】

(1)女性患者月经期不宜留取尿标本,以免影响检查结果。

(2)若会阴部分泌物过多时,先清洁或冲洗会阴后再收集。

(3)早孕诊断试验留取晨尿。

(4)留取尿标本时不可混入粪便、经血、白带、精液,以防其中微生物使尿液变质。

(5)留取尿培养标本时,应注意尿液不能被污染,最好通过导尿术留取,并及时送检。

(6)留取 12 或 24 小时尿标本时应做好交接班,以督促检查患者正确留取。

三、粪标本采集法

粪便标本的检验结果有助于评估患者的消化功能,协助疾病的诊断与治疗。标本留取的方法与检验结果密切相关,所以需根据不同检验目的,选择适合的标本留取方法。

粪便标本包括常规标本、细菌培养标本、隐血标本、寄生虫或虫卵标本。

【目的】

(1)常规标本:用于检查粪便的性状、颜色、细胞等。

(2)培养标本:用于检查粪便中的致病菌。

(3)隐血标本:用于检查粪便中肉眼观察不到的微量血液。

(4)寄生虫及虫卵标本:用于检查粪便中的寄生虫、幼虫及虫卵。

【操作程序】

(1)评估并解释

1)评估:患者的病情、临床诊断、治疗、排便情况、意识状态、合作程度、检验目的。

2)解释:向患者及家属解释粪标本采集的目的、方法、注意事项及配合要点。

(2)患者准备:了解粪标本采集的目的、方法、注意事项及配合要点。

(3)护士准备:着装整洁,洗手,戴口罩。

(4)用物准备:除检验单、手消毒剂、生活垃圾桶、医疗垃圾桶外,根据不同的检验目的另做以下准备:

1)常规标本:检验盒(内附棉签或检便匙)、清洁便盆。

2)寄生虫或虫卵标本:检验盒(内附棉签或检便匙)、透明胶带及载玻片(查找蛲虫)、清洁便盆。

3)培养标本:无菌培养瓶、无菌长棉签、消毒便盆、无菌生理盐水。

4)隐血标本:检验盒(内附棉签或检便匙)、清洁便盆。

(5)环境准备:整洁、安全、温度适宜、宽敞、明亮、隐蔽。

【操作步骤】粪便标本采集操作步骤见表 13-5。

表 13-5　粪便标本采集法

操作流程	操作步骤	要点说明
1.准备用物	根据检验目的选择适当容器。检查容器完好性,在容器外贴上检验单附联,注明科别、床号、姓名、性别、检验目的、送检日期	● 避免差错事故,保证检验结果的准确
2.核对解释	(1)携用物至床旁,认真核对患者的床号、姓名并做好解释 (2)告知采集的目的和配合的方法 (3)屏风或床帘遮挡	● 确认患者,取得合作 ● 注意保护患者的隐私
3.排空膀胱	屏风遮挡,嘱患者排空膀胱	● 以免排便时混入尿液,影响检验结果
4.留取标本		● 戴防护手套
常规标本	(1)嘱患者排便于清洁便盆中; (2)用检便匙取中央或黏液脓血部分粪便(5 g左右)放入标本容器内,对不能自理的患者应协助其排便	● 约蚕豆大小 ● 腹泻患者取脓血、黏液部分,水样便应盛于容器中
寄生虫及虫卵标本	查寄生虫及虫卵:嘱患者排便于便盆中,取不同部位带血液或黏液的部分5~10 g	● 服驱虫剂后或做血吸虫孵化检查,留取全部粪便送检
	查蛲虫:嘱患者于睡前或清晨起床前将取标本透明胶带贴于肛门周围处。取下并将已粘贴着蛲虫卵的胶带面粘在载玻片上或将胶带对合,送检验室做显微镜检查	● 蛲虫常在午夜或清晨时爬到肛门处产卵 ● 有时需连续数天采集
	查阿米巴原虫:用热水将便盆加温至接近体温。排便后,将标本连同便盆立即送检	● 保持阿米巴原虫的活动状态,防止阿米巴原虫在低温环境下失去活力或死亡,以至于难以查到
培养标本	能自行排便者:嘱患者排便于消毒便盆内,用无菌棉签取粪便中央部分或带脓血、黏液的粪便2~5 g放入培养瓶中,盖紧瓶塞,立即送检	● 保证检验结果的准确性 ● 尽量多处选取标本,提高检验阳性率
	不能排便者:若患者无便意,用无菌长棉签蘸无菌生理盐水,由肛门插入直肠6~7 cm,朝一个方向轻轻旋转退出,将棉签置于无菌培养瓶内,塞紧瓶塞	注意无菌操作,防止标本污染
隐血标本	按常规标本留取	● 需患者饮食配合

续表13-5

操作流程	操作步骤	要点说明
5.操作后处理	(1)协助患者取舒适体位； (2)洗手，记录； (3)标本及时送检； (4)按常规消毒处理用物	● 记录粪便的形状、颜色、气味等 ● 确保检验结果的准确性 ● 避免交叉感染

【评价】

(1)患者在粪便采集过程中安全、无不适。

(2)护士标本留取方法正确，操作规范，标本送检及时。

(3)护患沟通有效，患者积极配合，掌握粪便标本采集的正确方法。

【注意事项】

(1)粪便标本中不可混入植物、泥土、污水等异物；不能从纸巾、纸尿裤、衣裤等物品上留取；不能用棉签有絮端挑取标本。

(2)采集培养标本时应全部无菌操作，并将标本收集于灭菌封口的容器中，也可采用直肠拭子法，即用拭子或无菌棉签前端，用无菌甘油或无菌生理盐水湿润后，插入肛门4~5 cm（幼儿2~3 cm），轻轻旋转，擦取直肠内壁黏液后取出，盛于无菌试管送检。

(3)查阿米巴原虫时，在采集标本前几天，不可给患者服用钡剂、油质、含金属的泻剂等，以免影响阿米巴虫卵或胞囊显露。

(4)采集隐血标本时，在采集标本前3天需禁食肉类、动物肝脏、血及含铁丰富的食物和药物，第4天开始标本的采集，避免造成假阳性。

(5)患者腹泻时，水样便应盛于容器内送检。

四、痰标本采集法

痰液检查是诊断呼吸系统疾病病因、进行疗效观察及判断预后的重要检查。临床上常用的痰标本分为三种：常规痰标本、痰培养标本和24小时痰标本。

【目的】

(1)常规痰标本：用于检查痰液中的细菌、虫卵、癌细胞等。

(2)痰培养标本：用于检查痰液中的致病菌，为抗生素的选择提供依据。

(3)24小时痰标本：用于检查24小时痰量，观察痰液的性状，以协助诊断或做浓集结核杆菌检查。

【操作前准备】

(1)评估并解释

1)评估：评估患者病情、临床诊断、治疗、检验目的、意识状态及合作程度。

2)解释：向患者及家属解释痰标本采集的目的、方法、注意事项及配合要点。

(2)患者准备：了解痰标本采集的目的、方法、注意事项及配合要点；漱口。

(3)护士准备：着装整洁，洗手，戴口罩。

(4)用物准备：除检验单、手消毒剂、生活垃圾桶、医疗垃圾桶外，根据不同的检验目的另做以下准备：

1)常规痰标本：备痰盒。

2)痰培养标本：备无菌痰盒、漱口液。

3)24小时痰标本：备清洁广口大容量集痰器。

4)无力咳痰或不合作患者，需备吸痰用物、一次性手套和集痰器。如收集培养标本则需备无菌用物。

(5)环境准备：整洁、安全、温湿度适宜、宽敞、明亮。

【**操作步骤**】痰标本采集操作步骤见表13-6。

表13-6　痰标本采集法

操作流程	操作步骤	操作要领
1. 准备用物	根据检验目的选择适当容器。检查容器完好性，在容器外贴上检验单附联，注明科别、床号、姓名、性别、检验目的、送检日期	● 避免差错事故，保证检验结果的准确
2. 核对解释	(1)携用物至床旁，认真核对患者的床号、姓名，并做好解释。 (2)告知采集的目的和配合的方法。 (3)屏风或床帘遮挡	● 确认患者，取得合作 ● 注意保护患者的隐私
3. 收集标本		● 戴防护手套
1)常规标本	能自行留痰者：嘱患者晨起后，漱口。深呼吸数次后用力咳出气管深处的痰液，吐入痰盒中。无力咳痰或不合作者：协助患者取合适卧位，叩击胸背部	● 去除口腔中的杂质 ● 勿将唾液、鼻涕、漱口水等混入 ● 若痰液不易咳出，可配合雾化吸入等方法
2)痰培养标本	能自行留痰者：晨起后，先用漱口液漱口，再用清水漱口；深呼吸数次后用力咳出气管深处痰液；将痰液收集于无菌痰盒内。无力咳嗽或不合作者：同常规标本留取，使用无菌集痰试管(图13-1)	● 去除口腔中杂菌 ● 勿将唾液、鼻涕、漱口水等混入 ● 物品均需无菌

续上表

操作流程	操作步骤	操作要领
3)24小时痰标本	(1)从晨起漱口后(7am)第一口痰开始留取,至次晨起漱口后(7 am)第一口痰结束。 (2)将24小时的痰液全部收集于集痰器内	● 勿将唾液、鼻涕、漱口水混入
4.操作后处理	(1)协助患者取舒适体位; (2)洗手,记录; (3)将痰标本连同化验单及时送检; (4)按常规消毒处理用物	● 记录痰液的外观和性状 ● 确保检验结果的准确性 ● 避免交叉感染

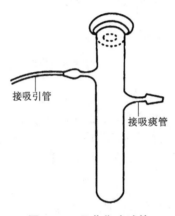

接吸引管

接吸痰管

图13-1 无菌集痰试管

【评价】

(1)患者在痰标本采集过程中安全、无不适。

(2)护士标本留取方法正确,操作规范,标本送检及时。

(3)护患沟通有效,患者积极配合,掌握痰标本采集的正确方法。

【注意事项】

(1)选择在清晨收集痰液,因此时痰液量较多,所含细菌也较多,可提高阳性率。

(2)若痰液不易咳出者,可进行雾化吸入,先湿化痰液,再给予胸背部叩击。

(3)采集的痰液中不能混入漱口水,口腔、鼻腔分泌物(如唾液、鼻涕)。

(4)若查找癌细胞时应立即送验,也可用95%乙醇或10%甲醛固定后立即送检。

(5)做24小时痰量和分层检查时,应嘱患者将痰吐在无色的广口瓶内,需要时可加入少许石碳酸以防腐。

(6)留取痰标本前,应先用朵贝氏液及温开水清洁口腔数次,尽量排除口腔内的杂菌。

五、咽拭子标本采集法

咽拭子细菌培养可分离出致病菌,有助于白喉、化脓性扁桃体炎、急性咽喉炎等呼吸道疾病的诊断。

【目的】取咽部和扁桃体上分泌物做细菌培养或病毒分离,以协助诊断、治疗。

【操作前准备】

(1)评估并解释

1)评估:患者的病情、临床诊断、治疗、意识状态、心理状态及合作程度。

2)解释:向患者及家属解释咽拭子标本采集的目的、方法、注意事项及配合要点。

(2)患者准备:了解咽拭子标本采集的目的、方法、注意事项及配合要点;体位舒适,愿意配合,进食2小时后再采集标本。

(3)护士准备:护士应着装整洁,洗手,戴口罩。

(4)用物准备

1)治疗车上层:治疗盘内备无菌咽拭子培养管、酒精灯、火柴、压舌板、化验单。治疗盘外备手消毒剂。

2)治疗车下层:生活垃圾桶、医用垃圾桶。

(5)环境准备:整洁、安全、温湿度适宜、宽敞、明亮。

【操作步骤】咽拭子标本采集法操作步骤见表13-7。

表 13-7 咽拭子标本采集法

操作流程	操作步骤	要点说明
1.准备用物	根据检验目的选择适当容器。检查容器完好性,在容器外贴上检验单附联,注明科别、床号、姓名、性别、检验目的、送检日期	• 避免差错事故,保证检验结果的准确
2.核对解释	(1)携用物至床旁,认真核对患者的床号、姓名,并做好解释。 (2)告知采集的目的和配合的方法	• 确认患者,取得合作 • 避免在进食后2小时内进行,防止呕吐
3.采集标本		
(1)暴露咽喉	点燃酒精灯,嘱患者张口发"啊"的音,暴露咽喉部	• 可配合使用压舌板
(2)取分泌物	用培养管内的无菌长棉签擦拭两侧腭弓、咽、扁桃体上的分泌物	• 动作应轻柔而敏捷

续表13-7

操作流程	操作步骤	要点说明
(3)消毒试管	在酒精灯火焰上消毒试管口后,将棉签插入试管后塞紧	• 防止标本污染
4.操作后处理	(1)协助患者取舒适体位; (2)洗手,记录; (3)将咽拭子标本连同化验单及时送检; (4)按常规消毒处理用物	• 确保检验结果的准确性 • 避免交叉感染

【评价】

(1)患者在留取标本过程中安全、无不适。

(2)护士操作熟练、规范,标本留取方法正确,无菌观念强。

(3)护患沟通有效,患者积极配合。

【注意事项】

(1)最好选择在应用抗生素之前采集。

(2)作真菌培养时应在口腔溃疡面上采取分泌物。

(3)留取标本时,棉签不可触及其他部位,防止污染标本,影响检验结果。

(4)避免进食后2小时内留取标本。采集时动作应轻柔,以免刺激患者咽喉部引起呕吐或不适。

六、呕吐物标本采集法

留取呕吐物标本可用于观察呕吐物的性质、颜色、气味、次数及数量,以协助诊断消化系统疾病,也可用于明确中毒患者毒物的性质和种类。可在患者发生呕吐时或中毒患者洗胃时,用弯盘接取呕吐物送检;不明原因中毒的患者,送检洗胃前先抽出胃内容物作为标本。

第三节 标本运送

为了更好地为临床(患者)服务,保证临床检验结果的准确性,实验室应对检验全过程进行全面的质量控制和质量管理,即包括检验前、检验中、检验后三个阶段的质量控制,其中,检验前质量控制是该控制链的前提,标本采集、运输、核收是关键,因为标本质量直接关系到检验结果能否真实、客观地反映病情。国内外均有报道,检验结果误差中50%~70%最终可溯源到标本质量不符合要求,检验前误差是仪器、试剂、质控品和标准品、检验人员等再好也无法解决的,其影响因素具有复杂性、隐蔽性、不可控性及责任不确定性四大特点,因此,认真做好检验前质量管理是保证检验结果准确性的关键。

任何一个不合格的检验标本，都会导致治疗时间的延误，造成患者重新留取标本的疼痛及害怕，进而影响到医护与患者之间的信任关系。同时，材料成本及人力成本也跟着增加，故预防患者检验标本的异常是非常重要的。

一、送标本要求

(1)送标本尽量由护工送，不能让患者家属送标本。

(2)使用专用的标本运送箱，拿取标本时需要戴手套，将标本正确放置于标本运送箱后盖上箱盖，运送标本时不能剧烈摇晃运送容器，运送箱内放置橡胶手套，便于运送中标本洒落时拾起(不需放酒精、纸巾)，因为标本采集使用的是密闭容器，同时再使用密闭容器运送，已做到双层保护。

二、运送过程特殊处理

(1)运送过程中标本在盒内溢洒时，不要打开箱盖，直接送到医学检验科由检验科工作人员处理。

(2)运送过程中标本从箱内掉出，但未发生溢洒时，戴上运送箱内放置的手套拾起标本，继续运送。

(3)运送过程中标本从箱内掉出，发生溢洒时，请立即保护好现场，通知检验科人员处理。

三、可能存在的问题

(1)护工对标本运送要求了解有限，而且有时未严格遵守标本运送要求。

(2)标本被集中在一起，等积累到一定数量，采集后很久才送检，这样有些检测项目会错过最佳检测时间，影响检验结果的准确性。

第十四章

病情观察和危重患者的抢救技术

 考点

序号	主要考点
1	面容与表情的观察
2	意识状态的观察
3	瞳孔的观察
4	心肺复苏技术
5	洗胃法目的
6	口服催吐法
7	电动吸引器洗胃
8	呼吸机的使用

习题二维码14-1

学习目标

识记
1. 能正确描述病情观察的内容及方法。
2. 能正确列出抢救室的设备管理要。
3. 能正确陈述呼吸、心跳骤停的原因及临床表现。
4. 能正确描述洗胃的目的、洗胃常用溶液。
5. 能正确列出简易呼吸器、人工呼吸机的操作要点。
理解
1. 能正确描述并解释下列概念：意识状态、意识障碍、浅昏迷、深昏迷、洗胃及心肺复苏(CPR)。
2. 能举例说明意识障碍的种类。
3. 能正确解释危重患者的护理措施。
4. 能正确分析和说明CPR的注意事项。
5. 能正确分析和说明洗胃的注意事项。
应用
1. 能以正确的方法进行人工呼吸。
2. 能以正确的方法进行胸外心脏按压术。
3. 能按照正确的原则和方法完成各种洗胃法的操作。

预习案例

> 急诊科夜间接诊一位 60 岁的女性患者，主诉"胸闷、胸痛 2 小时且含服硝酸甘油无效"。该患者既往有高血压病史 10 年，近两个月频繁发作心绞痛，但每次含服硝酸甘油后均能缓解。本次因与他人争执，情绪激动而发病。到急诊室后患者突然意识丧失，颈动脉搏动未触及……
>
> 思考：
> 该患者发生了什么情况？护士应观察患者什么内容？护士如何观察该患者？

病情观察是医护人员对患者的病史和现状进行全面系统了解，对病情做出综合判断的过程，是医务人员临床工作的重要内容之一。及时、准确、全面的病情观察可以为诊断、治疗、预防并发症以及护理提供必要的临床依据。

危重患者的特点是病情严重、病情变化快，随时可能出现危及生命的征象。在护理和抢救危重症患者的过程中，要求护士必须准确地掌握心肺复苏、吸氧、吸痰、洗胃、自动体外除颤器等基本抢救技术，以及准确、及时进行病情观察和评估的技能。熟悉抢救的基本流程，与医疗团队配合保证抢救工作有效地进行。

第一节　病情观察

观察是对事物、现象进行仔细查看的过程，是一项系统工程，对患者的观察，应从症状到体征，从生理到精神、心理的全面细致的观察，并且应该贯穿于患者疾病过程的始终。

一、病情观察的概念及意义

病情观察，即医务人员在工作中运用视觉、听觉、嗅觉、触觉等感觉器官及辅助工具来获得患者信息的过程。医务人员对患者的病情观察是一种有意识的、审慎的、连续的过程。因此，需要对从事病情观察的医务人员进行相关的专业性的培训，以保证病情观察及时、全面、系统、准确，为患者的诊疗提供科学依据，促进患者尽快康复。

临床工作中对患者病情观察的主要意义包括以下几个方面：①可以为疾病的诊断、治疗和护理提供基本的临床资料和准确的数据，成为临床决策的依据；②可以有助于判断疾病的发展趋向和转归；③可以及时了解治疗效果和用药后的反应；④可以有助于及时发现危重症患者病情变化的征象等，以便采取有效措施及时处理，防止病情恶化，挽救患者生命。

二、护士应具备的条件

在病情观察中要求医务人员做到：既有重点，又要认真全面；既要细致，又要准确及时；护士在对患者的病情观察中要求具有去伪存真、详细分析、反复验证的能力，以便排除干扰，获取正确结果；同时应认真记录观察的内容。因此，护士必须具备一定的医学知识，严谨的工作作风、一丝不苟、高度负责的责任心及敏锐的观察力，要做到"五勤"，即勤巡视、勤观察、勤询问、勤思考、勤记录。通过有目的、有计划、认真仔细的观察，及时、准确地掌握和预见病情变化，为危重患者的抢救赢得时间。

◆ 三、病情观察的方法

在对患者的病情进行观察时，护士可以运用各种感觉器官，以达到全面准确收集患者资料的目的。此外，护士还利用相应的辅助仪器，监测患者病情变化的指标。

（1）视诊：是最基本的检查方法之一，即用视觉来观察患者全身和局部状态的检查方法。视诊可以观察到患者全身的状态，如年龄、性别、营养状况等；从患者入院直至出院，通过连续或间断的观察，可以了解患者的意识状态，面部表情，姿势体位，肢体活动情况，皮肤、呼吸、循环状况，分泌物、排泄物的性状、数量以及患者与疾病相关的症状、体征等一系列情况，并随时注意观察患者的反应及病情变化，以便及时调整观察的重点。

（2）听诊：是利用耳直接或借助听诊器或其他仪器听取患者身体各个部分发出的声音，分析判断声音所代表的不同含义。通过耳可以直接听到患者发出的声音，如听到咳嗽，可以通过咳嗽的不同声音、音调，发生持续的时间，剧烈的程度以及声音的改变来分析患者疾病的状态。借助听诊器可以听到患者的心音、心率、呼吸音、肠鸣音等。

（3）触诊：是通过手的感觉来感知患者身体某部位有无异常的检查方法。例如用触诊来了解所触及体表的温度、湿度、弹性、光滑度、柔软度及脏器的外形、大小、软硬度、移动度和波动感等。

（4）叩诊：是指通过手指叩击或手掌拍击被检查部位体表，使之震动而产生音响，根据所感到的震动和所听到的音响特点来了解被检查部位脏器的大小、形状、位置及密度，如确定肺下界、心界大小、有无腹水及腹水的量。

（5）嗅诊：是指利用嗅觉来辨别患者的各种气味，判断与其健康状况关系的一种检查方法。患者的气味可以来自皮肤、黏膜、呼吸道、胃肠道以及分泌物、呕吐物、排泄物等。

对患者病情的观察除了以上常用的五种方法外，还可以通过与医生、家属、亲友的交流、床边和书面交接班、阅读病历、检验报告、会诊报告及其他相关资料，获取有关病情的信息，达到对患者疾病全面、细致观察的目的。

◆ 四、病情观察的内容

（一）一般情况的观察

1. 发育与体型

发育状态通常以年龄与智力、体格成长状态（如身高、体重及第二性征）之间的关系来进行综合判断。成人发育正常状态的判断指标常包括：头部的长度为身高的$1/8 \sim 1/7$；胸围约为身高的$1/2$；双上肢展开的长度约等于身高；坐高约等于下肢的长度。体型是身体各部发育的外观表现，包括骨骼、肌肉的成长与脂肪分布的状态等。临床上把成人的体型分为三种：①匀称型（正力型）：即身体各部分匀称适中。②瘦长型（无力型）：身体瘦长，颈长肩窄，胸廓扁平，腹上角<90°。③矮胖型（超力型）：身短粗壮，颈粗肩宽，胸廓宽厚，腹上角>90°。

2. 饮食与营养状态

饮食在疾病治疗中占重要地位，并在对疾病的诊断、治疗中发挥一定作用。因此应注意观察患者的食欲、食量、进食后反应、饮食习惯，有无特殊嗜好或偏食等情况。营养状态通常可根据皮肤的光泽度、弹性，毛发指甲的润泽程度，皮下脂肪的丰满程度，肌肉的发育状况等综合判断。营养状态与食物的摄入、消化、吸收和代谢等因素有关，是判断机体健康状况、疾病程度以及转归的重要指标之一。

3. 面容与表情

疾病及情绪变化可引起面容与表情的变化。一般情况下，健康的人表情自然、大方，神态安逸。患病后，通常可表现为痛苦、忧虑、疲惫或烦躁等面容与表情。某些疾病发展到一定程度时，可出现特征性的面容与表情。临床上常见的典型面容包括：①急性病容：表现为表情痛苦、面颊潮红、呼吸急促、鼻翼扇动、口唇疱疹等，一般见于急性感染性疾病，如肺炎链球菌肺炎的患者。②慢性病容：表现为面色苍白或灰暗，面容憔悴，目光暗淡、消瘦无力等，常见于慢性消耗性疾病，如恶性肿瘤、肝硬化、严重结核病等患者。③二尖瓣面容：表现为双颊紫红，口唇发绀，一般见于风湿性心脏病患者。④贫血面容：表现为面色苍白，唇舌及结膜色淡，表情疲惫乏力，见于各种类型的贫血患者。除了以上这四种典型面容外，临床上还有甲状腺功能亢进面容、满月面容、脱水面容以及面具面容等。

4. 体位

体位是指身体在休息时所处的状态。临床常见体位有：自主体位、被动体位、被迫体位。患者的体位与疾病有着密切的联系，不同的疾病可使患者采取不同的体位，有时对某些疾病的诊断具有一定意义。如：昏迷或极度衰竭的患者，由于不能自行调整或变换肢体的位置，呈被动卧位；胆石症、肠绞痛的患者，在腹痛发作时，常辗转反侧，坐卧不宁，患者常常采用被迫体位。

5. 姿势与步态

姿势即指一个人的举止状态，依靠骨骼、肌肉的紧张度来保持，并受健康状态与精神状态的影响。健康成人躯干端正，肢体动作灵活自如，患病时可以出现特殊的姿态，如腹痛时患者常捧腹而行，腰部扭伤身体的活动度受限，患者保持特定的姿势。步态是指一个人走动时所表现的姿态，年龄、是否受过训练等因素会影响一个人的步态。常见的异常步态有：蹒跚步态(鸭步)、醉酒步态、共济失调步态、慌张步态、剪刀步态、间歇性跛行和保护性跛行等。

6. 皮肤与黏膜

皮肤、黏膜常可反映某些全身的疾病情况。主要应观察其颜色、温度、湿度、弹性及有无出血、水肿、皮疹、皮下结节、囊肿等。如贫血患者，其口唇、结膜、指甲苍白；肺心病、心力衰竭等缺氧患者，其口唇、面颊、鼻尖等部位发绀；热性病皮肤发红；休克患者皮肤湿冷；严重脱水、甲状腺功能减退者，皮肤弹性差；心源性水肿，可表现为下肢和全身水肿；肾性水肿，多于晨起眼睑、颜面水肿。

(二)生命体征的观察

生命体征的观察贯穿于对患者护理的全过程，在患者病情观察中占据重要的地位。体温、脉搏、呼吸、血压均受大脑皮层的控制和神经、体液的调节，保持其相对恒定。当机体患病时，生命体征变化最为敏感，若体温不升多见于大出血休克患者；体温过高排除感染因素外，夏季应考虑是否因中暑所致；脉搏节律改变多为严重心脏病、药物中毒、电解质紊乱等原因所致；出现周期性呼吸困难多为呼吸中枢兴奋性降低引起；收缩压、舒张压持续升高，应警惕发生高血压危象。

(三) 意识状态的观察

意识状态是大脑功能活动的综合表现，是对环境的知觉状态。正常人应表现为意识清晰，反应敏捷、准确，语言流畅、准确，思维合理，情感活动正常，对时间、地点、人物的判断力和定向力正常。意识障碍是指个体对外界环境刺激缺乏正常反应的一种精神状态。任何原因引起大脑高级神经中枢功能损害时，都可出现意识障碍。表现为对自身及外界环境的认识及记忆、思维、定向力、知觉、情感等精神活动的不同程度的异常改变。意识障碍一般可分为：

(1) 嗜睡：是最轻的意识障碍。患者处于持续睡眠状态，但能被言语或轻度刺激唤醒，醒后能正确缓慢地回答问题，但反应迟钝，刺激去除后又很快入睡。

(2) 意识模糊：其程度较嗜睡深，表现为思维和语言不连贯，对时间、地点、人物的定向力完全或部分发生障碍，可有错觉、幻觉、躁动不安、谵语或精神错乱。

(3) 昏睡：患者处于熟睡状态，不易唤醒。压迫眶上神经、摇动身体等强烈刺激可被唤醒，醒后答话含糊或答非所问，停止刺激后即又进入熟睡状态。

(4) 昏迷：是最严重的意识障碍，表现为意识持续的中断或完全丧失，按其程序可分为：①轻度昏迷：意识大部分丧失，无自主运动，对声、光刺激无反应，对疼痛刺激(如压迫眶上缘)可有痛苦表情及躲避反应。瞳孔对光反射、角膜反射、眼球运动、吞咽反射、咳嗽反射等可存在。②中度昏迷：对周围事物及各种刺激均无反应，对于剧烈刺激可出现防御反射。角膜反射减弱，瞳孔对光反射迟钝，眼球无转动。③深度昏迷：全身肌肉松弛，对各种刺激均无反应。深、浅反射均消失。

护士对意识状态的观察，可根据患者的语言反应，了解其思维、反应、情感活动、定向力等，必要时可通过一些神经反射，如观察瞳孔对光反应、角膜反射、对强刺激(如疼痛)的反应、肢体活动等来判断其有无意识障碍，以及意识障碍程度。临床上还可以使用量表进行评估，常用的如格拉斯哥昏迷评分量表，对患者的意识障碍及其严重程度进行观察与测定。GCS 包括睁眼反应、语言反应、运动反应 3 个子项目，使用时分别测量 3 个子项目并计分，然后再将各个项目的分值相加求其总和，即可得到患者意识障碍程度的客观评分，见表 14-1。GCS 量表总分范围为 3~15 分，15 分表示意识清醒。按意识障碍的差异分为轻、中、重三度，轻度 13~14 分，中度 9~12 分，重度 3~8 分，低于 8 分者为昏迷，低于 3 分者为深昏迷或脑死亡。在对意识障碍患者进行观察时，同时还应对伴随症状与生命体征、营养、大小便、水电解质、活动和睡眠、血气分析值的变化进行观察。

表 14-1　GCS 昏迷量表

子项目	条目状态	分数
睁眼反应	自发性的睁眼反应	4
	声音刺激有睁眼反应	3
	疼痛刺激有睁眼反应	2
	任何刺激均无睁眼反应	1

续表14-1

子项目	条目状态	分数
语言反应	对人物、时间、地点等定向问题清楚	5
	对话混淆不清，不能准确回答有关人物、时间、地点等定向问题	4
	言语不流利，但字意可辨	3
	言语模糊不清，字意难辨	2
	任何刺激均无语言反应	1
运动反应	可按指令动作	6
	能确定疼痛部位	5
	对疼痛刺激有肢体退缩反应	4
	疼痛刺激时肢体过屈(去皮质强直)	3
	疼痛刺激时肢体过伸(去大脑强直)	2
	疼痛刺激时无反应	1

(四)瞳孔的观察

瞳孔的变化是许多疾病，尤其是颅内疾病、药物中毒、昏迷等病情变化的一个重要指征，观察瞳孔时要注意两侧瞳孔的形状、对称性、边缘、大小及对光反应。

(1)形状、大小和对称性：正常瞳孔呈圆形，位置居中，边缘整齐，两侧等大等圆。瞳孔的形状改变常可因眼科疾病引起。如瞳孔呈椭圆形并伴散大，常见于青光眼等；瞳孔呈不规则型，常见于虹膜粘连。在自然光线下，正常瞳孔直径为 2~5 mm，调节反射两侧相等。病理情况下，瞳孔的大小可出现变化：①缩小：瞳孔缩小是指直径小于 2 mm，如果瞳孔直径小于 1 mm 称为针尖样瞳孔；单侧瞳孔缩小常提示同侧小脑幕裂孔疝早期；双侧瞳孔缩小，常见于有机磷农药、氯丙嗪、吗啡等中毒；②变大：瞳孔散大是指瞳孔直径大于 5 mm。一侧瞳孔扩大、固定，常提示同侧颅内病变(如颅内血肿、脑肿瘤等)所致的小脑幕裂孔疝的发生；双侧瞳孔散大，常见于颅内压增高、颅脑损伤、颠茄类药物中毒及濒死状态。

(2)对光反应：正常瞳孔对光反应灵敏，并于光亮处瞳孔收缩，昏暗处瞳孔扩大。当瞳孔大小不随光线刺激而变化时，称瞳孔对光反应消失，常见于危重或深昏迷患者。

(五)心理状态的观察

患者的心理状态是一般心理状态和患病时特殊心理状态的整合，如一般心理状态中的注意力、情绪、认知、动机和意志状态，与患病的适应状态的统一。因此应从患者对健康的理解、对疾病的认识、处理和解决问题的能力、对疾病和住院的反应、价值观、信念等方面来观察其语言和非语言行为、思维能力、认知能力、情绪状态、感知情况等是否处于正常状态，是否出现记忆力减退，思维混乱，反应迟钝，语言、行为异常等情况及有无焦虑、恐惧、绝望、忧郁等情绪反应。

(六)特殊检查或药物治疗的观察

(1)特殊检查和治疗后的观察：在临床实际工作中，会对未明确诊断的患者，进行一些常规和特殊专科检查，如冠状动脉造影、胆囊造影、胃镜、腹腔镜检查、腰穿、胸穿、腹穿和骨穿等。这些检查均会对患者产生不同程度的创伤，护士应重点了解其注意事项，观察生命体征、倾听患者的主诉,防止并发症的发生。如冠状动脉造影后应根据采用的方法对患者的局部止血情况进行观察。由于治疗的需要,患者可能应用引流,应注意观察引流液的性质、颜色、量等;观察引流管是否通畅,有无扭曲、受压、引流不畅的现象,引流袋(瓶)的位置等;锁骨下静脉穿刺后的患者,应注意有无胸闷或呼吸困难;吸氧患者观察缺氧症状有无改善等。

(2)特殊药物治疗患者的观察:药物治疗是临床最常用的治疗方法。护士应注意观察其疗效、副作用及毒性反应。如服用降压药的患者应注意血压的变化;应用止痛药应注意患者疼痛的规律和性质,用药后的效果;如果药物具有成瘾性还应注意使用的间隔等。

(七)其他方面的观察

对患者除以上的观察内容外,还应该注意观察患者的睡眠情况以及患者的自理能力。了解患者的自理能力可以有助于护士对患者进行有针对性的护理,同时协助分析患者疾病的状况。可以通过量表的测定来确定患者的自理能力,如用日常生活活动(ADL)能力量表可评定患者生活自理能力,包括生活料理、生活工具使用等。用总的生活能力状态(TLS)评定患者的病残程度。

第二节　危重症患者的管理

危重症患者是指那些病情严重,随时可发生生命危险的患者。这些患者通常患有多脏器功能不全,病情重而且复杂,病情变化快,随时会有生命危险,故而需要严密的、连续的病情观察和全面的监护与治疗。对危重症患者的抢救是医疗、护理的重要任务之一,因此必须做好全面、充分的准备工作,并且需要常备不懈,只有这样才能在遇有急危重患者时,全力以赴,及时地进行抢救,以挽救患者的生命。

急症抢救和重症监护是抢救危重症患者两个主要环节。急救医学的任务及工作重点在于现场抢救、运送患者及医院内急诊三部分。重症监护主要以重症监护病房为工作场所,接受由急诊科和院内有关科室转来的危重患者。系统化、科学化的管理是保证成功抢救危重症患者的必要条件之一。本节重点介绍一些医院抢救工作的组织管理。

➡ 一、抢救工作的组织管理与抢救设备管理

(一)抢救工作的组织管理

抢救工作也是一项系统化的工程,对抢救工作的组织管理是使抢救工作及时、准确、有效进行的保证。

(1)建立责任明确的系统组织结构:在接到抢救任务时,应立即指定抢救负责人,组成抢救小组,一般可分为全院性和科室(病区)性抢救两种。全院性抢救常用于大型灾难等突发情况,由院长(医疗院长)组织实施,各科室均参与抢救工作。科室内的抢救一般由科主任、护士长负责组织实施,各级医务人员必须听从指挥,在抢救过程中态度要严肃、认真,动作迅速准确,既要分工明确,又要密切配合。抢救时护士可在医生未到之前,根据病情需要,予以适当、及时的紧急处理,如止血、吸氧、吸痰、人工呼吸、胸外心脏按压、建立静脉通道等。

（2）制定抢救方案：根据患者情况，制订方案，护士应参与抢救方案的制订，使危重症患者能及时、迅速得到抢救。护士应根据患者的情况和抢救方案制订出抢救护理计划，明确护理诊断与预期目标，确定护理措施，解决患者现存的或潜在的健康问题。

（3）做好核对工作：各种急救药物须经两人核对，核对正确方可使用。执行口头医嘱时，须向医生复述一遍，双方确认无误后方可执行，抢救完毕需及时由医生补写医嘱和处方。抢救中各种药物的空安瓿、输液空瓶、输血空瓶（袋）等应集中放置，以便统计和查对。

（4）及时、准确做好各项记录：一切抢救工作均应做好记录，要求字迹清断、及时准确、详细全面，且注明执行时间与执行者。做好交接班工作，保证抢救和护理措施的落实。

（5）医护密切配合：安排护士参加医生组织的查房、会诊、病例讨论，使其熟悉危重症患者的病情、重点监测项目及抢救过程，做到心中有数、配合恰当。

（6）抢救室内抢救器械和药品管理：严格执行"五定"制度，即定数量、定点安置、定专人交接、定期消毒灭菌、定期检查维修，保证抢救时使用；室内物品一律不得外借，值班护士班班交接，并作记录。护士还应熟悉抢救器械的性能和使用方法，并能排除一般故障，保证急救物品完好率。

（7）抢救用物的日常维护：抢救用物使用后，要及时清理，归还原处，并及时补充，要保持清洁、整齐。如抢救传染病患者，应按传染病要求进行消毒、处理，严格控制交叉感染。

（二）抢救设备管理

急诊室和病区均应设单独抢救室。病区抢救室宜设在靠近护士办公室的房间内。要求宽敞、整洁、安静、光线充足。室内应备有"五机"（心电图机、洗胃机、呼吸机、除颤仪、吸引器）、"八包"（腰穿包、心穿包、胸穿包、腹穿包、静脉切开包、气管切开包、缝合包、导尿包）以及各种急救药品及抢救床。在抢救室内应设计环形输液轨道及各种急救设备。

（1）抢救床：最好为多功能床，必要时另备木板一块，以备在做胸外心脏按压时使用。

（2）抢救车：应按照要求配置各种常用急救药品（表14-2）、急救用无菌物品以及其他急救用物。如各种无菌急救包（"八包"）、各种注射器及针头、输液器及输液针头、输血器及输血针头、开口器、压舌板、舌钳、牙垫、各种型号的医用橡胶手套、各种型号及用途的橡胶或硅胶导管、无菌治疗巾、无菌敷料、皮肤消毒用物等。其他非无菌用物，如治疗盘、血压计、听诊器、手电筒、止血带、玻璃接头、夹板、宽胶布、火柴、酒精灯、多头电源插座等。

表 14-2 常用急救药品

常用药物名称
利多卡因、阿托品、肾上腺素
洛贝林、尼可刹米（可拉明）、二甲弗林（回苏灵）
多巴胺、呋塞米（速尿）
毛花苷C（西地兰）、硝酸甘油、硝普钠
盐酸胺碘酮片（可达龙）、普罗帕酮（心律平）
氨茶碱
垂体后叶素、维生素K
哌替啶、地西泮、异戊巴比妥钠、苯巴比妥钠、咪达挫仑（力月西）、氯丙嗪、硫酸镁
异丙嗪、苯海拉明

续表14-2

常用药物名称
氢化可的松、地塞米松、可的松
20%甘露醇、25%山梨醇、呋塞米、利尿酸钠
碘解磷定、氯解磷定、硫代硫酸钠、乙酰胺

（3）急救器械：应保证各种急救器械的完好，包括给氧系统（氧气筒和/或给氧装置或中心供氧系统、加压给氧设备），电动吸引器或中心负压吸引装置，电除颤仪、心脏起搏器、心电监护仪、简易呼吸器、呼吸机，电动洗胃机等。

二、危重症患者的护理

对于危重症患者的护理，护士不仅要注重高技术性的护理，同时也不能忽视患者的基础生理需要，它是危重病护理的重要工作内容之一，其目的是满足患者的基本生理功能、基本生活需要、舒适安全的需求，预防压疮、坠积性肺炎、失用性萎缩、退化及静脉血栓形成等并发症的发生。护士应全面、仔细、缜密地观察病情，判断疾病转归。必要时设专人护理，并于护理记录单上详细记录观察结果、治疗经过、护理措施，以供医护人员进一步诊疗、护理时作参考。

（一）危重症患者的病情监测

危重症患者由于病情危重、病情变化快，因此对其各系统功能进行持续监测可以动态了解患者整体状态、疾病危险程度以及各系统脏器的损害程度，对及时发现病情变化、及时诊断和抢救处理极为重要。危重症患者病情监测的内容较多，最基本的是中枢神经系统、循环系统、呼吸系统、肾功能及体温的检测。

（1）中枢神经系统监测：包括意识水平监测、电生理监测如脑电图、影像学监测如 CT 与 MRI、颅内压测定和脑死亡的判定等。

（2）循环系统监测：包括心率、心律、无创和有创动脉血压、心电功能和血流动力功能检测，如中心静脉压（CVP）、肺动脉压（PAP）、肺动脉楔压（PAW）、心排血量（CO）及心脏指数（CI）等。

（3）呼吸系统监测：包括呼吸运动、频率、节律、呼吸音、潮气量、无效腔量、呼气压力测定、肺胸顺应性监测；痰液的性质、量、痰培养的结果；血气分析。其中血气分析是较重要的监测手段之一，护士应了解其各项指标的正常值及其意义。

（4）肾功能监测：肾脏是调节体液的重要器官，它负责保留体内所需物质、排泄代谢产物、维持水电解质平衡及细胞内外渗透压平衡，同时它也是最易受损的器官之一，因而对其功能的监测有重要意义。包括尿量，血、尿钠浓度，血、尿的尿素氮，血尿肌酐，血肌酐清除率测定等。

（5）体温监测：是一项简便易行、反映病情缓解或恶化的可靠指标，也是代谢率的指标。正常人体温较恒定，当代谢旺盛、感染、创伤、手术后体温多有升高，而极重度或临终患者体温反而下降。

目前临床上重症监护病房中对危重症患者可以依据"急性生理学及慢性健康状况评分系统"进行病情评定和病死率的预测，并可以客观地制订和修正医疗护理计划，为提高医疗质量、合理利用医疗资源以及确定最佳出院时机或选择治疗的时间，提供了客观、科学的依据。

(二)保持呼吸道通畅

清醒患者应鼓励其定时做深呼吸或轻拍背部，以助分泌物咳出。昏迷患者常因咳嗽、吞咽反射减弱或消失，呼吸道分泌物及唾液等积聚喉头，而引起呼吸困难甚至窒息，故应使患者头偏向一侧，及时吸出呼吸道分泌物，保持呼吸道通畅。并通过呼吸咳嗽训练、肺部物理治疗、吸痰等，预防分泌物淤积、坠积性肺炎及肺不张等。

(三)加强临床基础护理

1. 维持清洁

(1)眼部护理：对眼睑不能自行闭合者应注意眼睛护理，可涂眼药膏或覆盖油性纱布，以防角膜干燥而导致溃疡、结膜炎。

(2)口腔护理：保持口腔卫生，增进食欲。对不能经口腔进食者，更应做好口腔护理，防止发生口腔炎症、口腔溃疡、腮腺炎、中耳炎、口臭等。

(3)皮肤护理：危重症患者由于长期卧床、大小便失禁、大量出汗、营养不良及应激等因素，有发生压疮的危险。做到"六勤一注意"，即：勤观察、勤翻身、勤擦洗、勤按摩、勤更换、勤整理，注意交接班。

2. 协助活动

病情平稳时，应尽早协助患者进行被动肢体运动，每天 2~3 次，轮流将患者的肢体进行伸屈、内收、外展、内旋、外旋等活动，并同时作按摩，以促进血液循环，增加肌肉张力，帮助恢复功能，预防肌腱、韧带退化、肌肉萎缩、关节僵直、静脉血栓形成和足下垂的发生。

3. 补充营养和水分

危重症患者机体分解代谢增强，消耗大，对营养物质的需要量增加，而患者多胃纳不佳，消化功能减退，为保证患者有足够营养和水分，维持体液平衡，应设法增加患者饮食，并协助自理缺陷的患者进食，对不能进食者，可采用鼻饲或完全胃肠外营养。对大量引流或额外体液丧失等水分丢失较多的患者，应注意补充足够的水分。

4. 维持排泄功能

协助患者大小便，必要时给予人工通便及在无菌操作下行导尿术。留置尿管者执行尿管护理常规。

5. 保持导管通畅

危重症患者身上有时会有多根引流管，应注意妥善固定、安全放置，防止扭曲、受压、堵塞、脱落，保持其通畅，发挥其应有的作用。同时注意严格执行无菌操作技术，防止逆行感染。

6. 确保患者安全

对谵妄、躁动和意识障碍的患者，要注意安全，合理使用保护具；防止意外发生。牙关紧闭、抽搐的患者，可用牙垫、开口器，防止舌咬伤，同时室内光线宜暗，工作人员动作要轻，避免因外界刺激而引起抽搐。准确执行医嘱，确保患者的医疗安全。

(四)危重症患者的心理护理

在对危重症患者进行抢救的过程中，由于各种因素的影响，会导致患者产生极大的心理压力。这些因素包括：①病情危重而产生对死亡的恐惧；②突然在短时间内丧失对周围环境和个人身体功能的控制，完全依赖于他人；③不断地进行身体检查，甚至触及身体隐私部分；

④突然置身于一个完全陌生的环境；⑤治疗仪器所产生的声音、影像、灯光等对患者的刺激；⑥因气管插管和呼吸机治疗而引起的沟通障碍等。患者的家人也会因自己所爱的人的生命受到威胁而经历一系列心理应激反应，因而，心理护理是护士的重要职责之一。

护士应做到：

（1）表现出对患者的关心、同情、尊重和接受。态度要和蔼、宽容、诚恳。

（2）在任何操作前向患者做简单、清晰的解释。语言应精练、贴切、易于理解；举止应沉着、稳重；操作应娴熟认真、一丝不苟，给患者充分的信赖感和安全感。

（3）保证与患者有效沟通，对因人工气道或呼吸机治疗而出现语言沟通障碍者，应与患者建立其他有效的沟通方式，保证与患者的有效沟通。鼓励患者表达他的感受，并让患者了解自己的病情和治疗情况。

（4）鼓励患者参与自我护理活动和治疗方法的选择。

（5）尽可能多地采取"治疗性触摸"。这种触摸可以引起患者注意，传递关心、支持或接受的信息给患者，可以帮助患者指明疼痛部位，确认他们身体一部分的完整性和感觉的存在。

（6）鼓励家属及亲友探视患者，与患者沟通，向患者传递爱、关心与支持。减少环境因素刺激，病室光线宜柔和，夜间减低灯光亮度，使患者有昼夜差别感，防止各种原因影响患者睡眠。病室内应安静，尽量降低各种机器发出的噪声，工作人员应做到"四轻"，即说话轻、走路轻、操作轻、关门轻。在病室内适当位置悬挂时钟，令患者有时间观念；在操作检查治疗时使用床帘，注意保护患者隐私。

第三节 常用急救技术

急救的最基本目的就是挽救生命，护士对临床常用急救技术掌握的程度可以直接影响到对急危重患者抢救方案的实施，以及抢救的成败。因此护士必须掌握必要的急救知识与技能。本节主要介绍心肺复苏术、氧吸入法、吸痰法、洗胃法和人工呼吸器，其他急救技术。

一、心肺复苏技术

（一）概述

心肺复苏（CPR）是对由于外伤、疾病、中毒、意外、低温、淹溺和电击等各种原因，导致呼吸停止、心跳停搏，必须紧急采取重建和促进心脏、呼吸有效功能恢复的一系列措施。

基础生命支持技术（BLS）又称为现场急救，是指在事发的现场，对患者实施及时、有效的初步救护，是指专业或非专业人员进行徒手抢救。一旦有意外发生时，可立即做出正确的判断与处理，为急救赢得时间，为患者的进一步治疗奠定基础。在2015年的国际心肺复苏指南中将心肺复苏（AHA）成人生命链分为了院内救治体系和院外救治体系。院外心脏骤停的患者将依赖社区获得救助，非专业救护人员必须识别出心脏骤停、进行呼救、开始心肺复苏并给予除颤，直到专业团队接手；院内心脏骤停的患者依赖于专门的监控系统来预防心脏骤停，一旦发生，应立即启动多学科团队的救治，实施高质量的心肺复苏。

(二)呼吸心脏骤停的原因及临床表现

1.原因

(1)意外事件：如遭遇雷击、电击、溺水、自缢、窒息等。

(2)器质性心脏病：如急性广泛性心肌梗死、急性心肌炎等均可导致室速、室颤、三度房室传导阻滞的形成而致心脏停搏。

(3)神经系统病变：如脑炎、脑血管意外、脑部外伤等疾病致脑水肿、颅内压增高，严重者可因脑疝发生损害生命中枢致心搏呼吸停止。

(4)手术和麻醉意外：如麻醉药剂量过大、给药途径有误、术中气管插管不当、心脏手术或术中出血过多致休克等。

(5)水电解质及酸碱平衡紊乱：严重的高血钾和低血钾均可引起心脏骤停；严重的酸碱中毒，可通过血钾的改变最终导致心搏停止。

(6)药物中毒或过敏：如洋地黄类药物中毒、安眠药中毒、化学农药中毒、青霉素过敏等。

2.临床表现

(1)突然面色死灰、意识丧失：轻摇或轻拍并大声呼叫，观察是否有反应，如确无反应，说明患者意识丧失。

(2)大动脉搏动消失：因颈动脉表浅，且颈部易暴露，一般作为判断的首选部位。颈动脉位于气管与胸锁乳突肌之间，可用示指、中指指端先触及气管正中，男性可先触及喉结，然后滑向颈外侧气管与肌群之间的沟内，触摸有无搏动。其次选股动脉。股动脉位于股三角区，可于腹股沟韧带稍下方触摸有无搏动。由于动脉搏动可能缓慢、不规律，或微弱不易触及，因此，触摸脉搏一般5~10秒。确认摸不到颈动脉或股动脉搏动，即可确定心脏骤停。应注意如对尚有心跳的患者进行胸外心脏按压，会导致严重的并发症。

(3)呼吸停止：应在保持气道开放的情况下进行判断。可通过听有无呼气声或用面颊部靠近患者的口鼻部感觉有无气体逸出，脸转向患者观察胸腹部有无起伏。

(4)瞳孔散大：须注意循环完全停止后超过1分钟后才会出现瞳孔散大，且有些患者可始终无瞳孔散大现象，同时药物对瞳孔的改变也有一定影响。

(5)皮肤苍白或发绀：一般以口唇和指甲等末梢处最明显。

(6)心尖搏动及心音消失：听诊无心音。心电图表现为心室颤动或心室停顿，偶尔呈缓慢而无效的心室自主节律(心电-机械分离)。

(7)伤口不出血。

心脏骤停时虽可出现上述多种临床表现，但其中以意识突然丧失和大动脉搏动消失这两项最为重要，故仅凭这两项就即可做出心脏骤停的判断，并立即开始实施BLS技术。由于BLS技术的实施要求必须分秒必争，因此，在临床工作中不能等心脏骤停的各种表现均出现后再行诊断。一定注意不要因听心音、测血压、做心电图而延误宝贵的抢救时间。

(三)心肺复苏术

【目的】

(1)通过实施基础生命支持技术，建立患者的循环、呼吸功能。

(2)保证重要脏器的血液供应，尽快促进心跳、呼吸功能的恢复。

【操作前准备】

(1)评估：患者的病情、意识状态、呼吸、脉搏、有无活动义齿等情况。

(2)患者准备：可能已昏迷，没有特殊准备，护士可以对患者的体位进行调整，以便于满足进行抢救的需要。

(3)护士准备：护士应衣帽整洁、修剪指甲、洗手、戴口罩。

(4)用物准备：治疗盘内放血压计、听诊器，必要时备一木板、脚踏凳。

(5)环境准备：光线充足、安静，患者床单位周围宽敞，必要时用屏风遮挡，避免影响其他患者。

【操作步骤】心肺复苏术操作步骤见表14-3。

表14-3 心肺复苏术

步骤	操作要领
1.确认现场安全	• 确保现场对施救者和患者均是安全的
2.识别：双手轻拍患者，并在患者耳边大声呼唤，无呼吸或仅有喘息，10秒内可同时检查呼吸和脉搏	• 检查患者有无反应 • 即无呼吸或异常呼吸(叹息样呼吸) • 触摸脉搏一般不少于5秒，不多于10秒
3.启动应急反应系统 呼叫旁人帮忙/(如果适用)通过移动通讯设备	• 如在院内第一时间启动院内应急系统；自取或请他人取得AED及急救设备
4.摆放体位：仰卧位于硬板床或地上，如是卧于软床上的患者，其肩背下需垫心脏按压板，去枕、头后仰、解开衣领口、领带、围巾及腰带	• 注意避免随意移动患者；该体位有助于胸外心脏按压的有效性；避免误吸，有助于呼吸
5.胸外心脏按压术(单人法) (1)抢救者站在或跪于患者一侧。 (2)按压部位及手法：即胸骨中、下1/3交界处，在胸骨中线与两乳头连线的相交处为按压点；定位手掌根部接触患者胸部皮肤，另一手搭在定位手背上，双手重叠，十指交叉相扣，定位手的5个手指翘起(图14-1)。 (3)按压方法：双肘关节伸直，依靠操作者的体重、肘及臂力，有节律地垂直施加压力；每次按压后迅速放松，放松时手掌根不离开胸壁使胸廓充分回弹(图14-2)。 (4)按压深度成人5~6 cm(即不少于5 cm，也不超过6 cm)，儿童、婴儿至少胸部前后径的1/3，儿童大约5 cm，婴儿大约4 cm。 (5)按压频率：每分钟100~120次	• 间接压迫左右心室，以替代心脏的自主收缩；部位应准确，避免偏离胸骨而引起肋骨骨折 • 按压力量适度，姿势正确，两肘关节固定不动，双肩位于双手臂的正上方。施救者必须避免在按压间隙倚靠在患者身上，迅速解除压力，使胸骨自然复位 • 按压有效性判断：①能扪及大动脉(股、颈动脉)搏动，血压维持在8 kPa (60 mmHg)以上；②口唇、面色、甲床等颜色由发绀转为红润；③室颤波由细小变为粗大，甚至恢复窦性心律；④瞳孔随之缩小，有时可有对光反应；⑤呼吸逐渐恢复；⑥昏迷变浅，出现反射或挣扎

续表14-3

步骤	操作要领
6. 打开气道 (1) 开放气道：清除口腔、气道内分泌物或异物，有义齿者应取下。 (2) 开放气道方法 1) 仰头提颏法：抢救者一手的小鱼际置于患者前额，用力向后压使其头部后仰，另一手示指、中指置于患者的下颌骨下方，将颏部向前上抬起(图14-3)。 2) 仰头抬颈法：抢救者一手抬起患者颈部，另一手以小鱼际部位置于患者前额，使其头后仰，颈部上托(图14-4)。 3) 双下颌上提法：抢救者双肘置患者头部两侧，持双手示、中、无名指放在患者下颌角后方，向上或向后抬起下颌(图14-5)	● 有利于呼吸道畅通，可在胸外心脏按压前快速进行 ● 使舌根上提，解除舌后坠保持呼吸道畅通 ● 注意手指不要压向颏下软组织深处，以免阻塞气道 ● 头、颈部损伤患者禁用 ● 患者头保持正中位，不能使头后仰，不可左右扭动；适用于怀疑有颈部损伤患者
7. 人工呼吸	
1) 口对口人工呼吸法 a) 在患者口鼻盖一单层纱布/隔离膜/ b) 抢救者用保持患者头后仰的拇指和示指捏住患者鼻孔； c) 双唇包住患者口部(不留空隙)，吹气，使胸廓扩张； d) 吹气毕，松开捏鼻孔的手，抢救者头稍抬起，侧转换气，同时注意观察胸部复原情况；频率：每6~8秒1次呼吸(每分钟8~10次呼吸)，大约每次呼吸1秒钟。简易呼吸器的通气量是500~600 mL。在置入高级气道之前，按压与通气比率为30:2	● 首选方法 ● 为防止交叉感染 ● 可防止吹气时气体从口鼻逸出 ● 首次吹气以连吹两口为宜，维持肺泡通气和氧合作用 ● 患者借助肺和胸廓的自行回缩将气体排出；每次吹气时间不超过2秒钟；有效指标：患者胸部起伏，且呼气时听到或感到有气体逸出
2) 口对鼻人工呼吸法 a) 用仰头抬颏法，同时抢救者用举颏的手将患者口唇闭紧； b) 深吸一口气，双唇包住患者鼻部吹气，吹气的方法同上	● 用于口腔严重损伤或牙关紧闭患者 ● 防止吹气时气体由口唇逸出 ● 同口对口人工呼吸法
3) 口对口鼻人工呼吸法 抢救者双唇包住患者口鼻部吹气，20次/分钟	● 适用于婴幼儿 ● 防止吹气时气体由口鼻逸出；吹气时间要短，均匀缓缓吹气，防止气体进入胃部，引起胃膨胀

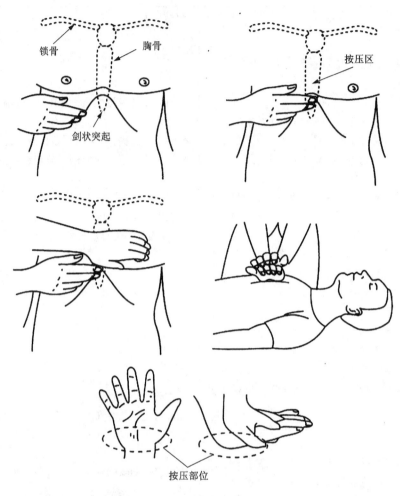

锁骨　　　胸骨
按压区
剑状突起
按压部位

图 14-1　胸外心脏按压定位方法

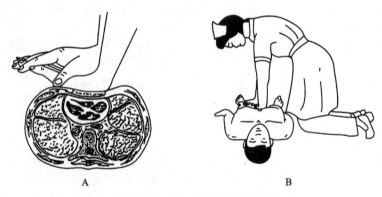

A　　　　　　　　　　B

图 14-2　胸外心脏按压的姿势

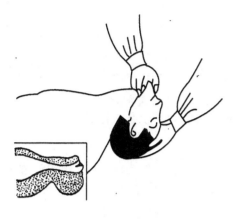

图 14-3　仰头抬颏法

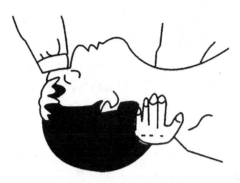

图 14-4　仰头抬颈法

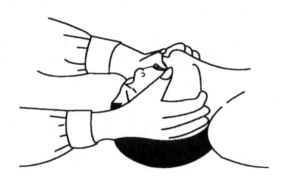

图 14-5　双下颌上提法

【注意事项】

(1)患者仰卧，争分夺秒就地抢救。在发现无呼吸或不正常呼吸(喘息样呼吸)的心脏骤停成人患者，应立即启动紧急救护系统，立即进行 CPR。

(2)按压部位要准确，用力合适，以防止胸骨、肋骨压折。严禁按压胸骨角、剑突下及左右胸部。按压力要适度，过轻达不到效果，过重易造成肋骨骨折、血气胸、甚至肝脾破裂等。按压深度成人 5~6 cm，儿童大约 5 cm，婴儿 4 cm，儿童和婴儿至少为胸部前后径 1/3，并保证每次按压后胸廓回弹。姿势要正确，注意两臂伸直，两肘关节固定不动，双肩位于双手的正上方。为避免心脏按压时呕吐物逆流至气管，患者头部应适当放低并略偏向一侧。

(3)清除口咽分泌物、异物，保证气道通畅。注意呼吸复苏失败最常见的原因，是呼吸道阻塞和口对口接触不严密。

(4)单一施救者应先开始胸外心脏按压，然后再进行人工呼吸(心肺复苏的顺序是 C-A-B)，所有年龄段的单人施救按压与呼吸比为 30∶2，即先进行 30 次的胸外心脏按压，后做 2 次人工呼吸；尽可能减少按压中的停顿，并避免过度通气。

二、氧气吸入法

氧是生命活动所必需的物质，如果组织得不到足够的氧或不能充分利用氧，组织的代谢、功能甚至形态结构都可能发生异常改变，这一过程称为缺氧。氧气疗法指通过给氧，提高动脉血氧分压（PaO_2,）和动脉血氧饱和度（SaO_2），增加动脉血氧含量（CaO_2），纠正各种原因造成的缺氧状态，促进组织的新陈代谢，维持机体生命活动的一种治疗方法。

(一)缺氧分类和氧疗适应证

(1)低张性缺氧：主要特点为动脉血氧分压降低，使动脉血氧含量减少，组织供氧不足。由于吸入气氧分压过低，外呼吸功能障碍，静脉血分流入动脉血所致。常见于高山病、慢性阻塞性肺部疾病、先天性心脏病等。

(2)血液性缺氧：由于血红蛋白数量减少或性质改变，造成血氧含量降低或血红蛋白结合的氧不易释放所致。常见于贫血、一氧化碳中毒、高血红蛋白血症等。

(3)循环性缺氧：由于组织血流量减少使组织供氧量减少所致。其原因为全身性循环性缺氧和局部性循环性缺氧 常见于休克、心力衰竭、栓塞等。

(4)组织性缺氧：由于组织细胞利用氧异常所致。其原因为组织中毒、细胞损伤、呼吸酶合成障碍。常见于氰化物中毒、大量放射线照射等。

以上四类缺氧中，低张性缺氧(除静脉血分流入动脉外)由于患者 PaO_2 和 SaO_2 明显低于正常，吸氧能提高 PaO_2、SaO_2、CaO_2，使组织供氧增加，因而疗效最好。氧疗对于心功能不全、心输出量严重下降、大量失血、严重贫血及一氧化碳中毒，也有一定的治疗作用。

(二)缺氧程度判断

根据临床表现及动脉血氧分压（PaO_2）和动脉血氧饱和度（SaO_2）来确定。也有一定的治疗作用。

(1)轻度低氧血症：$PaO_2 > 6.67kPa$(50 mmHg)，$SaO_2 > 80\%$，无发绀，一般不需氧疗。如有呼吸困难，可给予低流量低浓度(氧流量 1~2 L/分)氧气。

(2)中度低氧血症：PaO_2 4~6.7 kPa(30~50 mmHg)，SaO_2 60%~80%，有发绀、呼吸困难，需氧疗。

(3)重度低氧血症：$PaO_2 < 4$ kPa(30 mmHg)，$SaO_2 < 60\%$，显著发绀、呼吸极度困难、出现"三凹征"，是氧疗的绝对适应证。血气分析检查是监测用氧效果的客观指标，当患者 PaO_2 低 50 mmHg(6.6 kPa)时，应给予吸氧。

(三)供氧装置

供氧装置有氧气筒及氧气压力表和管道氧气装置 (中心供氧装置)两种。

1.氧气筒及氧气压力表装置(图 14-6)

(1)氧气筒：氧气筒是一圆柱形无缝钢筒，筒内可耐高压达 14.7 MPa (150 kg/cm²) 的氧，容纳氧气 6000L。氧气筒的顶部有一总开关，控制氧气的进出。氧气筒颈部的侧面，有一气门与氧气表相连，是氧气自筒中输出的途径。

(2)氧气表：由压力表、减压器、流量表、湿化瓶及安全阀组成。压力表可测知氧气筒内的压力，以 MPa 或 kg/cm² 表示，压力越大，表明氧气筒内氧气越多。减压器是一种弹簧自

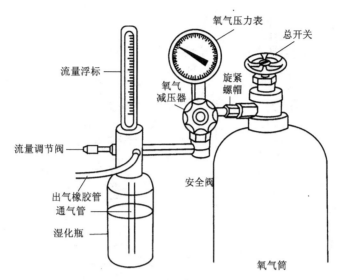

图 14-6 氧气筒及氧气压力表装置

动减压装置，将来自氧气筒内的压力减至 $0.2 \sim 0.3$ MPa($2 \sim 3$ kg/cm^2)，使流量平稳，保证安全。流量表用来测量每分钟氧气的流出量，流量表内有浮标，可得知每分钟氧气的流出量。湿化瓶具有湿化氧气及观察氧气流量的作用，可选用一次性或内装 $1/3 \sim 1/2$ 灭菌蒸缩水的湿化瓶，通气管浸入水中，湿化瓶出口和鼻导管相连。安全阀的作用是当氧流量过大、压力过高时，安全阀内部活塞自行上推，过多的氧气由四周小孔流出，以确保安全。

（3）装表法：氧气表装在氧气筒上，以备急用。方法是：将氧气筒置于氧气架上，打开总开关(逆时针转 1/4 周)，使少量气体从气门处流出，随即迅速关上(顺时针)，达到避免灰尘吹入氧气表、清洁气门的目的；然后将氧气表稍向后倾置于氧气筒气门上，用手初步旋紧，再用扳手拧紧，使氧气表直立于氧气筒旁；连接湿化瓶；确认流量开关呈关闭状态，打开总开关，再打开流量开关，检查氧气装置无漏气、流出通畅，关紧流量开关，推至病室待用。因此装表法可简单归纳为一吹(尘)、二上(表)、三紧(拧紧)、四查(检查)。

氧气筒内的氧气供应时间可按下列公式计算：

可供应时间=[压力表压力-5(kg/cm^2)]×氧气筒容积(L)/1 kg/cm^2×氧流量(L/min)×60 min

氧气浓度与流量的关系：

吸氧浓度(%)=21+4×氧流量(L/min)

2.氧气管道装置(中心供氧装置)

医院氧气集中由供应站负责供给，设管道至病区、门诊、急诊。供应站有总开关控制，各用氧单位配氧气表，打开流量表即可使用(图 14-7)。此法迅速、方便。

装表法：①将流量表安装在中心供氧道氧气流出口处，接上湿化瓶；②打开流量开关，调节流量，检查指示浮标能达到既定流量(刻度)，全套装置无漏气后备用。

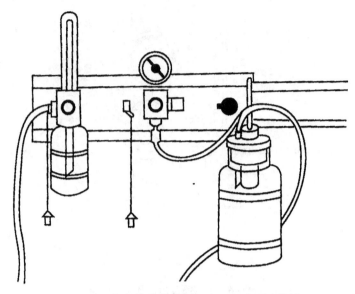

图 14-7 氧气管道化装置和中心负压吸引装置

（四）氧疗方法

1.鼻氧管给氧法

将鼻氧管前端插入鼻孔内约 1 cm，导管环固定稳妥即可（图 14-8）。此法比较简单，患者感觉比较舒适，容易接受，因而是目前临床上常用的给氧方法之一。

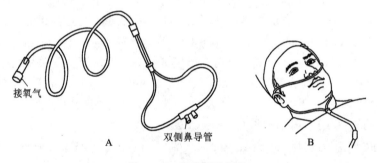

接氧气　　　　　　　　　双侧鼻导管

A　　　　　　　　　　　　　　　B

图 14-8 鼻氧管给氧法

2.鼻塞法

鼻塞是一种用塑料制成的球状物，操作时将鼻塞塞入一侧鼻孔鼻前庭内给氧（图 14-9）。此法刺激性小，患者较为舒适，且两侧鼻孔可交替使用。适用于长期吸氧的患者。

3.面罩法

将面罩置于患者的口鼻部供氧，氧气自下端输入，呼出的气体从面罩两侧孔排出（图 14-10）。由于口、鼻部都能吸入氧气，效果较好。给氧时必须有足够的氧流量，一般需 6-8 L/min。适用于张口呼吸且病情较重患者。

4.氧气头罩法

将患者头部置于头罩里，罩面上有多个孔，可以保持罩内一定的氧浓度、温度和湿度（图

14-11)。头罩与颈部之间要保持适当的空隙，防止二氧化碳潴留及重复吸入。此法主要用于小儿。

5. 氧气枕法

氧气枕是一长方形橡胶枕，枕的一角有一橡胶管，上有调节器可调节氧流量，氧气枕充入氧气，接上湿化瓶即可使用(图 14-12)。此法可用于家庭氧疗、危重患者的抢救或转运途中，以枕代替氧气装置。

6. 家庭供氧法

随着便携式供氧装置的面世和家庭用氧源的发展，一些慢性呼吸系统疾病和持续低氧血症的患者可以在家中进行氧疗。家庭氧疗一般采用制氧器、小型氧气瓶及氧气枕等方法，对改善患者的健康状况，提高他们的生活质量和运动耐力有显著疗效。

(1)便携式制氧器：于 1990 年问世。原理为制氧剂 A 和催化剂 B 在反应仓中与水产生化学反应制造出氧气。优点是：①纯度高：制氧纯度高，完全符合医用标准，纯度>99.0%；②供氧快：立用立得，方便快捷；③易操作：制氧器结构简单，易学易会；④易携带：制氧器小巧轻便(加水后仅 500 g)，便于携带。缺点是：维持时间短(一次反应制出氧气仅维持 20 分钟)，因此患者如需反复用氧，要不断更换制剂。

(2)小型氧气瓶：小型瓶装医用氧，同医院用氧一样，系天然纯氧。具有安全、小巧、经济、实用、方便等特点。有各种不同容量的氧气瓶，如 2 L、2.5 L、4 L、8 L、10 L、12 L、15 L 等。尤其适用于冠心病、肺心病、哮喘、支气管炎、肺气肿等慢性疾病患者的家庭氧疗。

7. 氧疗监护

(1)缺氧症状：患者由烦躁不安变为安静、心率变慢、血压上升、呼吸平稳、皮肤红润温暖、发绀消失，说明缺氧症状改善。

(2)实验室检查：实验室检查指标可作为氧疗监护的客观指标。主要观察氧疗后 PaO_2(正常值 12.6~13.3 kPa 或 95~ 100 mmHg)、$PaCO_2$(正常值 4.7~5.0 kPa 或 35~45 mmHg)、SaO_2(正常值 95%)等。

(3)氧气装置：有无漏气，管道是否通畅。

(4)氧疗的不良反应：当氧浓度高于 60%、持续时间超过 24 小时，可出现氧疗副作用。常见的不良反应有：

1)氧中毒：其特点是肺实质的改变，表现为胸骨下不适、疼痛、灼热感，继而出现呼吸增快、恶心、呕吐、烦躁、断续的干咳。预防措施是避免长时间、高浓度氧疗，经常做血气分析，动态观察氧疗的治疗效果。

2)肺不张：吸入高浓度氧气后，肺泡内氮气被大量置换，一旦支气管有阻塞时，其所属肺泡内的氧气被肺循环血液迅速吸收，引起吸入性肺不张。表现为烦躁、呼吸、心率增快、血压上升，继而出现呼吸困难、发绀、昏迷。预防措施是鼓励患者做深呼吸，多咳嗽和经常改变卧位、姿势，防止分泌物阻塞。

3)呼吸道分泌物干燥：氧气是一种干燥气体，吸入后可导致呼吸道黏膜干燥，分泌物黏稠，不易咳出，且有损纤毛运动。因此，氧气吸入前一定要先湿化再吸入，以此减轻刺激作用，并定期雾化吸入。

4)晶状体后纤维组织增生：仅见于新生儿，以早产儿多见。由于视网膜血管收缩、视网膜纤维化，最后出现不可逆转的失明，因此新生儿应控制氧浓度和吸氧时间。

5)呼吸抑制：见于Ⅱ型呼吸衰竭者（PaO_2降低、$PaCO_2$增高），由于$PaCO_2$长期处于高水平，呼吸中枢失去了对二氧化碳的敏感性，呼吸的调节主要依靠缺氧对外周化学感受器的刺激来维持，吸入高浓度氧，解除缺氧对呼吸的刺激作用，使呼吸中枢抑制加重，甚至呼吸停止。因此对Ⅱ型呼吸衰竭患者应给予低浓度、低流量（1~2 L/min）持续吸氧，维持PaO_2在8 kPa即可。

【目的】

（1）纠正各种原因造成的缺氧状态，提高动脉血氧分压（PaO_2）和动脉血氧饱和度（SaO_2），增加动脉血氧含量（CaO_2）。

（2）促进组织的新陈代谢，维持机体生命活动。

【操作前准备】

（1）评估患者并解释

1）解释：向患者及家属解释吸氧法的目的、方法、注意事项及配合要点。

2）评估：患者的年龄、病情、意识、治疗情况，心理状态及合作程度。

（2）患者准备

1）了解吸氧法的目的、方法、注意事项及配合要点。

2）体位舒适，情绪稳定，愿意配合。

（3）环境准备：室温适宜、光线充足、环境安静、远离火源。

（4）护士准备：衣帽整洁，修剪指甲，洗手，戴口罩。

（5）用物准备

1）治疗盘内备：小药杯（内盛冷开水）、纱布、弯盘、鼻氧管、棉签、扳手。

2）治疗盘外备：管道氧气装置或氧气筒及氧气压力表装置、用氧记录单、笔、标志。

【操作步骤】鼻氧管给氧法操作步骤见表 14-4。

表 14-4　鼻氧管给氧法

步骤	操作要领
1. 核对：携用物至患者床旁，核对患者床号、姓名、腕带	• 确认患者
2. 清洁检查：用湿棉签清洁双侧鼻腔并检查	• 检查鼻腔有无分泌物堵塞及异常
3. 连接：将鼻导管与湿化瓶的出口相连接	
4. 调节：氧流量	• 根据病情遵医嘱调节氧流量
5. 湿润：鼻氧管	• 鼻氧管前端放入小药杯冷开水中湿润，并检查鼻氧管是否通畅
6. 插管：将鼻氧管插入患者鼻孔 1 cm	• 动作轻柔，以免引起黏膜损伤
7. 固定：将导管环绕患者耳部向下放置并调节松紧度	• 松紧适宜，防止因导管太紧引起皮肤受损，告诉患者勿随意调节流量，注意用氧安全

续表14-4

步骤	操作要领
8. 记录：给氧时间、氧流量、患者反应	• 便于对照
9. 观察：缺氧症状、实验室指标、氧气装置无漏气并通畅、有无氧疗不良反应	• 有异常及时处理
10. 停止用氧：先取下鼻氧管	• 防止操作不当，引起组织损伤
11. 安置患者：体位舒适	• 整理床单位
12. 卸表 ▲氧气筒 关闭总开关，放出余气后，关闭流量开关，再卸表 ▲中心供氧 关流量开关，取下流量表	• 卸表口诀：一关(总开关及流量开关)二扶(压力表)、三松(氧气筒气门与氧气表连接处)、四卸(表)
13. 用物处理	• 一次性用物消毒后集中处理 • 氧气筒上悬挂空或满标志
14. 记录	• 停止用氧时间及效果

【注意事项】

（1）用氧前，检查氧气装置有无漏气，是否通畅。

（2）严格遵守操作规程，注意用氧安全，切实做好"四防"，即防震、防火、防热、防油。氧气瓶搬运时要避免倾倒撞击。氧气筒应放阴凉处，周围严禁烟火及易燃品，距明火至少5 m，距暖气至少1 m，以防引起燃烧。氧气表及螺旋口勿上油，也不用带油的手装卸。

（3）使用氧气时，应先调节流量后应用。停用氧气时，应先拔出导管，再关闭氧气开关。中途改变流量，先分离鼻氧管与湿化瓶连接处，调节好流量再接上。以免一旦开关出错，大量氧气进入呼吸道而损伤肺部组织。

（4）常用湿化液灭菌蒸馏水。急性肺水肿用20%~30%乙醇，具有降低肺泡内泡沫的表面张力，使肺泡泡沫破裂、消散，改善肺部气体交换，减轻缺氧症状的作用。

（5）氧气筒内氧勿用尽，压力表至少要保留0.5 mPa (5 kg/cm^2)，以免灰尘进入筒内，再充气时引起爆炸。

（6）对未用完或已用尽的氧气筒，应分别悬挂"满"或"空"的标志，既便于及时调换，也便于急用时搬运，提高抢救速度。

（7）用氧过程中，应加强监测。

【健康教育】

（1）向患者及家属解释氧疗的重要性。

（2）指导正确使用氧疗的方法及注意事项。

（3）积极宣传呼吸道疾病的预防保健知识。

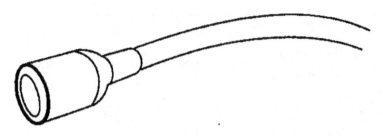

图 14-9　鼻塞给氧

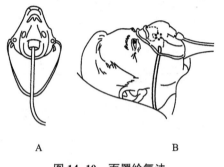

A　　　　　　　　B
图 14-10　面罩给氧法

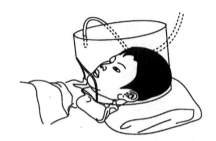

图 14-11　氧气头罩给氧法

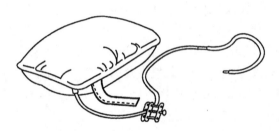

图 14-12　氧气枕

知识链接

高压氧治疗

　　高压氧疗法是指在高气压(大于一个标准大气压)环境下呼吸纯氧或混合氧以达到治疗各种疾病的方法。一般而言，凡是机体全身性或局部性缺氧、急性或慢性缺氧引起的各种缺氧性疾病都属于高压氧治疗的对象。如急性 CO 中毒及其迟发性脑病、心脏呼吸骤停复苏后、各种意外事故造成的急性缺氧(溺水、窒息、自缢、触电等)、高原反应等。它具有治疗范围广、治疗病种多及疗效可靠等特点。目前高压氧疗法已向康复医学、潜水医学、航空医学、保健医学、高原医学、运动医学及军事医学等方面发展。

知识链接

YYX型一次性使用吸氧管

目前,很多医院使用YYX型一次性使用吸氧管,用于患者吸氧过程中氧气的湿化和通过。有研究证明,YYX型一次性使用吸氧管湿化气道的效果明显优于传统吸氧管。现介绍其使用方法和注意事项:

1. 使用方法

(1)氧气流量计处于关闭状态,将流量计插入设备带。

(2)拔除加湿通路瓶体进口密封帽或撕下密封膜后,将加湿通路瓶体进气口插入流量计快插接头内,听到"咔"声并略用力向下拉动不脱离即为连接成功。

(3)拔下加湿通路瓶体出气口密封帽或撕下密封膜,接通氧气调至所需流量。

(4)10秒钟后,将输送管路与加湿通路瓶体出气口连接,即可吸氧。

(5)卸载时,应确保流量计处于关闭状态,握持加湿通路瓶体的同时将快插接头压套上提即可取下产品。

2. 注意事项

(1)包装及内容物破损,零部件缺失、形成或连接部位分离,严禁使用。

(2)包装开启,立即使用。

(3)使用时严禁上提流量计快插接头压套,以免产品坠落。

(4)加湿通路瓶体使用时应保持竖直,倾斜不得超过30°。

(5)当湿化液液面下降至最低液位线时须更换产品。

(6)除急救必需外严禁向加湿通路瓶体内添加任何物质。

(7)加湿通路瓶体无破损的情况下,瓶体因外部温湿度变化偶有水汽凝结,不影响氧气湿化。

(8)除正常悬挂使用外,氧气流量计与加湿通路瓶体分开放置,以免倾倒致湿化液进入流量计内。

(9)严禁挤压加湿通路瓶体,以免变形漏液。

(10)氧气装置一人一用,需在瓶签上写明开瓶时间。

三、吸痰法

吸痰法指经口、鼻腔、人工气道将呼吸道的分泌物吸出,以保持呼吸道通畅,预防吸入性肺炎、肺不张、窒息等并发症的一种方法。临床上主要用于年老体弱、危重、昏迷、麻醉未清醒前等各种原因引起的不能有效咳嗽、排痰者。

吸痰装置有中心吸引器(中心负压装置)、电动吸引器两种,它们利用负压吸引原理,连接导管吸出痰液。医院设有中心负压装置,吸引器管道连接到各病室床单位,使用时只需连接吸痰导管,开启开关,即可吸痰,十分便利(图14-13)。

电动吸引器由马达、偏心轮、气体过滤器、负压表、安全瓶、贮液瓶组成(图14-13)。安全瓶和贮液瓶可贮液 1000 mL，瓶塞上有两个玻璃管，并通过橡胶管相互连接。接通电源后马达带动偏心轮，从吸气孔吸出瓶内空气，并由排气孔排出，不断循环转动，使瓶内产生负压，将痰液吸出。

　　在紧急状态下，可用注射器吸痰和口对口吸痰。前者用 50～100 mL 注射器连接导管进行抽吸；后者由操作者托起患者下颌，使其头后仰并捏住患者鼻孔，口对口吸出呼吸道分泌物，解除呼吸道梗阻性症状。

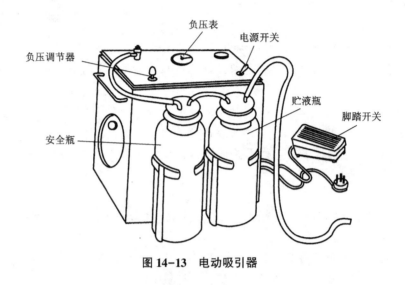

图 14-13　电动吸引器

【目的】

　　(1)清除呼吸道分泌物，保持呼吸道通畅。
　　(2)促进呼吸功能，改善肺通气。
　　(3)预防并发症发生。

【操作前准备】

　　1.评估患者并解释
　　(1)解释：向患者及家属解释吸痰的目的、方法、注意事项及配合要点。
　　(2)评估：患者的年龄、病情、意识、治疗情况，有无将呼吸道分泌物排出的能力，心理状态及合作程度，目前患者的血氧饱和度。
　　2.患者准备
　　(1)了解吸痰的目的、方法、注意事项及配合要点。
　　(2)体位舒适，情绪稳定。
　　3.环境准备
　　室温适宜、光线充足、环境安静。
　　4.护士准备
　　衣帽整洁，修剪指甲，洗手，戴口罩。
　　5.用物准备
　　(1)治疗盘内备：有盖罐 2 只(试吸罐和冲洗罐，内盛无菌生理盐水)、一次性无菌吸痰管数根、无菌纱布、无菌血管钳或镊子、无菌手套、弯盘。

(2)治疗盘外备：电动吸引器或中心吸引器。必要时备压舌板、张口器、舌钳、电插板等。

【操作步骤】吸痰法操作步骤见表14-5。

表14-5 吸痰法

步骤	操作要领
1. 核对：携用物至患者床旁，核对患者床号、姓名、腕带	• 确认患者
2. 调节：接通电源，打开开关，检查吸引器性能，调节负压	• 一般成人 40.0~53.3 kPa（300~400 mmHg）；儿童<40.0 kPa
3. 检查：检查患者口、鼻腔，取下活动义齿	• 若口腔吸痰有困难，可由鼻腔吸引；昏迷患者可用压舌板或张口器帮助张口
4. 体位：患者头部转向一侧，面向操作者	
5. 试吸：连接吸痰管，在试吸罐中试吸少量生理盐水	• 检查吸痰管是否通畅，同时润滑导管前端
6. 吸痰：一手反折吸痰导管末端，另一手用无菌血管钳(镊)或者戴手套持吸痰管前端，插入口咽部(10~15 cm)，然后放松导管末端，先吸口咽部分泌物，再吸气管内分泌物	• 插管时不可有负压，以免引起呼吸道黏膜损伤 • 若气管切开吸痰，注意无菌操作，先吸气管切开处，再吸口(鼻)部 • 采取左右旋转并向上提管的手法，以利于呼吸道分泌物的充分吸尽，每次吸痰时间<15 秒
7. 抽吸：吸痰管退出时，在冲洗罐中用生理盐水抽吸	• 以免分泌物堵塞吸痰导管 • 一根吸痰导管只使用一次
8. 观察：气道是否通畅；患者的反应，如面色、呼吸、心率、血压等；吸出液的色、质、量	• 动态评估患者
9. 安置：患者拭净脸部分泌物，体位舒适，整理床单位	• 使患者舒适
10. 整理用物：吸痰管按一次性用物处理，吸痰的玻璃接管插入盛有消毒液的试管中浸泡	• 吸痰用物根据吸痰操作性质每班更换或每日更换 1~2 次
11. 记录：洗手后记录	• 记录痰液的量、颜色、黏稠度、气味、患者的反应等。

【注意事项】

(1)吸痰前，检查电动吸引器性能是否良好，连接是否正确。

(2)严格执行无菌操作，每次吸痰应更换吸痰管。

(3)每次吸痰时间<15 秒，以免造成缺氧。

(4)吸痰动作轻稳，防止呼吸道黏膜损伤。

(5)痰液黏稠时，可配合叩击、蒸汽吸入、雾化吸入，提高吸痰效果。

(6)电动吸引器连续使用时间不宜过久；贮液瓶内液体达2/3满时，应及时倾倒，以免液体过多吸入马达内损坏仪器。贮液瓶内应放少量消毒液，使吸出液不致黏附于瓶底，便于清洗消毒。

(7)如果病患在吸痰时，临床上有明显的血氧饱和度下降的问题，建议吸痰前提高氧浓度；建议在吸痰前的30~60秒，向儿童和成人提高100%的氧。

(8)建议成人和儿童使用的吸痰管(直径)要小于他们使用的气管插管的直径的50%，婴儿则要小于70%。

【健康教育】

(1)教会清醒患者吸痰时正确配合的方法，向患者及患者家属讲解呼吸道疾病的预防保健知识。

(2)指导患者呼吸道有分泌物时应及时吸出，确保气道通畅，改善呼吸，纠正缺氧。

四、洗胃法

洗胃是将胃管插入患者胃内，反复注入和吸出一定量的溶液，以冲洗并排除胃内容物，减轻或避免吸收中毒的胃灌洗方法。

【目的】

1. 解毒：清除胃内毒物或刺激物，减少毒物吸收，还可利用不同灌洗液进行中和解毒，用于急性食物或药物中毒。服毒后4~6小时内洗胃最有效。

2. 减轻胃黏膜水肿：幽门梗阻患者饭后常有滞留现象，引起上腹胀满、不适、恶心、呕吐等症状，通过洗胃，减轻潴留物对胃黏膜的刺激，减轻胃黏膜水肿、炎症。

【操作前准备】

1. 评估患者并解释

(1)评估：患者的①年龄、病情、医疗诊断、意识状态、生命体征等；②口鼻黏膜有无损伤，有无活动义齿；③心理状态以及对洗胃的耐受能力、合作程度、知识水平、既往经验等。

(2)向患者及家属解释洗胃的目的、方法、注意事项及配合要点。

2. 患者准备

(1)了解洗胃的目的、方法、注意事项及配合要点。

(2)取舒适体位。

3. 环境准备

环境必须安静、整洁、光线明亮、温度适宜。

4. 护士准备

护士应衣帽整洁，修剪指甲，洗手，戴口罩。

5. 用物准备

根据不同的洗胃方法进行用物准备。

(1)口服催吐法

1）治疗盘内置：量杯（或水杯）、压舌板、水温计、弯盘、防水布。

2）水桶2只：分别盛洗胃液、污水。

3）洗胃溶液：按医嘱根据毒物性质准备洗胃溶液（表14-6）。一般用量为10000~20000 mL，将洗胃溶液温度调节到25℃~38℃范围内为宜。

4）为患者准备洗漱用物（可取自患者处）。

表14-6　常用洗胃溶液

毒物种类	常用溶液	禁忌药物
酸性物	镁乳、蛋清水①、牛奶	强酸药物
碱性物	5%乙酸、白醋、蛋清水、牛奶	强碱药物
氰化物	3%过氧化氢溶液②引吐，1:15 000~1:20000 高锰酸钾洗胃	
敌敌畏	2%~4%碳酸氢钠溶液、1%盐水、1:15000~1:20000 高锰酸钾溶液	
1605、1059、4049（乐果）	2%~4%碳酸氢钠溶液	高锰酸钾③
敌百虫	1%盐水或清水、1:15000~1:20000 高锰酸钾溶液	碱性药物④
DDT（灭害灵）666	温开水或生理盐水洗胃，50%硫酸镁导泻	油性药物
酚类	50%硫酸镁导泻，温开水或植物油洗胃至无酚味为止，洗胃后多次服用牛奶、蛋清保护胃黏膜	液体石蜡
河豚、生物碱、毒蕈	1%~3%鞣酸	
苯酚（石炭酸）	1:15000~1:20000 高锰酸钾溶液	
巴比妥类（安眠药）	1:15000~1:20000 高锰酸钾溶液，硫酸钠导泻⑤	硫酸镁
异烟肼（雷米封）	1:15000~1:20000 高锰酸钾，硫酸钠导泻	
灭鼠药		
（1）磷化锌	1:15000~1:20000 高锰酸钾、0.5%硫酸铜洗胃、0.5%~1%硫酸铜⑥溶液每次 10 mL，每5~10 分钟口服一次，配合用压舌板等刺激舌根引吐⑥	鸡蛋、牛奶、脂肪及其他油类食物⑦
（2）抗凝血类（敌鼠钠等）	催吐、温水洗胃、硫酸钠导泻	碳酸氢钠溶液
（3）有机氟类（氟乙酰胺等）	0.2%~0.5%氯化钙或淡石灰水洗胃，硫酸钠导泻，饮用豆浆、蛋白水、牛奶等	
发芽马铃薯	1%活性炭悬浮液	

注：①蛋清水可黏附于黏膜表面或创面上，从而起到保护作用，并可减轻患者疼痛。②氧化剂可将化学性毒物氧化，改变其性能，从而减轻或去除其毒性。③1605、1059、4049（乐果）等禁用高锰酸钾洗胃，否则可氧化成毒性更强的物质。④敌百虫遇碱性药物进而分解出毒性更强的敌敌畏，其分解过程随碱性的增强和温度的升高而加速。⑤巴比妥类药物采用硫酸钠导泻，是利用其在肠道内形成的高渗透压，而阻止肠道水分和残存的巴比妥类药物的吸收，促其尽早排出体外。硫酸钠对心血管和神经系统没有抑制作用，不会加重巴比妥类药物的中毒。⑥磷化锌中毒时，口服硫酸铜可使其成为无毒的磷化铜沉淀，阻止吸收，并促使其排出体外。⑦磷化锌易溶于油类物质，忌用脂肪性食物，以免促使磷的溶解吸收

（2）洗胃机洗胃法

1）治疗盘内：无菌洗胃包（内有胃管、镊子、纱布或使用一次性胃管）、防水布、治疗巾、检验标本容器或试管、量杯、水温计、压舌板、弯盘、棉签、50 mL 注射器、听诊器、手电筒、液体石蜡、胶布，必要时备张口器、牙垫、舌钳放于治疗碗内。

2）水桶2只：分别盛洗胃液、污水。

3）洗胃溶液：同口服催吐法。

4）洗胃设备：全自动洗胃机。

【操作步骤】洗胃法操作步骤见表14-7。

表 14-7　洗胃法

步骤	操作要领
1. 核对：携用物至患者床旁，核对患者床号、姓名、腕带	• 确认患者
2. 洗胃	
（1）口服催吐法	• 用于服毒量少的清醒合作者
1）体位：协助患者取坐位	
2）准备：围好围裙（取下义齿）、置污物桶于患者坐位前或床旁	
3）自饮灌洗液：指导患者每次饮液量约300~500 mL	
4）催吐：自呕或（和）用压舌板刺激舌根催吐	
5）结果：反复自饮→催吐，直至吐出的灌洗液澄清无味	• 表示毒物已基本洗干净
（2）全自动洗胃机洗胃（图14-14） 1）操作前检查：通电，检查机器功能完好，并连接各种管道。 2）插胃管：用液体石蜡润滑胃管前端，润滑插入长度的1/3；插入长度为前额发际至剑突的距离，由口腔插入约55~60 cm，检测胃管的位置：通过三种检测方法确定胃管确实在胃内；固定：用胶布固定胃管。 3）连接洗胃管，将已配好的洗胃液倒入水桶内，药管的另一端放入洗胃液桶内，污水管的另一端放入空水桶内，胃管的另一端与已插好的患者胃管相连，调节药量流速。 4）吸出胃内容物：按"手吸"键，吸出物送检；再按"自动"键，机器即开始对胃进行自动冲洗，直至洗出液澄清无味为止	• 能自动、迅速、彻底清除胃内毒物；通过自控电路的控制使电磁阀自动转换动作，分别完成向胃内冲洗药液和吸出胃内容物的过程 • 药管口必须始终浸没在洗胃液的液面下 • 冲洗时"冲"灯亮，吸引时"吸"灯亮
3. 观察：洗胃过程中，随时注意洗出液的性质、颜色、气味、量及患者面色、脉搏、呼吸和血压的变化	• 如患者有腹痛、休克、洗出液呈血性，应立即停止洗胃，采取相应的急救措施
4. 拔管：洗毕、反折胃管、拔出	• 防止管内液体误入气管
5. 整理：协助患者漱口、洗脸、帮助患者取舒适卧位；整理床单位、清理用物	• 促进患者舒适

续表14-7

步骤	操作要领
6.清洁：自动洗胃机三管(药管、胃管、污水管)同时放入清水中，按"清洗"键，清洗各管腔后，将各管同时取出，待机器内水完全排尽后，按"停机"键关机	• 以免各管道被污物堵塞或腐蚀
7.记录：灌洗液名称、量，洗出液的颜色、气味、性质、量，患者的全身反应	• 幽门梗阻患者洗胃，可在饭后4~6小时或空腹进行。记录胃内潴留量，便于了解梗阻程度；胃内潴留量=洗出量−灌入量

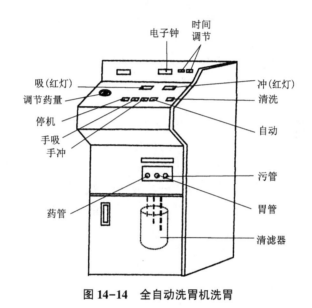

图14-14　全自动洗胃机洗胃

【注意事项】

(1)首先注意了解患者中毒情况，如患者中毒的时间、途径、事物种类、性质、量等，来院前是否呕吐。

(2)准确掌握洗胃禁忌证和适应证。①适应证：非腐蚀性物中毒，如有机磷、安眠药、重金属类、生物碱及食物中毒等。②禁忌证：强腐蚀性毒物(如强酸、强碱)中毒、肝硬化伴食管胃底静脉曲张、胸主动脉瘤、近期内有上消化道出血及胃穿孔、胃癌等。患者吞服强酸、强碱等腐蚀性药物，禁忌洗胃，以免造成穿孔。可按医嘱给予药物或迅速给予物理性对抗剂，如牛奶、豆浆、蛋清、米汤等以保护胃黏膜。上消化道溃疡、食管静脉曲张、胃癌等患者一般不洗胃，昏迷患者洗胃应谨慎。

(3)急性中毒病例，应紧急采用"口服催吐法"，必要时进行洗胃，以减少中毒物的吸收。插管时，动作要轻、快，切勿损伤食管黏膜或误入气管。

(4)当中毒物质不明时，洗胃溶液可选用温开水或0.9%氯化钠溶液。待毒物性质明确后，再采用对抗剂洗胃。

（5）洗胃过程中应随时观察患者的面色、生命体征、意识、瞳孔变化、口、鼻腔黏膜情况及口中气味等。洗胃并发症包括急性胃扩张、胃穿孔、大量低渗液洗胃致水中毒、水及电解质紊乱、酸碱平衡失调、昏迷患者误吸或过量胃内液体反流致窒息、迷走神经兴奋致反射性心脏骤停，及时观察并做好相应的急救措施，并做好记录。

（6）注意患者的心理状态、合作程度及对康复的信心。向患者讲述操作过程中可能会出现不适，如恶心等，希望得到患者的合作；告知患者和家属有误吸的可能与风险，取得理解；向其介绍洗胃后的注意事项，对自服毒物者，耐心劝导，做针对性心理护理，帮助其改变认知，要为患者保守秘密与隐私，减轻其心理负担。

（7）洗胃后注意患者胃内毒物清除状况，中毒症状有无得到缓解或控制。

（8）每次灌入量以 300~500 mL 为宜。灌入量过多则导致急性胃扩张，胃内压上升，加速毒素的吸收；也可引起液体反流，导致呛咳、误吸或窒息。灌入量过少则延长洗胃时间，不利于抢救的进行。

（9）幽门梗阻患者洗胃宜在饭后 4~6 小时或空腹时进行。同时记录胃内潴留量，以了解梗阻情况。

五、人工呼吸器

人工呼吸器是进行人工呼吸最有效的方法之一，可通过人工或机械装置产生通气，对无呼吸患者进行强迫通气，对通气障碍的患者进行辅助呼吸，达到增加通气量，改善换气功能，减轻呼吸肌做功的目的。常用于各种原因所致的呼吸停止或呼吸衰竭的抢救及麻醉期间的呼吸管理。

【目的】

（1）维持和增加机体通气量。
（2）纠正威胁生命的低氧血症。

【操作前准备】

（1）评估并解释
1）评估：患者的①年龄、病情、体重、体位、意识状态等。②呼吸状况（频率、节律、深浅度）、呼吸道是否通畅，有无活动义齿等。③心理状况及配合程度。
2）向患者及家属解释人工呼吸器使用的目的、方法、注意事项及配合要点。
（2）患者准备：患者取仰卧，去枕、头后仰，如有活动义齿应取下；解开领扣、领带及腰带，清除上呼吸道分泌物或呕吐物，保持呼吸道通畅。
（3）护士准备：护士应衣帽整洁，修剪指甲，洗手，戴口罩。
（4）用物准备：简易呼吸器：由呼吸囊、呼吸活瓣、面罩及衔接管组成。

【操作步骤】人工呼吸器操作步骤见表 14-8。

表 14-8　人工呼吸器

步骤	要点与说明
1.核对：携用物至患者床旁，核对患者床号、姓名、腕带	• 确认患者
2.使用简易呼吸器 (1)协助患者采用适当体位：抢救者站于患者头顶处，患者头后仰，托起下颌，扣紧面罩，面罩紧扣口、鼻部。 (2)挤压呼吸囊：有节律，一次挤压可有 500 mL 左右的空气进入肺内；频率保持在 16~20 次/分钟	• 在未行气管插管建立紧急人工气道的情况下及辅助呼吸机突然出现故障时使用 • 避免漏气 • 使空气或氧气通过吸气活瓣进入患者肺部，放松时，肺部气体随呼气活瓣排出。患者若有自主呼吸，应注意与人工呼吸同步，即患者吸气初顺势挤压呼吸囊，达一定潮气量后完全松开气囊，让患者自行完成呼气动作
3.人工呼吸机 (1)开机前准备：调节呼吸机各个预置参数。 (2)开机。 (3)呼吸机与患者气道紧密相连。 1)面罩法：面罩盖住患者口、鼻后与呼吸呼吸机连接。 2)气管插管法：气管内插管后与呼吸机连接。 3)气管切开法：气管切开放置套管后与呼吸机连接。 4)观察病情及呼吸机运行情况。 5)根据需要调节呼吸机各参数。 6)湿化、排痰：采用加温湿化器将水加温后产生蒸气，混进吸入气体，同时起到加温加湿作用	• 用于危重患者，长期循环、呼吸支持者。 • 适用于神志清楚能合作并间断使用呼吸机的患者 • 适用于神志不清的患者 • 适用于长期使用呼吸机的患者 • 观察通气量是否合适，胸部是否随机械呼吸而起伏，两侧胸廓运动是否对称，双肺有无闻及对称的呼吸音；注意呼吸机工作是否正常，有无漏气，管路连接处有无脱落；观察神志、脉搏、呼吸、血压等变化，定期进行血气分析和电解质测定 • 观察各参数是否符合病情需要；通气量不足：患者可出现烦躁不安、多汗、皮肤潮红、血压升高、脉搏加速；通气过度：患者可出现昏迷、抽搐等碱中毒症状；通气量适宜：患者安静，呼吸合拍，血压、脉搏正常 • 充分湿化呼吸道，防止患者气道干燥，分泌物堵塞，诱发肺部感染；鼓励患者咳嗽，深呼吸，翻身、拍背，促进痰液排出，必要时吸痰；湿化罐内放蒸馏水，减少杂质
4.使用呼吸机中记录	• 患者反应、呼吸机参数、时间效果及特殊处理
5.呼吸机撤离 (1)根据医嘱执行。 (2)核对 (3)分离面罩或拔出气管内插管	• 指征：神志清楚，呼吸困难的症状消失，缺氧完全纠正。血气分析基本正常；心功能良好，生命体征稳定，无严重心律失常，无威胁生命的并发症

续表14-8

步骤	要点与说明
6. 记录	
7. 用物处理 (1)做好呼吸器保养。 (2)用物消毒	

表 14-9　呼吸机主要参数的设置

项目	数值
呼吸频率	10~16 次/分钟
每分钟通气量	8~10L/分钟
潮气量	10~15 mL/kg(通常在 600~800 mL)
呼吸比值	1：1.5~2.0
呼气压力	0.147~1.96 kPa
呼气末正压	0.49~0.98 kPa
吸入氧浓度	30%~40%

【注意事项】

(1)介绍呼吸器使用的目的、方法和必要性,解除恐惧、焦虑心理。

(2)做好卫生宣教工作,保持室内环境卫生。

(3)告知呼吸机报警出现的原因,避免增加患者和其亲属的紧张与不安。

第十五章

临终患者的护理

考点

序号	主要考点
1	死亡标准
2	死亡过程的分期
3	临终患者的心理评估和护理
4	尸体护理

习题二维码15-1

学习目标

识记：

1. 描述死亡过程的分期；临终患者的生理、心理变化及护理；尸体护理的注意事项。

2. 能说出濒死、死亡的定义；临终患者家属及丧亲者的护理内容，临终关怀的意义和影响。

理解：

能分析临终关怀的发展过程及安乐死的由来。

运用

1. 能正确实施尸体护理。

2. 能具有共情沟通技巧，崇高的职业道德，维护患者的尊严和权利。

　　生老病死是人生的自然发展过程，死亡是生命活动的最后阶段，是构成完整生命历程不可回避的重要组成部分，越来越多的人选择在医院或临终关怀机构走完人生的最后一程。临终关怀、预防、治疗一起成为当代卫生保健系统的三大基本组成部分，凸显出临终关怀在卫生保健体系中的重要性。

　　临终是人生必然的发展阶段，在人生的最后旅途中最需要的是关爱和帮助。护士在临终护理中发挥着重要的作用，所以应掌握相关的理论知识和技能，了解患者身心两方面的反应，帮助临终患者减轻痛苦，提高生存质量，树立正确的死亡观，使他们能正确面对死亡。

第一节　概述

预习案例

张大爷，80岁，肺癌晚期已全身多处转移，抗癌的痛苦治疗和依赖呼吸机维持呼吸，使张爷爷饱受煎熬。儿女开始要求竭尽全力治疗，由衷地期盼奇迹出现，但最终接受老人无好转希望，转入临终关怀。

思考：

1. 何谓临终关怀？
2. 作为护理人员，应如何为张大爷及其家属实施临终关怀？

一、临终关怀

(一)临终关怀的概念

临终关怀是指由护士、医生、社会工作者、志愿者以及政府、慈善团体人士等组成的团队，为生命处于临终阶段的患者及其家属提供身体、心理、社会、文化及精神等方面的一种全面性支持和照料，满足临终患者身心的需要，使其能舒适、安详、有尊严地度过人生的最后时期。

(二)临终关怀的发展史

1. 古代的临终关怀

在西方可以追溯到中世纪西欧的修道院和济贫院，当时那里是为危重患者及濒死的朝圣者、旅游者提供照料的场所，使其得到最后的安宁。在中国可以追溯到两千多年前的春秋战国时期，祖国医学中的临终关怀思想。

2. 现代临终关怀

创始于20世纪60年代，创始人是桑德斯(D. C. Saunders)。1967年，桑德斯博士在美国创办"圣克里斯多福临终关怀院"，被誉为"点燃了世界临终关怀运动的灯塔"。随后的二十年里，英国的临终关怀机构已发展到273所。此外，美国、日本、阿根廷、法国、巴西、加拿大、德国、挪威等60多个国家先后建起了临终关怀医院和相关机构。

3. 英国老年全托病房和家庭病房

是临终关怀服务的重要方式，临终关怀院设施齐全，布置温馨，可以让患者享受家庭般的温暖，配有康复治疗室、图书馆、娱乐室、音乐室、按摩室、浴室等，还有专门接待家属的会客室，便于医护人员、患者及家属之间的交流，每个病房都留有家属陪护的空间，家人可以陪护过夜，很大程度上满足了临终患者希望与家人共度最后时光的愿望。每年大约有25万临终者以不同的方式接受临终关怀服务。从事临终关怀的护理人员划分为多个等级，其中专业护士具有较高的地位，他们往往经验丰富、学历高，可出门诊、去其他科室会诊、修改医嘱、单独决定诊治计划等。

4. 国内临终关怀的发展

我国 1988 年 7 月在天津医学院成立了第一个研究死亡的机构——临终关怀研究中心；1992 年北京市招收濒危患者的松堂医院正式成立；1993 年中国心理卫生协会临终关怀专业委员会成立并建立临终关怀基金；2006 年中国生命关怀协会成立。自 2005 年以来，中国老龄事业发展基金会在全国建立了 350 余家"爱心护理工程建设基地"，开展高龄老人的长期照料康复医疗和临终关怀服务。

(三)临终关怀的内容

临终关怀不仅是一种服务，也是一门探讨临终患者生理、心理特征和为临终患者及其家属提供全面照料的新兴学科。主要内容包括有以下方面。

1. 满足临终患者及家属的需求

临终患者的需求包括生理、心理及社会方面的需求；临终患者家属的需求包括：对临终患者治疗、护理的要求和心理需求，协助家属施行殡丧服务等。

2. 临终患者的全面照护

控制疼痛和不适，提供医疗护理、生活护理、心理护理。

3. 临终患者家属的照护

进行心理疏导和提供情感支持。为临终患者提供优质护理照护，减少家属的疑虑。

4. 死亡教育

目的是帮助临终患者树立正确的生死观，正确对待和接受死亡，消除对死亡的恐惧心理。

5. 探讨临终关怀模式

由于东西方文化背景的不同，导致患者对死亡的态度有很大的差异，探讨适合我国国情的临终关怀模式和特点是临终关怀的重要内容之一。

6. 其他

包括临终关怀机构所采用的医疗体系，临终医疗护理原则，临终关怀工作人员的构成与培训，临终关怀与社会发展的关系等。

(四)临终关怀的意义

随着人类社会的进步，临终生活质量、临终尊严被越来越多的人认识和追求。但目前家庭结构缩小、家庭功能日趋弱化，使临终患者得不到很好的照顾。因而发展临终关怀事业，具有很强的现实意义。

(1)维护临终患者人格尊严。临终关怀之所以能被许多人所接受，其原因之一就在于他所提供的服务与人本质的需求相吻合，涵盖了医疗、护理、心理咨询、死亡教育、社会支援和居丧照护等多个方面，旨在通过提升临终者生命最后阶段的质量来实现其人格尊严和生命尊严。

(2)提高临终患者生命质量。

(3)临终关怀通过对患者实施整体护理，用科学的心理关怀方法、高超精湛的临床护理手段，以及姑息、支持疗法最大限度地帮助患者减轻躯体和精神上的痛苦，提高临终患者的生命质量，弥补了临终患者家属精力与专业知识的不足。

（4）减轻临终患者家属负担。

（5）临终关怀既可以使临终患者家属的重心从繁忙的照料中解脱出来投入到工作中，也可以使患者得到专业化的照护。因而，临终关怀是解决临终患者家庭照料困难的一个重要途径。

（6）为有效利用和合理分配医疗资源，提供给可能处于临终阶段的患者，过度治疗容易让其生命没有价值，也会延长痛苦。接受临终关怀服务可以节省大量的甚至是巨额的医疗费用，若将这些高额费用转移到其他有希望救助的患者身上，发挥的价值会更大，与此同时也可以减少家庭财力支出。总之，临终关怀为节约医疗资源和有效利用资源提供了可能。

（五）临终关怀教育与研究

美国、日本、德国、法国、荷兰等较早开展死亡学研究，从幼儿园、小学、中学到大学以及医院、社会服务机构等都纷纷开设死亡教育课程，主要学习内容为历史背景、国内外现状、社会和伦理问题及相关法律法规制度、患者的自主权利、沟通技巧、专业术语、心理援助等内容。成立了如"国际死亡研究所"的研究机构，出版了《生与死的思考》、《人的临终图卷》《死亡准备的教科书》等书籍，有些国家和地区还创办了专业性期刊，如《死亡教育》（美国）、《临终与临床》（日本）、《安息护理》（加拿大）、《安宁疗护》（中国台湾）等。我国的《临终护理》《生命的尊严与临终护理》《缓和医学理论与生命关怀实践》《中国城市临终关怀服务现状及政策研究》等专著的出版，促进了我国临终关怀事业的普及和深入研究。

二、濒死及死亡的定义

（一）濒死的定义

濒死即临终。指患者已接受治疗性或姑息性的治疗，虽然意识清楚，但病情加速恶化，各种迹象显示生命即将结束，是生命活动的最后阶段。

（二）死亡的定义

死亡是个体生命活动和新陈代谢不可逆的终止。

临床上，当患者呼吸、心跳停止，瞳孔散大而固定，所有反射都消失，心电波平直，即可宣布死亡。随着医学科学的发展，特别是人工维持心肺功能技术与药物的应用开展后，据有关临床资料显示，只要大脑功能保持着完整性，一切生命活动都有可能完全恢复。1967 年，人类历史上第一例心脏移植手术在南非获得成功，一个衰亡的心脏可被另一个强壮健康的心脏替换，这就意味着心死不等于人死。因此，传统的死亡标准被摒弃，医学界人士提出新的较为客观的判断标准，这就是脑死亡标准。

脑死亡即包括脑干在内全脑机能完全不可逆转地停止，是生命活动结束的象征。1968 年，在世界第 22 次医学大会上，美国哈佛医学院脑死亡定义审查特别委员会提出"脑功能不可逆性丧失"，并制定了世界上第一个脑死亡诊断标准：①不可逆的深度昏迷；②自发呼吸停止；③脑干反射消失；④脑电波消失（平坦）。

凡符合以上标准，并在 24 小时内反复测试、多次检查，结果无变化，即可宣告死亡。但需排除体温过低（<32.2℃）或刚使用过中枢神经系统抑制剂两种情况，即可作出脑死亡的诊断。

三、死亡过程的分期

死亡不是生命的骤然结束，而是一个逐渐进展的过程。一般分为三个阶段：

(一)濒死期

濒死期又称临终期，是人在临死前挣扎的最后阶段，各种迹象显示生命即将终结。此期身体和重要器官功能发生严重紊乱和衰竭，中枢神经系统脑干以上部位的功能处于深度抑制状态，最初表现为面容苦闷、时有鼾声、血压升高等现象。随后即出现呼吸困难，心搏减弱，体温、血压下降，意识模糊，大小便失禁，各种反射减弱、迟钝或消失，以及昏迷、抽搐等。濒死期的持续时间与死因、年龄、健康状况等密切相关。青壮年、体质健壮者、慢性病患者濒死期较长；老年人和体质瘦弱者，濒死期较短，其表现征象亦不明显；窒息、中毒、损伤等引起的死亡，一般都有或长或短的濒死期；猝死、严重的颅脑损伤等患者可直接进入临床死亡期。濒死期生命仍处于可逆性阶段，若得到及时有效的抢救治疗，生命仍可复苏；反之，将进入临床死亡期。

(二)临床死亡期

临床死亡期又称"躯体死亡期"或"个体死亡期"，此期中枢神经系统的抑制过程由大脑皮质扩散至皮质下部位，延髓处于深度抑制状态。

临床表现为心跳呼吸停止，各种反射消失，瞳孔散大，但各种组织细胞仍有短暂而微弱的代谢活动，持续时间极短。此期维持时间一般为5~6分钟，若得到及时有效的抢救，生命仍有复苏的可能。若超过这个时间，大脑将发生不可逆的变化。

临床死亡期的长短是可变的，如在低温或耗氧量低的情况下，此期就可能延长，甚至可以延长到1小时或更久。

(三)生物学死亡期

生物学死亡期又称"全脑死亡""细胞死亡"，是死亡过程的最后阶段。此期整个中枢神经系统及机体各个器官的新陈代谢相继停止，出现不可逆的变化，整个机体已不可能复活。随着此期的进展，相继出现尸冷、尸斑、尸僵及尸体腐败等现象。

1. 尸冷

最先发生的尸体现象，死亡后因体内产热停止，散热继续，尸体温度逐渐降低称尸冷。在通常室温环境中(16℃~18℃)死后的10小时内，平均每小时大约下降1℃，10小时以后下降速度减慢，经过24小时左右，尸温就降至与环境温度基本接近。测量尸温常以直肠温度为标准。在温度高达40℃~50℃的环境中，尸体温度不冷却，甚至有可能上升，就不发生尸冷现象，因而也就不能利用尸温的变化来推断死亡时间。

2. 尸斑

尸斑的出现时间是死亡后2~4小时，经过12~14小时发展至高峰，24~36小时固定下来不再转移，一直持续到尸体腐败。由于地心引力的缘故，血液向身体的最低部位坠积，该处皮肤呈现暗红色斑块或条纹称尸斑。

3. 尸僵

尸体肌肉僵硬，关节固定称尸僵。形成机制主要是三磷酸腺苷(ATP)学说，即死后肌肉中

ATP 不断分解而不能再合成，致使肌肉收缩，尸体变硬。尸僵多从小块肌肉开始，表现为先由咬肌、颈肌开始，向下至躯干、上肢和下肢。尸僵一般在死后 1~3 小时开始出现，4~6 小时扩展至全身，12~16 小时发展至高峰，24 小时后尸僵开始减弱，肌肉逐渐变软，称尸僵缓解。

老年人、小儿、体弱者的尸僵因其肌肉不发达，故出现较早，消失也早，程度也不强。婴儿有时在死后 10~30 分钟即可发生尸僵。

4. 尸体腐败

即死亡后机体组织蛋白质、脂肪和糖类因腐败细菌的作用而发生分解的过程。尸体腐败常见的表现有尸臭、尸绿等，一般在死后 24 小时先从右下腹出现，逐渐扩展至全腹，最后波及到全身。

四、安乐死

"安乐死"一词来源于希腊文，原意是无痛苦幸福的死亡。它包括两层含义：一是无痛苦的死亡，安然地去世；二是无痛致死术，即为结束患者的痛苦而采取致死的措施。我国学者给安乐死的具体定义：患不治之症的患者在危重濒死状态下，由于精神和躯体的极端痛苦，在患者及其家属的要求下，经医生认可，停止无望的救治或用人为的方法使患者在无痛苦的状态中结束生命过程。

安乐死是否正当的问题，不仅在法学界、司法界、医学界是一个争论不休的问题，而且在社会上也是一个热门话题。2001 年 4 月 1 日，荷兰通过"安乐死法案"，成为世界上第一个把安乐死合法化的国家。比利时会议院于 2002 年 5 月 16 日通过法案，允许医生在特殊情况下对患者实施安乐死，从而成为继荷兰之后第二个使安乐死合法化的国家。中国法律未接受这一概念，按照上述条件致人死亡，在中国是违法的，有可能被追究刑事责任。事实上，就是在法律上接受并承认安乐死的国家，其安乐死标准和范围也是不易确定的。

知识拓展

马丁·海德格尔简介

马丁·海德格尔（Martin Heidegger1889.09.26~1976.05.26），德国哲学家，20 世纪存在主义哲学的创始人和主要代表之一。代表作《 Sein und Zeit 》（1927 年，存在与时间），因而声誉鹊起。1933 年当选为弗赖堡大学校长。一生著书颇多，极具演讲能力。他认为死亡是对现实世界生活的否定。当人面对死亡时，才会停止对世界的忧虑和担心，从陷落中孤立出自己，成为真正的存在。死亡是属于个人的事，他人无法替代，只能靠你自己体验死亡。死亡是任何时候都可能发生的，人在什么时候死亡，都是合理的，没有规定你该活多久。人应随时准备死亡。因此，海德格尔指出，人必须正视死亡，从恐惧中明白自己活着的重要性。为自己计划未来时，必须包括死亡。人不该只接受生命，而拒绝接受死亡。

第二节　与临终患者及家属沟通及护理

预习案例

> 情景描述：
>
> 李先生，80岁，在结肠癌术后已是第二次入院。患者有痰鸣音，意识清，精神差，呈恶病质状态，生活不能自理，大小便失禁，骶尾部发红，面积2 cm×2 cm，拒绝进食。患者常处于嗜睡状态，清醒时情绪稳定、合作，并对护士的照顾表示感谢，对周围事物不关心，不愿与他人交谈。
>
> 请思考：
>
> 1. 该患者的心理反应属于哪个阶段？
> 2. 对该患者应该采取哪些护理措施？

人生自古谁无死，但要做到很安定地对待死亡，从心理上接受和战胜死亡并不容易。古希腊的圣哲指出：死是人无法体验的对象，当人还活着时，死似乎非常遥远；当死真的降临时，已体会不到什么是死。人们对死的害怕、焦虑、恐惧等，是一种活着时才有的感受，而死亡一旦降临，人所有的知觉、心理反应都消失了，何来恐惧害怕之说？既然不存在，活着时就没有必要去恐惧。也就是说，当人活着时，死亡是不可能存在的；而当人死亡时，根本就无法害怕。因此，活着的人又何苦要怕死呢？对临终患者及家属的护理应该体现出护理的关怀和照顾，对患者提供全面积极的综合护理，包括生理和心理，对家属给予心理安抚，鼓励他们战胜心理危机，促进其心理健康舒适。

一、临终患者的生理变化和护理

(一)临终患者的生理变化

1.肌肉张力丧失

表现为吞咽困难、大小便失禁或便秘，无法维持良好舒适的功能体位，肢体软弱无力，不能进行自主躯体活动，脸部外观改变呈现希氏面容(面部呈铅灰色、眼窝凹陷、双眼半睁半滞、下颌下垂，嘴微张)。

2.胃肠功能减退

表现为胃肠道蠕动逐渐减弱，患者出现恶心、呕吐、腹胀、食欲不振、便秘或腹泻、脱水等。

3.循环功能减退

表现为皮肤苍白或发绀、湿冷、斑点，大量出汗，脉搏快而弱、不规则或测不出，血压逐渐下降，少尿等，心尖搏动常最后消失。

4.呼吸功能减退

表现为呼吸频率变快或变慢,呼吸深度变深或变浅,出现鼻翼呼吸、潮式呼吸、张口呼吸等,最终呼吸停止。由于分泌物在支气管内潴留,出现痰鸣音及鼾声呼吸。

5.感知觉改变

表现为视觉逐渐减退,由视觉模糊发展到只有光感,最后视力消失;眼睑干燥,分泌物增多。听觉常是人体最后消失的一个感觉。

6.意识改变

若病变未侵犯中枢神经系统,患者可保持意识清醒;若病变在脑部,则可出现嗜睡、意识模糊、昏睡或昏迷。

7.疼痛

表现为烦躁不安,血压及心率改变,呼吸变快或减慢,瞳孔散大,大声呻吟,疼痛面容(五官扭曲、眉头紧锁、眼睛睁大或紧闭、神情呆滞、咬牙)。

(二)临终患者的身体护理

1.促进患者舒适

(1)病室环境适宜:病室宜安静,空气新鲜,通风良好,温度和湿度适宜。

(2)加强皮肤护理:维持良好舒适的体位,定时翻身,更换卧位,以防压疮发生。大小便失禁者,注意会阴、肛门附近皮肤的清洁干燥,必要时留置导尿;大量出汗时,应及时擦洗干净,勤换衣裤。床单位保持清洁、干燥、平整、无碎屑。

(3)重视口腔护理:晨起、餐后、睡前协助患者漱口,保持口腔清洁卫生;口唇干裂者可涂石蜡油(唇膏),有溃疡或真菌感染者的酌情涂药;口唇干燥者可适量喂水,也可用湿棉签湿润口唇或用湿纱布覆盖。

(4)减轻患者疼痛:观察疼痛的性质、部位、程度及持续时间,帮助患者选择减轻疼痛最有效的方法。若患者选择药物止痛,可采用WHO推荐的三步阶梯疗法控制疼痛。注意观察用药后的反应,把握好用药的阶段,选择恰当的剂量和给药方式,达到控制疼痛的目的。某些非药物控制方法也能取得一定的镇痛效果,如松弛术、音乐疗法、催眠意象疗法、外周神经阻断术,针灸疗法、生物反馈法等。护士采用同情、安慰、鼓励方法与患者交流,稳定患者情绪,并适当引导使其注意力转移,从而减轻疼痛。

2.改善营养状况

(1)增进食欲:主动向患者和家属解释恶心、呕吐的原因,以减少焦虑,取得心理支持。了解患者的饮食习惯,注意食物的色、香、味,少量多餐,以减轻恶心。

(2)加强营养:给予高蛋白、高热量以及含水分和纤维素的饮食。进食困难者给予流质或半流质饮食,便于患者吞咽。必要时采用鼻饲法或完全胃肠外营养,保证患者营养供给。加强监测,观察患者电解质指标及营养状况。

3.改善血液循环

密切观察患者的各项生命体征,皮肤色泽和温度等,注意皮肤清洁干燥。加强保暖,四肢冰冷时给予热水袋保暖。

4.改善呼吸功能

(1)保持室内空气新鲜,定时通风换气。

(2)意识清醒者,采用半卧位,扩大胸腔容量,减轻回心血量,改善呼吸困难;昏迷者,采用仰卧位头偏向一侧或侧卧位，以利于呼吸道分泌物引流，必要时吸痰，以保证呼吸道通畅。

（3）视呼吸困难程度给予吸氧，纠正缺氧状态，改善呼吸功能。

5.感知觉改变的影响

（1）提供合适的环境，安静，空气新鲜，通风良好，有一定的保暖设施，适当照明。

（2）用湿纱布拭去眼部分泌物，如患者眼睑不能闭合，可涂金霉素、红霉素眼膏或覆盖凡士林纱布，以保护角膜，防止角膜干燥发生溃疡或结膜炎。

（3）护理中应避免在患者周围窃窃私语，可采用触摸患者的非语言交流方式，配合轻柔温和的语调、清晰的语言交谈。

6.观察病情变化

（1）密切观察患者的意识状态、瞳孔、生命体征、疼痛等。

（2）监测心、肺、脑、肝、肾等重要脏器的功能。

（3）观察治疗反应与效果。

二、临终患者的心理变化和护理

(一)临终患者的心理变化

当每个个体接近死亡时，其心理反应是十分复杂的，但在对濒死期的心理研究中仍能发现具有普遍性的情况。心理学家罗斯博士(Dr Flatetkeble-R)观察了数百位临终患者，提出临终患者通常经历五个心理反应阶段，即否认期、愤怒期、协议期、忧郁期、接受期。

1.否认期

当患者得知自己病重将面临死亡，心理反应是"不，不可能是我，他们一定搞错了"。极力否认拒绝接受事实，怀着侥幸的心理四处求医，希望是误诊，这种否认是一种防御机制，是为暂时逃避现实的压力，每个人经历否认期的时间有所不同。

2.愤怒期

当否认难以维持，随之而来的心理反应是怨恨、暴怒和嫉妒，这一阶段患者会产生"为什么是我，这太不公平了"的心理，于是将愤怒的情绪向医护人员、朋友、家属等接近他的人发泄，或对医院的制度、治疗等方面表示不满。

3.协议期

患者愤怒的心理消失，开始接受临终的事实。为延长生命，有些患者认为许愿或做善事能扭转死亡的命运，有些患者则对所做过的错事表示悔恨。出现"请让我好起来，我一定……"的心理，此期患者变得和善，对自己的病情抱有希望，能配合治疗。

4.忧郁期

当患者发现身体状况日益恶化，协商已经无法阻止死亡来临，产生强烈的失落感，"好吧，不幸的人就是我"，心情极度伤感，抑郁寡欢甚至有自杀的想法。要求与亲朋好友见面，希望由他喜爱的人陪伴照顾。

5.接受期

经历一段忧郁后，患者的心情得到了抒发，变得平静，产生"好吧，既然是我，那就去面对吧"的心理，接受即将面临死亡的事实。患者喜欢独处，表情淡漠常处于嗜睡状态，平静等待死亡的到来。

上述五个心理反应阶段，是因人而异的，有的可以重合，有的可以提前，有的可以推后，也有的可以始终停留在否认期。总之，临终患者的心理变化十分复杂，需要认真细致地观察。

(二)临终患者的心理护理

1. 否认期

(1)护士应具有真诚忠实的态度，既不要揭穿患者的防卫机制，也不要欺骗患者，耐心倾听患者的诉说，维持患者适当的希望，顺势诱导，给予关心和支持，坦诚温和地回答患者对病情的询问，注意与其他医护人员及家属言语的一致性。

(2)经常陪伴在患者身旁，注意非语言交流，协助患者满足心理方面的需要，让患者感到他并没有被抛弃，时刻受到医务人员及家属的关心。

(3)在与患者沟通的过程中，护士要注意自己的言行，主动地表示愿和患者一起讨论死亡，在交谈的过程中因势利导，循循善诱，使其逐步面对现实。

2. 愤怒期

(1)对临终患者的这种"愤怒"，应该看成是正常的适应性反应，不宜回避。要尽量让患者表达其愤怒，以宣泄内心的不快，充分理解患者的痛苦，加以安抚和疏导。

(2)密切注意患者的情绪，注意预防意外事件的发生。必要时辅以小剂量的镇静药物。

(3)做好患者家属的思想工作，共同给予患者宽容、理解和关爱。

3. 协议期

(1)处于这一时期的患者对治疗是积极的，因其抱有希望，试图通过自己的合作，友善的态度改变命运，延长生命，护士应当给予指导和关心，加强护理，尽量满足患者的要求，使其更好地配合治疗，以减轻痛苦，控制症状，并加强安全防护。

(2)患者的协议行为可能是私下进行的，护士不一定能观察到。在交谈中，应鼓励患者表达出内心的感受，尊重患者的信仰，积极引导，减轻压力。

4. 忧郁期

(1)护士应多给予患者同情和照顾，允许患者用不同方式宣泄情感，如忧伤、哭泣等。

(2)安排亲朋好友见面、相聚，并尽量让家属陪伴身旁，注意安全，预防患者的自杀倾向。

(3)若患者因心情忧郁忽视个人清洁卫生，护士应协助和鼓励患者保持身体的清洁与舒适。

5. 接受期

(1)加强生活护理，保证临终前的生活质量。

(2)尊重患者，不要强迫与其交谈，但要保持适度的陪伴和支持，尊重临终患者的信仰，帮助患者实现未完成的愿望。

三、与临终患者家属的沟通及护理

近年来，越来越多的人选择在医院和(或)养老机构中等待死亡，通常患者最后接触的人是医生和护士，患者的临终阶段实际上是以医疗为主的治疗转变为以护理为主的照护，如何让家属平静接受亲人即将来临的死亡,且能够妥当处理善后事宜,是广大医护人员面对的生命伦理方面的难题之一。

(一)早期反应及护理

家属在第一时间内了解到患者病情的危重性和不可逆性,大多数会有非常强烈的情感反应,表现为气愤、恼怒、恐惧、悲伤、无能为力,说明家属很难冷静,难以接受死亡,不愿去想象与亲人分开的现实,不愿去了解和讨论人对生命最后的需求。因此,护士应鼓励家属宣泄情感,表达看法、体验和感受,保持情感互动交流,理解家属反应,等待时机,加强对患者家属的健康教育,提供多个渠道让家属获得正确科学的信息,减少错误信息的来源,纠正误区,给家属思考判断的时间,尊重家属和患者的自主选择,但医护人员不能忌谈论死亡,必须向家属坦诚治疗的有限性和死亡的必然性。

(二)引导家属接纳临终护理

当家属情绪渐趋平静后,医护人员可引导家属召开家庭核心成员会议,考虑是否放弃积极治疗转入临终护理,临终护理要做到多元化支持,让家属陪伴身旁,指导家属如何照顾和安慰临终患者,鼓励家庭核心成员及病友互相支持,关注和解决家属在临终时发生的心理,情感危机;认真倾听其交谈,提供有关临终护理知识,善意而智慧地对家属及患者进行死亡教育,使其能在理性思考后直面临终真相,了解死亡,从而接纳死亡。

(三)指导家属照护临终亲人

为家属提供陪伴亲人的环境,高雅肃静,温度适宜,有条理,有适量椅子,有张床,让他们目睹亲人得到尊严、科学的临终护理,教会家属自己照顾患者的饮食、散心、清洁、翻身、按摩等服务,鼓励患者家属适当帮助患者做肢体活动,回忆各种有趣的事情,有纪念意义的片段,兴奋老人的大脑皮层,提高抗病能力,既达到与家属良好沟通的目的,又让家属觉得自己尽了最大努力,逝者死而无憾,生者问心无愧。

(四)满足家属对临终患者的最后愿望

允许家属想和临终者作最后一次谈话,或想用一些时间再看一眼、再抚摸一下,护士都给予理解、支持和满足,允许宗教信仰者或牧师为临终者祷告祈福,或鼓励家属参与对亡者的遗体料理,以表孝心,减轻家属无能为力的心理反应。

第三节 死亡后的护理

死亡是人生旅程中的一种自然现象,任何人都不可避免。死亡后护理是对死者生前良好护理的延续,不仅是对死者人格的尊重,也是对死者家属心灵的安慰,同时也体现了人道主义精神和崇高的护理职业道德。包括死亡者的尸体护理和丧亲者的护理。

一、尸体护理

尸体护理是临终关怀的重要内容,也是对临终患者实施整体护理的最后步骤。做好尸体护理，使死者整洁、易于辨认，同时避免造成对其他患者的不良影响。尸体护理应在确认患者已死亡，医生开具死亡诊断书后尽快进行，护士要做到以唯物主义死亡观和严肃认真的态度，尽心尽职进行尸体护理工作。

【目的】

(1)使尸体整洁，位置良好，易于辨认。

(2)安慰家属，减轻哀痛。

(3)尊重死者。

【操作程序】

(1)评估。

1)患者的诊断、治疗、抢救过程、死亡原因及时间。

2)患者的遗愿、民族及宗教信仰。

3)尸体清洁程度、有无伤口、引流管等。

4)死者家属对死亡的态度及合作程度。

(2)计划。

1)护士准备：着装整洁，洗手，手消毒，戴口罩。

2)用物准备：如下。

①治疗车上层：治疗盘内备尸单(或尸袋)、衣裤、尸体识别卡3张(表15-1)、血管钳、不脱脂棉花、绷带、剪刀、梳子、松节油。治疗盘外备擦洗用物，手消毒液，有伤口者需备换药敷料、胶布、必要时备隔离衣和手套。

②治疗车下层：生活垃圾桶、医用垃圾桶。

3)环境准备：安静、肃穆，安排单独房间或屏风、床帘遮挡。

3.实施

见表15-1。

表15-1 尸体识别卡

姓名_____ 住院号_____ 年龄_____ 性别_____
病室_____ 床号_____ 籍贯_____ 诊断_____
住址_____
死亡时间_____年_____月_____日_____时_____分
护士签字_____
_____医院

【操作步骤】见表15-2。

表 15-2 尸体护理

操作流程	操作步骤	操作要领
1. 备物填卡	填写尸体识别卡,携用物至床旁,屏风遮挡	• 物品要齐全,注意维护死者隐私
2. 劝慰家属	劝慰家属节哀,请其暂时离开病房	• 若家属不在,应尽快通知家属来医院料理后事
3. 停止治疗	撤去一切治疗用物(如输液管、氧气管、导尿管、气管套管或插管等)	• 便于尸体护理,防止尸体受压、皮肤损伤
4. 安置体位	将床放平,使尸体仰卧,头下置一枕头,脱去衣裤,双臂放于身体两侧,将棉絮从被套中取出,用被套遮盖尸体	• 防止面部淤血,维护死者隐私
5. 处理伤口	有伤口者更换敷料	• 有引流管应拔出后缝合创口,或用蝶形胶布封闭,再用纱布盖上包扎好
6. 清洁尸体	洗脸,如有义齿者代为装上,助闭上口眼,擦净全身,更衣梳发,用松节油擦净胶布痕迹	• 装上义齿可避免脸型改变,使脸部稍显丰满 • 口、眼闭合维持尸体外观,符合习俗 • 保持身体清洁,无渗液,维持尸体良好外观
7. 填塞孔道	用止血钳将棉花塞于口、鼻、耳、肛门、阴道等孔道	• 防止体液外溢,注意棉花不要外露
8. 包裹尸体	穿上尸体衣裤,将一张尸体识别卡系于右手腕部,撤去被套,用尸单包裹尸体,用绷带在胸部、腰部、踝部固定,将第二张尸体识别卡缚在尸体腰前的尸单(或尸袋)上	• 便于尸体认领与识别
9. 运送尸体	移尸体于平车上,盖上大单,送往太平间,置于停尸屉内,将第三张尸体识别卡系于尸屉外面,带回大单,放入污物袋内	• 便于尸体认领
10. 处理文件	洗手,手消毒,整理病历,完成各项记录,按出院手续办理	• 体温单上记录死亡时间,注销各种执行单 • 完整的出院护理记录,具有法律证明的作用
11. 移交遗物	整理患者遗物交给家属	• 若家属不在,应由两人清点后,贵重物品列清单,交护士长保管
12. 处理用物	清洁、消毒死者用过的一切物品	• 非传染患者按一般出院患者方法处理,传染病患者按传染病患者终末消毒方法处理

【评价】

(1)尸体清洁,外观良好。

(2)护士操作正确、规范。

(3)护士与家属沟通有效,家属对尸体护理表示满意。

【注意事项】

(1)识别卡要认真填写,避免错认尸体。

(2)患者经抢救无效,有医生证明确已死亡,方可进行尸体处理。

(3)患者死亡后,应立即进行尸体护理,以防僵硬。

(4)用屏风或床帘遮挡尸体,以保护死者的隐私及避免影响其他患者的情绪。

(5)传染患者的尸体,操作者应按消毒隔离技术进行。

(6)做尸体护理时,态度严肃认真,尊重死者,满足家属合理要求。

二、丧亲者的护理

1.做好尸体护理

体现对死者的尊重,对家属心灵上的安慰。

2.鼓励家属宣泄感情

对亲属来说是悲哀的延续,护士应理解和同情他们,尽量给予方便和帮助。对家属的大声哭喊不要训斥,护士应认真倾听其诉说,针对不同心理反应制定不同的护理措施。

3.心理疏导,精神支持

提供有关知识,安慰家属面对现实,使其意识到安排好未来的工作和生活是对亲人最好的悼念。

4.丧亲者随访

目前在国外,临终关怀机构通过信件、电话、访视,对死者家属进行追踪随访。一年内死者亲属在生理和心理上都极度虚弱,因而应定期家访或电话随访,帮助死者亲属缩短悲痛过程,降低悲痛程度。

参考文献

[1] 董慰慈, 蒋群. 护理学基础. 南京: 东南大学出版社, 1994.

[2] 崔焱, 姜安丽. 护理学基础. 北京: 人民卫生出版社, 2000.

[3] 孟宪武. 临终关怀. 天津: 天津科学技术出版社, 2000.

[4] 殷磊. 护理学基础. 第3版. 北京: 人民卫生出版社, 2002.

[5] 陈萍, 陈伟, 刘丁医院感染学教程. 北京: 人民军医出版社, 2003.

[6] 陈文彬, 潘祥林. 诊断学. 第6版. 北京: 人民卫生出版社, 2004.

[7] 陈蕾, 李伟长, 临终关怀与安乐死曙光. 北京: 中国工人出版社, 2004.

[8] 姜安丽. 新编护理学基础. 北京: 人民卫生出版社, 2006.

[9] 马玉萍. 基础护理学. 北京: 人民卫生出版社, 2009.

[10] 程丽莉, 宋云, 张晓红. 实用基础护理手册. 上海: 第二军医大学出版社, 2010.

[11] 卫生部办公厅关于在医疗机构推行表格式护理文书的通知. 卫办医政发[2010125号], 2010.

[12] 卫生部关于加强医院临床护理工作的通知. 卫医政发[201017号], 2010.

[13] 卫生部关于印发《病历书写基本规范》的通知. 卫医政发[201011号], 2010.

[14] 周春美, 邢爱红. 基础护理技术. 北京: 科学出版社, 2010.

[15] 张少羽, 基础护理技术. 北京: 人民卫生出版社, 2010.

[16] 龙霖, 护理学基础. 北京: 人民军医出版社, 2010.

[17] 姜安丽. 新编护理学基础, 北京: 人民卫生出版社, 2011.

[18] 吕延杰. 护理药理学. 北京: 人民卫生出版社, 2011.

[19] 钱晓路. 护理学基础. 上海: 复旦大学出版社, 2011.

[20] 钱晓路, 桑未心临床护理技术操作规程. 北京: 人民卫生出版社, 2011.

[21] 卫生部, 等. 临床护理实践指南. 北京: 人民卫生出版社, 2011.

[22] 宋岳涛, 刘运湖. 临终关怀与舒缓治疗. 北京: 中国协和医科大学出版社, 2014.

[23] 章晓幸. 基础护理. 北京: 高等教育出版社, 2012.

[24] 姜安丽, 新编护理学基础. 第2版, 北京: 人民卫生出版社, 2013.

[25] 王攀峰, 杨美玲, 张洪君, 以智能体温单为平台构建生命体征观察记录系统. 中国护理管理, 2013: 130.

[26] 刘辉, 郑豫珍, 杨丽萍, 等, 护理六级电子病历中智能输血"闭环"管理的临床应用. 全科护理, 2014, (12).

[27] 周春美, 张连辉. 基础护理学. 第3版. 北京: 人民卫生出版社, 2014.

[28] 孙宁玲, 清晨血压管理——当前血压管理的盲区. 中华高血压杂志, 2014, 6(2).

[29] 方仕婷, 余菊芬. 护理学基础(临床案例版). 武汉: 华中科技大学出版社, 2016.

[30] 张琳琳, 王慧玲. 护理学导论. 北京: 人民卫生出版社, 2016.

[31] 李玉, 叶志霞, 李丽. CU临终患者尊严死的研究进展. 解放军护理杂志, 2016, 4, 3(7).

［32］美国静脉输液护理学会（NS）输液治疗实践标准. 静脉治疗护理杂志, 2016, 30(15.

［33］周春美, 陈焕芬. 基础护理技术. 北京：人民卫生出版社, 2016.

［34］吕月桂, 王星歌, 王晓燕. 基础护理技术. 武汉：华中科技大学出版社, 2017.

［35］李小寒, 尚少梅. 基础护理学. 第 6 版. 北京：人民卫生出社, 2017.

［36］全国护士执业资格考试用书编写专家委员会. 全国护士执业资格考试指导. 北京：人民卫生出版社, 2017.

［37］黄韶兰, 杜素芝, 蒙桂琴. 基础护理技术实训指导. 北京：科学技术出版社, 2018.

［38］姚金华, 李显瑞. 临床真空采血系统采集血标本的护理问题和对策. 临床医药文献杂志, 2018, 5(16).

［39］陈慧, 杨毅华, 郭素云, 等. 智能化预警系统对护理输液能效的影响. 护理实践与研究, 2018, 15(4).

［40］姜安丽. 新编护理学基础. 第 3 版. 北京：人民卫生出版社, 2018.

［41］季诚, 罗仕蓉. 基础护理技术. 第 4 版. 北京：科学出版社, 2018.

［42］尚少梅, 李小寒. 基础护理学实践与学习指导. 北京：人民卫生出版社, 2018.